U0245214

中国口腔医学年鉴

YEARBOOK OF CHINESE STOMATOLOGY

2012 年卷

主　编　周学东

副主编　王　兴　俞光岩　张志愿
　　　　赵铱民　边　专　凌均棨
　　　　王松灵　夏　刚

四川出版集团·四川科学技术出版社
·成都·

图书在版编目(CIP)数据

中国口腔医学年鉴.2012年卷/周学东主编. –成都:四川科学技术出版社,2013.10
ISBN 978 – 7 – 5364 – 7771 – 1

Ⅰ.①中… Ⅱ.①周… Ⅲ.①口腔科学 – 中国 – 2012 – 年鉴
Ⅳ.①R78 – 54

中国版本图书馆 CIP 数据核字(2013)第 258039 号

中国口腔医学年鉴 2012 年卷

主　　编　周学东
责任编辑　任维丽
责任校对　薛玉萍
责任出版　邓一羽
出版发行　四川出版集团·四川科学技术出版社
　　　　　成都市三洞桥路 12 号　邮政编码 610031
成品尺寸　185mm×260mm
　　　　　印张 22　字数 550 千　插页 2
印　　刷　成都市富生实业有限公司
版　　次　2013 年 10 月第一版
印　　次　2013 年 10 月第一次印刷
定　　价　85.00 元
ISBN 978 – 7 – 5364 – 7771 – 1

李长义	天津医科大学	赵守亮	同济大学
李宁毅	青岛大学	赵志河	四川大学
李秉琦	四川大学	赵怡芳	武汉大学
李铁军	北京大学	赵铱民	第四军医大学
李新春	开封大学	钟良军	浙江中医药大学
李德华	第四军医大学	钟德钰	广东省口腔医院
杨丕山	山东大学	倪龙兴	第四军医大学
沈 刚	上海交通大学	凌均棨	中山大学
谷志远	浙江中医药大学	唐瞻贵	中南大学
邱蔚六	上海交通大学	夏 刚	国家卫生计生委
陆支越	卫生部北京医院	徐 欣	山东大学
陈 力	哈尔滨医科大学	徐礼鲜	第四军医大学
陈 刚	天津医科大学	徐 韬	北京大学
陈 智	武汉大学	栾文民	卫生部北京医院
陈万涛	上海交通大学	聂敏海	泸州医学院
陈吉华	第四军医大学	高 军	银川市口腔医院
陈扬熙	四川大学	宿玉成	北京协和医学院
陈 江	福建医科大学	巢永烈	四川大学
陈谦明	四川大学	康 宏	兰州大学
周 洪	西安交通大学	曹选平	郑州大学
周 健	安徽医科大学	梁景平	上海交通大学
周 诺	广西医科大学	章锦才	广东省口腔医院
周延民	吉林大学	章魁华	北京大学
周学东	四川大学	麻健丰	温州医学院
周曾同	上海交通大学	黄世光	暨南大学
屈志国	内蒙古自治区人民医院	黄建文	台湾牙医师协会
易新竹	四川大学	黄洪章	中山大学
林 野	北京大学	傅民魁	北京大学
罗颂椒	四川大学	彭贵平	澳门牙医学会
郑立舸	泸州医学院	曾祥龙	北京大学
郑家伟	上海交通大学	温玉明	四川大学
金 岩	第四军医大学	程祥荣	武汉大学
侯玉东	滨州医学院	葛建埔	台北牙医师公会
俞立英	复旦大学	董福生	河北医科大学
俞光岩	北京大学	蒋欣泉	上海交通大学
宫 苹	四川大学	谢志坚	浙江大学
胡 敏	解放军总医院	路振富	中国医科大学
胡 静	四川大学	漆 明	宁夏医科大学
胡勤刚	南京大学	樊明文	武汉大学
赵 今	新疆医科大学	潘亚萍	中国医科大学
赵士芳	浙江大学	翦新春	中南大学
赵云凤	四川大学	魏奉才	山东大学

序　言

　　《中国口腔医学年鉴》是中国口腔医学领域唯一一部史记性、综合性、实用性和资料密集型的连续出版物，自1984年创刊至2012年已连续出版了20卷，本卷为2012年卷，选材基础时限为2012年1月至12月。该书的编纂出版旨在能比较客观、全面地向国内外读者介绍中国口腔医学界的历史与现状。其汇集的重要资料主要体现于学科建设、人才培养、科学研究、医院建设等，是了解和研究中国口腔医学发展史的珍贵资料，也是中国口腔医学与国际口腔医学广泛交流的重要平台。

　　本卷栏目设置，除保留历卷的回顾与论坛及人物栏目外，其主要内容按照口腔医疗工作、口腔医学教育和科学研究、口腔医学学会工作四大部分归类。"回顾与论坛"栏目对2012年我国脉管性疾病研究、口腔颌面放射学、口腔种植学和口腔医学教育等方面取得的丰硕成果进行了回顾，对其现状进行了综述，并对未来进行了展望。"医疗工作"栏目汇总了全国口腔医疗单位名录，分为公立口腔医院部分与民营口腔医院部分；中华人民共和国卫生部发布的有关医疗工作的重要文献法规等。"教育"栏目汇总了中国高等学校口腔医学专业培养单位名录，分为本科生教育部分与高职高专教育部分；介绍了2012年度中国高等学校口腔医学博士、硕士研究生及本科生招生培养简况；2012年全国优秀博士学位论文提名论文和省级优秀博士学位论文摘要；教育部印发的有关普通高等学校专业设置管理规定、本科专业目录等重要文件。"科学研究"栏目重点介绍中国高等院校口腔医学院、口腔医院科技成果获奖和获得的科研基金资助项目；介绍了截至2012年12月已经创刊并公开发行的口腔医学期刊和公开出版发行的口腔医学专著、教材等。"学会工作"栏目汇总了最新一届中华口腔医学会及其口腔医学专业委员会与学组、中国医师协会口腔医师分会、地方口腔医学会等组织机构名单；2012年在我国召开的国际、国内口腔医学学术会议，各类展会；学会工作简讯和各口腔医学院校的新闻动态。

　　《中国口腔医学年鉴》在编纂出版过程中得到了全国口腔医学院（系）、口腔医院以及众多口腔医学专家们的鼎力支持和热心帮助，受到广大读者的厚爱和关心，在此谨致衷心谢意。多年来，《中国口腔医学年鉴》的出版单位与编委会保持着长期友好的合作关系，为本书的出版做了大量工作，谨表深深感谢。为进一步办好《中国口腔医学年鉴》，不断丰富和充实其内容，提高质量，欢迎广大读者提出宝贵的意见和建议。

《中国口腔医学年鉴》第十二届编辑委员会

2013年7月

回顾与论坛

我国脉管性疾病研究回顾

中华口腔医学会口腔颌面外科专业委员会　　赵怡芳
武汉大学口腔医学院口腔颌面外科

自 2002 年 7 月首届全国口腔颌面部脉管性疾病研讨会召开以来,中华口腔医学会口腔颌面外科专业委员会脉管性疾病学组成功举办一系列学术活动以加强学科间交流,并发布多项相关诊疗指南,全面提升了国内脉管性疾病的研究水平,促进了新诊疗技术的应用。近年发表的血管瘤与脉管畸形的文献数量显著增加,采用新分类及命名的文献比例逐年提高,但临床诊疗相关的论文中使用不规范术语的比例仍相当高。现对近十年来该领域取得的成绩与存在问题作一回顾。

一、学组的成立及学术活动

经中华口腔医学会口腔颌面外科专业委员会批准,首届全国口腔颌面部脉管性疾病研讨会于 2002 年 7 月在山东召开,与会代表充分讨论了血管瘤与脉管畸形的分类及治疗方法。2002 年 11 月,在昆明召开了全国第六届口腔颌面外科学术会议,期间举行了口腔颌面部血管瘤与脉管畸形分组研讨会,与会专家认为 Mulliken 和 Glowacki 提出的生物学分类具有重要指导意义,建议临床使用以该分类为基础、经过补充和完善的 Waner 和 Suen 的分类及命名。

2004 年 4 月,经中华口腔医学会常务理事会审议批准成立脉管性疾病学组。2004 年 7 月 15～18 日,全国口腔颌面部脉管性疾病学术研讨会在深圳召开。此次研讨会在脉管性疾病的分类、命名、诊断、治疗等方面取得了诸多共识,澄清了该领域里的几个重要问题。会议讨论并通过的脉管性疾病的新分类被写入《口腔颌面外科学》教科书[1]。2005 年,在《中华口腔医学杂志》第 3 期上刊登了"口腔颌面部血管瘤及脉管畸形的诊断和治疗指南(草案)"等文章,其对口腔颌面部脉管性疾病的学术研究、临床诊治有重要的导向作用。

2005 年 7 月 25～28 日,由脉管性疾病学组组织的口腔颌面部静脉畸形、淋巴管畸形治疗专题研讨会在山东召开。研讨会重点介绍了翻瓣激光手术、硬化治疗、无水乙醇栓塞和电化学治疗。通过交流和讨论,进一步熟悉了各种治疗方法的适应证和操作注意事项。会议期间,与会专家还对来自全国各地的十余位疑难病例进行了会诊,收到了良好的社会效益和经济效益。

2007 年 7 月 20～22 日,全国口腔颌面部脉管性疾病学术研讨会在杭州举行。会议特别邀请国际脉管性疾病研究学会(International Society for the Study of Vascular Anomalies, ISSVA)主席 Wayne F. Yakes 教授作无水乙醇介入治疗动静脉畸形的专题报告。他强调动静脉畸形治疗的关键是消灭异常血管团(nidus),而不是栓塞供血动脉或回流静脉。理念的更新带来了技术进步和治疗效果的显著提高。无水乙醇栓塞治疗颅面部动静脉畸形、静脉畸形逐步在国内开展,近年已成为颅面部动静脉畸形治疗的首选方法。

脉管性疾病学组成立后,积极参加国际学术交流。除了在国内召开的国际会议外,自 2006 年起,我国学者连续出席由 ISSVA 主办的第 16 ~ 19 届学术研讨会和第 2、3 届国际头颈部血管瘤与脉管畸形研讨会。近年来,我国在动静脉畸形的介入栓塞及大范围血管畸形的综合治疗方面取得的成果受到国外同行的持续关注。

二、血管瘤与脉管畸形的治疗

血管瘤(hemangioma)是婴幼儿最常见的良性肿瘤之一,约 60% 发生于头颈部[2-3]。由于血管瘤具有自行消退的特点,是选择保守观察还是选择积极治疗一直存在争议。而实际上 40% ~ 50% 的血管瘤患者仍有毛细血管扩张、瘢痕形成、纤维脂肪组织残留以及上皮萎缩等美容方面的后遗症;且少数难治性重症血管瘤还可能导致严重的外形和功能障碍,甚至危及生命。随着医学科学技术的进步,积极主动的治疗不仅疗效确切,也使患者不再因面部和肢体血管瘤的畸形而产生精神痛苦;对眼睛、气道附近以及鼻部的病变建议早期治疗[3-4]。目前血管瘤的治疗方法主要是药物治疗、激光治疗和手术治疗。口服泼尼松适用于增生期血管瘤,因治疗时的年龄与用药方案不同,有效率达 30% ~ 93%[2]。常见的不良反应主要是"满月脸",影响患者生长发育和易患严重感染。单发及部位较深的血管瘤可采用瘤内注射平阳霉素或激素治疗。α-干扰素(interferon-α,IFN-α)对各期血管瘤均有效,但其使血管瘤消退的速度慢于激素,不良反应较多,尤其是可引起痉挛性双瘫(spastic diplegia),应慎用。口服普萘洛尔治疗婴幼儿血管瘤源于法国儿科医师 Léauté-Labrèze 等的意外发现,秦中平等应用此疗法,优良率达 67%。大量临床研究证实口服普萘洛尔治疗婴幼儿血管瘤安全有效,已经成为治疗各部位血管瘤的一线药物,但其治疗机制不清,有待进一步研究阐明。激光治疗主要适用于局限的浅表病变若手术治疗可能遗留瘢痕者,很少应用于面颈部血管瘤。冷冻治疗、放射治疗及放射性核素贴敷治疗因存在潜在危害或并发症,已逐渐由其他治疗方法替代。

微静脉畸形的治疗方法是手术、激光治疗。微静脉畸形切除后自体皮片移植曾较多应用,但移植皮片与周围皮肤颜色不协调,不宜用于面颈部病变的治疗,增厚病变的部分切除可改善形态与功能。脉冲染料激光是应用最为广泛的治疗方法,多次治疗后可达到病变颜色明显变浅,但较少完全根除。早期治疗的疗效较好,复发率较低。王维等应用波长 585 nm 和 595 nm 的脉冲染料激光治疗微静脉畸形,分别有 52% 和 62% 的病例达到治愈及基本治愈。主要的不良反应是色素沉着、色素减退及萎缩瘢痕。目前激光光动力治疗(photodynamic therapy,PDT)面部微静脉畸形疗效较好[2];波长 1 064 nm 的 Nd:YAG 激光有较深的穿透深度,适用于结节状增厚的病变。

口腔颌面-头颈部静脉畸形诊治指南指出,静脉畸形是常见的脉管病变,目前采用的治疗方法有手术、激光、硬化剂注射等。硬化治疗已取代手术治疗,成为静脉畸形的主要治疗手段。目前常用的硬化剂有平阳霉素、无水乙醇、聚桂醇等,对小而浅表的静脉畸形治疗效果较好;而累及多个解剖区域的广泛性病变则需采用综合序列治疗。张森林等研究发现平阳霉素治疗静脉畸形的治愈率达 70.8% 以上,有效率达 88.0%。基于不同的药物作用机制,硬化剂的交替应用亦可提高疗效[5]。头颈部巨大静脉畸形治疗目标首先是改善患者的呼吸道、口腔功能,以挽救生命;另一目标为控制病变发展,尽可能缩小病变体积,改善面部形态。对于回流速度较快的静脉畸形,通过病变周围缝线环扎或将纤维蛋白胶加入硬化剂以增加药物在病变内的作用时间,但采用无水乙醇栓塞回流静脉效果更好。硬化治疗的并发症多见于无水乙醇、鱼肝油酸钠注射后,而平阳霉素注射后很少见并发症[6]。皮内或黏膜畸形多采用平阳霉素等治疗，可避免皮肤黏膜坏死；部位深及回流较快的病变则建议采用无水乙醇治疗。

淋巴管畸形约 75% 发生在头颈部。主要治疗方法有手术、硬化剂注射和激光治疗，以硬化治疗为主。大囊型病变可行手术完全切除，但弥漫性微囊型或混合型病变完全切除困难，术后复发率高。临床研究证明面颈部病变手术切除常并发神经损伤。常用的硬化剂有平阳霉素、OK-432（溶链菌素）和多西环素。平阳霉素治疗淋巴管畸形的有效率为 95% 以上[2]，大囊型的治愈率高，弥漫性微囊型淋巴管畸形则需硬化治疗后手术或激光等综合治疗。大囊型病变应用 OK-432 的治愈率可达 90% 以上，而微囊型病变应用多西环素治疗有较好疗效[7]。CO_2 激光和 Nd:YAG 激光适用于黏膜表浅淋巴管畸形的治疗。

在血管瘤与脉管畸形中，动静脉畸形仅占 1.5% 左右，发生在口腔颌面部的约占所有动静脉畸形的 50%[8-9]。动静脉畸形治疗既往主要采用手术疗法，但切除病变术中失血量大，常需结扎一侧或双侧颈外动脉，或供血动脉栓塞以控制术中出血。颈外动脉结扎后未能完全切除病变者则促进侧支循环形成，加速病变发展，给后期进一步治疗带来困难[10]，不宜继续应用。目前，动静脉畸形的治疗主要是介入栓塞或介入栓塞后手术治疗。颌面部软组织动静脉畸形常用的栓塞材料有聚乙烯醇颗粒、二氰基丙烯酸正丁酯（Nbutyl-2-cyanoacrylate，NBCA）和无水乙醇等[9]。聚乙烯醇颗粒栓塞后再通率高，NBCA是一种液体栓塞剂，栓塞再通率较聚乙烯醇低。弹簧圈和组织胶作为栓塞材料，容易产生异物排斥并继发感染，特别是采用经皮直接穿刺方法进行栓塞时，更易发生感染和排斥反应。无水乙醇则通过细胞脱水，直接破坏血管内皮细胞，血液蛋白质迅速变性及血栓形成等，是目前唯一达到动静脉畸形根治效果的栓塞剂[8]。无水乙醇治疗颌面部动静脉畸形的治愈率为 62.5%，有效率为 87.5%[11]。但无水乙醇栓塞治疗动静脉畸形的局部及全身并发症较多见，应由具有介入治疗经验的医师实施[8]。目前介入栓塞已作为颌骨中心性血管畸形的治疗首选。范新东等采用直接穿刺“静脉池”栓塞结合血管内无水乙醇栓塞的“双介入法”治疗颌骨动静脉畸形，可根除病变，并保存牙颌功能。

三、发表论文及研究成果

利用中国知网数据库检索 1982 年 1 月 1 日至 2011 年 12 月 31 日中国内地学者发表的血管瘤与脉管畸形（不包括颅内及内脏病变）中文文献，发现近 10 年的文献 2 213 篇，明显多于前 20 年的文献（1982 — 1991 年 206 篇，1992 — 2001 年 1 009 篇）。根据通信作者所在科室统计，口腔科或口腔颌面外科发表文献占 25.3%，整形外科或激光美容科发表文献占 14.0%，放射或影像科占 12.3%，而耳鼻咽喉科或五官科、皮肤科、眼科、小儿外科等发表文献分别占 5% ~8%。全部文献均为回顾性研究，未发现前瞻性论文。

与血管瘤和脉管畸形治疗相关的临床研究文献 1 950 篇。最常用的治疗方式为硬化治疗，其次为手术切除及激光治疗。在硬化剂（包含联合治疗中的硬化剂）的使用上，平阳霉素在文献中出现的频率最高（77.5%），其次为鱼肝油酸钠（11.1%），其他包括无水乙醇、尿素、消痔灵、OK-432 及明矾等。在近 10 年中，硬化治疗较前两个 10 年分别增加 26.7% 和 7.1%，联合治疗较前两个 10 年分别增加 9.0% 和 3.9%，激光治疗则较前两个 10 年分别下降 10.4% 和 5.4%。

婴幼儿血管瘤治疗的相关文献中，采用病变内注射平阳霉素治疗最多（26.9%），其他药物治疗（糖皮质激素、干扰素或普萘洛尔）19.3%、激光治疗 13.1%、核素及射线治疗 12.8%、手术切除 9.0%、联合治疗 7.2%，而冷冻治疗及中医药治疗等较少。近 10 年病变内注射药物治疗的比例为31.1%,较前两个10年分别增加27.2%和8.6%;手术治疗比例则分别下降3.8%和7.8%。近年来,应用普萘洛尔治疗婴幼儿血管瘤的论文逐渐增多,且取得较好的疗效。

基础研究文献计397篇,占全部文献的11.6%,其中婴幼儿血管瘤的研究占据了基础研究的绝大多数(74.8%)。77篇研究文献中有13项国家自然科学基金资助。转基因血管瘤模型及淋巴管畸形动物模型的建立,为探索其发病机制及新的治疗方法提供了较好的平台[12-13]。

在检索的文献中2002—2011年采用新的分类和规范术语的比例逐年升高,2002年临床研究文献中术语使用规范率为14.2%,基础研究文献占65.6%;2011年临床研究文献的术语使用规范率上升至48.5%,基础研究文献达到100.0%。其中最常见的不规范术语为"海绵状血管瘤"(39.0%),而表述"毛细血管瘤"(15.4%)、"混合性血管瘤"(12.9%)及"蔓状血管瘤"(8.0%)等亦较常见。分类及疾病名称的不规范可导致部分病例的不适当治疗,例如将血管畸形误为血管瘤,并给予口服激素处理等。术语使用规范率较高的科室是口腔颌面外科,其次是整形外科及美容科。

利用Pubmed检索2002—2011年发表血管瘤与脉管畸形SCI收录文章135篇(基础研究51篇,临床研究50篇,病例报告15篇,诊断影像等12篇,综述类7篇),而前20年仅3篇文献。发表论文较多的专业是口腔颌面外科53篇,整形外科及激光美容科34篇,论文作者绝大多数就职于综合大学的附属医院。

此外,近年发表头颈部血管瘤与脉管畸形学术专著3部,分别从不同角度介绍了作者及国内外的研究成果。2010年张志愿教授等完成的头颈部血管瘤和脉管畸形治疗的研究获得国家科技进步奖二等奖。由郑家伟教授等执笔整理、脉管性疾病学组发布的口腔颌面部血管瘤及脉管畸形的诊断和治疗指南5项,其中两项指南还分别发表在 *Head Neck* 和 *Oral Oncology*[14,15]外文期刊上。

综上所述,自2002年7月在山东省临沂市召开首届全国口腔颌面部脉管性疾病研讨会以来,在脉管性疾病学组的组织下举办一系列学术活动,采用新的脉管性疾病分类、命名以及推行新的诊疗规范,全面提升了学术研究水平,促进了新的诊疗技术的应用。由于治疗理念的更新,对婴幼儿血管瘤更多采用药物治疗为主的保守疗法,介入栓塞治疗已成为软组织和颌骨动静脉畸形治疗的首选。然而,巨大静脉畸形、淋巴管畸形的治愈率较低,复发率高,仍是临床上面临的重要挑战。今后,应继续拓展学科间的交流与合作,进一步推进新的分类与规范术语应用,减少误诊误治,持续提高疗效;通过开展多中心、前瞻性、大样本的临床研究,逐渐实现以无创或微创的高效疗法替代并发症较多、疗效较差的疗法。此外,随着不断发现血管瘤和脉管畸形相关的致病基因及明确调控致病基因信号通路,在针对突变蛋白或关键信号分子的靶向治疗方面有望取得新的突破。

[关键词] 　口腔颌面外科;脉管性疾病;血管瘤;脉管畸形;硬化治疗

参考文献

[1] 邱蔚六.口腔颌面外科学(第5版)[M].北京:人民卫生出版社,2003:251-255.

[2] 张志愿,赵怡芳.头颈部血管瘤与脉管畸形[M].上海:上海世界图书出版公司,2007:55,91,119-125.

[3] 郑家伟,王延安,周国瑜,等.头颈部血管瘤治疗适应证的探讨[J].上海口腔医学,2007,16(4):337-342.

[4] 中华口腔医学会口腔颌面外科专业委员会脉管性疾病学组.口腔颌面部血管瘤治疗指南[J].中国口腔颌面外科杂志,2011,9(1):61-67.

[5]　Zhao JH, Zhang WF, Zhao YF. Sclerotherapy of oral and facial venous malformations with use of pingyangmycin and/or sodium morrhuate [J]. Int J Oral Maxillofac Surg, 2004, 33 (5): 463-466.

[6]　王延安, 郑家伟, 张志愿, 等. 无水乙醇硬化治疗头颈部静脉畸形的并发症及其预防[J]. 中国口腔颌面外科杂志, 2009, 7 (5): 389-391.

[7]　赵怡芳, 赵吉宏. 淋巴管畸形的硬化治疗[J]. 口腔颌面外科杂志, 2011, 21 (1): 1-6.

[8]　中华口腔医学会口腔颌面外科专业委员会脉管性疾病学组. 口腔颌面部动静脉畸形诊治指南[J]. 中国口腔颌面外科杂志, 2011, 9 (3): 242-247.

[9]　范新东, 毛青. 颅面部介入诊疗学[M]. 上海: 上海世界图书出版公司, 2011: 35-41, 105-124.

[10]　范新东, 朱凌, 苏立新. 颞浅动脉逆行栓塞治疗颈外动脉结扎后的口腔颌面部动-静脉畸形探讨[J]. 中华口腔医学杂志, 2008, 43 (6): 336-338.

[11]　金云波, 林晓曦, 胡晓洁, 等. DSA 下无水乙醇超选择性血管内治疗颜面部动静脉畸形[J]. 中华整形外科杂志, 2009, 25 (6): 406-411.

[12]　徐骎, 张志愿, 陈万涛, 等. 转基因小鼠血管瘤动物模型建立[J]. 中华口腔医学杂志, 2003, 38 (5): 355-357.

[13]　Sun Y, Jia J, Zhang W, et al. A reproducible in vivo model of lymphatic malformation in rats [J]. J Comp Pathol, 2011, 145 (4): 390-398.

[14]　Zheng JW, Zhou Q, Yang XJ, et al. Treatment guideline for hemangiomas and vascular malformations of the head and neck[J]. Head Neck, 2010, 32 (8): 1088-1098.

[15]　Zhou Q, Zheng JW, Mai HM, et al. Treatment guidelines of lymphatic malformations of the head and neck[J]. Oral Oncol, 2011, 47 (12): 1105-1109.

口腔种植学发展回顾与展望

第四军医大学口腔医学院种植科　李德华

　　自 20 世纪 70 年代"骨结合理论"奠定牙种植体的生物学基础以来, 口腔种植走过了40 年的发展历程, 它由一项临床技术已逐步发展成为一门学科, 一门以围绕口腔种植技术为核心形成的拥有日趋完善的理论体系、完整的技术体系以及不断丰富的牙种植体产品体系的口腔医学二级学科——口腔种植学 (Oral Implantology)。在我国, 中华口腔医学会下设二级专业委员会——口腔种植专业委员会于 2002 年正式成立, 口腔种植专业于 2010 年正式被卫生部列为口腔医学二级临床诊疗科目, 明确了口腔种植学的学科地位。

　　在口腔种植学科发展与成熟过程中, 口腔种植技术经历了从作为传统口腔修复技术的补充方案到常规技术的转变, 种植的近远期临床疗效以及适应证拓展使其成为缺牙患者的临床治疗常规选择; 牙种植的基本概念得到升华, 由早期仅仅作为修复体固位与支撑的骨内装置到天然牙根的人工替代, 除完成支撑、固位的力学功能要求之外, 种植体还需满足种植义齿修复的美学要求, 与此同时种植体应符合支持和维护周围软硬组织健康的生物学要求; 口腔种植的模式发生转换 (paradigm shift), 在过去牙种植的基本模式是"解剖主导种植方案" (anatomy-driven), 今天发展成为"修复主导种植方案" (restoration-driven), 这一变化体现出种植临床技术的进步和种植理念的更新, 同时也是对过去所取得技术成就和技术积累的集中反映。

一、推动口腔种植学发展的关键成就

《国际口腔颌面种植杂志》名誉主编 Laney 教授曾对口腔种植学的发展予以精辟论述,将其发展历程概括为四个阶段:转型期(transition period)(20 世纪 70 年代)、成长期(significant progress)(20 世纪 80 年代)、飞速发展期(rapid advancement)(20 世纪 90 年代)和完善期(refinements)(进入 21 世纪)。在此过程中,三个方面取得的成就成为推动口腔种植学发展的关键动力。

(一)骨结合理论奠定了口腔种植的生物学基础

骨结合理论由瑞典学者 Brånemark 教授于 20 世纪六七十年代提出,它不仅明确了种植体与骨组织之间的结合形式,更重要的是提出了种植体的功能基础以及获得骨结合的前提和条件。骨结合理论一经提出,因其获得可靠的临床成功率,即逐渐被学术界所接受,并由此确立了牙种植体乃至口腔种植技术的主流与方向。骨结合理论解决了学科发展基础与方向问题,带来种植发展的转型期,从而标志着现代口腔种植学的初步确立。半个世纪过去了,骨结合理论历经不断丰富和发展,但是种植体骨结合这一根本方向没有改变,种植的基础研究与临床应用依然遵循骨结合的原则。骨结合是当今口腔种植学的一个重要基石。

(二)引导骨再生技术理论的成功应用推动了口腔种植技术的飞跃

骨结合理论奠定了口腔种植的生物学基础,牙种植技术由此走向成熟。然而,伴随口腔种植适应证的拓展,骨量不足、骨缺损成为制约种植技术应用的最大障碍,解剖主导种植原则是早期种植的必然选择。在早期无牙颌被确定为种植的主要适应证,下颌颏孔之间、上颌双侧上颌窦之间曾被视为种植的有利区,牙种植仅仅作为传统口腔修复技术的

一个补充。

引导骨再生技术(guided bone regeneration)是在骨缺损处,利用生物屏障膜维持经手术建立的空间,并借此阻挡增殖快速的上皮细胞和成纤维细胞长入,保证增殖速度较慢的成骨细胞和血管的生长,从而实现新骨再生。从上述定义中可以看出,引导骨再生是解决种植体周围骨缺损的一种外科技术方法,但它更是一个技术原理,结合当今各种骨增量技术,形成了以引导骨再生技术理论为核心的种植外科。种植外科的完善与发展,为从根本上解决骨量不足制约种植发展提供了一整套外科手术方案。它一方面扩大了口腔种植适应证,另一方面保证了种植体的位置能够满足良好的种植体功能与美观效果,从而将种植带入口腔常规医疗之列,口腔种植也因此经历了发展中的又一次飞跃。

(三)种植美学成就标志着口腔种植技术走向成熟

种植美学是口腔种植技术走向成熟的一个重要标志,它标志着牙种植由侧重于功能恢复走向功能美观并重,向"人类第三副牙齿"的医学梦想又迈进了一步,种植美学也因此成为一项重要的评价指标。

种植美学主要包含修复体部分的白色美学(white esthetics)和软组织部分的粉红色美学(pink esthetics),其核心内容是种植体周围软组织的位置与形态,具体包括软组织龈缘水平位置与形态、乳头区软组织充盈度、牙槽突软组织丰满度、软组织质地与色泽等。种植美学重建的挑战在于,牙齿拔除以后牙龈的组织学基础即丧失,致使种植体周围软组织与天然牙齿牙龈结构有着本质上的区别,缺乏牙龈纤维垂直向固定的种植体周围软组织如何恢复天然牙龈的位置与形态以及牙龈乳头充盈是种植美学的难点。

20 世纪末,在种植体颈部周围软硬组织结构方面的研究发现为种植美学奠定了理论基础。例如,种植体周围存在稳定的软组织

生物宽度,正常情况下约 3 mm;种植体周围乳头区软组织充盈度由该区牙槽嵴顶与牙冠邻接点之间距离决定,由此提示龈缘软组织位置以及龈乳头充盈情况由牙槽嵴顶水平高度决定;种植体颈部骨吸收规律的揭示为防止软组织退缩提供了理论依据。基于美学相关理论的认识,种植美学外科原则逐步建立,具体从种植体的三维位置和方向、种植体周围牙槽嵴顶水平位置与唇颊侧骨板厚度等方面明确种植外科要点,保证了种植美学修复的可靠性,同时也强化了种植美学风险的术前评估。

二、口腔种植学技术与研究现状

口腔种植技术进步背后有大量的研究工作作支撑,从种植材料的选择到表面改性,种植体形状设计到基台连接,骨结合到软组织界面,各类种植外科技术到修复方案,种植风险因素到并发症防治,种植功能修复到美学重建等,长达半个世纪的基础与临床研究逐步形成了拥有完善种植理论体系和成熟技术体系的口腔种植学,长期困扰口腔种植发展的瓶颈问题得以突破和解决。通过探索和研究,骨结合作为种植功能基础确立了牙种植体的发展方向,种植体的研究进展与技术的进步提高了口腔种植的成功率,种植体周围软组织变化规律的揭示实现了种植美学修复,种植外科与修复技术的多样化发展丰富了种植治疗手段,这一切奠定了口腔种植今天的成就。口腔种植学还在不断向前发展,近 10 年口腔种植领域主要研究热点与现状可以概括为以下几方面。

(一)循证医学的临床实践加速口腔种植技术的规范化发展

循证医学定义为"慎重、准确和明智地应用所能获得的最好的研究依据来确定患者的治疗措施"。其核心思想是:医疗决策应尽量以客观的研究结果为依据。按照质量和可靠程度,研究证据被分为 5 级:1 级为收集所有

可靠的随机对照试验后的系统评价或 Meta 分析,2 级为单个的随机对照试验结果,3 级为设有对照组但未用随机方法分组的研究,4 级为无对照的系列病例观察,5 级为专家意见。与传统临床医学相比最大的区别在于,循证医学依据科学证据,在制订治疗方案和指南过程中最大限度排除了主观经验,更加科学、有效。

针对循证医学方法在口腔种植临床医学中的重要地位已逐渐形成共识,近年国际上有越来越多的临床系统评价和 Meta 分析的文章发表、有越来越多的世界范围共识性学术讨论会,评价和讨论的议题主要集中于种植外科新技术、新方法、种植修复方案等方面,针对诸如上颌窦底提升技术、各类牙槽突骨增量技术、即刻种植技术、种植美学风险、种植即刻修复技术、无牙颌种植修复方案、种植体周围感染并发症防治所取得的共识成果推动了种植治疗方案指南的制定,加速了口腔种植临床技术规范和科学发展。在此方面,欧洲骨结合学会(European Association of Osseointegration,EAO)、ITI 国际口腔种植学会(International Team for Implantology)、骨结合学会(Academy of Osseointegration,AO)等国际学术团体发挥了积极作用。

然而,该项工作才刚刚开始,在进行系统评价与 Meta 分析时普遍遇到的一个问题是现有文献的研究证据级别不高,主要表现在多数证据来自回顾性和前瞻性病例总结,设计严谨的临床对照研究不多,更缺少临床随机对照研究的证据支持,这在一定程度上影响了结论的可靠性,同时也是造成在一些问题上存在较大学术争议的主要原因之一。

(二)种植体的研究成果推动口腔种植技术进步

作为口腔种植技术的核心,牙种植体是种植成功的一个决定性因素。长期研究结果证实,柱状、根型螺纹种植体具有可靠的远期效果,是当今牙种植体的主流设计。目前关

于牙种植体的研究主要集中在种植体表面改性、螺纹形态设计、种植体尺寸设计、种植体基台连接方式等方面。

1. 种植体表面改性　近 10 年的研究多采用微型粗糙表面处理方案,证实在提高界面骨结合强度的前提下数微米级的表面粗糙度具有加快骨愈合的良好生物学作用。不同表面改性方法表现出不同的作用效果,但总体趋势是缩短了种植体的骨愈合时间,提高了短小种植体的成功率,目前已成功用于种植体产品的处理方法有大颗粒喷砂酸蚀处理、阳极氧化处理、单纯喷砂处理等。虽然上述粗糙表面具有良好的生物学表现,但是如出现粗糙表面暴露口腔则增加感染风险,因此对它在种植体颈部应用的必要性和安全性在学术界还有争议。此外,在纳米表面改性、生物学表面改性等方面的研究报道在逐渐增多,目前还多处于基础研究阶段,离临床应用有一定距离。

2. 种植体螺纹设计　主要针对种植体骨界面生物力学特点,研究不同螺纹形态、螺距、坡度对力学分布的影响,在牙种植体市场上呈现出不同的设计方案。由于受到研究手段的局限性,关于螺纹优化设计还缺乏有力的科学支持。

3. 种植体尺寸设计　最新的研究热点主要集中在长度小于 7 mm 短种植体和直径小于等于 3 mm 窄种植体临床评价,文献中已有部分短期临床研究报道,初步证实了它们的可靠性,但是要想得出最后结论还需要多中心、大样本、长期临床研究证据。

4. 种植体基台连接　种植体平台转移(platform switch)是当前研究的一个热点问题,大量的临床研究提示种植体与基台连接间的平台转移设计可有效降低常规种植体修复一年内出现的颈部牙槽骨丧失,由此展现出在种植美学方面的潜力使其在临床中的应用价值备受推崇,然而关于它的作用机制以及生物学规律还需深入探索与研究。

(三)种植即刻修复成功实践突破传统骨结合理论

大量临床研究文献证实牙种植即刻修复能够获得可靠的临床成功率,这一结果突破了传统骨结合理论对愈合期种植体负重的禁忌,有学者因此提出了种植体微动的概念,认为影响种植体骨结合的因素是负重引起的微动而并非负重本身。为获得良好骨结合,种植体的微动应不超过 100 ~ 150 μm,但该学说缺乏客观、操作性强的实践方法以确保种植即刻修复技术的规范实施。现有种植体稳定性测量技术,如共振频率分析法,不能直接得出负载状态下种植体发生的微动,而仅仅是通过局部的稳定程度予以间接提示,如何建立二者之间的关系是一个值得研究的课题。

(四)即刻种植争议不断

即刻种植最早报道始见于 1978 年。由于拔牙后即刻植入牙种植体,缩短了患者缺牙时间,减少了就诊次数,并且在一定程度上减轻了手术痛苦,得到广大患者乃至医师的欢迎。然而,尽管即刻种植能够获得较高的种植体成功率,但在美学区应用的长期临床效果一直存有争论,争论的焦点是即刻种植体周围软组织水平的稳定性。有学者报道美学区即刻种植能够很好地恢复和维持种植体周围软组织的水平和形态,获得良好的种植美学效果,但亦有大量实验和临床研究显示即刻种植大大增加了种植体周围软组织退缩的风险,引发美学并发症。目前学术界的一个普遍共识性意见认为,即刻种植不能保存拔牙后牙槽嵴骨量,前磨牙区是首选适应证,在前牙美学区应严格掌握病例选择,且需遵循相应的即刻种植外科原则,初学者不宜开展。软组织的美学效果受到众多因素的综合影响,具体包括牙龈生物型、牙槽窝唇侧骨壁厚度与完整性、种植体的唇腭向位置、种植体直径等。

三、未来口腔种植学发展展望

可以预见,在今后相当长的一段时期内口腔种植技术将依然沿着骨结合的方向发展,其发展的主要趋势将是在保证治疗效果的前提下,治疗过程趋向简化、快速、微创、规范。种植治疗效果评价的前提是循证医学证据的积累和可信度的提高,开展高级别的临床研究是解决的必由之路。伴随临床研究质量的提升,口腔种植治疗方案指南将更具指导意义,技术规范将更加可行。计算机辅助技术在种植外科的初步应用,确保了种植治疗的精确操作、微创治疗,尤其在复杂病例种植治疗中已显示出明显的优势。除在种植外科中的应用之外,数字化技术在口腔种植领域具有广阔的应用前景。

[关键词]　口腔种植学;骨结合;种植技术;循证医学;牙种植体

口腔颌面部肿瘤的功能性 CT 和 MRI 研究回顾与进展

中华口腔医学会口腔颌面放射专业委员会
上海交通大学医学院附属第九人民医院放射科　　　余强

20 世纪后半叶,医学影像技术发生了革命性变化,出现了超声(ultrasound)、X 线电子计算机断层扫描(computed tomography, CT)、磁共振成像(magnetic resonance imaging, MRI)、单光子发射计算机断层成像术(single photon emission computed tomography, SPECT)、正电子发射断层成像术(positron emission tomography, PET)和 PET/CT 等完全不同于普通 X 线检查的诊断成像模式。随着这些技术的快速发展,医学影像学在不断加深对人体形态结构认识的同时,亦开始了向显示人体组织生理功能和病理变化的转变。在此背景下,近来不少研究者已就功能性医学影像诊断技术,如 CT 灌注成像(CT perfusion)、动态增强 MR 成像(dynamic contrast-enhanced MR imaging, DCE-MRI)、MR 弥散成像(diffusion-weighted MR imaging, DW-MRI)和 MR 波谱成像(MR spectroscopy, MRS),应用于口腔颌面部肿瘤进行了有益的探讨。下面笔者拟就此作一简单回顾。

一、CT 灌注成像

人类组织和器官的正常生理功能以及各种病理活动与这些组织及器官的血流变化密切相关。常规超声、CT 和 MRI 检查能显示人体的解剖形态变化,但不能提供组织的功能信息。CT 灌注成像是一种既能显示组织器官和病变形态变化,又能显示其血流动力学变化的技术。

CT 灌注成像的基本原理包括放射性示踪剂稀释原理和中心容积定律。将放射性示踪剂经静脉快速注入后,通过动态扫描获得示踪剂首次通过该器官的时间-密度曲线(time-density curve, TDC)。CT 灌注成像使用的是碘对比剂,注射碘对比剂后所获得的动脉和组织的 TDC 可以反映其在组织中的浓度变化(碘聚集量变化),从而揭示不同人体组织的灌注量改变。在静脉团注对比剂后行同层快速动态 CT 扫描,由层面内每一个像素的增强率计算其灌注值,并以灰阶显示其组织灌注的定量或半定量图像。灌注的算法基于菲克(Fick)原理,即示踪剂首次通过感兴趣区效应,灌注量可通过以下公式计算:

灌注量 = 组织 TDC 的最大斜率/组织 TDC 的峰值

该计算方法假定组织在 TDC 最大斜率之

前无静脉流出和对比剂外渗。CT 灌注成像是指在静脉团注对比剂的同时对所选定的层面进行连续多次扫描,以获取该层面内每一像素的 TDC。该曲线的横坐标为时间单位,纵坐标为注射对比剂后组织密度增加的 CT 值。根据该曲线所提供的数据,利用不同的数学模型计算出组织中对比剂的平均通过时间(mean transit time,MTT)、血容量(blood volume,BV)、血流量(blood flow,BF)、表面通透性(permeability surface,PS)和灌注量(perfusion flow,PF)等参数,并以这些参数作为评价所测组织灌注状态的指标。

临床上,将 CT 灌注成像应用于口腔颌面颈部肿瘤的研究始于 20 世纪末。研究的焦点主要集中于良性和恶性肿瘤的鉴别;发现更小的转移性淋巴结;肿瘤分期、指导肿瘤活检、观测肿瘤的治疗(放化疗)效果和肿瘤预后。

多数研究显示颌面颈部肿瘤与颌面颈部肌组织、涎腺组织的灌注参数存在统计学差异。具体结果如下:1)头颈部恶性肿瘤(以鳞状细胞癌为主)和良性肿瘤分别与肌组织之间的 BF、BV、MTT 和 PS 差异均有统计学意义(肿瘤的平均值均高于肌组织);2)头颈部恶性肿瘤(以鳞状细胞癌为主)与涎腺组织之间的 MTT 和 PS 也有统计学差异;3)头颈部良性肿瘤与涎腺的 MTT 同样有统计学差异;4)口腔原发癌及复发癌(均以鳞状细胞癌为主)的 BF、BV、MTT 和 PS 与其发生病变的正常组织之间差异有统计学意义(BF、BV 和 PS 的平均值均明显高于正常组织;而 MTT 则低于正常组织);5)腮腺肿瘤与头颈部肌肉组织之间的 BF、BV、MTT 和 PS 均存在统计学差异;6)腮腺恶性肿瘤与正常腮腺组织之间的 BF、MTT 和 PS 存在统计学差异;7)腮腺良性肿瘤与正常腮腺的 BV、MTT 和 PS 之间存在统计学差异。

此外,诸研究还显示口腔颌面部鳞状细胞癌与良性肿瘤的 CT 灌注参数之间差异有

统计学意义,其中恶性肿瘤的 PF、BV 高于良性肿瘤,而 MTT 低于良性肿瘤。有研究显示腮腺良性肿瘤(Warthin 瘤除外)与恶性肿瘤之间的 PF、BV 和 MTT 有统计学意义(通常表现为前者的 PF 和 BV 低于后者,而前者的 MTT 高于后者)。又有研究显示:腮腺良性肿瘤和恶性肿瘤的灌注参数 BF、BV 和 PS 之间存在统计学差异,而 MTT 之间无统计学差异。此外,口腔颌面部淋巴瘤的 PF 较低,而 MTT 相对延长,此与一般恶性肿瘤的灌注表现有所不同。然而与淋巴结炎和淋巴结结核相比,淋巴瘤的灌注表现与之并没有统计学意义。

口腔颌面部肿瘤的 TDC 图形态具有多样性。大致可分为 3 型:Ⅰ 型为速升速降型;Ⅱ 型为缓慢上升型;Ⅲ 型为速升缓降型。TDC 峰值前段曲线的斜率反映了对比剂进入组织血管内的速度,间接反映了其内微血管的数量和密度变化。峰值后段曲线主要体现了对比剂从血管内向组织间隙弥散的情况。一般情况下,口腔颌面部恶性肿瘤多为 Ⅰ 型表现,其反映了肿瘤内新生血管丰富,血管内皮细胞连接松散和内皮基膜发育不完善的状况。口腔颌面部良性肿瘤多以 Ⅱ 型曲线为主。此表现与大多数良性肿瘤血供少,血管基膜发育相对完善,对比剂进入血管后弥散至组织间隙相对缓慢,一定时间后由于再循环可致曲线持续低平和缓慢上升等因素有关。研究发现腮腺 Warthin 瘤 TDC 曲线也呈 Ⅰ 型表现;其他腮腺良性肿瘤多呈 Ⅱ 型或 Ⅲ 型表现。此外,不同恶性肿瘤之间其 TDC 类型也可以各不相同,即使是同一病灶内的不同区域也可出现不同的 TDC 类型。

组织的灌注和局部氧传输状况可以影响肿瘤对手术和非手术治疗的反应,而局部组织的氧供应由灌注和动脉血浓度决定。有研究认为灌注量是评价口腔颌面部鳞状细胞癌放疗后效果的独立预测指标。灌注量低的肿瘤对放疗不敏感,而灌注量高的肿瘤对放疗

敏感。同时,该研究还认为肿瘤中存在一些耗氧量低的细胞,其对放疗并不敏感。

在实际应用中,CT 灌注技术尚存有不足。首先,灌注成像所能选取的层面不多,而所选层面的感兴趣区(ROI)也不一定能完全代表肿瘤内血管生成的最旺盛部分,从而影响了计算的精确性。其次,目前 CT 灌注所测量的组织器官为其某一断面的局部区域,易受呼吸运动以及部分容积效应的影响,尚难精确测量整个脏器或肿瘤的容积灌注及通透性,测量值具有一定的相对性,限制了其在临床上的应用范围。最后,由于许多肿瘤具有双血供特点,采用"一进一出"模型计算尚不能准确反映肿瘤的实际灌注状况。

二、动态增强磁共振成像

动态增强磁共振成像(DCE-MRI)是目前应用最为广泛、技术最为成熟的外源性示踪法灌注成像技术之一。DCE-MRI 的评价方法包括回顾法、减影法、感兴趣区法和首过成像法。感兴趣区法能估计不同组织的血流动力学改变,显示不同病理组织内对比剂的时空分布。通过测量一个或多个感兴趣区的信号强度,可绘制出该区域的信号强度-时间曲线(time-signal intensity curve, SI-Time 曲线)。病变的强化程度和时间主要取决于 3 个因素:1)病变的血管化程度;2)病变内血管的通透性;3)肿瘤与其间质之间的渗透压力差。病变的血管化程度决定了其早期强化程度,即病变的灌注情况;其他两个因素则与病变的后期强化有关。血管化程度高和血流灌注丰富的病变组织在 SI-Time 图上表现为曲线斜率陡峭,峰值出现早;反之,则表现为曲线斜率小,峰值出现晚。

口腔颌面部肿瘤的 SI-Time 曲线形态表现多样,大致有 3 型。Ⅰ型:早期快速强化后仍持续缓慢强化;Ⅱ型:早期快速强化后出现平台期;Ⅲ型:早期快速强化后信号强度随即下降。目前普遍认为 Ⅰ 型曲线多为良性病变,Ⅲ型曲线多为恶性病变,Ⅱ型曲线提示可疑恶性病变。从各型 SI-Time 曲线中,还可获得峰值增强率(enhancement rate of maximum)、达峰时间(time to peak)、最大强化速(斜)率(maximum slope)、强化峰值(peak height, PH)和最大增强线性斜率(steepest slope)等参数信息。根据观察,应用 DCE-MRI 可区分口腔颌面部恶性肿瘤与正常组织、鉴别结内型淋巴瘤与其他淋巴结肿大、评价恶性肿瘤放疗效果、辨别肿瘤残留或复发。

准确区分鳞状细胞癌和淋巴瘤对治疗方案的合理选择具有重要意义。研究显示口腔颌面部鳞状细胞癌的峰值时间短于淋巴瘤,而其最高信号强度高于淋巴瘤。腮腺 Warthin 瘤和恶性肿瘤的 SI-Time 曲线表现相同(Ⅲ型),达峰时间亦无统计学差异。两者的特点有助于其同其他腮腺肿瘤鉴别,但两者之间的鉴别较为困难。DCE-MRI 可提高颈部转移性淋巴结的检出率,但不能检出微小转移灶。有研究显示:颈部转移性淋巴结具有达峰时间长、最高信号强度低、最大斜率低和对比剂流出缓慢等特点。

肿瘤组织的氧合作用是判断肿瘤细胞对放疗反应的重要指标,同时还可影响化疗药物的输送和效果。口腔颌面部肿瘤的氧合作用与放疗后局部肿瘤的控制情况相关。鳞状细胞癌的血管密度亦与肿瘤的治疗效果密切相关。DCE-MRI 可反映肿瘤的血管数量和通透性。有研究者指出:口腔颌面部恶性肿瘤放疗后的最大斜率比与其组织学分级相关,并认为最大斜率比可反映头颈部恶性肿瘤的放疗效果。对放疗敏感的恶性肿瘤,其灌注量降低;对放疗不敏感的肿瘤,其灌注量仍较强。DCE-MRI 能获取头颈部肿瘤和淋巴结转移性肿瘤于放、化疗前后的微循环变化信息,可作为放、化疗的临床预后判断指标。此外,由于复发性肿瘤和肿瘤术后改变之间的信号增强比存在统计学差异,故有不少研究认为 DCE-MRI 是区别复发性肿瘤和治疗后纤维化的有效方法。

然而，DCE-MRI 技术也存在许多不足，如目前应用的 DCE-MRI 还不能达到定量测量的水平，其所采集的数据受磁场不均一性的影响较大。此外，回波平面成像技术尚难以摆脱磁敏性伪影的影响；对比剂经血管渗漏会导致血流动力学参数出现误差，这些不利因素均限制了 DCE-MRI 的应用。

三、磁共振弥散加权成像

磁共振弥散加权成像（DW-MRI）的出现为临床深入了解人体组织的生理和病理信息提供了可能。弥散也称扩散，指水分子的随机运动，即 Brownian 运动。不同组织内的生物结构及水分子含量不同，其弥散系数亦不同。病理情况下，细胞外间隙和细胞密度的变化可导致组织的弥散系数发生变化，因此可以通过测定组织的弥散系数来推测病变的性质。DW-MRI 是研究活体组织中水分子扩散运动的成像方法。表观弥散系数（apparent diffusion coefficient，ADC）图是直接反映组织中水分子扩散快慢的指标。组织中水分子扩散快，则 ADC 值高，反之亦然。

根据 Stejiskal-Tanner 公式，$ADC = Ln(S2/S1)/(b1-b2)$。

其中，S1 与 S2 是不同扩散系（b）值条件下的弥散加权像上的信号强度；b 值是常数，为成像序列的磁场梯度及时间参数。较大的 b 值具有较大的弥散权重，对小分子弥散运动的差异性亦越敏感，表现为信号强度的降低。

诸多研究表明 DW-MRI 能区分不同类型的良性肿瘤和恶性肿瘤；鉴别肿瘤中的坏死组织；在众多恶性肿瘤之间作出区别；能区别脓肿和肿瘤组织。有研究提示颌面颈部淋巴瘤、鳞状细胞癌或腺癌、良性实性肿瘤和良性囊性肿瘤的平均 ADC 值呈依次升高改变，且认为当所测肿瘤的 ADC 值小于 $1.22 \times 10^{-3} mm^2/s$ 时，应该考虑有恶变的可能。应用此

标准诊断的准确性、敏感性和特异性分别为 86%、84% 和 91%。除部分骨肉瘤和坏死性肿瘤外，口腔颌面部恶性肿瘤的 ADC 值较良性肿瘤低。

不同涎腺肿瘤具有不同的 ADC 值。腮腺 Warthin 瘤与腮腺恶性肿瘤的 ADC 值有统计学差异（前者明显低于后者）。腮腺良性肿瘤（多形性腺瘤和 Warthin 瘤）与腮腺黏液表皮样癌之间的 ADC 值也存在统计学差异。Warthin 瘤的 ADC 值低于黏液表皮样癌，后者又低于多形性腺瘤。与前述观点不同，有作者认为 ADC 值不能用于鉴别涎腺良性肿瘤和恶性肿瘤，但该作者却发现细胞外基质的含量与肿瘤的 ADC 值有相关性。初步研究显示颈部良性和恶性淋巴结疾病的 ADC 值之间存在差异：1）颈部转移性淋巴结的 ADC 值明显低于正常淋巴结；2）颈部淋巴结恶性肿瘤的 ADC 值低于反应增生性淋巴结。但亦有研究显示：颈部转移性淋巴结、良性淋巴结疾病和淋巴瘤的 ADC 值呈依次降低改变，且高分化转移性淋巴结的 ADC 值较低分化者高。上述结果的差异可能与转移性淋巴结内的坏死组织存在与否有关。

有研究显示 DW-MRI 可用于区别口腔颌面部肿瘤治疗后的复发和反应性改变。肿瘤术后残留或复发区域的 ADC 值较放疗后改变者低。当阈值设为 $1.30 \times 10^{-3} mm^2/s$ 时，诊断肿瘤术后复发的准确性、敏感性和特异性分别为 84%、87% 和 90%。

四、磁共振波谱成像

作为一种无创检查人体内部代谢物的方法，磁共振波谱成像（MRS）技术正逐渐成熟地应用于疾病诊断、疾病治疗后的效果预测和监测。迄今为止，应用 MRS 评价口腔颌面部肿瘤的质子频谱主要有磷（^{31}P）谱和氢（^1H）谱两种。其中，^1H 谱因有较高的信噪比和较短的检查时间已在临床上获得较多应用。

文献显示将 ^1H-MRS 应用于口腔颌面部

肿瘤者已涉及鼻咽、舌、腮腺和咀嚼肌间隙。目前,能通过[1]H-MRS 显示或被标记的肿瘤代谢物主要有胆碱(choline,Cho)、脂质(lipid,Lip)、肌酸(creatine,Cr)和乳酸(lactate,Lac)等。这些代谢物被标记的位置分别在 3.2 ppm(Cho)、0.9 ~ 1.5 ppm(Lip)、3.0 ppm(Cr)和 1.2 ppm(Lac)。Cho 是肿瘤细胞膜上磷脂代谢的产物,其浓度的上升常提示细胞膜磷脂合成的增加和细胞增生的活跃;Cr 是参与体内能量代谢的产物,因含量相对稳定而常被视为内参照体;Lac 是糖酵解的终产物,其浓度上升常为病变内缺氧或无氧的标志,提示其内有液化或坏死组织存在;Lip 即可存在于大多数口腔颌面部肿瘤中,又可广泛分布于颌面颈部的正常组织。

临床研究中常用的[1]H-MRS 空间定位技术是点分辨波谱法(point resolved spectroscopy,PRESS)和激励回波获取法(stimulated echo acquisition mode,STEAM)。前者可供选择的回波时间(echo time,TE)有长 TE(135 ~ 288 ms)和短 TE(30 ~ 35 ms)之分;后者则只有短 TE 序列可供使用,故前者较后者有更广泛的使用范围。早期[1]H-MRS 研究多采用直观法判断肿瘤内代谢物的存在与否。以后又采用测量代谢物波峰高度和峰下面积的方法确定其浓度。目前较多使用的是半定量检测法,即将所测肿瘤内代谢物的峰下面积或峰高与肿瘤内部相对稳定的对象(如 Cr、水或噪声等)进行比值计算。

应用[1]H-MRS 研究所关注的主要问题为:1)明确颌面部肿瘤内的代谢物是否与正常组织之间存在差异;2)各肿瘤之间的代谢物浓度是否存在差异;3)明确[1]H-MRS 能否帮助鉴别肿瘤的术后复发、肿瘤放射治疗后的效果和肿瘤预后评价。

诸多研究已证明正常颌面部组织中基本不含 Cho;多数囊肿和脉管畸形也基本不含或少含 Cho;多数实质性肿瘤中可含浓度不等的 Cho。这些实质性肿瘤包括鳞状细胞癌、淋巴瘤、涎腺上皮性肿瘤(如腺样囊性癌、黏液表皮样癌、恶性混合瘤、Warthin 瘤和多形性腺瘤等)、间叶组织肉瘤、神经源性肿瘤(神经鞘瘤和神经纤维瘤)和副神经节瘤等。

以 Cho/Cr 半定量标准的研究结果提示:1)颌面部肿瘤的 Cho/Cr 值高于正常肌肉组织和涎腺组织;2)部分良性肿瘤(神经鞘瘤、Warthin 瘤和多形性腺瘤)的 Cho/Cr 值高于恶性肿瘤;3)颈部转移性淋巴结的 Cho/Cr 值高于颈部良性淋巴结增生;4)鼻咽癌转移性淋巴结的 Cho/Cr 值高于其原发肿瘤。在头颈部良性肿瘤之间和恶性肿瘤之间,其 Cho/Cr 值和 Cho/Water 值也存在差异。有研究显示淋巴瘤的 Cho/Cr 和 Cho/Water 比值最高,以下依次为未分化癌和鳞状细胞癌。同样,在腮腺 Warthin 瘤和多形性腺瘤之间的 Cho/Cr 值也存在一定差异。另有研究者以 Cho/Noise 法比较咀嚼肌间隙恶性肿瘤与炎性病变之间差异,结果显示[1]H-MRS 能为两者之间的鉴别提供有益信息。另有研究显示,应用[1]H-MRS 检测 Cho 的存在与否尚可判断恶性肿瘤的残留和复发。此外还有研究显示[1]H-MRS 检查能对口腔颌面部恶性肿瘤的治疗效果进行预测。

将[1]H-MRS 应用于口腔颌面部肿瘤的评价尚存在以下不足:首先是匀场问题。由于口腔颌面部结构复杂,组织的均一性差(含有空气、骨皮质和脂肪),故欲取得理想的匀场是十分困难的。其次是组织器官的运动问题。^{1}H-MRS 检查可因组织运动而失败。对口腔颌面部而言,这些运动主要有呼吸和吞咽运动、舌及软腭运动等。第三是感兴趣区的设置问题。过小的感兴趣区体积设置能直接导致[1]H-MRS 的失败。根据笔者的经验,目前应用于口腔颌面颈部病变检测的感兴趣区体积不应小于 3 mL。

[关键词]　肿瘤;口腔颌面部;CT 灌注成像;动态增强 MR 成像;MR 弥散成像;MR 波谱成像

提升中国口腔医学教育质量的基本路径

教育部高等学校口腔医学专业教学指导委员会　周学东　于海洋

2005 年,我国高等教育在校总人数超过了 2 300 万人,高等教育规模位居世界首位,进入了国际公认的大众化发展阶段[1]。党中央、国务院根据我国高等教育快速发展的现实背景,作出了"要切实把重点放到提高质量上"的战略决策。2007 年,教育部、财政部联合下发了《关于实施高等学校本科教学质量与教学改革工程的意见》,正式启动"高等学校本科教学质量与教学改革工程",这是继 20 世纪末实施"211 工程"、"985 工程"之后,我国在高等教育领域实施的又一项重要工程,是提高高等学校本科教学质量的重大举措。

教育部杜玉波副部长在新一届教育部高等学校教学指导委员会成立视频会上的讲话[2]中就中国高等教育的现状与教指委的任务和使命,阐述了教育部的大政方针和政策,实质是为保证和提升高等教育中本科人才的培养质量。高等教育肩负着培养高素质专门人才和拔尖创新人才的重要使命。在全面实施质量工程的大背景下,我们认为通过开展专业认证工作是提高中国口腔医学本科教育质量的基本路径。

一、实施高等学校本科教学质量与教学改革工程的背景

高等学校本科教学质量与教学改革工程(以下简称"质量工程")体现了以人才培养为中心、以人为本的理念,体现了内涵式发展与协调发展的理念,体现了以信息技术促进教学资源共享的理念。实施"质量工程"是促进我国高等教育规模、结构、质量、效益全面协调发展,构建和谐发展的高等教育新体系的需要,是办人民满意的高等教育的需要,是培养高素质人才的需要。

"质量工程"重点建设的 6 个项目都是带有基础性、引导性的项目,在提高高等学校本科教学质量方面起着龙头作用[3]。在"质量工程"的 6 项建设内容中,专业结构调整与专业认证居于其他各项建设任务之首,这是因为专业结构调整与专业认证中包含的培养目标和为实现该目标而制订的培养方案,是其他各项建设内容的依据和基础。经过严格的专业认证后,才能了解专业培养人才的知识结构,才能把握课程、教材内容的深度和广度,确保正确合理的课程设置和进行对应教材的编写;才能明确实践教学和人才培养模式的改革和创新;才能在教学团队和师资队伍建设中抓住适应专业培养人才的特殊需求,办出能发挥学校自身优势和符合社会需求的特色专业[4]。

二、我国口腔医学高等教育发展现状

20 世纪 80 年代,中国的口腔医学专业技术人才非常缺乏,是世界上口腔科医师严重缺乏的国家之一。但此后大规模的扩招也使得我国口腔医学高等教育出现了教育质量还不能完全适应经济社会发展的需要、行业的要求,不少高校的专业设置和结构不尽合理,学生的实践能力和创新精神尚需加强,教师队伍整体素质亟待提高,人才培养模式、教学内容和方法需要进一步转变等问题,制约着我国口腔医学专业的发展[5]。从全国口腔院、校、系来看,既有与国际基本接轨的院校,也有以人才培养为中心的理念尚未全面形

成、本科教育的基础地位尚在落实之中的院校,整体发展不平衡。

同时我国的口腔医学教育主要是参照 20 世纪 50 年代前苏联的医学教育体系建立和发展起来的,由于大量临床医学课程的设置,与口腔医学相关的基础学科薄弱,临床技能培训不足,专业知识传递深度不够,早期的课程结构、教学模式和学制设定等方面存在诸多问题。与发达国家的口腔医学教育相比,我国口腔医学人才培养目标不能满足未来医疗服务走向社区的需求[6],尤其是拔尖人才的培养还存在诸多瓶颈难题。

面对教育国际化的浪潮,在专业人员国际流动和跨国配置的过程中,相关制度缺失的一系列问题逐步显现,构成了对我国高等教育制度以及高等教育质量保证制度的严峻考验。相关领域专业认证制度建设落后,无论是在组织机构、制度架构等方面都还缺乏与国际惯例对接的平台,使我国相关专业的教育和专业界域在世界上处于一种孤立与隔绝的境地。

按照国际惯例,专业认证制度已经成为专门职业市场准入制度的重要基础和前提,专业资格的相互承认都是要建立在专业认证制度互相承认的基础之上,得到他国承认的专业认证已经逐步发展成为国际专业人才市场准入的一道门槛[7]。这些都迫切地要求我国口腔医学专业实行专业认证,与国际接轨,创建世界知名的口腔(牙)医学院,才能在全球化的口腔人才培养竞争中立于不败之地。

落实教育部的讲话精神,提升本科教育质量的重要着力点也正是本科专业认证。这要求我们认真展开我国口腔医学专业认证的系列工作,狠抓高等教育质量,办出让人民满意的高水准的口腔医学高等教育。

三、我国口腔医学专业认证现状

继 2011 年圆满完成对山东大学、新疆医科大学、西安交通大学口腔医学专业认证工作之后,口腔医学专业教学指导委员会继续总结完善相关工作经验。经过拟认证院校前期申请,教育部批复,教育部高等学校口腔医学专业教学指导委员会组成认证专家组根据《关于组织实施温州医学院、安徽医科大学、南京医科大学口腔医学专业认证试点工作的通知》(教高司函[2012]182 号),分别对温州医学院、安徽医科大学、南京医科大学口腔医学院开展了口腔医学专业认证试点工作,并进行了现场认证工作。口腔教指委累计进行了 6 所具有代表性的口腔院校的专业认证工作。为了全面推动认证工作,教指委积极总结经验,并拟召开专业认证工作培训会。

在现场认证工作中,本着以评促建、以评促改、以评促管、评建结合,重在建设的目的,认证专家们秉持高度负责的精神,通过实地考察、认真查阅相关文案、教案、课件、教学管理以及学校教育教学改革资料,现场观摩口腔医学核心课程的课堂教学;召开教学管理人员、行政人员座谈会,教师、学生座谈会等形式,对各院校的口腔医学专业教育建设的发展思路、办学宗旨、专业特色、学科建设、课程建设及教学方法有了全面的了解,并与校方积极探索和研讨口腔医学本科教育标准。在肯定各个院校成绩的同时,也提出许多建设性意见,如加大对口腔医学学科的建设力度,优化教师结构,加大对中青年教师的培养力度,加大教学改革力度(包括课程调整、教材更新、教学内容涵盖专业前沿内容以及教学方法),加强硬件设施建设等,并就各项意见与相关校院领导进行了交流。

同时,专家组成员们也表示通过专业认证工作的开展加强了全国各口腔医学院校之间的交流,认证工作是双向的,从此次认证工作中学到了许多有益的东西,将把这些宝贵的经验带回到各自的学校将其发扬光大。此种认证方式也得到相关院校师生热烈欢迎及教育部高度认可,推动我国高等教育口腔医学专业教学水平再上一个新台阶。2012 年度我国口腔医学专业认证试点工作圆满完成[5]。

四、落实教育部讲话精神,重点开展好下一步专业认证

2013 年是全面贯彻落实党的十八大精神的开局之年,是实施教育规划纲要和"十二五"规划承前启后的关键一年,是为基本实现教育现代化奠定坚实基础的重要一年,全面落实教育规划纲要,推动高等教育内涵式发展,提高本科人才培养质量。在新一届教指委成立大会上,杜玉波副部长代表教育部作了重要讲话,指明了今后口腔教指委的使命和职责,要全面落实教育规划纲要,提升教育质量。教育部高等学校教学指导委员会由教育部聘请并领导、专司高等学校本科教学研究、咨询、指导、评估、服务等工作,更是要充分发挥其指导作用,为我国高等教育水平的提高作出贡献。

为了尽快全面落实杜部长的讲话精神,教育部口腔医学教指委在视频会后及时召开了第一次全委工作会,会上教育部领导王启明处长对上一届口腔教指委的工作充分肯定,尤其是对专业认证、教改和精品课程、团队申报、《中国现代高等口腔医学教育发展史》出版等工作给予表扬。因此,围绕 2013 年的工作计划,重点做好 4 家院校的认证工作;围绕"4 个着力",做好年度规划、进展报告。通过国际交流、经验交流总结、重点帮扶

指导以及本科教育标准、认证标准和评分细则的完善、实践教学的提升、卓越口腔医师计划的实施等重点工作的开展,全面促进中国口腔医学教育质量的提升。

我们相信以专业认证为基本路径,通过实践来继续完善本科教育标准和认证细则,将会有效地提高中国口腔医学本科教育质量,必将为我国本科口腔医学教育创造一个更加美好的明天!

参考文献

[1] 周济. 以科学发展观统领高等学校教学工作——在 2006—2010 年教育部高等学校教学指导委员会成立大会上的讲话[R]. 2006.

[2] 杜玉波. 在 2013—2017 年教育部高等学校教学指导委员会成立大会上的讲话[R]. 2013

[3] 周济. 实施"质量工程"贯彻"2 号文件",全面提高高等教育质量[J]. 中国高等教育,2007(6):4-8.

[4] 赵婉莹. 高校"质量工程"建设的问题与对策[J]. 教育发展研究,2009(17):77-79.

[5] 周学东,于海洋,张凌琳. 中国口腔医学专业认证发展现状[Z]. 中国口腔医学年鉴 2011年卷,成都:四川科学技术出版社,2012:26-30.

[6] Fu Y,Ling J,Jang B,et al. Perspectives on dental education in mainland China. Int Dent J,2006,56(5):265-271.

[7] 董秀华. 专业认证:高等教育质量保障的重要方法[J]. 复旦教育论坛,2008,6(6):33-38.

医疗工作

全国公立口腔专科医院和民营口腔医疗机构

　　本资料主要来源于互联网网站上登载的部分口腔医疗卫生机构信息,统计的口腔医院信息均未包括我国香港、澳门特别行政区和台湾省数据。医疗卫生机构包括公立口腔专科医院、民营口腔医疗机构(指公立医院以外的其他医院,包括联营、股份合作、私营、台港澳投资和外国投资等医院)。简表中提供的各医院信息由中国口腔医学年鉴编辑部编辑手动采编,有的信息为非医院官方网站公布信息。对信息内容的真实性、准确性,请以各医院信息为准,此资料仅供参考。与单位信息不符之处,请有关单位将准确信息反馈给中国口腔医学年鉴编辑部,以便下卷更正或补充。统计时限截至 2012 年 12 月。

表 1　全国公立口腔专科医院一览表(按行政区划排列)

单位名称	地址	邮编	电话	现任院长	医院等级	创立年份
北京市东城区口腔医院	北京市东城区崇文门内大街 58 号	100005	010-65591900 010-84030010	卢家桢	一级甲等	2000
首都医科大学附属北京口腔医院	北京市东城区天坛西里 4 号	100050	010-67099114	白玉兴	三级甲等	1945
北京崇文区口腔医院	北京市崇文区北花市大街 24 号	100062	010-67120048 010-6712005	李燕明	一级甲等	1983
北京大学口腔医院	北京市海淀区中关村南大街 22 号	100081	010-62179977	徐　韬	三级甲等	1941
天津医科大学口腔医院	天津市和平区气象台路 12 号	300070	022-23348731 022-23342266	高　平	三级甲等	1974
天津市和平区牙科医院	天津市和平区广善大街 45 号	300021	022-27222863	李德祥	二级甲等	1979
天津市口腔医院	天津市和平区大沽路 75 号	300041	022-27119191	王建国	三级甲等	1947
天津市河西区口腔医院	天津市河西区广东路安德里 37 号	300203	022-23265145 022-23247110	李其英	二级甲等	1980
天津市红桥区口腔医院	天津市红桥区北马路 52 号	300091	022-27270554	李国强	二级甲等	1958
天津市塘沽区口腔医院	天津市塘沽区永久街 171 号	300450	022-25892693	孙迎春	一级甲等	1965
天津市南开区口腔医院	天津市南开区东马路育红路 6 号	300090	022-27356685	张　锐	一级甲等	1960

续表 1

单位名称	地址	邮编	电话	现任院长	医院等级	创立年份
河北医科大学附属口腔医院	河北省石家庄市中山东路 383 号	050017	0311-86265748 0311-86052791	董福生	三级甲等	1992
河北联合大学口腔医院	河北省唐山市建设南路 80 号	063000	0315-3225038	李金源	未知	2010
石家庄市桥西区口腔医院	河北省石家庄市自强路 99 号	050000	0311-87022946	陈锡珍	二级甲等	1956
邯郸市口腔医院	河北省邯郸市光明南大街 197 号	056001	0310-8849120 0310-5275601	胡增祥	二级甲等	1982
保定市口腔医院	河北省保定市北市区西大街 141 号	071000	0312-2023964	吕金萍	一级甲等	1988
张家口市口腔医院	河北省张家口市桥西区长青路 1 号	075000	0313-8052945	胡玉柱	二级甲等	1985
承德市口腔医院	河北省承德市双桥区南营子大街路东 28 号	067000	0314-2024589 0314-2072805	叶华军	二级甲等	1984
沧州口腔医院	河北省沧州市运河区浮阳大道 6 号	061000	0317-2090120	高玉忠	二级甲等	1954
太原市口腔医院	山西省太原市南肖墙 21 号	030001	0351-2028336	杜秀峰	未知	1953
山西医科大学口腔医院	山西省太原市新建南路 63 号	030001	0351-4690868 0351-4690869	张并生	三级	1998
阳泉市口腔医院	山西省阳泉市城区德胜东街 99 号	045000	0353-2034102 0353-2023226	郑 强	二级甲等	1976
运城市口腔医院	山西省运城市红旗西街 297 号	044000	0359-2028116	肖希娟	二级甲等	1982
大同市口腔医院	山西省大同市南关西街 1 号	037004	0352-2070236 0352-2042452	未知	二级甲等	2005
呼和浩特口腔医院	内蒙古呼和浩特市玉泉区南二环路 148 号	010010	0471-5183334	塔 娜	二级甲等	1985
通辽职业学院附属口腔医院	内蒙古通辽市永安路 867 号	028000	0475-8276357 0475-8233432	颜 敏	二级甲等	1999
沈阳市口腔医院	辽宁省沈阳市和平区中山路 138 号	110002	024-22824457 024-22825854	张桂荣	二级甲等	1947
中国医科大学附属口腔医院	辽宁省沈阳市和平区南京北街 117 号	110002	024-22892645	路振富	三级甲等	1987
开原市口腔病防治院	辽宁省开原市富强街 83 号	112300	0410-3822714	韩晓东	二级甲等	1982
大连市口腔医院	辽宁省大连市沙河口区长江路 935 号	116021	0411-84625234	马卫东	三级甲等	1951
大连医科大学附属口腔医院	辽宁省大连市旅顺南路西段 9 号	116044	0411-86110397	马国武	三级甲等	2001

续表 1

单位名称	地址	邮编	电话	现任院长	医院等级	创立年份
鞍山市铁东区口腔医院	辽宁省鞍山市铁东区山南街 61 号	114003	0412-6501300 0412-5692092	董国君	二级甲等	1988
抚顺牙病防治院	辽宁省抚顺市新抚区西三街 6-1 号	113008	0413-52626753 0413-53996061	张业成	二级甲等	1951
丹东市口腔医院	辽宁省丹东市振兴区春四路 35 号	118002	0415-6161983	张明欣	二级甲等	1986
辽宁医学院附属口腔医院	辽宁省锦州市古塔区上海路二段 49 号	121000	0416-2332215	王稚英	三级甲等	1992
营口市口腔医院	辽宁省营口市站前区新兴大街东 45 号	115002	0417-2633730	刘晓刚	二级甲等	1976
吉林大学口腔医院	吉林省长春市清华路 1500 号	130021	0431-85579567	周延民	三级甲等	1985
长春市口腔医院	吉林省长春市南关区大经路 2239 号	130022	0431-88672243	王占义	三级乙等	1957
吉林市第二口腔医院	吉林省吉林大街 211-7 号	132001	0432-62561604	袁　芳	二级乙等	1957
吉林市口腔医院	吉林省吉林省吉林市珲春街 167 号	132011	0432-62054842	黄立篇	二级乙等	1989
吉林市龙潭区口腔医院	吉林省吉林市龙潭区湘潭街 121-1 号	132021	0432-63033179	满海波	二级乙等	1976
吉林市船营区口腔医院	吉林市船营区青岛街春光胡同 5 号	132001	0432-2018517	王宝成	一级甲等	1970
图们市口腔医院	吉林省延边朝鲜族自治州图们市口岸大街 64-1 号	133100	0433-3622468	赵哲禹	二级甲等	1992
四平市口腔医院	四平市铁东区北一经街 348 号	136001	0434-6125920 0434-6127303	陈红玉	二级甲等	1976
辽源市口腔医院	吉林省辽源市龙山区经康路 23 号	136200	0437-3227368	宋志新	二级乙等	未知
通化市口腔医院	吉林省通化市东昌区民主路 52 号	134001	0435-3212064	崔祥生	二级甲等	1988
白城市口腔医院	吉林省白城市中兴西大路 9 号	137000	0436-3329622	未知	二级甲等	2004
延边大学口腔医院	吉林省延吉市局子街 1155 号	133002	0433-2660678	宋成岩	未知	2009
哈尔滨市口腔医院	黑龙江省哈尔滨市道里区经纬头道街 23 号	150010	0451-83152828	史宝林	二级甲等	1982
黑龙江省口腔病防治院	黑龙江省哈尔滨市南岗区一曼街 121 号	150001	0451-53643443 0451-82823100	鲍　莉	三级乙等	1979

续表 1

单位名称	地址	邮编	电话	现任院长	医院等级	创立年份
哈尔滨医科大学附属口腔医院	黑龙江省哈尔滨市南岗区一曼街 143 号	150001	0451-53643849 0451-53650087	牛玉梅	三级甲等	1984
五常市口腔医院	黑龙江省五常市建设大街 294 号	150200	0451-53522683	康毅志	二级甲等	1957
牡丹江市口腔医院	黑龙江省牡丹江市东长安街 47 号	157000	0453-6228433 0453-6222657	张喆焱	三级甲等	1956
鸡西市口腔医院	黑龙江省鸡西市鸡冠区和平北大街 102 号	158100	0467-2653542 0467-2889100	陈茂国	二级甲等	1980
密山市口腔医院	黑龙江省密山市龙升街	158300	0453-5222633	毕崇英	二级甲等	1956
佳木斯大学附属口腔医院	黑龙江省佳木斯市红旗路 522 号	154004	0454-8625529	杜晓岩	三级甲等	1974
双鸭山市口腔医院	黑龙江省双鸭山市尖山区三马路 159 号	155100	0454-4222858	梁文祥	二级甲等	1976
富锦市口腔医院	黑龙江省佳木斯市富锦市中央大街	156100	0454-2322040	李联海	二级甲等	未知
黑河市口腔医院	黑龙江省黑河市海兰街 168 号	164300	0456-8222708 0456-8282708	郝 骥	未知	1956
同济大学附属口腔医院	上海市延长中路 399 号	200072	021-56650350 021-56032686	王佐林	三级甲等	1994
上海市口腔病防治院	上海市北京东路 356 号	200001	021-63509092	曹新明	三级	1946
上海交通大学医学院附属第九人民医院	上海市制造局路 639 号	200011	021-23271699	张志愿	三级甲等	1920
上海市黄浦区第二牙病防治所	上海市卢湾区瑞金二路 148 号	200020	021-64376337	范雪清	二级甲等	1963
上海市徐汇区牙防所	上海市徐汇区肇嘉浜路 685 号	200030	021-64037289 021-64037276	徐培成	二级乙等	1960
上海市静安区牙病防治所	上海市静安区愚园路 507 号	200040	021-62485678	施 乐	二级甲等	1952
上海市闸北区牙病防治所	上海闸北区平型关路 15 号	200070	021-66053392	陈信耀	二级	1958
上海市杨浦区牙病防治所	上海市杨浦区平凉路 1814 号	200090	021-65390462	许全林	二级	1962
上海市闵行区牙病防治所	上海市闵行区繁兴路 1000 弄 1038 号	201107	021 – 64067508	未知	二级乙等	2006
上海市奉贤区牙病防治所	上海市奉贤区解放中路 220 号二楼	201400	021-57412157	张鸿军	二级乙等	1992
上海市嘉定区牙病防治所	上海市嘉定区塔城路 5 号	201800	021-59992073 021-59918116	陈 达	二级乙等	1986

续表 1

单位名称	地址	邮编	电话	现任院长	医院等级	创立年份
南京市口腔医院	江苏省南京市中央路30 号	210008	025-83620362	胡勤刚	三级甲等	1947
南京医科大学附属口腔医院	江苏省南京市汉中路136 号	210029	025-85031811 025-85031867	王　林	三级甲等	1974
无锡口腔医院	江苏省无锡市崇安区健康路110-1 号	214001	0510-82709885 -8001	唐丽琴	二级	1959
苏州口腔医院	江苏省苏州市人民路1505 号	215005	0512-67273026	安　钢	二级甲等	1978
苏州市华夏口腔医院	江苏省苏州市人民路829 号	215002	0512-65292427	潘　灏	二级甲等	1992
镇江市口腔医院	江苏省镇江市运河路81 号	212002	0511-85581386	施　轶	二级	1956
常州市钟楼口腔医院	江苏省常州市北直街119 号	213003	0519-86804028	张　琪	二级甲等	1985
徐州市口腔医院	徐州市淮海西路130号	221002	0516-85866005	王鹏来	二级甲等	1958
扬州市口腔医院	江苏省扬州市汶河南路94 号	225002	0514-7343030	邱玉柱	一级甲等	2000
南通市口腔医院	南通市人民中路103-105 号	226001	0513-85128506	高美琴	二级甲等	1989
宜兴市口腔医院	江苏省宜兴市人民中路152 号	214206	0510-87331222	姚洪亮	一级甲等	2003
淮安市淮阴口腔医院	江苏省淮安市淮阴区北京东路8 号	223300	0517-80835511	刘兴平	二级	1984
连云港市口腔医院	连云港市新浦区海昌北路27 号	222002	0518 – 85460611	徐宏志	三级	2011
宿迁市口腔医院	宿迁市市府东路308号	223800	0527-84236555 0527-84139239	张春利	二级	2002
盐城市口腔医院	江苏省盐城市解放南路143 号	224001	0515-88305176	刘正彤	二级甲等	1983
泰州市口腔医院	江苏省泰州市迎春东路158 号	225300	0523-86392155 0523-86392166	段义峰	二级丙等	2000
杭州市口腔医院	浙江省杭州市平海路57 号	310006	0571-87030682 0571-87032644	王仁飞	二级甲等	1952
浙江大学医学院附属口腔医院	浙江省杭州市延安路395 号	310006	0571-87217218	王慧明	三级甲等	1999
绍兴市口腔医院	绍兴市区环城北路458 号	312000	0575-88551131	王晓玲	未知	1952
宁波海曙口腔医院	宁波市开明街413 号	315000	0574-87345841	吴清柱	未知	1986

续表 1

单位名称	地址	邮编	电话	现任院长	医院等级	创立年份
温州医学院附属口腔医院	浙江省温州市鹿城区学院西路 113 号	325000	0577-88855488	麻健丰	二级	2002
义乌市口腔医院	义乌市稠城镇康园路 28 号	322000	0579-85527575 0579-85531233	楼滨徐	未知	1992
丽水市口腔医院	丽水市莲都区万丰东路 58 号	323000	0578-2187178 0578-2202558	江银华	未知	2006
舟山市口腔医院	浙江省舟山市解放西路总府弄 5 号	316000	0580-2022068	赵　朔	未知	2005
合肥市口腔医院	安徽省合肥市长江中路 265 号	230061	0551-2629830	孙　瑛	二级	1956
安徽医科大学附属口腔医院	安徽省合肥市梅山路 69 号	230032	0551-5118677 0551-5118679	何家才	二级甲等	1952
福建医科大学附属口腔医院	福建省福州市鼓楼区杨桥中路 246 号	350002	0591-83700838	陈　江	三级乙等	1997
厦门市口腔医院	福建省厦门市吕岭路 1309 号（新院总院）	361009	0592-2678586 0592-2980277	姚江武	三级甲等	2008
南昌大学附属口腔医院	江西省南昌市福州路 49 号	330006	0791-86363685 0791-86360400	朱洪水	三级甲等	1986
景德镇市口腔医院	江西省景德镇市中华北路 1 号	333000	0798-8213126	余任敏	二级	2004
济南市口腔医院	山东省济南市经六路 101 号	250001	0531-86666920 0531-86261920	李肇元	二级甲等	1956
山东大学口腔医院	山东省济南市文化西路 44-1 号	250012	0531-88382056	徐　欣	三级甲等	1992
章丘市口腔医院	山东省章丘市唐王山路 1 号	250200	0531-83229920 0531-83329788	焦玉娟	未知	1992
青岛市口腔医院	山东省青岛市德县路 17 号	266001	0532-82792425	王万春	二级甲等	1987
淄博口腔医院	山东省淄博市张店区新村西路 188 号	255033	0533-2831160 0533-2833287	尹善军	二级乙等	1955
烟台市口腔医院	山东省烟台市北大街 142 号	264001	0535-6228080 0535-6223128	柳忠豪	二级甲等	1952
枣庄市口腔医院	山东省枣庄市解放中路 140 号	277102	0632-511551	马先军	二级乙等	1988
寿光市口腔医院	山东省寿光市银海路 239 号	262700	0536-5227269	裴壮安	二级	1994
济宁口腔医院	山东省济宁市共青团路 44 号	272000	0537-2658306	刘传奇	二级甲等	1956
曲阜市口腔医院	山东省曲阜市静轩路 49 号	273100	0537-4411120	孙洪恩	二级甲等	1998

续表 1

单位名称	地址	邮编	电话	现任院长	医院等级	创立年份
兖州市口腔医院	山东省兖州市八一路新义街 12 号	272100	0537-3652595 0537-3633983	张大华	未知	1992
泰安市口腔医院	山东省泰安市灵山大街南坛路 33 号	271000	0538-8334514	诸葛春耕	二级甲等	1978
威海口腔医院	山东省威海市海港路 76 号	264200	0631-5230251	彭会文	二级甲等	1992
文登市口腔医院	山东省威海市文登市米山路 140 号	264409	0631-8252019	隋富强	二级甲等	1956
郑州市口腔医院	河南省郑州市北二七路 224 号	450000	0371-66253515 0371-66257755	程　涛	二级	1956
河南省口腔医院	河南省郑州市南阳路 169 号附 10 号	450044	0371-69381467	曹选平	三级	1999
开封市口腔医院	河南省开封市东大街 90 号	475000	0378-2167622 0378-2167966	谢文忠	二级甲等	1956
平顶山市口腔医院	河南省平顶山市文园路 9 号	467000	0375-3381159 0375-2209120	崔友国	二级乙等	1982
安阳市口腔医院	河南省安阳市文峰中路 68 号	455000	0372-5965555	付　民	二级乙等	1956
漯河市口腔医院	河南省漯河市人民路中段清真寺二楼	462000	0395-2178214	郑松振	二级甲等	未知
洛阳市口腔医院	河南省洛阳市中州东路 411 号	471002	0379-63951247	申善义	二级乙等	1985
南阳市口腔医院	河南省南阳市光武中路 758 号	473013	0377-63222378	刘中寅	未知	未知
武汉大学口腔医院	湖北省武汉市洪山区珞喻路 237 号	430079	027-87686110 027-87877870	边　专	三级甲等	1960
孝感市口腔医院	孝感市长征路 215 号	432100	0712-2326110	肖金彦	一级	2001
天门市口腔医院	湖北省天门市东湖路（南）20 号	431700	0728-5341822 0728-5332217	张楚平	二级丙等	1997
襄阳市口腔医院	湖北省襄阳市建华路 6 号	441011	0710-3220701	阎寒松	二级	1976
枝江市口腔医院	湖北省枝江市民主大道 30 号	443200	0717-4213430	杨友谊	未知	1987
荆门市卫校附属口腔医院（荆门市第三人民医院）	湖北省荆门市长宁大道 19 号	448000	0724-6039118	黎万洲	二级甲等	1986
长沙市口腔医院	湖南省长沙市五一大道 844 号	410005	0731-84430241 0731-82233204	何　平	三级	1960
株洲市口腔医院	湖南省株洲市建设中路 17 号	412000	0733-8207819	周遂蓬	二级	1988

续表 1

单位名称	地址	邮编	电话	现任院长	医院等级	创立年份
湘潭市口腔医院	湖南省湘潭市雨湖路95号	411000	0732-58263859	刘学茂	二级甲等	未知
岳阳市口腔医院	湖南省岳阳市站前东路站前医院一楼(新院)	414000	0730-8264658(新院)	姚朝阳	二级	1956
衡阳市口腔医院	湖南省衡阳市先锋路38号	421001	0734-8227925	黄 昕	二级	1952
中山大学附属口腔医院	广东省广州市陵园西路56号	510055	020-83863002 020-83862558	凌均榮	三级甲等	1974
广州医学院口腔医院	广东省广州市荔湾区黄沙大道31号	510140	020-61350511	葛林虎	三级甲等	2004
广东省口腔医院	广东省广州市江南大道南366号	510280	020-84438740 020-84446867	章锦才	三级甲等	1962
广州市荔湾区口腔医院	广州市荔湾区中山七路土兴巷27号	510145	020-81704242 020-81705055	蔡少彬	未知	1956
韶关市口腔医院	广东省韶关市武江区惠民北路33号	512026	0751-8777658	张 泳	二级甲等	1953
惠州市口腔医院	广东省惠州市下埔南三街9号	516001	0752-2118118	王远勤	二级甲等	1992
珠海市口腔医院	广东省珠海市香洲区明珠北路68号1栋	519075	0756-8898831	姚 远	三级甲等	1991
佛山市口腔医院	广东省佛山市禅城区河滨路5号	528000	0757-82818149 0757-82810892	黄 强	二级甲等	1989
江门市口腔医院	江门市建设路24号	529000	0750-3325934	谢佐理	二级乙等	1959
广西医科大学附属口腔医院	广西南宁市双拥路10号	530021	0771-5325160	周 诺	三级甲等	1993
桂林市口腔医院	广西桂林市三多路5号	541001	0773-2833704 0773-2823597	张伟一	二级甲等	1988
重庆医科大学附属口腔医院	重庆市渝北区松石北路426号	401147	023-88860100	邓 锋	三级甲等	1946
成都口腔医院	四川省成都市锦江区春熙路南段17号	610016	028-86665007	屈 强	二级	1958
成都军区总医院附属口腔医院	四川省成都市红星路一段1号	610000	028-86573326	李晨军主任	未知	2009
四川大学华西口腔医院	四川省成都市人民南路三段14号	610041	028-85501481	周学东	三级甲等	1907
德阳市口腔医院	四川省德阳市东山南巷39号	618000	0838-2303895	代伯均	二级甲等	1984
绵竹市口腔医院	四川省绵竹市剑南镇春晰路205号	618200	0838-6203340	汪 俊	一级甲等	1987

续表 1

单位名称	地址	邮编	电话	现任院长	医院等级	创立年份
绵阳市口腔医院	四川省绵阳市剑南路西段 11 号	621000	0816-2345000	林辉灿	二级甲等	2001
广元市口腔医院	四川省广元市东坝兴安路 130～138 号	628000	0839-3320999	王　玮	二级	2012
南充市口腔医院	四川省南充市顺庆区莲池路 14 号	637200	0817-72311777 0817-78243110	胡小川	未知	2003
内江口腔医院	四川省内江市民族路 275 号	641000	0832-2025661 0832-2023068	彭志刚	未知	1984
泸州医学院附属口腔医院	四川省泸州市江阳南路 2 号	646000	0830-3109289	郑立舸	未知	2002
贵阳市口腔医院	贵州省贵阳市兴关路 18 号	550002	0851-5560065 0851-5563551	佘小明	三级甲等	1982
遵义市口腔医院	贵州省遵义市子尹路 157 号	563099	0852-8250947 0852-8222852	王昌驹	一级	1988
遵义医学院附属口腔医院	贵州省遵义市大连路 149 号	563003	0852-8640384	程华刚	三级甲等	1998
昆明市口腔医院	昆明市南窑小区永胜路 65 号	650011	0871-3544223	孙　陆	二级甲等	1990
昆明市南屏口腔医院	云南省昆明市官渡区北京路 602 号	650031	0871-3128499	孙汝恭	一级甲等	1991
昆明医科大学附属口腔医院	云南省昆明市人民西路 193 号	650031	0871-5330099	丁仲鹃	三级	2004
西安交通大学口腔医院	陕西省西安市新城区西五路 98 号	710004	029-87275706	周　洪	三级甲等	1985
西安市口腔医院	陕西省西安市雁塔路北段 64 号	710054	029-87241606	于承夫	二级乙等	1958
第四军医大学口腔医院	陕西省西安市长乐西路 145 号	710032	029-84776024	赵铱民	三级甲等	1935
咸阳市口腔医院	陕西省咸阳市新兴南路 59 号	712000	029-33211889 029-33215138	李　珣	二级甲等	1981
宝鸡市口腔医院	宝鸡市金台区中山东路 227 号	721001	0917-3522889	李振英	二级甲等	1979
汉中市口腔医院	汉中市天汉大道中段	723000	0916-2518597 0916-2536205	张　敏	二级	1956
乌鲁木齐市口腔医院	新疆乌鲁木齐市天山区中山路 196 号	830002	0991-2824929	张　勇	三级	1988
兰州大学口腔医院	甘肃省兰州市东岗西路 199 号	730000	0931-8915062	余占海	三级乙等	1995
兰州市口腔医院	甘肃省兰州市皋兰路 62 号	730099	0931-8879635 0931-8827262	张卫平	二级甲等	1972

续表 1

单位名称	地址	邮编	电话	现任院长	医院等级	创立年份
西宁市口腔医院	甘肃省西宁市东大街52 号	810001	0971-8236300 0971-8214940	曹国庆	二级甲等	1958
银川市口腔医院	甘肃省银川市解放东街85 号	750004	0951-6026853	高　军	二级甲等	1989

表 2　全国民营口腔医疗机构一览表（按行政区划排列）

单位名称	地址	邮编	电话
北京瑞尔齿科(天居园店)	北京朝阳区北苑路绿色家园媒体村天居园 1 号楼	100000	010-85306306
北京南区口腔医院	北京市朝阳区潘家园华威北里 24 号楼	100021	400-888-0590
北京瑞可口腔医院	北京市朝阳路东三环南路 19 号院(联合国际大厦 3 层)	100021	010-87713179 010-67704949
中美合资佳美口腔医院	北京市朝阳区新东路 10 号 B 座 2 层	100027	400-650-9970
北京维尔口腔医院	北京朝阳北路八里庄南里 32 号楼 2 层	100028	010-85829850 400-6655-111
北京京典口腔医院	北京市朝阳区麦子店西路 3 号新恒基国际大厦 1 层 118 室	100083	010-84580388
北京西美齿科口腔医院	北京西城区车公庄大街甲 4 号物华大厦 B 座七层	010008	010-68008758 010-68008665
华景齿科	北京市朝阳区建国路 88 号 SOHO 现代城 D 座 1912 室	100022	010-85805588 010-85806688
廊坊口腔专科医院	河北省廊坊市步行街第五大街 42 号	131000	0316-2187163
山西红十字口腔医院	山西省太原市杏花岭 18 号	030001	0351-5263800 0351-5263801
大同市城区口腔医院	山西省大同市城区帅府街 9 号	037004	0352-7669647
晋城市口腔医院	山西省晋城市文昌西街 299 号	048026	0356-2029972
临汾市口腔医院	山西省临汾市解放东路 28 号	041000	0357-2027911
山西齿科医院	山西省太原市漪汾小区锦绣庄 10 号	030027	0351-6260132 0351-6268048
爱齿口腔医院	辽宁省沈阳市和平区十三纬路 23 号	110003	400-024-9277
沈阳奥新口腔医院	辽宁省沈阳市沈河区大南街 196 号	110011	024-24800673 400-002-4557
大连新区口腔医院	辽宁省大连市开发区黄海西路 158 号	116600	0411-87647161
铁岭市志强口腔医院	辽宁省铁岭市银州区柴河街龙翔花园 A 座 1 号	112000	024-72663311
锦州市口腔医院	辽宁省锦州市古塔区宜昌路 3 段 28 号	121001	0416-2650712 0416-2650740
盖州市口腔医院	辽宁省盖州市东关社区	115200	0417-7813708

续表 2

单位名称	地址	邮编	电话
辽阳现代口腔医院	辽宁省辽阳市青年大街 29 号	111000	0419-2312189
长春诗迈尔口腔医院	吉林省长春市红旗街与长久路交汇处南行 100 米	130000	0431-89385266 0431-89388266
吉林百合口腔医院	吉林省长春市南关区民康路 1138 号	130041	0431-88656666 0431-85118166
雅宁口腔医院	吉林省长春市繁荣路威尼斯花园正门西侧	130021	0431-88886464
延吉诺布尔口腔医院	吉林省延边州延吉市延西街 16 号	133002	0433-2719450
吉林市精工口腔医院	吉林市船营区光华路 20-7 号	132011	0432-62080008
吉林市万龙口腔医院	吉林省吉林市南京街 185 号	132011	0432-2085850 0432-2545777
吉林市永恒口腔医院	吉林省吉林市解放大路营龙大厦	132011	0432-2066663
吉林市赵明武口腔医院	吉林市解放大路 19 号	132011	0432-2033999
上海康贝佳医院口腔医院	上海市闵行区漕宝路 1050 号	200000	021-34531916
上海市黄浦区牙病防治所	上海市黄浦区江西中路 136 弄 2 号	200002	021-63215792
上海万众口腔医院	上海市徐汇区吴中路 6 号	200030	021-64389999 400-889-2218
上海太平洋口腔医院	上海虹口区武昌路 269 号	200080	021-63062518 021-63070085
南京康贝佳口腔医院	江苏省南京市福建路 31 号（华富大厦）	210006	400-000-0005
苏州口腔医院（苏州市红十字口腔医院）	江苏省苏州市人民路 1505 号	215005	0512-67273026
无锡市远东口腔医院	江苏省无锡市人民中路 2 号	214002	0510-82728588
昆山同济口腔医院	江苏省昆山市北门路 937 号	215300	0512-57172120 0512-50671779
徐州爱牙口腔医院	江苏省徐州市坝子街 11 号	221000	0516-83577798 0516-83779978
徐州博爱口腔医院	江苏省徐州市西安北路 15 号	221002	0516-85581755 0516-85581765
徐州瑞康口腔医院	江苏省徐州市铜山路 238 号	221004	0516-83460120
嘉兴华普东方口腔医院	浙江省嘉兴市建国北路 706 号	314033	0573-82211777
临海市爱齿口腔医院	浙江省临海市台州府路 162 号	317000	0576-85665730
宁波市鄞州区口腔医院	浙江省宁波市鄞州区天静巷 28 号	315199	0574-88399666
杭州哼哈口腔医院	浙江省杭州市西湖区古墩路 20 号	310013	0571-87151966 0571-87151977
奉化市口腔医院	浙江省奉化市中山路 138 号	315500	0574-88588493
温州牙科医院	浙江省温州市宁波府前街府前大楼 A 幢 2 楼	325000	0577-88293333
宁波协禾口腔医院	宁波市江东区中兴路 47 号	315040	0574-89119866 0574-87897729

续表 2

单位名称	地址	邮编	电话
宁波口腔医院	浙江省宁波市解放南路 287 号	315100	0574-87328181 0574-87320909
宁波现代口腔医院	浙江省宁波市北仑区新大路 308 号	315800	0574-86832226
乐清牙科医院	浙江省乐清市清远路 268 号	325600	0577-62551178
乐清市口腔医院	浙江省柳市柳翁西路 127 号	325604	0577-61730021
温州中新口腔医院	浙江省温州市南浦路 189 号二楼	325611	0577-88661920
金华口腔医院	浙江省金华市区兰溪街 780 号	321017	0579-86815012
淮北市淮海口腔医院	安徽淮北市闸河路 16 号	235000	0561-3881212
蚌埠市淮光口腔医院	安徽省蚌埠市中山街 109 号	233000	0552-2053311 0552-2055060
马鞍山市仁济口腔医院	安徽省马鞍山市佳山路 24 号	243000	0555-2328118 0555-2361800
莆田口腔专科医院	福建省莆田市胜利北街兴安路 15 号	351100	0594-2298866
江西亚美口腔医院	江西省南昌市中山路 138 号商会大厦	330013	0791-86660222
赣州卫华口腔医院	江西省赣州市营角上路紫荆花园	341000	0797-8204267
济南贝斯特口腔医院	山东省济南市明湖西路 1771 号	250014	0531-58859999
临清市红十字口腔医院	山东省临清市青年路东段	252600	0635-2418120
桓台佳美口腔医院	山东省淄博市桓台县东岳路与建设街交叉路口处	256400	0533-8260330 0533-8161997
山东省东营市口腔医院	东营市西四路 186 号	257000	0546-8238386
潍坊口腔医院	山东省潍坊市胜利西街 1019 号	261021	0536-8322202
郑州市泰安口腔医院	河南省郑州市红专路 28 号	410000	0371-60110680
河南赛思口腔医院	河南省郑州市东明路 177 号	450000	0371-65997233
漯河啄木鸟口腔医院	河南省漯河市人民路 479 号	462000	0395-5917120
周口口腔医院	河南省周口市商路北路周商路 28 号	466000	0394-8389120 0394-8389383
济源市口腔医院	河南省济源市宣化东街 99 号	454650	0391-6611120
衡阳雅齐口腔医院	衡阳市雁峰区解放路永兴阁写字楼 2 号		0734-8221048
博泰口腔医院	湖南省长沙市浏阳市博车站中路	410300	0731-3619856
益阳市口腔医院	湖南省益阳市资阳三益街 46 号	413001	0737-4322349
郴州芙蓉口腔医院	湖南省郴州市八一路 44 号 国庆南路 32-7 号	423000	0735-2263836 0735-2263836
长沙芙蓉口腔医院集团	湖南省长沙市芙蓉中路二段 88 号定王大厦 1-308 号	410005	0731-85168212 0731-85164880
广东华南口腔医院	广东省广州市天河区林和东路 218 号	510610	020-38815731 020-38815088
珠海六和口腔医院	广东省珠海市银桦路 46 号六和大厦	519099	0756-2111666
广东华南口腔医院	广东省广州市林和东路 218 号	510610	020-38815731
东莞健力口腔医院	广东省东莞市莞城向阳路 14 号大楼一至四楼	523000	0769-22118240

续表 2

单位名称	地址	邮编	电话
深圳六和拜尔口腔医院	深圳福田区华强北群星广场购物中心 6 楼（华强北旗舰店）	518000	4000-616-333 0755-33088766
东莞健力口腔医院	广东省东莞市莞城向阳路 14 号 1 至 4 层	523000	0769-22216231 0769-22118240
南宁天使口腔医院	广西南宁市新民路 22 号	530012	0771-2825432
海南口腔医院	海南省海口市龙昆北路 15-1 号	570102	0898-66792863
三亚口腔医院	海南省三亚市和平街 36 号	572000	0898-38869939
成都新桥牙科	四川省成都市一环路南四段 4 号		028-68687878
成都恒博牙科医院	四川省成都市金牛区营门口路 50 号	610031	028-87799583
成都唐牙科	成都市高新区紫竹中街 2 号彩世界 6 楼 76 号	614000	400-6969-839 028-65366282
亚非牙科	四川省成都市青龙街 18 号罗马国际大厦裙楼 2-3 层（总部）	610031	028-86261811 028-66577484
渭南市惠群口腔医院	陕西省渭南市前进路中心广场	714000	0913-2056708

卫生部办公厅关于印发全国医疗卫生系统"三好一满意"活动 2012 年工作方案的通知

卫办医政发［2012］24 号

各省、自治区、直辖市卫生厅局,新疆生产建设兵团卫生局:

为贯彻落实党的十七届六中全会精神,根据中央创先争优活动领导小组《关于在窗口单位和服务行业深入开展"为民服务创先争优"活动的指导意见》(创先发［2011］13 号)、《卫生部关于在全国医疗卫生系统开展"三好一满意"活动的通知》(卫医政发［2011］30 号)精神以及 2012 年卫生工作要点,结合深化医药卫生体制改革要求,我部组织制定了全国医疗卫生系统"三好一满意"活动 2012 年工作方案。现印发给你们,请遵照执行。各省级卫生行政部门和各级各类医疗卫生机构要巩固和扩大 2011 年活动成果,科学制订本辖区、本机构 2012 年活动工作方案,并认真组织实施。有关工作方案和工作情况及时报我部"三好一满意"活动办公室。

联系人:卫生部医政司　马旭东、焦雅辉
联系电话:010-68792825、68792097
传　　真:010-68792513
电子邮箱:mohyzsylc@163.com

中华人民共和国国家卫生和计划生育委员会
二〇一二年二月十七日

全国医疗卫生系统"三好一满意"活动 2012 年工作方案

根据中央创先争优活动领导小组《关于在窗口单位和服务行业深入开展"为民服务创先争优"活动的指导意见》(创先发〔2011〕13 号)和《卫生部关于在全国医疗卫生系统开展"三好一满意"活动的通知》(卫医政发〔2011〕30 号)精神以及 2012 年卫生工作要点,制定本方案。

一、总体要求

深入贯彻党的十七届六中全会精神,紧密结合深化医药卫生体制改革和"为民服务创先争优"活动,在巩固 2011 年活动成果的基础上,创新思路,继续坚持以人为本,以病人为中心,以人民群众满意为出发点和落脚点,进一步加强医疗卫生系统内部管理,突出提升医疗服务水平,大力改进医疗质量,树立典型,弘扬高尚医德,加强行业作风建设,切实解决群众反映强烈的突出问题,进一步改善群众看病就医感受,提高患者和社会满意度,保障人民群众健康权益,促进社会和谐。

二、活动范围

全国各级各类医院、乡镇卫生院、社区卫生服务机构、妇幼保健机构、血液中心(站)和急救中心。卫生监督、疾病预防控制等其他卫生机构参照本方案,结合实际组织开展"三好一满意"活动。

三、工作内容和要求

(一)改善服务态度,优化服务流程,不断提升服务水平,努力做到"服务好"。

1. 深入推进预约诊疗服务工作。医院能够以多种渠道为患者提供预约诊疗服务(电话预约、网络预约、短信预约、诊间预约、门诊服务台预约及自助预约机等)。建立完善的预约诊疗管理制度,明确主管领导、主管部门

及管理人员;设计科学合理的预约诊疗服务流程,为患者提供 8 小时以上的预约诊疗服务,患者预约信息完整、翔实。加强预约诊疗服务专业化建设,提升服务能力。实行预约诊疗服务的精细化管理,提升管理水平。加强医院预约诊疗服务管理信息化建设,实现预约号源动态调配,医院根据预约情况科学安排预约出诊医师、诊室等医疗资源;信息系统能够提供预约诊疗服务开展情况的数据统计信息。到 2012 年底,三级医院门诊普通号源全部开放预约,专家号源开放预约率 ≥ 50%,医院患者月平均复诊预约率达到 60%,口腔、产前检查月平均复诊预约率达到 80%;努力缩短预约时间与实际就诊时间间隔。

2. 优化医院门诊急诊环境和流程。贯彻落实《关于进一步改善医疗机构医疗服务管理工作的通知》(卫医政发〔2010〕12 号),继续将改善人民群众看病就医感受作为加强医疗服务工作的创新点和突破点,落实便民、利民措施,通过预约挂号、合理安排门诊急诊服务、简化门诊急诊和入院、出院服务流程、推行"先诊疗,后结算"模式、提供方便快捷的检查结果查询服务、导医服务和即时结算服务等,积极探索、创新,有计划、有重点地推进各项改善医疗服务的措施,做到安排合理、服务热情、流程顺畅,不断促进医疗服务水平的提高。

3. 广泛开展便民门诊服务。全国有条件的三级医院开展双休日及节假日门诊,充实门诊力量,延长门诊时间。探索推进注册医师多点执业的办法和措施,鼓励、支持三级医院医务人员到基层医疗卫生机构开展执业活动。

4. 深化优质护理服务。全面深化以改革护理服务模式、落实责任制整体护理、加强护理内涵建设为核心的优质护理服务。继续扩大优质护理服务覆盖面,全国所有三级医院至少在 60% 的病房开展优质护理服务,并达

到卫生部规定的优质护理服务标准;二级医院中,至少60%的地市级医院和至少30%的县级医院开展优质护理服务。优质护理服务结合科室实际,充分体现专科特色,并探索在门诊、急诊、手术室等部门开展优质护理服务。有条件的医院对患者进行回访并提供延续护理服务。充实临床一线护士数量,完善并落实临床护理专业人员配备、岗位管理和内部收入分配等政策。

5. 推进同级医疗机构检查、检验结果互认。按照《卫生部办公厅关于加强医疗质量控制中心建设推进同级医疗机构检查结果互认工作的通知》(卫办医政发〔2010〕108号)要求,在加强医疗质量控制的基础上,大力推进下级医疗机构认可上级医疗机构检查、检验结果和同级医疗机构检查、检验结果互认工作,促进合理检查,降低患者就诊费用。

6. 加强基层医疗卫生工作。继续加强基层医疗卫生服务网络建设,加强基层医疗卫生服务机构与公立医院的分工协作,提高覆盖面,方便群众就近就医。推进基层医疗卫生服务机构规范化建设,改善服务环境。规范提供社区基本公共卫生服务项目,提高服务数量和质量,努力提高居民知晓率和感受度。积极转变服务模式,推广全科医生团队服务,开展主动服务,探索签约服务模式。

7. 探索设立医院社会工作者,深入开展"志愿服务在医院"活动。按照中组部、民政部等18部门关于《加强社会工作专业人才队伍建设的意见》,探索建立医院社会工作者制度。逐步完善志愿服务的管理制度和工作机制,积极探索适合中国国情的社会工作者和志愿服务新形式、新内容、新模式,促进医患关系和谐。将社会工作者和志愿服务引入医疗机构和采供血机构。医疗机构要组织广大医务人员以志愿者身份深入基层,特别是流动人口集中生活工作的场所以及康复、养老等机构,开展公共卫生、医疗服务和健康教育等志愿服务,使人民群众切实感受到改善医疗服务的实效。

8. 深化三级医院对口支援县级医院工作。每所城市三级医院与3所左右县级医院(包括县医院和县中医院)建立长期稳定的对口支援和协作关系。三级医院可采取合作、托管、选派院长、团队支援、接收进修等方式,重点帮助县级医院加强人才培养,提高县级医院的管理水平和服务能力。落实向县级医院轮换派驻医生制度,向每个受援县级医院派驻医务人员不少于5名,工作时间不少于1年(可半年轮换一次)。落实三级医院医生晋升高级职称前到农村服务1年以上的政策。

9. 继续推进"平安医院"创建活动,构建和谐医患关系。完善医疗纠纷应急处置预案,要认真做好治安保卫工作,着力解决医院安全管理工作中存在的重大问题,加强人防、技防措施,确保医务人员的人身权利;建立健全医警快速对接机制;要按照《医院投诉管理办法(试行)》,规范投诉管理,加大矛盾纠纷排查化解力度,采取有力措施,努力将问题解决在萌芽状态。健全医疗纠纷人民调解组织体系,实现医疗纠纷人民调解制度的全覆盖;健全医疗责任保险等医疗风险分担机制;逐步建立科学的绩效考核指标,实现调解工作信息化。

10. 加强医疗机构内部价格管理工作。规范医疗机构收费行为,维护患者与医疗机构的合法权益,严格落实《医疗机构内部价格管理暂行规定》。医疗机构建立由机构领导、价格管理部门和有关药物采供部门组成的医疗机构价格管理体系,建立健全医药价格调价管理制度、医疗服务成本核算和成本控制管理制度、新增医疗服务项目价格申报制度、价格公示制度、费用清单制度、医药价格自查制度、价格投诉管理制度、价格管理奖惩制度以及医药价格政策文件档案管理制度,科学管理、合理控制医疗服务成本。

(二)加强质量管理,规范诊疗行为,持续改进医疗质量,努力做到"质量好"。

1. 落实医疗质量和医疗安全的核心制度。严格落实首诊负责、三级医师查房、疑难病例讨论、危重患者抢救、会诊、术前讨论、死亡病例讨论、交接班等核心制度,严格落实《病历书写基本规范》和《手术安全核对制度》,规范病历书写和手术安全核对工作,保障医疗质量和医疗安全。

2. 健全医疗质量管理与控制体系。贯彻落实《医疗质量控制中心管理办法(试行)》,推进重点临床专业医疗质量与控制中心建设,完善管理制度、质量控制标准和指标体系,提高医疗质量管理与控制水平。建立医疗质量、医疗安全评价体系,启动医院质量评价工作。切实加强医院内部管理和基础医疗质量管理,继续强化临床专科能力建设和医务人员培训,加强医疗服务过程中重点环节、重点区域、重点人员管理,持续改进医疗质量。

3. 严格规范诊疗服务行为。认真落实临床路径、《临床技术操作规范》、《临床诊疗指南》、《医疗机构药事管理规定》、《处方管理办法》、《抗菌药物临床应用指导原则》等规章、规范,继续深入开展抗菌药物临床应用专项整治行动,严格规范医师处方行为,促进合理检查、合理用药、合理治疗。大力推行临床路径和单病种质量控制,促进医疗质量管理向科学化、规范化、专业化、精细化、信息化发展,规范诊疗行为,控制医疗费用不合理增长。严格按照《医疗器械监督管理条例》、《卫生部关于进一步加强医疗器械集中采购管理的通知》(卫规财发〔2007〕208 号)规定,建立健全高值耗材管理制度,在高值耗材的采购、登记、保管、发放、使用和处置等各个环节建立健全相应的管理制度,规范购入渠道和临床应用管理。

4. 加强医疗技术和大型设备临床应用管理,保证医疗质量安全和患者权益。切实加强医疗技术临床应用管理,按照《医疗技术临床应用管理办法》要求,建立严格的医疗技术准入和管理制度,对违规擅自开展新技术、配置大型设备的行为坚决予以查处。

5. 做好临床用血保障及管理工作。加大无偿献血宣传和献血者招募工作力度,建立区域内血液应急保障机制,完善质量控制体系建设,努力满足临床用血需求,保证血液安全。医疗机构严格按照《医疗机构临床用血管理办法(2011 版)》要求,建立并实施临床合理用血指导、考核、监督与评价制度,提高科学合理用血水平,稳步推行自体血回输等血液保护技术。

6. 推动基层医疗卫生工作快速发展。巩固基层医疗卫生服务机构综合改革成果,完善投入机制,加大绩效考核力度,调动基层医疗卫生人员积极性。继续开展创建全国示范社区卫生服务中心活动,加强基层医疗卫生服务机构内涵建设。大力开展基层医疗卫生人员培训,推广国家基本公共卫生服务技术规范,改善服务质量。

(三)加强医德医风教育,大力弘扬高尚医德,严肃行业纪律,努力做到“医德好”。

1. 开展构筑医魂大讨论。围绕医疗卫生职业精神进行深入讨论,凝练并大力弘扬体现社会主义核心价值体系的医疗卫生职业精神和职业道德,使之成为职业操守、行风建设、构建和谐医患关系的主旋律。

2. 继续加大医德医风教育力度。坚持以正面教育为主,继续树立一批先进典型,加大对医德高尚、医术精湛、敬业奉献先进典型的宣传表彰力度,结合卫生行业特点,深入开展宗旨意识、职业道德和纪律法制教育,引导广大医务人员树立良好的医德医风,着力加强行风建设。

3. 贯彻落实医德医风制度规范。认真贯彻落实《关于卫生系统领导干部防止利益冲突的若干规定》和《医疗机构从业人员违纪违规问题调查处理暂行办法》,切实加大对医疗卫生领域违法违纪行为的惩戒处罚力度。继续认真抓好医德考评制度的落实,进一步细化工作指标和考核标准,建立对医务人员有效的激励和约束机制。

4.加强廉政风险防控机制建设。按照加强廉政风险防控的相关规定，以制约监督权力运行为核心，岗位廉洁风险防控为基础，加强制度建设为重点，现代信息技术为支撑，统筹兼顾、依法依规，在充分实践的基础上，结合实际，逐步建立覆盖所有医疗卫生事业单位的廉洁风险防控机制。

5.坚决查处医药购销和医疗服务中的不正之风案件，严肃行业纪律。严肃查处乱收费、收受或索要"红包"、收受回扣、商业贿赂等典型案件，充分发挥办案的警示作用。注意发挥查办案件的治本功能，推动完善制度、堵塞漏洞，净化医药卫生体制改革的社会环境。

6.大力加强正面典型宣传，营造尊重医务人员、关爱患者的良好氛围。发挥典型引路作用，激励广大医务工作者投身医改的积极性。

（四）深入开展行风评议，积极主动接受社会监督，努力做到"群众满意"。

1.着力建立患者满意度调查长效工作机制。认真开展患者满意度调查和出院患者回访活动，征求意见和建议，有针对性地改进服务。树立以患者满意度为导向的管理理念，将患者满意度作为加强内部运行机制改革、促进自身健康发展的有效抓手。加强制度建设，指定专门职能部门，明确职责，着力构建患者满意度调查长效工作机制。

2.开展民主评议行风工作。继续把开展民主评议行风作为推进卫生纠风工作、维护群众权益的重要载体，积极组织、主动参与民主评议行风活动，以评促纠、注重整改。发挥行风监督员的作用，高度关注政风行风热线，认真倾听群众呼声，及时解决群众反映的突出问题，努力让社会满意。要积极探索建立科学的卫生行风评价机制，更加客观、公正地反映卫生行风状况。

3.全面推行院务公开制度。进一步落实院务公开各项要求以及《医疗机构院务公开监督考核办法（试行）》，增强医疗机构院务公开意识，推动医疗机构进一步优化服务流程和内部民主管理决策。开展群众满意社区卫生工作者评选活动。

4.加强医院文化建设。在坚持以"救死扶伤"、"以病人为中心"、"除人类之病痛、助健康之完美"为核心的传统医院价值理念基础上，强化医院人文关怀，激发医院员工人文道德关爱，建立完善符合社会主义核心价值体系的医院价值观，弘扬良好职业道德、服务意识和奉献精神，为患者提供人性化服务和人文关怀。

四、活动步骤和安排

按照活动整体要求，2012 年活动分为组织领导、宣传教育、查找问题、整改提高和督导检查 5 个环节，切实解决群众反映强烈的突出问题，统筹兼顾，有序推进，科学总结工作经验，巩固活动成果。

（一）加强组织领导

卫生行政部门和医疗卫生机构要建立责任制，明确主要领导负责制和各级、各岗位职责，层层落实责任制，并将责任落实情况纳入年终医疗卫生机构和岗位考核内容。上级卫生行政部门要加强对下级卫生行政部门的指导，推动各级医疗卫生机构"三好一满意"活动开展。按照"抓两头、带中间"的原则，大力树立先进典型，对工作不力、发生严重问题的单位，加大通报和处理力度，引导和鞭策医疗卫生机构深入推进活动开展。

（二）开展宣传教育

贯彻落实党的十七届六中全会精神，开展医疗卫生系统文化建设和核心价值观讨论，进一步统一思想、提高认识，引导广大干部职工充分认识开展"三好一满意"活动的重大意义，切实增强参与活动的积极性和主动性，创造性地开展工作。要进一步加大宣传力度，推出医德高尚、医术精湛、敬业奉献先进典型，树立医疗卫生系统的良好形象，营造开展活动的良好氛围。

（三）深入查找问题

进一步梳理医疗卫生服务和行业作风建设的各个环节,对照活动工作任务分解量化指标要求,认真查找工作中存在的问题和不足;通过召开座谈会、设置意见箱、开通热线电话和网上信箱等多种方式,畅通群众反映问题的渠道,切实解决群众反映强烈的突出问题。

（四）切实整改提高

针对活动中发现的问题,特别是涉及群众切身利益、影响行业形象的突出问题,要逐项进行重点整改,制定切实可行的措施,确保活动成效。整改方案、整改措施、整改效果要报卫生行政部门备案。

（五）强化督导检查

卫生行政部门要加大对医疗卫生机构的工作指导和督导检查力度,遵循分级指导、逐级检查的原则,组织对本辖区医疗卫生机构"三好一满意"活动开展情况进行指导、检查,稳步、纵深推进活动进程。卫生部适时组织对各地"三好一满意"活动开展情况进行督导检查。

卫生部将结合全国医药卫生系统创先争优活动专项表彰,大力宣传表彰"三好一满意"活动中涌现出来的"两优一先"先进事迹,推广活动的好经验、好做法和好典型,有序推进,确保成效。

关于印发医疗机构从业人员行为规范的通知

各省、自治区、直辖市卫生厅局、食品药品监管局、中医药管理局,新疆生产建设兵团卫生局,卫生部、国家中医药管理局属（管）各医疗机构:

为进一步规范医疗机构从业人员行为,卫生部、国家食品药品监督管理局和国家中医药管理局组织制定了《医疗机构从业人员行为规范》。现印发给你们,请严格遵照执行。执行过程中的意见和建议,请及时反馈。

中华人民共和国国家卫生和计划生育委员会
二〇一二年六月二十六日

医疗机构从业人员行为规范

第一章　总　则

第一条　为规范医疗机构从业人员行为,根据医疗卫生有关法律法规、规章制度,结合医疗机构实际,制定本规范。

第二条　本规范适用于各级各类医疗机构内所有从业人员,包括:

（一）管理人员。指在医疗机构及其内设各部门、科室从事计划、组织、协调、控制、决策等管理工作的人员。

（二）医师。指依法取得执业医师、执业助理医师资格,经注册在医疗机构从事医疗、预防、保健等工作的人员。

（三）护士。指经执业注册取得护士执业证书,依法在医疗机构从事护理工作的人员。

（四）药学技术人员。指依法经过资格认定,在医疗机构从事药学工作的药师及技术人员。

（五）医技人员。指医疗机构内除医师、护士、药学技术人员之外从事其他技术服务的卫生专业技术人员。

（六）其他人员。指除以上五类人员外,在医疗机构从业的其他人员,主要包括物资、总务、设备、科研、教学、信息、统计、财务、基本建设、后勤等部门工作人员。

第三条　医疗机构从业人员，既要遵守本文件所列基本行为规范，又要遵守与职业相对应的分类行为规范。

第二章　医疗机构从业人员基本行为规范

第四条　以人为本，践行宗旨。坚持救死扶伤、防病治病的宗旨，发扬大医精诚理念和人道主义精神，以病人为中心，全心全意为人民健康服务。

第五条　遵纪守法，依法执业。自觉遵守国家法律法规，遵守医疗卫生行业规章和纪律，严格执行所在医疗机构各项制度规定。

第六条　尊重患者，关爱生命。遵守医学伦理道德，尊重患者的知情同意权和隐私权，为患者保守医疗秘密和健康隐私，维护患者合法权益；尊重患者被救治的权利，不因种族、宗教、地域、贫富、地位、残疾、疾病等歧视患者。

第七条　优质服务，医患和谐。言语文明，举止端庄，认真践行医疗服务承诺，加强与患者的交流与沟通，积极带头控烟，自觉维护行业形象。

第八条　廉洁自律，恪守医德。弘扬高尚医德，严格自律，不索取和非法收受患者财物，不利用执业之便谋取不正当利益；不收受医疗器械、药品、试剂等生产、经营企业或人员以各种名义、形式给予的回扣、提成，不参加其安排、组织或支付费用的营业性娱乐活动；不骗取、套取基本医疗保障资金或为他人骗取、套取提供便利；不违规参与医疗广告宣传和药品医疗器械促销，不倒卖号源。

第九条　严谨求实，精益求精。热爱学习，钻研业务，努力提高专业素养，诚实守信，抵制学术不端行为。

第十条　爱岗敬业，团结协作。忠诚职业，尽职尽责，正确处理同行同事间关系，互相尊重，互相配合，和谐共事。

第十一条　乐于奉献，热心公益。积极参加上级安排的指令性医疗任务和社会公益性的扶贫、义诊、助残、支农、援外等活动，主动开展公众健康教育。

第三章　管理人员行为规范

第十二条　牢固树立科学的发展观和正确的业绩观，加强制度建设和文化建设，与时俱进，创新进取，努力提升医疗质量、保障医疗安全、提高服务水平。

第十三条　认真履行管理职责，努力提高管理能力，依法承担管理责任，不断改进工作作风，切实服务临床一线。

第十四条　坚持依法、科学、民主决策，正确行使权力，遵守决策程序，充分发挥职工代表大会作用，推进院务公开，自觉接受监督，尊重员工民主权利。

第十五条　遵循公平、公正、公开原则，严格人事招录、评审、聘任制度，不在人事工作中谋取不正当利益。

第十六条　严格落实医疗机构各项内控制度，加强财物管理，合理调配资源，遵守国家采购政策，不违反规定干预和插手药品、医疗器械采购和基本建设等工作。

第十七条　加强医疗、护理质量管理，建立健全医疗风险管理机制。

第十八条　尊重人才，鼓励公平竞争和学术创新，建立完善科学的人员考核、激励、惩戒制度，不从事或包庇学术造假等违规违纪行为。

第十九条　恪尽职守，勤勉高效，严格自律，发挥表率作用。

第四章　医师行为规范

第二十条　遵循医学科学规律，不断更新医学理念和知识，保证医疗技术应用的科学性、合理性。

第二十一条　规范行医，严格遵循临床诊疗和技术规范，使用适宜诊疗技术和药物，因病施治,合理医疗,不隐瞒、误导或夸大病情,不过度医疗。

第二十二条　学习掌握人文医学知识,提高人文素质,对患者实行人文关怀,真诚、耐心与患者沟通。

第二十三条　认真执行医疗文书书写与管理制度,规范书写、妥善保存病历材料,不隐匿、伪造或违规涂改、销毁医学文书及有关资料,不违规签署医学证明文件。

第二十四条　依法履行医疗质量安全事件、传染病疫情、药品不良反应、食源性疾病和涉嫌伤害事件或非正常死亡等法定报告职责。

第二十五条　认真履行医师职责,积极救治,尽职尽责为患者服务,增强责任安全意识,努力防范和控制医疗责任差错事件。

第二十六条　严格遵守医疗技术临床应用管理规范和单位内部规定的医师执业等级权限,不违规临床应用新的医疗技术。

第二十七条　严格遵守药物和医疗技术临床试验有关规定,进行实验性临床医疗,应充分保障患者本人或其家属的知情同意权。

第五章　护士行为规范

第二十八条　不断更新知识,提高专业技术能力和综合素质,尊重关心爱护患者,保护患者的隐私,注重沟通,体现人文关怀,维护患者的健康权益。

第二十九条　严格落实各项规章制度,正确执行临床护理实践和护理技术规范,全面履行医学照顾、病情观察、协助诊疗、心理支持、健康教育和康复指导等护理职责,为患者提供安全优质的护理服务。

第三十条　工作严谨、慎独,对执业行为负责。发现患者病情危急,应立即通知医师;在紧急情况下为抢救垂危患者生命,应及时实施必要的紧急救护。

第三十一条　严格执行医嘱,发现医嘱违反法律、法规、规章或者临床诊疗技术规范,应及时与医师沟通或按规定报告。

第三十二条　按照要求及时准确、完整规范书写病历,认真管理,不伪造、隐匿或违规涂改、销毁病历。

第六章　药学技术人员行为规范

第三十三条　严格执行药品管理法律法规,科学指导合理用药,保障用药安全、有效。

第三十四条　认真履行处方调剂职责,坚持查对制度,按照操作规程调剂处方药品,不对处方所列药品擅自更改或代用。

第三十五条　严格履行处方合法性和用药适宜性审核职责。对用药不适宜的处方,及时告知处方医师确认或者重新开具;对严重不合理用药或者用药错误的,拒绝调剂。

第三十六条　协同医师做好药物使用遴选和患者用药适应症、使用禁忌、不良反应、注意事项和使用方法的解释说明,详尽解答用药疑问。

第三十七条　严格执行药品采购、验收、保管、供应等各项制度规定,不私自销售、使用非正常途径采购的药品,不违规为商业目的统方。

第三十八条　加强药品不良反应监测,自觉执行药品不良反应报告制度。

第七章　医技人员行为规范

第三十九条　认真履行职责,积极配合临床诊疗,实施人文关怀,尊重患者,保护患者隐私。

第四十条　爱护仪器设备,遵守各类操作规范,发现患者的检查项目不符合医学常规的,应及时与医师沟通。

第四十一条　正确运用医学术语,及时、准确出具检查、检验报告,提高准确率,不谎报数据,不伪造报告。发现检查检验结果达到危急值时,应及时提示医师注意。

第四十二条　指导和帮助患者配合检查,耐心帮助患者查询结果,对接触传染性物质或放射性物质的相关人员,进行告知并给予必要的防护。

第四十三条　合理采集、使用、保护、处置标本，不违规买卖标本，谋取不正当利益。

第八章　其他人员行为规范

第四十四条　热爱本职工作，认真履行岗位职责，增强为临床服务的意识，保障医疗机构正常运营。

第四十五条　刻苦学习，钻研技术，熟练掌握本职业务技能，认真执行各项具体工作制度和技术操作常规。

第四十六条　严格执行财务、物资、采购等管理制度，认真做好设备和物资的计划、采购、保管、报废等工作，廉洁奉公，不谋私利。

第四十七条　严格执行临床教学、科研有关管理规定，保证患者医疗安全和合法权益，指导实习及进修人员严格遵守服务范围，不越权越级行医。

第四十八条　严格执行医疗废物处理规定，不随意丢弃、倾倒、堆放、使用、买卖医疗废物。

第四十九条　严格执行信息安全和医疗数据保密制度，加强医院信息系统药品、高值耗材统计功能管理，不随意泄露、买卖医学信息。

第五十条　勤俭节约，爱护公物，落实安全生产管理措施，保持医疗机构环境卫生，为患者提供安全整洁、舒适便捷、秩序良好的就医环境。

第九章　实施与监督

第五十一条　医疗机构行政领导班子负责本规范的贯彻实施。主要责任人要以身作则，模范遵守本规范，同时抓好本单位的贯彻实施。

第五十二条　医疗机构相关职能部门协助行政领导班子抓好本规范的落实，纪检监察纠风部门负责对实施情况进行监督检查。

第五十三条　各级卫生行政部门要加强对辖区内各级各类医疗机构及其从业人员贯彻执行本规范的监督检查。

第五十四条　医疗卫生有关行业组织应结合自身职责，配合卫生行政部门做好本规范的贯彻实施，加强行业自律性管理。

第五十五条　医疗机构及其从业人员实施和执行本规范的情况，应列入医疗机构校验管理和医务人员年度考核、医德考评和医师定期考核的重要内容，作为医疗机构等级评审、医务人员职称晋升、评先评优的重要依据。

第五十六条　医疗机构从业人员违反本规范的，由所在单位视情节轻重，给予批评教育、通报批评、取消当年评优评职资格或低聘、缓聘、解职待聘、解聘。其中需要追究党纪、政纪责任的，由有关纪检监察部门按照党纪政纪案件的调查处理程序办理；需要给予行政处罚的，由有关卫生行政部门依法给予相应处罚；涉嫌犯罪的，移送司法机关依法处理。

第十章　附则

第五十七条　本规范适用于经注册在村级医疗卫生机构从业的乡村医生。

第五十八条　医疗机构内的实习人员、进修人员、签订劳动合同但尚未进行执业注册的人员和外包服务人员等，根据其在医疗机构内从事的工作性质和职业类别，参照相应人员分类执行本规范。

第五十九条　本规范由卫生部、国家中医药管理局、国家食品药品监督管理局负责解释。

第六十条　本规范自公布之日起施行。

卫生部办公厅关于印发唇裂等口腔科 9 个病种县级医院版临床路径的通知

中华人民共和国卫生部　　卫办医政发[2012]157 号

各省、自治区、直辖市卫生厅局,新疆生产建设兵团卫生局:

　　按照深化医药卫生体制改革有关工作安排,我部继续推进临床路径管理工作,在总结临床路径管理试点工作经验的基础上,结合我国县级医院医疗实际,组织有关专家研究制定了唇裂、腭裂、下颌骨骨折、乳牙中龋、乳牙慢性牙髓炎、个别乳磨牙早失、复发性口腔溃疡、口腔扁平苔藓、口腔念珠菌病等县级医院 9 个常见口腔科病种的临床路径。现印发给你们,请各省级卫生行政部门结合当地医疗实际,在我部制定的临床路径原则内,指导辖区内县级医院细化各病种的临床路径并组织实施。县级医院开展临床路径管理工作时应当参照本通知下发的县级医院版临床路径

实施,有条件的县级医院亦可参照我部下发的临床路径(2009—2012 年版)实施。请及时总结临床路径管理工作经验,将有关情况反馈我部医政司。

　　请从卫生部网站下载口腔科 9 个病种县级医院 2012 年版临床路径。

　　联系人:卫生部医政司 陈海勇、胡瑞荣、焦雅辉

　　电　话:010-68792413、68792840

　　邮　箱:mohyzsylc@163.com

　　附　件:唇裂等口腔科 9 个病种县级医院版临床路径

卫生部办公厅
二〇一二年十二月二十七日

唇裂临床路径
（县级医院 2012 年版）

一、唇裂临床路径标准住院流程

（一）适用对象

第一诊断为唇裂（ICD-10：Q36）。行唇裂修复术（ICD-9-CM-3：27.54）。

（二）诊断依据

根据《临床诊疗指南·口腔医学分册》（中华医学会编著,人民卫生出版社）。

1. 上唇裂开,可为完全性裂,也可为不完全性裂;可为单侧裂,也可为双侧裂。

2. 有的上唇皮肤与黏膜完整,但肌发育或连接不全,称为唇隐裂。

3. 可同时伴有鼻孔、鼻翼、鼻小柱、牙槽嵴不同程度的畸形。

（三）治疗方案的选择及依据

根据《临床诊疗指南·口腔医学分册》（中华医学会编著,人民卫生出版社）。

选择唇裂修复术,其适应证为:

1. 一般认为,进行单侧唇裂整复术最适合的年龄为 3～6 个月,体重达 6～7 kg;双侧唇裂一般为 6～12 个月时施行手术。

2. 手术年龄应当依据患儿全身健康状况及生长发育情况而定。例如患儿血红蛋白过低、发育欠佳或尚有胸腺肥大者均应推迟手术。

3. 血尿常规以及其他化验检查应在正常范围。

4. 无发热和上呼吸道感染以及腹泻等症状。

5. 胸片无异常,胸腺大小在正常范围。

6. 无其他脏器的先天性异常,如先天性心脏病,心血管系统等疾病。

7. 口、鼻唇区皮肤、黏膜无湿疹、疥疮、皮肤病等。

(四)标准住院日为少于或等于 11 天

(五)进入路径标准

1. 第一诊断必须符合 ICD-10:Q36 唇裂疾病编码。

2. 患者同时具有其他疾病诊断,如在住院期间不需要特殊处理也不影响第一诊断的临床路径流程实施时,可以进入路径。

(六)术前准备(术前评估)1~3 天

1. 必须检查的项目:

(1)血常规、尿常规;

(2)凝血功能;

(3)肝功能、肾功能;

(4)感染性疾病筛查;

(5)胸片、心电图。

2. 根据具体情况选择:超声心动图(心脏杂音/先心病)。

3. 术前拍摄面部正、侧位 X 线片,记录唇部畸形情况。

4. 术前 3 天应尽可能开始练习用汤匙或滴管喂饲流质或母乳,从而使患儿在术后能适应此进食方式。

5. 术前 1 天作局部皮肤的准备。可用肥皂水清洗上、下唇及鼻部,并用生理盐水擦洗口腔;如系成人,应剪除鼻毛及剃须、洁牙、清除病灶,并用含漱剂漱口。

6. 手术当日,患儿可能进食饮较差或进食饮较晚,可考虑补液支持。

7. 有其他疾病者,必要时请相关科室会诊。

(七)选择用药

1. 抗菌药物:按照《抗菌药物临床应用指导原则》(卫医发[2004]285 号)执行。可考虑使用第一代头孢菌素,可加用甲硝唑;明确感染患者,可根据药敏试验结果调整抗菌药物。

(1)推荐使用头孢唑林钠肌内或静脉注射:

①成人:0.5~1g/次,一日 2~3 次;

②儿童:一日量为 20~-30 mg·kg^{-1}体重,分 3~4 次给药;

③对本药或其他头孢菌素类药过敏者,对青霉素类药有过敏性休克史者禁用;肝肾功能不全者、有胃肠道疾病史者慎用;

④使用本药前须进行皮试。

(2)可加用甲硝唑静脉滴注。

2. 预防性用抗菌药物,时间为术前 0.5 小时,手术超过 3 小时加用 1 次抗菌药物;总预防性用药时间一般不超过 24 小时,个别情况可延长至 48 小时。

(八)手术日为入院第 3~4 天

1. 麻醉方式:婴幼儿可选用基础麻醉加局麻、气管内插管全麻;成人可采用局部麻醉。

2. 手术内固定物:无。

3. 术中用药:麻醉常规用药。

4. 输血:视术中情况定。

(九)术后住院恢复 5~7 天

1. 必须复查的检查项目:根据当时病人情况而定。

2. 抗菌药物:按照《抗菌药物临床应用指导原则》(卫医发[2004]285 号)执行。

3. 唇裂修复后当天,创口可用敷料覆盖,之后可采用敞开伤口,涂敷少许抗菌药物软膏,保持创口的湿润,减少创口感染的机会。在张力较大的病例,可采用 18 号不锈钢丝制成的唇弓,保持减张固定,利于创口愈合。

4. 对幼儿应当加强护理,预防双手活动自行损伤或污染伤口。

5. 正常愈合的伤口,可在术后 5~7 天拆除皮肤缝线,8~10 天拆口内或鼻腔内缝线。如在拆线前出现缝线周围炎,应当对症处理,保证伤口引流通畅;必要时提前拆除有感染的缝线,并行减张换药和加强减张固定。

6. 如使用唇弓,至少应在 10 天后去除。在使用唇弓期间,应注意皮肤对胶布有无过敏反应和皮肤压伤,如有发生及时拆除。

7.术后或拆线后,均应当嘱咐家属防止患儿跌倒,以免创口裂开。

（十）出院标准

1.体温正常,常规化验指标无明显异常。

2.伤口愈合良好,拆线后出院。

2.没有需要住院处理的并发症和/或合并症。

（十一）变异及原因分析

1.有影响手术的综合征,需要进行相关的检查、诊断和治疗,必要时需要行 CT、MRI 和超声心动图等检查。

2.上颌骨段移位严重的唇裂必要时需要正畸辅助复位移位的骨段、缩小裂隙。

3.裂隙过宽的双侧唇裂可能需要二次手术来分别关闭两侧的唇裂裂隙。

（十二）参考费用标准

4 000～6 000 元。

二、唇裂临床路径表单

适用对象:第一诊断为唇裂（ICD-10：Q36）。行唇裂修复术（ICD-9-CM-3：27.54）。

患者姓名:_____ 性别:_____ 年龄:_____ 门诊号:_____ 住院号:_____

住院日期:____年____月____日 出院日期:____年____月____日

标准住院日:少于或等于 11 天

表1　唇裂临床路径

时间	住院第 1 天（入院日）	住院第 2 天（手术准备日）	住院第 3～4 天（手术日）
主要诊疗工作	询问病史及体格检查 完成病历书写 开术前化验单、影像检查单、心电图检查单、会诊单（根据病情需要） 上级医师查房,初步确定手术方式和日期 向患儿家属交待诊疗过程和住院事项	上级医师查房,确认手术方案 开术前医嘱、完成术前准备 术前讨论(视情况而定) 完成必要的相关科室会诊 签署手术知情同意书、自费用品协议书 签署手术麻醉知情同意书 向家属交代围术期注意事项 完成术前小结和上级医师查房记录	完成手术 开术后医嘱 术者完成手术记录 住院医师完成术后病程 术者查房 向患者/家属交代病情及术后注意事项
重点医嘱	**长期医嘱** 外科二级护理 饮食:◎普食◎半流食◎流食◎其他 **临时医嘱** 血常规、尿常规 凝血功能 肝功能、肾功能、感染性疾病筛查 心电图(视情况而定) 正位胸片 超声心动图(先心病患儿)	**临时医嘱** 拟明日全麻（或基础麻醉加局麻）下行唇裂修复术 术前 6 小时禁食水 口鼻腔清洁 抗菌药物:术前 30 分钟	**长期医嘱** 全麻术后护理常规 外科一级护理 术后 6 小时流食 抗菌药物 **临时医嘱** 心电监护 持续/间断吸氧

主要护理工作	介绍病房环境、设施及设备 入院护理评估 指导饮食及喂养方法 执行入院后医嘱 指导进行心电图、影像学检查等	晨起静脉取血 卫生知识及手术知识宣教 嘱禁食、水时间 口鼻腔清洁 药敏试验	术前更衣、遵医嘱给药 观察术后病情变化 观察创口出血情况 给予术后饮食指导 指导并协助术后活动
病情变异记录	□无　□有,原因: 1. 2.	□无　□有,原因: 1. 2.	□无　□有,原因: 1. 2.
护士签名 医师签名			

时间	住院 4~5 天 (术后第 1 日)	住院 5~7 天 (术后第 2~3 日)	住院 8~11 天 (术后第 4~8 天,出院前日)
主要诊疗工作	上级医师查房,观察病情 住院医师常规病历记录 询问进食量 观察体温 观察伤口渗出,伤口清洁	上级医师查房,观察病情 住院医师常规病历记录 询问进食量 观察体温 观察伤口渗出,伤口清洁 必要时复查血常规	上级医师查房,评估手术效果和伤口愈合 住院医师完成出院记录、病案首页、出院证明书等,向患者交代出院后的注意事项,如:返院复诊的时间、地点,发生紧急情况时的处理等
重点医嘱	**长期医嘱** 一级护理 流食 抗菌药物 解热镇痛类(小儿) 创口换药	**长期医嘱** 二级护理	**临时医嘱** 唇裂修复术拆线(试情况而定) 明日出院(出院前 1 日)
主要护理工作	观察病情变化 观察创口出血情况 观察进食情况并给予指导 术后心理与生活护理	观察病情变化 观察饮食情况 心理与生活护理	指导办理出院手续 指导伤口及进食护理 指导复查时间及注意事项
病情变异记录	□无　□有,原因: 1. 2.	□无　□有,原因: 1. 2.	□无　□有,原因: 1. 2.
护士签名 医师签名			

腭裂临床路径

(县级医院 2012 年版)

一、腭裂临床路径标准住院流程

(一)适用对象

第一诊断为腭裂(ICD-10:Q35)。行腭裂修复术(ICD-9-CM-3:27.62)。

(二)诊断依据

根据《临床诊疗指南·口腔医学分册》(中华医学会编著,人民卫生出版社)。

1.腭部裂开,可为完全性裂,也可为不完

全性裂;可为单侧裂,也可为双侧裂。

2.有的为黏膜下裂(隐裂),腭部未见明显裂隙。

3.完全性腭裂常伴有牙槽突裂及唇裂,牙列错乱。

4.常伴有上颌骨发育不足,面中部凹陷畸形。

(三)治疗方案的选择

根据《临床技术操作规范·口腔医学分册》(中华医学会编著,人民卫生出版社)。

选择腭裂修复术,其适应证为:

1.10 个月以上的患儿,血常规、胸片等都在正常范围内;

2.无严重先天性其他脏器的异常;

3.无上呼吸道感染,腹泻及其他异常;

4.口腔内无溃疡及黏膜糜烂;

5.两侧扁桃体、增殖体无炎症。

(四)标准住院日为少于或等于 11 天

(五)进入路径标准

1.第一诊断符合 ICD-10:Q35 腭裂疾病编码。

2.患者同时具有其他疾病诊断,如在住院期间不需要特殊处理也不影响第一诊断的临床路径流程实施时,可以进入路径。

(六)术前准备(术前评估)2~3 天

1.必须检查的项目:

(1)血常规、尿常规;

(2)凝血功能;

(3)肝功能、肾功能;

(4)感染性疾病筛查;

(5)X 线片(胸片);

(6)心电图。

2.根据病情可选择:

(1)超声心动图(心脏杂音/先心病);

(2)头颅定位侧位片、头颅 CT(必要时);

(3)有条件、能够配合的患儿可开展鼻咽纤维镜和/或鼻流计等腭咽功能及语言功能检查。

(七)预防性抗菌药物选择与使用时机

1.抗菌药物:按照《抗菌药物临床应用指导原则》(卫医发〔2004〕285 号)执行。可考虑使用第一代头孢菌素,可加用甲硝唑;明确感染患者,可根据药敏试验结果调整抗菌药物。

(1)推荐使用头孢唑林钠肌内或静脉注射:

①成人:0.5~1g/次,一日 2~3 次;

②儿童:一日量为 20~30 mg·kg^{-1}体重,分 3~4 次给药;

③对本药或其他头孢菌素类药过敏者,对青霉素类药有过敏性休克史者禁用;肝肾功能不全者、有胃肠道疾病史者慎用;

④使用本药前须进行皮试。

(2)可加用甲硝唑静脉滴注。

2.预防性用抗菌药物,时间为术前 0.5 小时,手术超过 3 小时加用 1 次抗菌药物。

(八)手术日为入院第 3~4 天

1.麻醉方式:气管内插管全麻。

2.手术内固定物:无。

3.术中用药:麻醉常规用药。

4.输血:视术中情况定。

(九)术后住院恢复 4~7 天

1.根据当时病人情况而定复查的检查项目。

2.术后用药:按照《抗菌药物临床应用指导原则》(卫医发〔2004〕285 号)执行。

3.必要时使用止血药。

(十)出院标准

1.伤口愈合良好。

2.没有需要住院处理的并发症和/或合并症。

(十一)变异及原因分析

1.有影响手术的综合征疾病,需要进行相关的检查、诊断和治疗。

2.上颌骨段移位严重的腭裂必要时需要正畸辅助复位移位的骨段、缩小裂隙。

3.裂隙过宽的单、双侧腭裂可能需要犁骨粘骨膜瓣来关闭腭裂的鼻腔侧裂隙。

4.软腭过短、腭咽闭合功能差的腭裂必要时需要同时行咽成形术以改善发音。

(十二)参考费用标准

3 000 ~ 6 000 元。

二、腭裂临床路径表单

适用对象：第一诊断为腭裂（ICD-10：Q35）。行腭裂修复术（ICD-9-CM-3：27.62）。

患者姓名：_____ 性别：_____ 年龄：_____ 门诊号：_____ 住院号：_____

住院日期：___ 年 ___ 月 ___ 日　出院日期：___ 年 ___ 月 ___ 日

标准住院日：少于或等于 11 天

表2　腭裂临床路径

时间	住院第 1 天（入院日）	住院第 2 天（手术准备日）	住院第 3 ~ 4 天（手术日）
主要诊疗工作	询问病史及体格检查 完成病历书写 开术前化验单、影像检查单、心电图检查单、会诊单（根据病情需要） 上级医师查房，初步确定手术方式和日期 向患儿家属交代诊疗过程和住院事项	上级医师查房，确认手术方案 开术前医嘱、完成术前准备 术前讨论（视情况而定） 完成必要的相关科室会诊 签署手术知情同意书、自费用品协议书 签署手术麻醉知情同意书 向家属交代围术期注意事项 完成术前小结和上级医师查房记录	完成手术 开术后医嘱 术者完成手术记录 住院医师完成术后病程 术者查房 向患者或家属交代病情及术后注意事项
重点医嘱	**长期医嘱** 外科二级护理 饮食：◎普食◎半流食◎流食◎其他 **临时医嘱** 血常规、尿常规 凝血功能、肝功能、肾功能、感染性疾病筛查 心电图（必要时） 正位胸片	**临时医嘱** 拟明日全麻下行腭裂修复术 术前 6 小时禁食水 口鼻腔清洁 抗菌药物：术前 30 分钟	**长期医嘱** 全麻术后护理常规 外科一级护理 术后 6 小时流食 **临时医嘱** 心电监护 持续或间断吸氧 抗菌药物
主要护理工作	介绍病房环境、设施及设备 入院护理评估 指导饮食及喂养方法 执行入院后医嘱 指导进行心电图、影像学检查等	晨起静脉取血 卫生知识及手术知识宣教 嘱禁食、水时间 口鼻腔清洁 药敏试验	术前更衣、遵医嘱给药 观察术后病情变化 观察创口出血情况 给予术后饮食指导 指导并协助术后活动
病情变异记录	□无　□有，原因： 1. 2.	□无　□有，原因： 1. 2.	□无　□有，原因： 1. 2.
护士签名			
医师签名			

时间	住院第 4~5 天 术后第 1 日	住院第 5~7 天 （术后第 2~3 日）	住院第 8~11 天 （术后第 4~7 天，出院日）
主要诊疗工作	上级医师查房，观察病情 住院医师常规病历记录 询问进食量 观察体温 观察伤口情况	上级医师查房，观察病情 住院医师常规病历记录 询问进食量 观察体温 观察伤口情况 必要时复查血常规	上级医师查房，评估手术效果 和伤口愈合 住院医师完成出院记录、病案 首页、出院证明书等，向患者交 代出院后的注意事项，如：返院 复诊的时间、地点，发生紧急情 况时的处理等
重点医嘱	**长期医嘱** 一级护理 流食 抗菌药物 解热镇痛类（小儿） 创口换药 **临时医嘱** 必要时使用止血药 根据患儿进食量补液	**长期医嘱** 二级护理（更改护理级别） 口服抗菌药物	明日出院（出院前 1 日） 出院带药
主要护理工作	观察病情变化 观察创口出血情况 观察进食情况并给予指导 术后心理与生活护理	观察病情变化及饮食情况 心理与生活护理	指导办理出院手续 指导伤口及进食护理 指导复查时间及注意事项
病情变异记录	□无　□有，原因： 1. 2.	□无　□有，原因： 1. 2.	□无　□有，原因： 1. 2.
护士签名 医师签名			

下颌骨骨折临床路径

（县级医院 2012 年版）

一、下颌骨骨折临床路径标准住院流程

（一）适用对象

第一诊断为下颌骨骨折（ICD10：S02.6）。行下颌骨骨折切开复位内固定术（ICD-9-CM-3：76.76）。

（二）诊断依据

根据《临床诊疗指南·口腔医学分册》（中华医学会编著，人民卫生出版社）。

1. 有明确的外伤史。

2. 临床检查存在下颌骨骨折的临床表现。

3. 影像学检查可见明确的骨折影像。

（三）治疗方案的选择

根据《临床诊疗指南·口腔医学分册》（中华医学会编著，人民卫生出版社）。

选择下颌骨骨折切开复位内固定术，其适应证为：

1. 有外伤史，下颌骨骨折诊断明确；

2. 全身情况可耐受麻醉和手术，危及生命的全身合并损伤已经得到有效处置，生命体征稳定；

3. 下颌骨骨折段错位明显，咬合关系紊乱。

（四）标准住院日为 2~3 周

（五）进入路径标准

1. 第一诊断必须符合 ICD10：S02.6 下颌

骨·骨折疾病编码。

2.患者同时具有其他疾病诊断,如在住院期间不需要特殊处理也不影响第一诊断的临床路径流程实施时,可以进入路径。

(六)术前准备(术前评估)7 天

必须检查的项目:

1.血常规、尿常规;

2.凝血功能、肝功能、肾功能;

3.感染性疾病筛查(乙肝、丙肝、艾滋病、梅毒等);

4.心电图;

5.影像学检查(颅颌面及全身影响检查)。

(七)预防性抗菌药物选择与使用时机

1.抗菌药物:按照《抗菌药物临床应用指导原则》(卫医发[2004]285 号)执行。可考虑使用第一代头孢菌素,可加用甲硝唑;明确感染患者,可根据药敏试验结果调整抗菌药物。

(1)推荐使用头孢唑林钠肌内或静脉注射:

①成人:0.5~1 g/次,一日 2~3 次;

②儿童:一日量为 20~30 mg·kg^{-1}体重,分 3~4 次给药;

③对本药或其他头孢菌素类药过敏者,对青霉素类药有过敏性休克史者禁用;肝肾功能不全者、有胃肠道疾病史者慎用;

④使用本药前须进行皮试。

(2)可加用甲硝唑静脉滴注。

2.预防性用抗菌药物,时间为术前 0.5小时,手术超过 3 小时加用 1 次抗菌药物。

(八)手术日为入院 7~10 天

1.麻醉方式:全麻或局麻。

2.手术内固定物:骨折接骨板、钉和其他类骨折内固定物。

3.术中用药:抗菌药物等。

4.输血:视术中出血情况而定,一般不考虑输血。

(九)术后住院恢复 7~10 天

1.必须复查的检查项目:血细胞分析和影像学检查。

2.抗菌药物:按照《抗菌药物临床应用指导原则》(卫医发[2004]285 号)执行。总预防性用药时间一般不超过 24 小时,个别情况可延长至 48 小时。

(十)出院标准

1.全身一般情况稳定。

2.切口 I/甲(口外切口)或(和)II/甲(口内或开放性伤口)愈合。

3.咬合关系恢复。

4.影像学检查显示骨折复位固定良好。

(十一)变异及原因分析

1.需手术治疗的下颌髁突骨折,下颌粉碎性骨折,下颌骨骨折合并面中部骨折,下颌骨病理性骨折不进入该路径。

2.急诊病人不进入该路径。

(十二)参考费用标准

4 000~6 000 元。

二、下颌骨骨折临床路径表单

适用对象:第一诊断为下颌骨骨折(ICD10:S02.6)。行下颌骨骨折切开复位内固定术(ICD-9-CM-3:76.76)。

患者姓名:_____　性别:_____　年龄:_____　门诊号:_____　住院号:_____

住院日期:___年___月___日　出院日期:___年___月___日　标准住院日:2~3 周

表3　下颌骨骨折临床路径

时间	住院 1~3 天	住院 4~6 天	住院 7 天
主要诊疗工作	询问病史及体格检查 完成病历书写 开术前检查检验单、心电图检查单、会诊单（根据病情需要） 上级医师查房，初步确定手术方式和日期 向患者或家属交代诊疗过程和住院事项 开放性骨折按照急诊诊疗程序处理	上级医师查房，确认治疗（手术）方案 开术前医嘱、完成术前准备 牙齿洁治（视情况而定） 取牙模型（视情况而定） 术前讨论（视情况而定） 完成必要的相关科室会诊 签署手术知情同意书、自费用品协议书、输血同意书 签署手术麻醉知情同意书 向患者及家属交代病情及围术期注意事项 完成术前小结和上级医师查房记录	完成手术 开术后医嘱 术者完成手术记录 住院医师完成术后病程 术者查房 向患者/家属交代病情及术后注意事项
重点医嘱	**长期医嘱** 外科一/二/三级护理 饮食：普食；半流食；流食；糖尿病饮食 **临时医嘱** 血常规、尿常规 凝血功能、肝肾功能、感染性疾病筛查 心电图（12 岁以上患者） 超声心电图（视情况而定） 正位胸片 下颌曲面体层片＋下颌正位片 颅面 CT（视情况而定）	**临时医嘱** 拟明日在全麻/局麻下行下颌骨切开复位内固定术 术前 6 小时禁食水 术前留置胃管（视情况而定） 术前留置尿管（视情况而定） 常规皮肤准备、口腔清洁 抗菌药物（术前 30 分钟使用） 患者既往基础用药 其他特殊医嘱	**长期医嘱** 全麻术后护理常规 外科一级护理 禁食水 12~24 小时 **临时医嘱** 今日在全麻/局麻下行下颌骨切开复位内固定术 持续/间断吸氧（视情况而定） 留置胃管（视情况而定） 留置尿管（视情况而定） 抗菌药物
主要护理工作	介绍病房环境、设施及设备 入院护理评估 执行入院后医嘱 指导进行心电图、影像学检查等	晨起静脉取血 卫生知识及手术知识宣教 手术区域皮肤准备及口腔清洁 嘱患者禁食、水时间 药敏试验	术前更衣、遵医嘱插胃管、给药 观察术后病情变化 观察创口出血情况 保持各种管路通畅 给予术后饮食指导 指导并协助术后活动
病情变异记录	无　□有，原因： 1. 2.	无　□有，原因： 1. 2.	无　□有，原因： 1. 2.
护士签名			
医师签名			

时间	住院第 8 天 （术后第 1 日）	住院第 9～14 天 （术后第 2～7 日）	住院第 15～21 天 （术后第 8～14 天，出院日）
主要诊疗工作	上级医师查房，观察病情 住院医师常规病历记录 观察体温、血压 观察伤口 观察咬合关系，如果发现咬合错乱，做颌间牵引或重新手术复位	上级医师查房，观察病情 住院医师常规病历记录 撤除引流（视引流量而定） 检查咬合关系 拍摄曲面断层片或 CT	上级医师查房，评估手术效果和伤口愈合，明确是否出院 住院医师完成出院记录、病案首页、出院证明书等，向患者交代出院后的注意事项，如返院复诊的时间、地点，发生紧急情况时的处理等
重点医嘱	**长期医嘱** 一级护理 流食（未留置胃管者） 保留胃管（留置胃管者） 鼻饲流食（留置胃管者） 口腔冲洗（颌间牵引）， 2 次/日 抗菌药物 补液（视术后进食情况）	**长期医嘱** 同术后第一日 停一级护理 二级护理 **临时医嘱** 拍术后 X 线片（原则上应与术前所拍的片位相同） 流食（未留置胃管者） 保留胃管（术后 5～7 天拔除胃管后停医嘱） 鼻饲流食（留置胃管者，拔出胃管后改为流食） 停口腔冲洗（术后 5～7 日打开咬合后）	**出院医嘱** 二级护理（第 4 天），出院前应改为三级护理 **临时医嘱** 出院
主要护理工作	观察患者病情变化 观察创口出血情况 遵医嘱口腔冲洗，保持口腔清洁 保持各种管路通畅 观察进食情况并给予指导 心理与生活护理	观察病情变化及饮食情况 心理与生活护理 指导口腔功能锻炼	指导办理出院手续 指导复查时间及注意事项 宣教保持口腔清洁、避免面部外伤、3 个月内禁咬硬物、开口训练等
病情变异记录	无　□有，原因： 1. 2.	无　□有，原因： 1. 2.	无　□有，原因： 1. 2.
护士签名 医师签名			

乳牙中龋临床路径

（县级医院 2012 年版）

一、乳牙中龋临床路径标准门诊流程

（一）适用对象

第一诊断为乳牙中龋（ICD-10：K02.901，K02.102）。行龋齿充填术（ICD-9-CM-3：23.2）。

（二）诊断依据

根据《临床诊疗指南·口腔医学分册》（中华医学会编著，人民卫生出版社）。

1.症状：一般无自觉症状，或偶有冷热酸

甜敏感,无自发痛史。

2. 检查:表面可有颜色改变或呈墨浸样变,牙齿表面完整性破坏,质地粗糙、松软。

3. 咬合翼片有助于显示发生于邻面的龋损,釉质及牙本质浅层可见透影区。

（三）治疗方案的选择

根据《临床诊疗指南·口腔医学分册》（中华医学会编著,人民卫生出版社）。

对乳牙中龋的治疗指征为:

1. 凡有以上症状者都应进行治疗;

2. 征得患儿及其监护人的同意。

（四）临床路径标准治疗为 1 疗程

（五）进入路径标准

1. 第一诊断必须符合 ICD-10：K02. 901, K02. 102 乳牙中龋疾病编码。

2. 当患儿同时具有其他疾病诊断时,但在治疗期间不需要特殊处理也不影响第一诊断的临床路径流程实施时,可以进入路径。

（六）治愈标准或疗效好转标准

1. 治愈:患牙无自觉症状,功能良好。

2. 未愈:充填体折断或脱落。

（七）变异及原因分析

1. 患牙大面积缺损、固位较差,需行预成冠等治疗。

2. 患儿因身心原因不能耐受或配合治疗时,需在征得监护人同意后采取全身麻醉、镇静或束缚下的治疗方式,此前需完成必要的相关检查。

（八）参考费用标准

50～100 元（根据使用充填材料不同,费用存在差异）。

二、乳牙中龋临床路径表单

适用对象:第一诊断为乳牙中龋（ICD-10：K02. 901, K02. 102）。行龋齿充填术（ICD-9-CM-3：23.2）。

患儿姓名:＿＿＿＿　性别:＿＿＿＿　出生日期:＿＿年＿＿月　年龄:＿＿＿＿

门诊号:＿＿＿＿就诊日期:＿＿年＿＿月＿＿日　标准治疗次数:1 次

表 4　乳牙中龋临床路径

日期	诊疗内容
主要诊疗工作	询问病史,完成临床检查,明确诊断
	向患儿及其监护人交代诊疗过程
	隔湿、去尽龋坏组织（必要时在局麻下进行）
	制备必要的洞型
	按所使用的充填材料要求完成对龋洞的充填
	修整磨光
重点医嘱	**长期医嘱**
	口腔卫生宣教
	定期复查
	临时医嘱
	按所使用充填材料交代术后注意事项
	使用局麻时交代相关注意事项
护理工作	协助医师完成相关工作
病情变异记录	□无　□有,原因:
	1.
	2.
护士签名	
医师签名	

乳牙慢性牙髓炎临床路径

（县级医院 2012 年版）

一、乳牙慢性牙髓炎临床路径标准住院流程

（一）适用对象

第一诊断为乳牙慢性牙髓炎（ICD-10：K04.003，K04.011）。行根管治疗术（ICD-9-CM-3：23.7）。

（二）诊断依据

根据《临床诊疗指南·口腔医学分册》（中华医学会编著，人民卫生出版社）。

1.症状：可无疼痛史；若有自觉症状，可表现为：

（1）咀嚼食物嵌塞窝洞时有不适感；

（2）较轻的隐痛、钝痛；

（3）一过性冷热刺激痛或不适；

（4）自发痛、放散痛、阵发痛。

2.检查：表面可有颜色改变或呈墨浸样变，牙齿表面完整性破坏，可见近髓龋洞，探诊可有疼痛；叩诊时无明显疼痛或稍感不适。

3.X 线片牙齿冠部可有透影区，根尖周组织无病理性改变。

（三）治疗方案的选择

根据《临床诊疗指南·口腔医学分册》（中华医学会编著，人民卫生出版社）。

对乳牙慢性牙髓炎的治疗指征为：

1.凡确诊为慢性牙髓炎的患牙，牙根生理性吸收未超过 1/3，应当选择根管治疗。

2.征得患儿及其监护人的同意。

（四）临床路径标准治疗疗程为 2~3 次

（五）进入路径标准

1.第一诊断必须符合 ICD-10：K04.003，K04.011 乳牙慢性牙髓炎疾病编码。

2.当患儿同时具有其他疾病诊断时，但在治疗期间不需要特殊处理也不影响第一诊断的临床路径流程实施时，可以进入路径。

（六）治愈标准或疗效好转标准

1.治愈：无自觉症状，功能良好，修复体完好，X 线片提示根充物完好，根尖周组织无病理性改变。

2.好转：无明显自觉症状，功能基本恢复，修复体基本完好，X 线片示根充物基本完好，根尖周组织无病理性改变。

3.未愈：症状未消失或加重，X 线片示根尖周组织出现明显病理性改变。

（七）变异及原因分析

1.患牙大面积缺损，无法修复者。

2.患牙大面积缺损、固位较差，需行预成冠等治疗。

3.患儿因身心原因不能耐受或配合治疗时，需在征得监护人同意后采取全身麻醉、镇静或束缚下的治疗方式，此前需完成必要的相关检查。

（八）参考费用标准

800~1 200 元。

二、乳牙慢性牙髓炎临床路径表单

适用对象：第一诊断为乳牙慢性牙髓炎（ICD-10：K04.003，K04.011）。行根管治疗术（ICD-9-CM-3：23.7）。

患儿姓名:_____　性别:_____　出生日期:___年___月　年龄:_____

门诊号:_____　就诊日期:___年___月_____日　标准治疗次数:2~3 次

表 5　乳牙慢性牙髓炎临床路径

日期	诊疗第 1~2 次	诊疗第 2~3 次
主要诊疗工作	询问病史,完成临床检查,明确诊断 向患儿及其监护人交代诊疗过程 局部麻醉下去腐、开髓、隔湿: ◎封失活剂(7~14 天),延期拔髓 ◎拔髓 根管预备 根管消毒、封药 预约复诊	询问患儿上次治疗后的反应 隔湿、去除暂封物,清洁干燥根管 根管充填,拍 X 线片确认根充情况 垫底 按所使用的充填材料要求完成对龋洞的充填 修整、抛光
重点医嘱	**长期医嘱** 口腔卫生宣教 **临时医嘱** 使用局麻时交代相关注意事项 封失活剂时交代相关注意事项	**长期医嘱** 定期复查 **临时医嘱** 按所使用充填材料交代术后注意事项
主要护理工作	协助医师完成相关工作	协助医师完成相关工作
病情变异记录	□无　□有,原因: 1. 2.	□无　□有,原因: 1. 2.
护士签名 医师签名		

个别乳磨牙早失临床路径

(县级医院 2012 年版)

一、个别乳磨牙早失临床路径标准住院流程

(一)适用对象

第一诊断为个别乳磨牙早失(ICD-10:K00.6,K00.606)。行丝圈式间隙保持器(ICD-9-CM-3:24.8)。

(二)诊断依据

根据《临床诊疗指南·口腔医学分册》(中华医学会编著,人民卫生出版社)。

1.症状:个别乳磨牙早失。

2.检查:乳磨牙缺失,间隙存在。

3.X 线片可见继承恒牙正常发育,近期不能萌出。

(三)治疗方案的选择

根据《临床诊疗指南·口腔医学分册》(中华医学会编著,人民卫生出版社)。

对乳磨牙早失的治疗指征为:

1.凡诊断为个别乳磨牙早失的患儿,应当行丝圈式保持器治疗。

2.征得患儿及其监护人的同意。

(四)临床路径标准治疗疗程为 2 次

(五)进入路径标准

1.第一诊断必须符合 ICD-10:K00.6,K00.606 个别乳磨牙早失疾病编码。

2.当患儿同时具有其他疾病诊断时,但在治疗期间不需要特殊处理也不影响第一诊断的临床路径流程实施时,可以进入路径。

（六）治愈标准或疗效好转标准

1. 治愈:保持器固位良好,间隙无变化。

2. 好转:保持器固位松动,间隙无明显变化。

3. 未愈:保持器脱落,间隙丧失。

（七）变异及原因分析

1. 游离端乳磨牙早失。

2. 固位基牙大面积缺损,需行预成冠等修复。

3. 乳磨牙早失伴继承恒牙胚先天缺失。

4. 患儿因身心原因不能耐受或配合治疗时,需在征得监护人同意后采取全身麻醉、镇静或束缚下的治疗方式,此前需完成必要的相关检查。

（八）参考费用标准

150 ~ 300 元。

二、个体乳磨牙早失临床路径表单

适用对象:第一诊断为个体乳磨牙早失（ICD-10:K00. 6, K00. 606）。行丝圈式间隙保持器（ICD-9-CM-3:24.8）

患儿姓名:_____ 性别:_____ 出生日期:___年___月 年龄:_____
门诊号:_____ 就诊日期:___年___月___日 标准治疗次数:2 次

表 6　个别乳磨牙早失临床路径

日期	诊疗第 1 次	诊疗第 2 次
主要诊疗工作	询问病史,完成临床检查,明确诊断 向患儿及其监护人交代诊疗过程 设计间隙保持器 取口腔印模 预约复诊	询问患儿上次治疗后的反应 试戴制作好的间隙保持器,必要时调整 隔湿、粘固 嘱注意事项
重点医嘱	**长期医嘱** 口腔卫生宣教	**长期医嘱** 定期复查(3 个月到半年) 不适随诊
主要护理工作	协助医师完成相关工作	协助医师完成相关工作
病情变异记录	□无　□有,原因: 1. 2.	□无　□有,原因: 1. 2.
护士签名 医师签名		

复发性口腔溃疡临床路径

（县级医院 2012 年版）

一、复发性口腔溃疡临床路径标准门诊流程

（一）适用对象

第一诊断为复发性口腔溃疡（ICD-10:K13.752）。行药物治疗为主的综合治疗。

（二）诊断依据

根据《口腔黏膜病学》（第三版,人民卫生出版社）,《临床诊疗指南·口腔医学分册》

（中华医学会编著,人民卫生出版社）,《临床技术操作规范·口腔医学分册》（中华医学会编著,人民军医出版社）。

结合病史复发性、自限性、周期性特点及临床症状体征作出诊断。

1. 病史规律：

（1）复发性：有至少 2 次复发性口腔溃疡发作病史；

（2）自限性；

（3）周期性。

2. 临床表现：

（1）口腔黏膜溃疡呈单个或数个反复发作,间歇期不规律；

（2）溃疡发生部位多见于非角化黏膜；

（3）溃疡呈圆形或椭圆形,中心略凹陷,周围有充血红晕,表面有黄色假膜；

（4）轻型溃疡直径约 2～5 mm；口炎型（疱疹样）溃疡直径稍小,可出现十余个至数十个散在分布的小溃疡；重型（腺周口疮）溃疡可深达黏膜下层,常单发,直径大于 5 mm,愈合后常留有瘢痕；

（5）溃疡疼痛明显。

（三）治疗方案的选择

根据《口腔黏膜病学》（第三版,人民卫生出版社）,《临床技术操作规范·口腔医学分册》（中华医学会编著,人民军医出版社）。

符合上述诊断依据,患者本人知情同意接受治疗,无药物治疗的禁忌证。

1. 局部治疗：以消炎、止痛、促进愈合为原则。

（1）消毒防腐药物；

（2）止痛药物；

（3）促进愈合药物；

（4）局部应用糖皮质激素；

（5）物理治疗。

2. 全身治疗：

（1）糖皮质激素及其他免疫抑制剂；

（2）免疫增强剂；

（3）其他辅助治疗药物。

3. 卫生保健宣教。

（四）进入路径标准

1. 第一诊断必须符合 ICD-10：K13. 752 复发性口腔溃疡。

2. 当患者同时具有其他疾病诊断,但在门诊治疗期间不需要特殊处理也不影响第一诊断的临床路径流程实施时,可以进入路径。

（五）首诊

1. 必须询问的病史：口腔病损以往发生的诱因,发病的状况（溃疡是否反复发作、间歇期长短、发作溃疡的部位、个数、大小、愈合时间、愈后有无瘢痕等）、就诊、治疗、使用药物等的经过。

（1）皮肤病损、外阴病损、眼部病损。

（2）其他相关全身疾病。

2. 根据患者病情选择的检查项目：

（1）口腔临床检查；

（2）血细胞分析检查；

（3）免疫功能检查；

（4）必要时活体组织检查；

（5）其他实验室检查。

（六）药物的选择与治疗时机

1. 局部治疗：以消炎、止痛、促进愈合为原则。

（1）去除各种刺激因素：如去除牙垢牙石,保持口腔卫生,调整咬合,去除不良刺激因素；

（2）消炎类药物：

①膜剂：金霉素药物贴涂布于溃疡表面；

②软膏或凝胶：0.1% 曲安西龙软膏涂于患处；

③含漱剂：0.02% 呋喃西林、西吡氯铵漱口液、0.1% 高锰酸钾液含漱,每天 4～5 次,每次 10 mL,含于口中 5～10 分钟后唾弃；

④含片：含服西地碘片,每日 3 次,每次 1 片；

（3）止痛药物：1% 普鲁卡因或 2% 利多卡因液稀释后饭前含漱。

（4）腐蚀性药物：将溃疡面擦干,表面涂

布麻醉剂后蘸取小量药液置于溃疡面上,至黏膜变白为止。

(5)局部应用糖皮质激素曲安奈德混悬液加等量的 2% 利多卡因液,每 1~2 周局部封闭 1 次。

(6)物理治疗:治疗时间视病情而定;

(7)中医中药局部应用。

2. 全身治疗:

(1)糖皮质激素及其他免疫抑制剂:对频繁发作的重型或口炎型(又称疱疹样)复发性口腔溃疡者可联合应用,视病情而定;

①波尼松片 5 mg 口服,每日 3 次,每次 2 片;

②地塞米松片 0.75 mg 口服,每日 3 次,每次 2 片。

(2)免疫增强剂:应用视病情而定;

(3)其他辅助治疗药物:针对系统性疾病、精神神经症状、营养状态可用 H_2 受体阻滞剂;硫酸亚铁、叶酸、复合维生素 B、维生素 C、富马酸亚铁、铁制剂等补充维生素和微量元素。

3. 卫生保健宣教。

(七)疗效标准

1. 疼痛缓解,溃疡愈合。

2. 溃疡发作的间歇时间延长和/或溃疡个数减少。

(八)预防

寻找复发诱因,避免和减少诱发因素的刺激。

(九)变异及原因分析

治疗过程中,出现或符合以下情况时:

1. 伴全身系统性疾病的患者;

2. 符合白塞病(贝赫切特综合征)的症状和体征者;

3. 长期不愈(大于 1 个月)的重型口腔溃疡患者;

4. 出现严重并发症者;

出现变异情况,必要时需进行相关辅助检查(血细胞分析、免疫功能、活体组织检查、结核菌素试验、胃肠道检查等)诊断和治疗,以及请相关学科会诊。

(十)参考费用标准

20~80 元。

二、复发性口腔溃疡临床路径表单

适用对象:第一诊断为复发性口腔溃疡(ICD-10:K13.752)

患者姓名:_____　性别:_____　年龄:_____　门诊号:_____

初诊日期:_____年___月___日　复诊日期:___年___月___日

表7　复发性口腔溃疡临床路径

时间	首诊	复诊
主要诊疗工作	询问病史及体格检查 完成病历书写 完成初步病情评估和治疗方案 必要时请相关科室会诊(根据病情需要) 向患者及其家属交代注意事项 签署治疗计划和治疗费用知情同意书	记录治疗后病情变化 根据实验室检查的结果,完成病情评估并完善治疗计划 必要时请相关科室会诊(根据病情需要)

重点医嘱	**局部治疗**	**长期医嘱**
	消毒防腐药物	消毒防腐药物
	止痛药物	止痛药物
	促进溃疡愈合药物	促进溃疡愈合药物
	糖皮质激素局部应用	糖皮质激素局部、全身应用(根据病情需要)
	物理治疗	其他免疫制剂(根据病情需要)
	洁治	洁治
	全身治疗	化验检查
	糖皮质激素及其他免疫抑制剂	活体组织检查
	免疫增强剂	结核菌素试验
	其他辅助治疗药物	其他实验室检查
	化验检查	**临时医嘱**
	血常规	相关科室会诊
	免疫功能检查	疾病预防和注意事项宣教
	其他实验室检查	定期复查
	临时医嘱	
	相关科室会诊	
	疾病预防和注意事项宣教	
病情变异记录	□无　□有,原因: 1. 2.	□无　□有,原因: 1. 2.
医师签名		

口腔扁平苔藓临床路径

(县级医院 2012 年版)

一、口腔扁平苔藓临床路径标准门诊流程

(一)适用对象

第一诊断为口腔扁平苔藓(ICD-10:L43.901)。行药物治疗为主的综合治疗。

(二)诊断依据

根据《口腔黏膜病学》(第三版,人民卫生出版社),《临床诊疗指南·口腔医学分册》(中华医学会编著,人民卫生出版社),《临床技术操作规范·口腔医学分册》(中华医学会编著,人民军医出版社)。

1. 各年龄均可发病,多见于中年女性。

2. 病损可发生于口腔黏膜任何部位,可有对称性,颊黏膜最常见。

3. 病损由白色丘疹排列网状、树枝状、环状成条纹或斑块等,可伴有基底黏膜充血、糜烂。

4. 可同时伴有全身皮肤损害,多发生于四肢和躯干,为扁平多角紫红色丘疹,有瘙痒;亦可出现指(趾)甲病损。

5. 病损部位活体组织检查可见扁平苔藓组织病理学改变。

(三)治疗方案的选择

根据《口腔黏膜病学》(第三版,人民卫生出版社),《临床技术操作规范·口腔医学分册》(中华医学会编著,人民军医出版社)。

经临床和/或组织病理学检查符合上述诊断依据,患者本人要求并自愿接受治疗,无药物治疗的禁忌证。

1. 局部治疗:

(1)去除局部刺激因素,如洁治、调𬌗;

(2)局部消毒防腐药物;

(3)止痛药物;

(4)局部免疫治疗;

（5）去除角化病损药物；

（6）物理治疗。

2. 全身治疗：

（1）免疫治疗；

（2）去角化治疗。

3. 中医中药治疗。

4. 卫生宣教。

（四）进入路径标准

1. 第一诊断必须符合 ICD-10：L43. 901 口腔扁平苔藓（不伴有并发症）疾病编码。

2. 当患者同时具有其他疾病诊断，但在门诊治疗期间不需要特殊处理也不影响第一诊断的临床路径流程实施时，可以进入路径。

（五）首诊

1. 必须询问的病史：

（1）本病在口腔黏膜发生、发展、诊治的情况；

（2）精神创伤史；

（3）皮肤病损、外阴部病损、指（趾）甲病损等病史；

（4）烟酒史、进食刺激食物情况；

（5）与本病有关的全身病史，如糖尿病、高血压、肝炎、胃肠道疾病等。

2. 必须的临床检查：口腔黏膜病损的检查。

3. 必须的化验检查项目：血常规。

4. 根据患者病情选择的临床检查项目：

（1）口腔黏膜以外的口腔科临床检查；

（2）皮肤病损的检查。

5. 根据患者病情选择的实验室检查项目：

（1）病损活体组织的组织病理学检查；

（2）病损活体组织的直接免疫荧光检查；

（3）血生化、肝肾功能、免疫功能等项目的检查。

（六）药物的选择与治疗时机

1. 局部治疗：

（1）去除各种机械化学等刺激因素：去除牙垢牙石，保持口腔卫生；调整咬合及去除不良修复因素；

（2）局部抗炎治疗；

（3）局部免疫治疗，视情况而定：

①局部使用糖皮质激素；

②局部使用其他免疫制剂。

（4）局部去除角化病损的治疗，视情况而定；

（5）物理治疗。

2. 全身治疗：

（1）免疫治疗，视病情而定；

①糖皮质激素；

②其他免疫制剂。

（2）去角化的治疗，视病情而定。

3. 中医中药治疗。

4. 心理卫生宣教。

（七）疗效标准

1. 有效：症状和病损完全消失，黏膜恢复正常；或症状减轻，病损部位充血和糜烂缩小或消失，白色条纹范围缩小或变浅；

2. 无效：症状、体征无改变，病损部位原有充血、糜烂未缩小。

（八）预防

1. 调理精神情绪，减轻心理压力，避免进食刺激性食物，戒烟酒。

2. 本病可能发生癌变，应当积极治疗长期糜烂不愈的病损，防止或减少癌变的发生。

3. 定期随访。

（九）变异及原因分析

1. 口腔内存在大面积长期（多于 2 个月）糜烂不愈的重症型病变；

2. 伴有皮肤损害者；

3. 口腔内存在金属充填体、修复体者；

4. 伴全身系统性疾病的患者；

5. 治疗前后或过程中出现口腔感染等并发症者；

6. 治疗后出现药物副作用者；

7. 病情发展为癌者；

8. 出现变异情况必要时需要进行相关的检查（血液检查、唾液检查、免疫功能检查、X

线检查、口腔局部涂片或活体组织检查、全身其他系统检查等)、诊断和治疗,以及请相关学科会诊。

(十)参考费用标准

500 ~ 800 元。

二、口腔扁平苔藓(不伴有并发症)临床路径表单

适用对象:第一诊断为口腔扁平苔藓(不伴有并发症)(ICD-10:L43.901)。

患者姓名:_____　性别:_____　年龄:_____　门诊号:_____

初诊日期:_____ 年 ____月 ____日　复诊日期:_____年_____月_____日

表 8　口腔扁平苔藓临床路径

时间	首诊	复诊
诊疗工作	询问病史及体格检查 完成病历书写 完成初步的病情评估和治疗方案设计 必要时请相关科室会诊(根据病情需要) 向患者及其家属交待注意事项 签署治疗计划和治疗费用知情同意书	记录治疗后病情变化 根据实验室检查的结果,完成病情评估 完善治疗计划 必要时请相关科室会诊
重点医嘱	**局部治疗**(必要时) 消炎药物 止痛药物 局部免疫治疗 物理治疗 中医中药 洁治 **全身治疗**(必要时) 糖皮质激素(必要时) 免疫制剂 中医中药 去角化的治疗 卫生宣教 其他辅助治疗药物 **化验检查**(必要时) 血液检查 唾液检查 免疫功能检查 涂片或组织活检 其他相关疾病检查 **医嘱** 疾病预防和注意事项宣教	**长期医嘱** 局部治疗(必要时) 免疫治疗(必要时) 去角化的治疗(必要时) 中医中药治疗(必要时) 避免刺激性食物 戒烟酒 卫生宣教 定期复查 疾病预防和注意事项宣教 **各类检查**(必要时) 血液检查 唾液检查 免疫功能检查 涂片或组织活检 X 线检查 全身其他系统检查 **临时医嘱**(必要时) 相关科室会诊
病情变异记录	□无　□有,原因: 1. 2.	□无　□有,原因: 1. 2.
医师签名		

口腔念珠菌病临床路径

（县级医院 2012 年版）

一、口腔念珠菌病临床路径标准门诊流程

（一）适用对象

第一诊断为口腔念珠菌病者（ICD-10：B37.001/B37.052/ B37.053/B37.054）。行药物治疗为主的综合治疗。

（二）诊断依据

根据《口腔黏膜病学》（第三版，人民卫生出版社），《临床诊疗指南·口腔医学分册》（中华医学会编著，人民卫生出版社），《临床技术操作规范·口腔医学分册》（中华医学会编著，人民军医出版社）。

依靠病史和临床表现，结合实验室检查诊断。

1. 病史：有抗菌药物、皮质激素用药史；放射治疗史；义齿戴用史；贫血等血液系统疾病；糖尿病史及免疫功能低下等病史。

2. 临床症状和体征：口干、疼痛、烧灼感；口腔黏膜出现白色凝乳状伪膜（伪膜型）；舌背乳头萎缩、口角炎、口腔黏膜发红（红斑型）；或有白色角化斑块及肉芽肿样增生（增殖型）。

3. 实验室检查：病损区或义齿组织面涂片可见念珠菌菌丝及孢子；唾液或含漱浓缩液培养或棉拭子真菌培养阳性。

（三）治疗方案的选择

根据《口腔黏膜病学》（第三版，人民卫生出版社），《临床技术操作规范·口腔医学分册》（中华医学会编著，人民军医出版社）。

符合上述诊断依据，患者本人要求并自愿接受治疗，无药物治疗的禁忌证。

1. 局部治疗：

（1）去除局部刺激因素；

（2）局部抑/抗真菌药物治疗：

2. 全身治疗：

（1）抗真菌治疗；

（2）免疫治疗；

（3）相关疾病治疗。

3. 手术治疗。

4. 卫生健康宣教。

（四）进入路径标准

1. 第一诊断必须符合 ICD-10：B37.001/B37.052/B37.053/B37.054 口腔念珠菌病疾病编码。

2. 当患者同时具有其他疾病诊断，但在门诊治疗期间不需要特殊处理也不影响第一诊断的临床路径流程实施时，可以进入路径。

（五）首诊

1. 必须询问的病史：

（1）用药史：抗菌药物及免疫抑制剂用药史；

（2）义齿佩戴情况；

（3）皮肤等全身病损；

（4）其他相关全身疾病。

2. 根据患者病情选择的项目：

（1）涂片法；

（2）真菌培养；

（3）组织活检；

（4）药敏敏感试验。

（六）药物的选择

1. 去除各种刺激因素：如去除牙垢牙石，保持口腔卫生，调整咬合，去除不良刺激因素。

2. 局部治疗：

（1）注意清洁义齿等；

（2）局部抑/抗真菌药物治疗：

①2% ~4% 碳酸氢钠（小苏打）溶液漱口。轻症患儿可不使用其他药物，病变在 2 ~3 天内即可消失，但仍需继续用药数日，以预防复发。

②甲紫（龙胆紫）水溶液：每日涂搽 3 次，

可用于治疗婴幼儿鹅口疮和口角炎。

③氯己定:选用 0.2% 溶液或 1% 凝胶局部涂布,冲洗或含漱。

④西地碘:每日 3～4 次,每次 1 片含化后吞服。

⑤制霉菌素:局部用 5 万～10 万单位/mL 的水混悬液涂布,每 2～3 小时 1 次,涂布后可咽下。

⑥咪康唑:散剂可用于口腔黏膜,霜剂适用于舌炎及口角炎,疗程一般 10 日。

3. 全身治疗:

(1)抗真菌治疗:

①酮康唑:成人剂量为每日一次口服 200 mg,2～4 周一疗程。可与其他局部用的抗真菌药合用,效果更好。

②氟康唑:首次一天 200 mg,以后每天 100 mg,连续 7～14 天。

③伊曲康唑:每日口服 100 mg。口服后在 1.5～4 小时达到血浆峰浓度,在进餐时服用可改善吸收,给药 14 天以后达到血浆稳定浓度。

(2)调整机体免疫力:免疫力低下或长期应用免疫抑制剂者。

4. 手术治疗:增殖型口腔念珠菌病经抗真菌药物治疗效果不佳者可考虑行手术治疗。

5. 卫生健康宣教。

(七)疗效标准

1. 治愈:口腔念珠菌病的临床症状及体征消失,实验室检查涂片或培养结果转阴性。

2. 好转:口腔念珠菌病的临床症状及体征好转,实验室检查涂片或培养转阴性或培养虽为阳性但菌落数量减少。

3. 未愈:口腔念珠菌病的临床症状及体征无好转或加重,实验室检查涂片或培养仍为阳性,菌落数量未减少或增加。

(八)预防

新生儿避免产道交叉感染;奶具或餐具清洁与消毒;长期应用抗菌药物和免疫抑制剂者应当警惕和预防。

(九)变异及原因分析

治疗过程中,出现或符合以下情况时:

1. 伴全身系统性疾病的患者;

2. 伴有特殊感染的患者;

3. 治疗过程中出现并发症者。

出现变异情况必要时需进行相关检查(血细胞分析、肝肾检查、免疫功能、活体组织检查、内分泌功能检查、结核菌素试验、HIV 检测等等)、诊断和治疗,以及请相关学科会诊。

(十)参考费用标准

50～260 元。

二、口腔念珠菌病临床路径表单

适用对象:第一诊断为口腔念珠菌病(ICD-10:B37. 001/B37. 052/ B37. 053/B37. 054)

患者姓名:_____　性别:_____　年龄:_____　门诊号:_____

初诊日期:___ 年___月___日　复诊日期:___年___月___日

表 9　口腔念珠菌病临床路径

时间	首诊	复诊
主要诊疗工作	询问病史及体格检查 完成门诊病历 完成初步的病情评估和治疗方案 必要时请相关科室会诊(根据病情需要) 向患者及其家属交代注意事项 签署治疗计划和治疗费用知情同意书	根据实验室检查的结果,完成病情评估并完善治疗计划 临床检查,记录治疗后病情变化 必要时请相关科室会诊
重点医嘱	**化验检查** 涂片法 培养法 药物敏感试验 免疫功能检查 其他实验室检查 **局部治疗** 局部治疗 清洁义齿(义齿患者) 洁治 **全身治疗** 抗真菌治疗 调整机体免疫力:对于免疫力低下或长期应用免疫抑制剂者 支持治疗 **手术治疗** 对于增殖型口腔念珠菌病经抗真菌药物治疗效果不佳者 疾病预防和注意事项宣教	**化验检查** 涂片法 培养法 药物敏感试验 免疫功能检查 其他实验室检查 **局部治疗** 局部治疗 清洁义齿(义齿患者) 洁治 **全身治疗** 支持治疗 免疫治疗 **临时医嘱** 相关科室会诊 **长期医嘱** 预防和注意事项宣教 定期复查
病情变异记录	□无　□有,原因: 1. 2.	□无　□有,原因: 1. 2.
医师签名		

卫生部办公厅关于开展全国"爱牙日"活动的通知

中华人民共和国卫生部　卫办疾控函[2012]735

各省、自治区、直辖市卫生厅局,新疆生产建设兵团卫生局,中国健康教育中心:

2012 年 9 月 20 日是第 24 个全国"爱牙日"。今年的活动主题为"健康口腔,幸福家庭",副主题为"关爱自己,保护牙周"(主题信息详见附件 1),旨在普及口腔卫生保健知识,动员社区和家庭关注口腔健康,提高居民防治牙周疾病的意识和能力。为做好今年的全国"爱牙日"活动,现提出要求如下:

一、认真做好宣传活动的组织工作

牙周疾病是最常见的口腔疾病之一,人

群患病率高,是导致成年人失牙的主要原因。提高居民口腔保健意识,促进养成良好的口腔卫生习惯是预防牙周疾病的重要措施。各地卫生行政部门要以全国"爱牙日"为契机,研究制定宣传计划,层层部署宣传工作。要充分发挥疾病预防控制机构网络健全、开展群体防治经验丰富的优势和医疗机构的技术和专业优势,调动各方面积极性,明确任务,统筹安排"爱牙日"宣传活动,逐步建立口腔健康教育的长效机制。

二、充分利用大众媒体扩大宣传效果

各地要围绕今年的"爱牙日"宣传主题,充分发挥大众媒体覆盖面广、接近家庭和群众易接受的优势,利用电视、广播、报刊等播放和刊登口腔健康公益广告、保健知识和信息,制作宣传专题;发挥互联网、手机短信、车载电视、公共交通视频、户外电子屏等多种媒体的作用,传播口腔健康知识,在全国"爱牙日"前后掀起媒体宣传高潮,形成全社会关注口腔健康的氛围。宣传重点是:牙周疾病的常见表现和防治方法,切实提高宣传教育实效。让群众了解早晚有效刷牙、饭后漱口、戒烟限酒等自我口腔保健行为的养成,对维护口腔尤其是牙周健康的科学道理和重要意义;让群众了解定期进行口腔检查和早诊早治,对控制牙周疾病发生发展的重要作用。

2010 年我部制作下发的 3 部公益广告光盘今年继续使用。为便于各地开展宣传工作,我部组织专家制定了"口腔健康核心信息和知识要点"(见附件 2),2012 年全国"爱牙日"主题海报、小画册等宣传材料(包括纸质材料和电子模板)近期将下发,各地可根据材料模板扩大印制。

三、充分利用现有工作平台加强健康教育工作

各地要在基本公共卫生服务项目、全民健康生活方式行动、慢性病综合防控示范区等现有工作平台上,大力宣传牙周疾病防治知识,提高相关人群的口腔保健意识。要在启动全民健康生活方式行动的地区和慢性病综合防治示范区推进"健康口腔,幸福家庭"示范社区和示范家庭的创建工作,积极组织开展社区口腔健康讲座、咨询,采取互动方式,解答居民的疑问,纠正认识误区,普及科学知识,并通过鼓励家庭成员自我管理促进口腔保健措施的落实。

为促进口腔健康教育工作重心下沉、更贴近家庭和个体,我部支持中国健康教育中心开展"口腔健康教育和咨询服务进社区活动"。各省级卫生行政部门要结合本地区工作计划,积极推动口腔健康宣传教育在县级以下地区广泛开展。

四、做好宣传活动的总结工作

各级卫生行政部门要认真做好信息收集整理工作,及时总结宣传活动经验。各省(区、市)全国"爱牙日"活动总结(提纲见附件 3)请于 2012 年 12 月 30 日前报我部疾病预防控制局。

联系人:卫生部疾病预防控制局刘晓亮王维真

联系电话:010-68792651,68792344

传　真:010-68792850

附　件:

1. 2012 年全国"爱牙日"活动主题和主题信息

2. 口腔健康核心信息和知识要点

3. 2012 年全国"爱牙日"活动总结提纲(略)

二〇一二年八月十六日

附件 1　2012 年全国"爱牙日"活动主题和主题信息

一、活动主题

主　题:健康口腔,幸福家庭

副主题:关爱自己,保护牙周

二、主题信息

（一）牙周健康的标准

牙周健康的标准：牙龈不出血，颜色为粉红色，牙龈边缘外形菲薄而紧贴牙面，牙龈乳头充满了牙间隙，质地坚韧。牙齿完全萌出后龈沟探诊深度不超过 3 mm。

（二）积极关注牙周病

1. 牙周病主要指发生在牙周组织的慢性感染性疾病，其中最常见的是牙龈炎和牙周炎。

2. 牙菌斑是黏附在牙齿表面的细菌膜。牙菌斑的细菌及其产物是引发牙周病的始动因子，没有菌斑微生物就没有牙周病。

3. 有效刷牙是减少和控制牙菌斑最主要的方法。如果牙面上的菌斑没有被及时清除，就会被唾液中钙离子钙化形成牙石。牙石对牙龈有机械刺激作用，牙石对牙周组织的主要危害来自其表面积聚的菌斑，牙石为菌斑的形成提供了理想的表面，牙石的存在使得菌斑与软组织表面紧密接触。因此，牙石是牙周病发生发展的重要致病因素。

4. 口腔内牙菌斑易堆积的部位包括牙颈部和牙齿邻面。刷牙难以清洁的部位包括牙齿邻面、最后一颗磨牙的远中面以及失牙间隙前后的牙齿邻面。

（三）牙周病是一种多因素疾病

1. 牙周病是多因素引起的牙周组织慢性炎症病变，局部的、全身的、行为和社会心理的诸多因素都是牙周病的危险因子。

2. 局部因素包括牙菌斑、牙石、咬合创伤、食物嵌塞以及一些解剖因素等。

3. 牙周炎的发生发展存在明显的个体差异，影响个体对牙周炎敏感性的重要因素之一是基因，但不是单基因疾病，其发病可能是与其他诸多因素（如牙菌斑、吸烟、精神压力等）共同作用所致。

4. 老年人牙周病的患病率和严重程度要高于年轻人，老年人牙周状况不良更多的是牙周病常年累积效应的结果，如能获得及时的治疗和长期的维护，老年人也可以拥有非常健康的牙周组织。

5. 吸烟是牙周炎发生的一个重要危险因素，吸烟不仅提高了牙周炎的发病几率还会加重牙周炎病变的严重程度。吸烟对牙周健康的影响程度与吸烟的量呈正比，这在年轻人中尤为明显。同时，吸烟对牙周炎的治疗效果有负面影响，使牙周炎易复发。

（四）定期检查是早发现早治疗的关键

1. 牙龈炎主要表现为牙龈出血，常在刷牙或进食时出现。经过治疗可治愈，但若不注意维护则可反复发生。

2. 牙周炎是牙龈炎进一步发展的结果，主要表现为牙龈红肿出血、牙周袋形成、牙槽骨吸收、牙齿松动。牙周炎病变不可逆，及时治疗可以停止其发展。如不有效控制牙菌斑和定期进行维护治疗，可加重或复发。

3. 重度牙周炎常伴发牙齿根分叉病变，增加治疗难度，还可引起牙龈退缩、口腔异味、食物嵌塞、牙根敏感、根面龋、牙周脓肿和牙齿病理性移位等。牙周炎是我国成人失牙的首位原因。

4. 牙周炎可诱发孕妇早产，加重糖尿病的病情，增加心脑血管疾病和呼吸道疾病的患病率。伴发牙周炎的胃溃疡患者，胃溃疡治疗后的复发率增加。

5. 定期检查可早期发现牙龈炎和牙周炎，早期进行治疗。

（五）牙周病是可以预防的疾病

1. 通过刷牙有效地清除牙菌斑、定期口腔检查和洁治（洗牙）、早期治疗牙龈炎是预防牙周病的有效方法。

2. 养成良好的口腔卫生习惯，早晚刷牙、餐后漱口，使用牙线或牙间刷清洁邻面。

3. 刷牙是控制牙菌斑的主要方法，提倡用水平颤动拂刷法，刷牙要面面俱到，重点清除牙龈边缘和牙缝处的牙面。每次至少刷牙2 分钟。

4. 洁治（洗牙）是清除牙石最有效的方法。提倡每年 1 次到具备执业资质的医疗机构接受洁治（洗牙），预防牙周病的发生。

5.戒烟对防治牙周病是非常重要的。

（六）牙周病是可治的，早治病牙可维持终生

1.牙周病的治疗需制定个性化系统治疗计划，进行彻底的牙周基础治疗和维护期治疗，必要时行手术治疗。

2.通过系统治疗与定期维护，牙周病是可以控制的，牙周病的病牙可维持终生。

3.牙周基础治疗包括：

（1）指导患者控制牙菌斑，正确使用适合患者本人的牙菌斑控制方法。

（2）进行龈上洁治和龈下刮治，去除牙石和菌斑。

（3）去除其他局部致病因素，如更换不良充填体或修复体；充填龋齿；消除食物嵌塞；调整咬合等。

（4）对洁治、刮治反应不佳或有急性炎症（如牙周脓肿）时，可用抗菌制剂作为辅助。

（5）评估影响牙周炎治疗进程的全身危险因素，例如糖尿病、吸烟、免疫功能低下、长期用药情况等，必要时可请内科医生会诊。

（6）基础治疗结束后仍需定期复查和进行必要的复治。

附件 2　口腔健康核心信息和知识要点

一、维护口腔健康，促进全身健康

（一）世界卫生组织对口腔健康的定义是"牙齿清洁、无龋洞、无痛感，牙龈颜色正常、无出血现象。"

（二）口腔是人体的重要组成部分，是消化道和呼吸道的起端，具有咀嚼、吞咽、言语、感觉和维持颌面部形态等功能。口腔健康是全身健康的基础。

（三）口腔疾病与全身疾病可相互影响，常见的牙周病会诱发或加重全身性疾病，如心脑血管疾病、糖尿病、早产、老年痴呆等。全身系统性疾病如糖尿病、艾滋病、某些血液病等也会在口腔有所表现。

（四）口腔疾病是可以预防、控制和治疗的，良好的口腔卫生习惯与定期口腔专业保

健相结合可维护口腔健康，促进全身健康，提高生命质量。

二、牙周病和龋病是最常见的口腔慢性感染性疾病

（一）牙周病和龋病是最常见的口腔疾病，第三次全国口腔健康流行病学调查显示，我国中老年人牙周健康率不足 15%，5 岁儿童乳牙龋病的患病率为 66%，中年人和老年人龋病的患病率分别为 88.1% 和 98.4%。

（二）牙菌斑是黏附在牙齿表面的细菌膜，是龋病和牙周病的致病因素。有效刷牙是减少和控制牙菌斑最主要的方法。如果牙菌斑没有被及时清除，就会钙化形成牙石，增加牙周病发生的风险。

三、龋病、牙周病如不及时治疗，最终会导致牙齿丧失

（一）龋病早期没有自觉症状，只有通过定期检查才能发现，及时治疗效果好；如任其发展，会出现疼痛、牙根发炎，肿胀，治疗复杂、费用高，甚至导致牙齿丧失。

（二）牙周病包括牙龈炎和牙周炎，是成人牙齿丧失的首位原因。牙龈炎主要表现为牙龈出血，可治愈但易反复发生。牙周炎是牙龈炎进一步发展的结果，可出现牙龈红肿出血或退缩、牙齿松动、移位、口腔异味等。及时治疗可控制病变，但需长期维护，否则会加重或复发。

四、龋病是可以预防和控制的

（一）氟化物可有效预防龋病，应用方法包括全身及局部用氟，局部用氟主要有使用含氟牙膏、含氟漱口液，以及口腔医生使用的含氟涂料和氟化泡沫等。

（二）窝沟封闭可有效预防窝沟龋，窝沟封闭的适宜年龄：乳磨牙在 3～4 岁，第一恒磨牙（六龄齿）在 6～7 岁，第二恒磨牙在 11～13 岁。

（三）减少吃糖的次数，少喝碳酸饮料，避免口腔内细菌利用其产酸破坏牙齿而产生龋齿。

五、牙周病是可以预防和控制的

（一）养成良好的口腔卫生习惯，早晚刷牙、餐后漱口，使用牙线或牙间刷。

（二）刷牙是控制牙菌斑的主要方法，提倡用水平颤动拂刷法，重点刷牙龈边缘和牙缝处的牙面，刷牙要面面俱到，每次至少刷牙 2 分钟。

（三）洁治（洗牙）是清除牙石最有效的方法。提倡每年 1 次到具备执业资质的医疗机构洁治，预防牙周病的发生。

（四）吸烟是牙周病的主要危险因素之一，吸烟者患牙周病的概率较不吸烟者高。戒烟对防治牙周病是非常重要的。

六、及时修复缺失牙，康复口腔功能

（一）缺失牙在我国中老年人群中很常见，约一半的老年人缺失的牙没有得到修复，且大多数修复的义齿没有得到正确的护理。

（二）牙齿缺失会影响美观、发音和咀嚼功能，应当及时修复。修复后要正确戴用、注意维护和清洁。

"健康口腔，幸福家庭"项目试点工作培训会议

中华人民共和国国家卫生和计划生育委员会

2012 年 3 月 14 日，卫生部疾控局在京召开了"健康口腔，幸福家庭"项目试点工作培训会议。卫生部疾控局副局长孔灵芝、中国疾控中心副主任梁晓峰参加会议并讲话。

孔灵芝介绍了项目实施的背景和原则，对项目工作提出了四点要求：一是加强统筹领导，抓住机遇开好头，切实将试点社区打造成本地的口腔健康示范社区，为下一步拓展和推动本地在社区基层的口腔健康促进工作提供经验；二是及时开展试点培训和社区动员宣传，认真组织实施项目活动，重视信息收集分析；三是发挥各地资源和经验优势，密切结合医改在基层各项工作的实施，探索创新，建立适宜的工作模式；四是要求国家项目办和专家组加强对项目地区的督导和技术指导，充分利用全民健康生活方式行动、慢病防控示范区的平台和国家级口腔专业机构的技术优势，指导试点地区完成好项目任务。同时，倡导加强口腔卫生与公共卫生专业人员的合作，提高口腔专业人员的公共卫生工作能力和疾控机构专业人员的口腔卫生知识，希望通过项目的实施在国家层面和试点地区建立起口腔和公共卫生的复合型人员队伍。运用项目有限的资源产生最大的效益。

梁晓峰指出，要紧密结合全民健康生活方式行动和全国慢病防控示范区的工作，把口腔卫生工作作为今年全民健康生活方式行动的重点；要借助项目探索如何在疾控系统建立口腔疾病防控工作机制；中国疾病预防控制中心慢病社区处和慢病中心要配合做好项目工作，慢病中心已成立口腔保健室，今后要按照卫生部要求做好口腔卫生工作，慢病社区处要做好项目日常管理工作，加强数据收集。

会议上，项目专家组成员讲解了项目工作内容，并就项目管理和健康教育方法进行专题讲座培训。会议还邀请江苏南京雨花台区和浙江杭州拱墅区就口腔卫生工作进展和经验进行了大会经验交流。与会代表就培训内容进行了答疑讨论。我局口腔卫生处王维真处长做了会议总结，要求各地加强对项目的领导，注重项目与医改工作的结合，以项目实施为契机，探索为社区居民提供口腔保健服务的长效机制；建立多部门合作机制，与社

区居委会等社区机构建立良好的合作关系，支持有积极性的社区民营口腔医疗机构参与项目工作，弥补基层口腔卫生服务能力的不足，要主动与社区妇联组织合作，利用社区妇女之家的支持开展活动；要严格遵循知情同意、自愿检查的原则，开展免费口腔健康检查和建档，做好前期宣传教育工作，把工作扎扎实实做好，走出探索的第一步。

14 个项目试点社区所在省份的省级项目办负责人，省级专家组负责人，试点所在区县项目负责人，试点社区卫生服务中心负责人，中国牙病防治基金会领导，中国疾病预防控制中心领导，项目专家组，共 70 余人参加了会议。

"健康口腔，幸福家庭"项目建立在"全民健康生活方式行动"和全国慢性非传染性疾病综合防控示范区创建平台上，旨在加强口腔健康教育，控制口腔健康危险因素，充分动员社区参与，发挥家庭在促进儿童及其他家庭成员养成口腔健康行为习惯的作用。项目将在全国已经启动全民健康生活方式行动的县（区），开展以社区为基础、以家庭为目标的口腔健康教育活动，普及知识，提高居民口腔保健意识和自我保健能力；并在全国建立 14 个口腔健康示范社区试点，探索依托社区开展家庭口腔健康促进和行为干预的最佳模式，为制定和完善口腔卫生政策提供依据。

关于开展 2012 年全国"医疗质量万里行"及抗菌药物临床应用专项整治活动督导检查工作的通知

（卫发明电[2012]19 号）

各省、自治区、直辖市卫生厅局，新疆生产建设兵团卫生局：

为巩固 2011 年全国"医疗质量万里行"及抗菌药物临床应用专项整治活动成果，进一步推动活动进程，确保活动取得实效，我部决定开展 2012 年全国"医疗质量万里行"及抗菌药物临床应用专项整治活动督导检查。现将有关事项通知如下：

一、检查内容

开展《2011 年"医疗质量万里行"活动方案》和《2012 年抗菌药物临床应用专项整治活动方案》重点工作的情况。

二、检查时间

2012 年 10 月 17 日至 11 月 5 日。

三、检查对象

（一）"医疗质量万里行"活动检查范围。各省（区、市）部分二级以上妇产科、儿科、肿瘤科、口腔科 4 类专科医院（名单见附件 1）。

（二）抗菌药物临床应用专项整治活动检查范围。

各省（区、市）"医疗质量万里行"活动检查范围专科医院，各省（区、市）和新疆生产建设兵团部分三级综合医院。重点检查地市级三级综合医院（检查医院数量见附件 2）。

四、检查方式

我部统一组织由相关专业专家组成检查组，由部领导及有关司（局）负责同志带队（检查分组见附件 3）开展检查。每个检查组内设"医疗质量万里行"检查工作组和抗菌药物临床应用专项整治检查工作组。两工作组同时开展检查工作。采取听取汇报、查阅资料、现场检查与考核等方式进行检查。"医疗质量万里行"活动和抗菌药物临床应用专项整治活动每家医院均检查 1 天。

五、检查组成员包括带队领导、联络员和有关专家。

专家的专业范围包括：医疗管理、护理管理、医院感染、药事管理、临床血液管理、财务、物价、设备科、信息管理、儿科、小儿外科、妇科、产科、口腔科、肿瘤内科、肿瘤外科、感染科和临床药学等。

请各省级行政部门，组织做好相关协调工作，确保本次督导检查工作顺利开展。

联系人：医政司 袁菁菁、陈海勇、张洪彬、马旭东

联系电话：

010-68792963、68792209、68792825

传真：010-68792513

邮箱：mohyzsylc@163.com

附件：

1. 2012 年"医疗质量万里行"督导检查

医院名单

2. 2012 年抗菌药物临床应用专项整治活动督导检查医院安排

3. 督导检查分组安排

卫生部办公厅

二〇一二年十月十日

（2012 年"医疗质量万里行"督导检查活动受检口腔医院如下：北京大学口腔医院、首都医科大学附属北京口腔医院、天津市口腔医院、河北医科大学口腔医院、山西医科大学口腔医院、呼和浩特市口腔医院、中国医科大学附属口腔医院、南昌大学附属口腔医院、山东大学口腔医院、河南省口腔医院、湖北省口腔医院、长沙市口腔医院、广东省口腔医院、广西医科大学附属口腔医院，摘自附件1。）

卫生部开展 2012 年全国"医疗质量万里行"及抗菌药物临床应用专项整治督导检查

中华人民共和国国家卫生和计划生育委员会

为深入了解各地"医疗质量万里行"和抗菌药物临床应用专项整治活动开展情况，巩固 2011 年活动成果，进一步促进医院规范医疗行为，改善医疗服务，提高医疗质量，保障医疗安全，2012 年 10 月 17 日到 11 月 16 日，卫生部在全国范围内开展 2012 年"医疗质量万里行"及抗菌药物临床应用专项整治活动督导检查。

11 月 9 日，卫生部副部长马晓伟在吉林省出席督导检查活动时讲话指出，"医疗质量万里行"目的还是规范医疗服务，提高质量，提高水平，是持续改进医疗质量的工作抓手，也是公立医院改革的一部分重要工作内容，要提高认识，统一思想，持续开展好。

全国督导检查活动开展前，卫生部召开督导检查工作会议，医政司司长王羽出席会议并强调，为进一步强化医疗机构内涵建设

和内部管理，提高医疗服务质量，保障人民群众健康和生命安全，卫生部于 2009—2011 年开展了为期 3 年的"医疗质量万里行"督导检查，通过督导检查，查找安全隐患，堵塞安全漏洞。2011 年重点对口腔、儿童、妇产和肿瘤四类专科医院进行检查，对专科医院的医院管理和医疗质量管理发挥了很好的促进作用。但检查也发现，与综合医院相比，专科医院在医院管理、技术水平、服务理念等方面还有很大提升空间。所以，2012 年的"医疗质量万里行"活动延续了去年的方案，仍然以专科医院为检查对象，进一步加强专科医院管理。

自 10 月 17 日开始，卫生部医政司司长王羽、副司长赵明钢、郭燕红，卫生部机关党委副书记窦熙照，监察部驻卫生部监察局副局长李林康，规财司副司长何锦国，医管司副司长何红，妇社司副巡视员张伶俐、疾控局副

巡视员孙新华,卫生部医院管理研究所所长梁铭会等各司局和直属单位领导分别带队,率领 10 个督导检查组,按照统一部署、统一行动、统一内容、统一方法、统一标准的要求和"查实、查严、查细、查准,帮助医院解决问题"的原则开展督导检查。本次督导检查共督导了全国 31 个省、自治区、直辖市(西藏除外)共 283 家医院,包括省级医院(含部属部管医院)156 家,设区的市级医院 124 家,县(区)级医院 3 家。其中,"医疗质量万里行"活动督导专科医院 121 家,包括口腔医院 33 家,妇产医院(含妇幼保健院)34 家,儿童医院 24 家,肿瘤医院 30 家。抗菌药物临床应用专项整治活动督导了医院 241 家。

这次督导检查形式多样,求真务实。一是"听",听取省级卫生行政部门和各受检单位的全面汇报;二是"看",查阅省级卫生行政部门和被检医院的工作文件和相关资料,客观评价开展工作情况;三是"谈",要与被检医院医护人员进行深入访谈,了解真实情况;四是"走",实地走访部分科室,查看各项工作落实是否到位;五是"抽",按照随机原则,抽查文件资料、病历资料、人员到位情况等。

各级卫生行政部门和医疗机构深入推进活动进程,医院内涵建设得到加强,医院管理理念和水平有所提高,服务意识逐步增强,医疗服务环境得到改善,医疗服务水平逐渐提高,诊疗行为进一步规范,医疗质量管理体系和各项规章制度逐步规范和完善,医德医风建设得到加强。医疗机构抗菌药物临床应用管理制度不断完善,医务人员用药行为进一步规范,抗菌药物合理应用水平不断提高,门诊、急诊、住院患者抗菌药物使用率明显下降,使用强度有所下降,微生物送检率逐步提高,清洁切口手术预防使用抗菌药物合理率明显提升,医药费用不合理增长得到了一定控制。

各级卫生行政部门和受检医院对这次督导检查反映良好,认为督导检查标准统一,客观公正;查实查细,不走过场;专家严谨,廉洁自律;求真务实,有力促进了医疗质量和服务水平的全面提高。各地患者和人民群众反映,这样的督导检查和当年医院管理年"国检"一样,是党和政府促进医疗事业科学发展,关注民生,重视医疗,解决人民群众看病就医实际问题的重大现实举措。

"医疗质量万里行"部分受检医院情况通报

2012 年度全国口腔专科医院"医疗质量万里行"和抗菌药物临床应用专项整治活动督查情况通报会在天津举行

由中华口腔医学会口腔医疗服务分会医疗质量管理学组主办、南开大学附属口腔医院(天津市口腔医院)承办的 2012 年度全国口腔专科医院"医疗质量万里行"和抗菌药物临床应用专项整治活动督查情况通报和《三级口腔医院评审标准实施细则》(征求意见稿)修订情况介绍会议在天津举行。卫生部医政司医疗服务管理处马旭东副处长、天津

市卫生局副局长、南开大学附属口腔医院院长王建国及中华口腔医学会口腔医疗服务分会医疗质量管理学组、中国医师协会口腔医师分会第三届维权工作组全体组员、全国各口腔院校院长、部分医护管理工作者出席了会议。中华口腔医学会口腔医疗服务分会秘书长吴正一出席了会议,代表主任委员张志愿作了会议总结。

马旭东副处长做了 2012 年度全国口腔专科医院"医疗质量万里行"和抗菌药物临床应用专项整治活动督查情况通报。他说,2012 年

10 月 17 日至 11 月 5 日卫生部医政司组织对全国 30 个省市自治区(除西藏外)的 33 家口腔专科医院进行了督查。本着"查实、查严、查细、查准,帮助医院解决问题"的原则,2012 年全国口腔专科医院督查平均得分比 2011 年显著增加(2011 年 700.2 分,2012 年 765.9 分),但还低于全国专科医院平均分(802.8 分)。2012 年口腔专科医院抗菌药物临床应用专项整治活动督导平均分比 2011 年明显进步(2011 年 119.9 分,2012 年 131.5 分),逐步接近全国专科医院平均分。马处长在详细分析了各类督查项目、指标具体情况后指出,活动工作开展不平衡,思想认识需进一步提高,组织领导需进一步加强;法律法规学习需进一步加强,依法依规执业意识需进一步提高;工作措施需进一步落实,执行力度需进一步增强。卫生部医政司要求下一步还要切实加强组织领导,不断提高"领导力";改进工作方法,完善工作机制,切实提高"执行力";加大工作落实力度,巩固成果持续改进;认真制定整改方案,确保活动取得实效。

中华口腔医学会医疗学组组长沈曙铭就《三级口腔医院评审标准实施细则》(征求意见稿)修订情况作了详细汇报。自卫生部《三级口腔医院评审标准(2011 年版)》颁布以后,2012 年 3 月,卫生部及中国医院协会继续委托《三级口腔医院评审标准实施细则》(简称《细则》)制订,分会医疗学组作为受托任务执行组织,北大口腔医院作为执笔单位,沈曙铭作为执笔人,经全国 36 所三级和二级口腔医疗机构征集意见、22 家口腔医疗机构反馈及与护理管理学组集中专题修订等多渠道反复修改后,于 2012 年 9 月 26 日正式向卫生部、中国医院协会、中华口腔医学会上报。卫生部医院评审评价中心目前还在全国进一步意见征集中。沈曙铭就全国各口腔医院征求意见汇总与主要条款对照修订作了详细介绍。指出年内还要进一步征集意见和组织修改,为下一步实施细则的正式颁布和评审员

操作手册的制定奠定基础。

卫生部"医疗质量万里行"专家组到安徽医科大学附属口腔医院督导检查

2012 年 10 月 21 日,卫生部"医疗质量万里行"专家组一行 11 人来到安徽医科大学及附属口腔医院,对该院医疗质量及抗菌药物临床应用进行全面督导检查。副校长曹云霞出席汇报会。她代表学校向检查组介绍了安徽医科大学及附属口腔医院的基本情况,并要求附属口腔医院全面配合,认真接受专家组的检查。

10 月 22 日上午,卫生部督导检查组组织了"2012 年卫生部医疗质量万里行及抗菌药物临床应用专项整治督导活动安徽反馈会"对安徽省 8 家被检医院进行集中反馈,附属口腔医院院的工作亮点受到表扬。

卫生部"医疗质量万里行"检查组莅临南昌大学附属口腔医院检查指导

2012 年 10 月 20 ~ 21 日,卫生部"医疗质量万里行"及全国抗菌药物临床应用专项整治活动检查团莅临南昌大学附属口腔医院,对该院进行了为期两天的督导检查,检查内容涵盖医院管理、院务公开、医疗临床、护理、医院感染、药事、财务、放射防护、高值耗材等方面的工作。

检查组由卫生部"医疗质量万里行"及全国抗菌药物临床应用专项整治活动督导组领队孙新华副巡视员带队,成员分别来自江苏省、浙江省、四川省和吉林省的有关专家。

在汇报会上,口腔医院朱洪水院长就医院概况、医院专科特点、"医疗质量万里行"活动开展情况、今后努力方向等四个方面向专家们作了详细汇报,特别提及针对 2011 年卫生部"医疗质量万里行"检查后医院所做的 14 项整改落实工作,得到了专家们的肯定。

汇报会后,10 位专家分组对医院各项工作展开检查,各相关部门负责人全程陪同。

专家们通过对医院几天的检查,肯定了该院狠抓医疗质量、限制用药的成效,也针对

不足之处提出了中肯的意见。

卫生部"医疗质量万里行"及抗菌药物临床应用专项整治活动督导专家组检查呼和浩特市口腔医院

2012 年 10 月 24 日,卫生部检查组黄元瑾、张忠提两位口腔专家对呼和浩特市口腔医院"医疗质量万里行"工作进行了专项检查。检查组对呼和浩特市口腔医院的硬件设施及新的就诊环境给予了充分的肯定,对在"医疗质量万里行"工作中制定的各项规章制度、工作预案、急会诊等给予了好评。针对医院因搬迁到位时间短,尚待完善的工作,提出了中肯的建议和意见,希望医院今后要进一步加强医疗质量监管,规范工作流程,力争把工作做到最好,让患者满意。

山东大学口腔医院接受卫生部"医疗质量万里行"检查

2012 年 10 月 24 ~ 25 日,卫生部"医疗质量万里行"检查组来到口腔医院,针对医院医疗卫生安全、临床服务质量情况进行全方位检查,省卫生厅、山东大学有关负责人,口腔医院院长杨丕山、党委书记徐欣等陪同检查。

汇报会上,杨丕山从核心制度建设、医疗质量管理、感染控制、药事管理、财务与物价管理等方面汇报了医院加强医疗卫生安全管理,提升医疗服务质量等方面所采取的具体举措和取得的成果,并就医院当前存在的困难和不足进行了说明。汇报会结束后,检查组分为医院感染、药事管理、财务与物价管理等数个工作小组深入医院的临床科室、病房、药房等检查工作,通过查阅资料、听取汇报、现场考核、询问患者等形式全面仔细地对医院进行检查。检查组对于医院"医疗质量万里行"前期活动开展情况和取得的成果给予了肯定,并对医院管理不到位、不完善的一些环节提出了指导性的意见和建议。

卫生部"医疗质量万里行"及抗菌药物专项整治理活动检查组对西安交通大学口腔医院进行督导检查

2012 年 10 月 28 日,卫生部"医疗质量万里行"及抗菌药物专项整治活动检查组对西安交通大学口腔医院进行督导检查。检查组中两位口腔专家深入科室,从临床医疗、就医环境、护理服务、感染控制、医疗设施、安全管理以及部门的各项规章制度等方面都做了详细检查,并且通过查阅资料、抽查病例、现场考核等方式,进行了全面指导。

在检查期间,专家们仔细地查阅了该院颌面外科住院部的医疗制度、住院病例、口腔颌面外科手术等相关情况,并进行指导;从细节出发,对医务人员的操作手法、医疗物品的摆放进行了检查,还对医务人员进行随机提问,并现场模拟进行紧急急救处理等内容。

通过检查,专家组对该院活动组织开展情况和取得的成效予以肯定。同时,对不到位、不完善的环节也提出指导性意见和建议。

广西医科大学附属口腔医院接受卫生部"医疗质量万里行"及抗菌药物临床应用专项整治活动督导检查

2012 年 10 月 28 日 ~ 11 月 2 日,在广西壮族自治区卫生厅医政处黄文新处长的陪同下,由卫生部医政司医疗管理处付文豪处长带队,北京大学第三医院医务处处长周洪柱为组长的专家组一行莅临广西医科大学附属口腔医院,开展 2012 年"医疗质量万里行"及抗菌药物临床应用专项整治活动督导检查。

医院陈文霞副院长向督查组专家汇报了医院开展"医疗质量万里行"及抗菌药物临床应用专项整治活动情况,围绕 2011 年存在的问题,向专家组汇报了工作的成效与不足,并明确了下一步的工作目标。专家组通过查看材料、现场考核、会谈交流、实地考察等方式,着重对口腔专科管理、医疗管理、药事管理、护理管理、感染管理、财务、物价、信息管理、抗菌药物等方面进行了细致检查。

11 月 4 日,在自治区卫生厅举行的反馈会上,督导专家组对该院在"医疗质量万里行"及抗菌药物临床应用专项整治活动中的具体做法和取得的成效给予中肯的评价，并提出了可持续、常态化规范管理的指导性意见。

卫生部"医疗质量万里行"及抗菌药物临床应用专项整治活动检查组莅临天津市口腔医院检查指导

2012 年 10 月 28 日，在天津市卫生局医政处华勇处长的陪同下，卫生部医政司贾丹丹处长率领卫生部"医疗质量万里行"及抗菌药物临床应用专项整治活动专家检查组一行莅临天津市口腔医院检查指导工作，检查组分为医院管理、药事管理、院感管理、财务管理、物价管理、设备管理 6 个专家小组，对该院进行了为期一天的检查。

在督导检查座谈会上，天津市口腔医院王建国院长向检查组作了"持续改进质量，保障医疗安全"为主题的汇报，首先介绍了医院基本情况，随后对天津市口腔医院"医疗质量万里行"活动开展情况分五部分向专家督查组作了简要汇报，并将该院的工作特色及医疗质量管理中的亮点作了详细汇报。

卫生部专家组采取了实地考察、现场考核、查看材料、会谈交流等方式，对医院运行情况进行了详细检查。通过检查，对医院运行管理、医疗质量控制、医疗服务水平等方面作出整体评价。对该院工作不足之处也提出了许多宝贵意见。

10 月 29 日，天津市卫生局召开 2012 年医疗质量万里行及抗菌药物临床应用专项整治活动督导检查反馈工作会议，会上卫生部专家针对此次检查进行总结，对各医院的工作亮点及不足进行了反馈。

卫生部"医疗质量万里行"及抗菌药物临床应用专项整治活动专家检查组莅临浙江大学医学院附属口腔医院检查指导

2012 年 10 月 27 日与 11 月 2 日先后两天，由卫生部医院管理研究所所长梁铭会带队的卫生部"医疗质量万里行"专家检查组一行 13 人，在浙江省卫生厅医政处处长王桢的陪同下莅临浙江大学医学院附属口腔医院检查指导工作。医院全体院领导及相关科室、部门负责人参加了迎接检查工作。

在汇报会上，梁铭会所长介绍了该次"医疗质量万里行"检查工作的背景、目的和意义。梁所长指出，为推动"三好一满意"活动，进一步加强医院管理及医疗服务内涵质量，卫生部从全国抽调各领域的专家组成检查组对各医院进行"医疗质量万里行"及抗菌药物临床应用专项整治活动检查。本次督导工作要查实、查严、查准、查细，希望通过"医疗质量万里行"活动，医院能进一步加强认识、落实行动、细化内容、强化标准，切实做到"持续改进质量，保障医疗安全"。

会上，口腔医院院长王慧明教授作了工作汇报，详细介绍了浙江大学医学院附属口腔医院在医院管理、医疗服务、药事管理、高值耗材管理、护理院感、物价信息、医院文化建设等各个方面的基本情况，着重介绍了该院关于"医疗质量万里行"及抗菌药物临床应用专项整治活动的开展情况。汇报会结束后，各专家组成员在医院各相应科室及部门负责人的陪同下，分别检查了医院的管理制度、相关文件资料和存档病历，并进行现场提问及考核。

卫生部"医疗质量万里行"及抗菌药物临床应用专项整治活动督导组莅临福建医科大学附属口腔医院检查指导

2012 年 11 月 1 日，卫生部"医疗质量万里行"暨抗菌药物临床应用专项整治活动督导组一行 12 人莅临福建医科大学附属口腔医院检查指导。督导组由卫生部医管司何红副司长带队，福建省卫生厅医政处吴翔天副处长陪同。口腔医院陈江院长向督导组介绍了医院基本情况。

督导组分为医院管理、临床管理、药事管理、院感管理、财务管理、物价管理、设备管理、信息管理等 8 个小组，深入科室，采取查阅资料、现场考核、询问患者等形式全面仔细地对该院进行检查。在检查过程中,督导组对该院开展情况和取得的成效予以肯定。同时,对不到位、不完善的环节亦提出指导性意见和建议。

检查结束后,卫生部医政司王曼莉主任强调了开展"医疗质量万里行"及抗菌药物临床应用专项整治活动目的并介绍督导组专家情况。同时,陈江院长围绕"持续改进医疗质量,保障医疗安全"的活动主题,向检查组汇报了2011 年检查整改情况及 2012 年开展情况。

中国医科大学附属口腔医院举行"2012 年医疗质量万里行"及抗菌药物专项整治督导检查整改会

2012 年 11 月 7 日下午,中国医科大学附属口腔医院在口腔医院学术报告厅举行"2012 年医疗质量万里行"及抗菌药物专项整治督导检查整改会。全院中层干部、中级以上职称医护人员及机关全体人员参加了此次整改会。

卢利副院长将"卫生部医疗质量万里行"及抗菌药物专项整治督导检查反馈会内容,特别是涉及口腔医院的内容向参会者作了翔实通报。医务科张忠提科长作为其他检查组成员报告了其他医院的"亮点"和工作体会。最后路振富院长对 2012 年卫生部"医疗质量万里行"检查进行总结讲话。路院长说,检查反馈情况总体来说是公正的,相比 2011 年医院有很大进步,医院通过打造优势学科,提高运营效率等方法实现医院经济内增长;但在医院信息化建设、"先诊疗,后结算"服务的开展、抗生素类药物的临床应用、药事管理等方面还存在一定问题和不足,需要在以后的工作中全力改进。

路院长希望全院迅速投入整改,要求职能科室牵头,与各临床科室配合,能纳入绩效考核的工作将纳入考核之中,要上下联动,达成共识,齐抓共管,以查促改,不断使医院各项工作科学化、规范化。

(薛玉萍)

教　育

中国高等学校口腔医学教育指导机构

第六届国务院学位委员会口腔医学学科评议组人员名单

| 召集人 | 俞光岩 | 北京大学 |
| | 周学东 | 四川大学 |

评议组专家（按姓氏笔画排列）

	边　专	武汉大学
	孙宏晨	吉林大学
	刘洪臣	军医进修学院
	李铁军	北京大学
	张志愿	上海交通大学
	陈谦明	四川大学
	周学东	四川大学
	俞光岩	北京大学
	赵铱民	第四军医大学
秘　书	周永胜	北京大学

第二届全国医学专业学位研究生教育指导委员会

主任委员	陈　竺	卫生部部长
副主任委员	刘　谦	卫生部副部长
	柯　杨	北京大学常务副校长
	李立明	北京协和医学院党委书记
	王　羽	卫生部医政司司长
	何　维	卫生部科教司司长
秘书长	段丽萍	北京大学医学部副主任

口腔医学分会委员会

| 召集人 | 周学东 | 四川大学 |
| | 徐　韬 | 北京大学 |

委　员（按姓氏笔画排列）

	王松灵	首都医科大学
	张　斌	哈尔滨医科大学
	张志愿	上海交通大学
	陈　智	武汉大学
	赵铱民	第四军医大学
	刘洪臣	军医进修学院

教育部高等学校第二届口腔医学类专业教学指导委员会名单（按学校代码排序）

主任委员	周学东	四川大学
副主任委员	郭传瑸	北京大学
	王松灵	首都医科大学
	张连云	天津医科大学
	张志愿	上海交通大学
	赵铱民	第四军医大学
秘书长	于海洋	四川大学
委　员	王　洁	河北医科大学
	卢　利	中国医科大学
	牛卫东	大连医科大学
	孙宏晨	吉林大学
	牛玉梅	哈尔滨医科大学
	余优成	复旦大学
	王佐林	同济大学
	胡勤刚	南京大学
	王　林	南京医科大学
	王慧明	浙江大学
	谷志远	浙江中医药大学
	何家才	安徽医科大学
	闫福华	福建医科大学
	朱洪水	南昌大学
	徐　欣	山东大学
	边　专	武汉大学
	毛　靖	华中科技大学
	阙国鹰	中南大学
	程　斌	中山大学
	吴补领	南方医科大学
	周　诺	广西医科大学
	邓　锋	重庆医科大学

郑立舸	泸州医学院	赵　今	新疆医科大学
宋宇峰	贵阳医学院	马　敏	宁夏医科大学
刘建国	遵义医学院	唐　亮	暨南大学医学院
丁仲鹃	昆明医科大学	刘洪臣	解放军总医院
周　洪	西安交通大学	王建国	南开大学
余占海	兰州大学	麻健丰	温州医学院

2012 年具有全国普通高等学历教育招生资格的高等学校名单

教育部按语:为加强高等教育宏观管理,引进社会监督机制,增强政府信息服务功能,确保普通高等学历教育的规格、质量和办学秩序,现将 2012 年具有普通高等学历教育招生资格且 2012 年主管部门安排普通高等学历教育招生计划的普通高等学校、独立学院和分校办学点的名单(截至 2012 年 5 月 22 日)予以公布。

本名单分为四部分,第一部分是普通本科院校(共 844 所);第二部分是普通高职(专科)院校(共 1288 所);第三部分是经国家批准设立的独立学院(共 298 所);第四部分是经国家审定的分校办学点(共 62 个)。不含军事院校和港澳台高校。除本次公布的高等学校和 2012 年 5 月 22 日后教育部发文批准设置或备案的高等学校,其他任何机构(包括经批准筹建的高等学校)均不具备 2012 年度普通高等学历教育招生资格。对于违规招生的单位,其所招学生的学籍、发放的毕业证书国家均不予承认。请今年参加普通高等学校录取的考生在报考志愿前注意查询本名单和教育部网站有关信息,以免失误。

附件:1. 普通本科院校(共 844 所)
　　　2. 高职(专科)院校(共 1288 所)
　　　3. 独立学院(共 298 所)
　　　4. 分校办学点(共 62 个)
附件名单略。

以下各简表中的学校摘自附件公布的院校中具备口腔医学本科生教育招生资格的院系名单,并另收集整理了各院系(含一所附件名单中不包括但具有本科生教育资格的军事院校和另两所未招收本科生的院校)名录。简表中提供的各院系信息主要来源于互联网,由中国口腔医学年鉴编辑部编辑手动采编,有的信息为非官方网站公布信息。对信息内容的真实性、准确性,请以各院系信息为准,此资料仅供参考。与院系信息不符之处,请有关院系将准确信息反馈给中国口腔医学年鉴编辑部,以便下卷更正或补充。

表1　口腔医学本科生教育院校名录(按行政区划排列)

学校名称	主管部门	创立时间	地址和邮编	电话	现任院长/系主任
北京大学口腔医学院	教育部	1941	北京市海淀区中关村南大街22 号,100081	010-62191099 010-62172453	徐　韬
首都医科大学口腔医学院	北京市	1982	北京市东城区天坛西里 4 号,100050	010-57099114	白玉兴
南开大学医学院口腔医学系	教育部	2009	天津市和平区大沽路 75 号,300041	022-27126506	王建国
天津医科大学口腔医学院	天津市	1974	天津市和平区气象台路 12 号,300070	022-23542624	高　平
河北医科大学口腔医学院	河北省	1978	河北省石家庄市中山东路 383 号,050017	0311-86052791	董福生
河北联合大学口腔医学院	河北省	2000	河北省唐山市建设南路 80 号,063000	0315-3725038	李金源
河北北方学院医学院口腔医学系	河北省	2002	河北省张家口市长青路 14 号,075000	0313-8043593 0313-8043555	安　峰
山西医科大学口腔医学系	山西省	1985	山西省太原市新建南路 63 号,030001	0351-4096867 0351-4090625	张并生
长治医学院口腔医学系	山西省	2002	山西省长治市解放东街 161 号,046000	0355-3151566	姚向阳
内蒙古科技大学包头医学院口腔学院	内蒙古自治区	2002	内蒙古包头市东河区建设路 31 号,014040	0472-7167734	林　飞
内蒙古医科大学临床医学部(口腔医学专业)	内蒙古自治区	1988	内蒙古自治区呼和浩特市新华大街 5 号,010059	0471-6636937 0471-6636936	赵海平
赤峰学院医学院口腔医学系	内蒙古自治区	2005	内蒙古赤峰市红山区迎宾路 1 号,024000	0476-2205985	吕广辉
中国医科大学口腔医学院	辽宁省	1978	辽宁省沈阳市和平区南京北街 117 号,110002	024-22892645 024-22891422	路振富
大连大学医学院口腔医学系	辽宁省	2005	辽宁省大连经济技术开发区学府大街 10 号,116622	0411-87402317	曲晓娟
大连医科大学口腔医学院	辽宁省	1985	辽宁省大连市旅顺南路西段 9 号,116044	0411-86110394	马国武
辽宁医学院口腔医学院	辽宁省	1987	辽宁省锦州市古塔区上海路二段 49 号,121000	0416-2332215	王稚英
沈阳医学院口腔医学院	辽宁省	2012	辽宁省沈阳市黄河北大街 146 号,110034	024-62215696	尚德志
吉林大学口腔医学院	教育部	1976	吉林省长春市朝阳区清华路 1500 号,130021	0431-85579567	周延民
延边大学医学院口腔医学系	吉林省	2005	吉林省延吉市公园路 977 号,133002	0433-2435103 0433-2435008	玄云泽
北华大学口腔医学院	吉林省	2007	吉林省吉林市滨江东路 3999 号,132013	0432-64608113	李咏梅

续表1

学校名称	主管部门	创立时间	地址和邮编	电话	现任院长/系主任
佳木斯大学口腔医学院	黑龙江省	1974	黑龙江省佳木斯市红旗街 522 号,154004	0454-8625529 0454-8625500	杜晓岩
哈尔滨医科大学口腔医学院	黑龙江省	1958	黑龙江省哈尔滨市南岗区一曼街 141 号,150001	0451-53650087	牛玉梅
牡丹江医学院口腔医学院	黑龙江省	2007	黑龙江省牡丹江市爱民区通乡街 3 号,157011	0453-6582156	赵启超
齐齐哈尔医学院口腔医学系	黑龙江省	2004	黑龙江省齐齐哈尔市卜奎北大街 333 号,161006	0452-2663325 0452-2663445	李　涛
复旦大学上海医学院口腔医学系	教育部	2003	上海市乌鲁木齐中路 12 号,200040	021-52887813 021-62481566	俞立英
同济大学口腔医学院	教育部	1984	上海市延长中路 399 号,200072	021-56032686 021-56650350	王佐林
上海交通大学口腔医学院	教育部	1932	上海市浦东新区严桥路 390 号 1 号楼 4 层,200125	021-33833534	张志愿
南京大学口腔医学院	教育部	1947	江苏省南京市中央路 30 号,210008	025-83620362	胡勤刚
苏州大学医学部口腔医学系	江苏省	2008	江苏省苏州市工业园区仁爱路 199 号,215123	0512-65884028	蒋星红
南京医科大学口腔医学院	江苏省	1979	江苏省南京市汉中路 136 号,210029	026-85031982	王　林
南通大学医学院口腔医学系	江苏省	2002	江苏省南通市启秀路 19 号,226001	0513-85051580 0513-85051581	姚淑萍
徐州医学院口腔医学院	江苏省	2006	江苏省徐州市铜山路 209 号,221004	0516-85866005	韩建国
浙江大学口腔医学院	教育部	1976	浙江省杭州市延安路 395 号,310031	0571-87217218	王慧明
浙江中医药大学口腔医学院	浙江省	2006	浙江杭州滨江区滨文路 548 号,310053	0571-86633080	谷志远
杭州师范大学临床医学院口腔医学系	浙江省	2004	浙江省杭州市下沙高教园区学林街 16 号,310036	0571-28865062	傅其宏
温州医学院口腔医学院	浙江省	2000	浙江省温州市鹿城区学院西路 113 号,325027	0577-88855488	麻健丰
湖州师范学院医学院口腔医学系	浙江省	2006	浙江省湖州市学士路 1 号,313000	0572-2321582	谢广平 (副主任)
安徽医科大学口腔医学院	安徽省	1984	安徽省合肥市梅山路 69 号,230032	0551-5118677 0551-5118679	何家才
皖南医学院口腔医学院	安徽省	1998	安徽省芜湖市高教园文昌西路 22 号(南校区),241002	0553-3932699 (南校区)	柴　琳 (副主任)
福建医科大学口腔医学院	福建省	1984	福建省福州市鼓楼区杨桥中路 246 号,350002	0591-83700838	陈　江

续表1

学校名称	主管部门	创立时间	地址和邮编	电话	现任院长/系主任
南昌大学口腔医学院	江西省	1980	江西省南昌市福州路49号，330006	0791-86361141 0791-86360400	朱洪水
井冈山大学医学院口腔医学系	江西省	2007	江西省吉安市青原区学苑路28号，343009	0796-8117893	曾常爱
山东大学口腔医学院	教育部	1977	山东省济南市文化西路44号，250012	0531-88382056	徐　欣
青岛大学医学院口腔医学系	山东省	2000	山东省青岛市江苏路19号，266021	0532-8299103	邓　婧
潍坊医学院口腔医学院	山东省	1987	山东省潍坊市宝通西街7166号，261053	0536-8462283	胡温庭
泰山医学院口腔医学院	山东省	2006	山东省泰安市长城路619号，271000	0538-6227818	郝麦玲（副院长）
济宁医学院口腔医学系	山东省	2009	山东省济宁市北湖新区荷花路16号，272067	0537-3616517	耿海霞
滨州医学院口腔学院	山东省	2007	山东省滨州市黄河三路522号，256603	0543-3257021	张庆明
郑州大学口腔医学院	河南省	1985	河南省郑州市中原路79-12号，450052	0371-66658077	曹选平
河南大学医学院口腔医学系	河南省	2000	河南省开封市龙亭区西门大街357号，475001	0378-3880585 0378-3880525	马远方
武汉大学口腔医学院	教育部	1960	湖北省武汉市洪山区珞喻路237号，430079	027-87686110 027-87877870	边　专
华中科技大学同济医学院口腔医学系	教育部	2003	湖北省武汉市汉口解放大道1095号，430030	027-83663328	朱声荣
湖北医药学院口腔医学院	湖北省	2003	湖北省十堰市人民南路30号，442000	0719-8891088	庞光明
湖北科技学院五官医学院口腔医学系	湖北省	2001	湖北省咸宁市咸宁大道88号，437100	0715-8151277	陈黄琴
中南大学口腔医学院	教育部	1986	湖南省长沙市开福区湘雅路72号，410078	0731-84805480 0731-84327475	唐瞻贵
南华大学医学院口腔医学系	湖南省	2003	湖南省衡阳市常胜西路28号，421001	0734-8281203 0734-8281271	未知
湖南中医药大学第一临床学院口腔医学系	湖南省	2001	湖南省长沙市韶山中路95号，410007	0731-85600435	谭　劲
长沙医学院第一临床学院口腔医学系（民办）	湖南省	2010	湖南省长沙市岳麓区雷锋大道与普瑞大道交叉口，410219	0731-88498987 0731-88498259	邓芳成
中山大学光华口腔医学院	教育部	1974	广东省广州市陵园西路56号，510080	020-83862558	凌均棨
暨南大学医学院口腔医学系	国务院侨务办公室	1982	广东省广州市黄埔大道601号，510632	020-85221165	黄世光

续表 1

学校名称	主管部门	创立时间	地址和邮编	电话	现任院长/系主任
南方医科大学口腔医学院	广东省	2005	广东省广州市广州大道北1838 号,510515	020-61641114	吴补领
广州医学院口腔医学院	广东省	2004	广东省广州市荔湾区黄沙大道31 号,510140	020-61350511	葛林虎
广州医学院第一临床医学院口腔医学系	广东省	2004	广东省广州市沿江路 151 号,510120	020-83062114	兰泽栋
佛山科学技术学院医学院口腔医学系	广东省	2005	广东省佛山市河滨路 5 号,528000	0757-82810464	杨文军
广西医科大学口腔医学院	广西壮族自治区	1978	广西南宁市双拥路 10 号,530021	0771-5358225	周　诺
右江民族医学院口腔医学系	广西壮族自治区	2002	广西百色市城乡路 98 号,533000	0776-2849539 0776-2851533	廖明华
桂林医学院口腔医学系	广西壮族自治区	2007	广西桂林市乐群路 15 号,541001	0773-5895812	秦明群
海南医学院口腔医学院	海南省	2000	海南省海口市学院路 3 号,571199	0898-66768846	魏世成
重庆医科大学口腔医学院	重庆市	2001	重庆市渝中区上清寺 5 号,400015	023-89035858	邓　锋
四川大学华西口腔医学院	教育部	1917	四川省成都市人民南路三段14 号,610041	028-85501481	周学东
泸州医学院口腔医学院	四川省	1995	四川省泸州市江阳南路 2 号,646000	0830-3109289	郑立舸
川北医学院口腔医学系	四川省	2002	四川省南充市顺庆区涪江路234 号,637000	0817-2809330	米方林
贵阳医学院口腔医学院	贵州省	2000	贵州省贵阳市北京路 9 号,550004	0851-6772901	马　洪
遵义医学院口腔学院	贵州省	1978	贵州省遵义市大连路 149 号,563003	0852-8609260	程华刚
昆明医科大学口腔医学院	云南省	1979	云南省昆明市人民西路 191号,650031	0871-5338944	丁仲鹃
西安交通大学口腔医学院	教育部	1975	陕西省西安市西五路 98 号,710004	029-87275706 029-87273400	周　洪
西安医学院口腔医学系	陕西省	2005	西安市未央区辛王路 1 号,710021	029-86177361	朱　勇
兰州大学口腔医学院	教育部	1985	甘肃省兰州市东岗西路 199号,730000	0931-8915053 0931-8915051	余占海
西北民族大学口腔医学院	国家民族事务委员会	2002	甘肃省兰州市西北新村 1 号,730030	0931-2938556	李志强

续表1

学校名称	主管部门	创立时间	地址和邮编	电话	现任院长/系主任
宁夏医科大学口腔医学院	宁夏回族自治区	2003	宁夏回族自治区银川市胜利南街 692 号,750004	0951-6743490	杨银学
石河子大学医学院口腔医学系	新疆生产建设兵团	2007	新疆石河子市北二路,832000	0993-2057008	徐　江
新疆医科大学口腔医学院	新疆维吾尔自治区	2004	新疆乌鲁木齐市新医路 393 号,830011	0991-4365695 0991-4365424	温　浩
第四军医大学口腔医学院	中国人民解放军总政治部	1935	陕西省西安市长乐西路 145 号,710032	029-84776001	赵铱民

表2　口腔医学本科生教育独立学院院校名录（按行政区划排列）

学校名称	主管部门	成立时间	地址和邮编	电话
天津医科大学临床医学院口腔视光系	天津市教委	2004	天津市大港区学苑路 167 号,300270	022-63306330
河北联合大学冀唐学院口腔医学系	河北省教育厅	2001	河北省唐山市丰南区正泰街 29 号,063300	0315-8114007
河北医科大学临床学院口腔医学系	河北省教育厅	2001	河北省石家庄市建华南大街 309 号,050031	0311-86265948
山西医科大学晋祠学院口腔医学系	山西省教育厅	2004	山西省太原市晋祠,030025	0351-6936806 0351-6936912
中国医科大学临床医药学院口腔医学系	辽宁省教育厅	2003	辽宁省沈阳市和平区北五马路 21 号,110002	024-22892036
大连医科大学中山学院口腔医学系	辽宁省教育厅	2004	辽宁省大连市高新技术产业园区爱贤街 28 号,116085	0411-84791840
辽宁医学院医疗学院口腔医学系	辽宁省教育厅	2004	辽宁省锦州市太和区南庄里 12 号,121000	0416-3345678 0416-3345135
温州医学院仁济学院口腔医学系	浙江省教育厅	1999	浙江省温州市茶山高教园区,325035	0577-86699388
昆明医学院海源学院口腔医学系	云南省教育厅	2001	云南省昆明市高新技术开发区海源北路 389 号,650106	0871-8317446
贵阳医学院神奇民族医药学院口腔医学系	贵州省教育厅	2009	贵州省贵阳市南明区云关坡笋子林 3 号,550005	0851-5599096
遵义医学院医学与科技学院口腔医学系	贵州省教育厅	2001	贵州省遵义市大连路 143 号,563003	0852-8608085
新疆医科大学厚博学院口腔医学系	新疆维吾尔自治区教育厅	2004	新疆维吾尔自治区乌鲁木齐市鲤鱼山路负 29 号,830054	0991-4366084 0991-4366227

表3　口腔医学专科生教育普通高职(专科)院校名录(按行政区划排列)

学校名称	主管部门	成立时间	地址和邮编	电话	专业	学制
天津医学高等专科学校口腔医学系	天津市	2002	天津市河西区柳林路14号,300222	022-60276604	口腔医学	3 年
石家庄医学高等专科学校口腔医学系	河北省教育厅	1988	河北省石家庄市获南路209号,050061	0311-87679292	口腔医学	3 年
石家庄人民医学高等专科学校	河北省教育厅	2009	河北省石家庄市红旗大街汇丰路18号,050091	0311-85349858 0311-83818098	口腔医学	3 年
邢台医学高等专科学校口腔医学系	河北省	2002	河北市邢台市钢铁北路618号,054000	0319-2233086	口腔医学 口腔医学技术	3 年
沧州医学高等专科学校口腔医学系	河北省	2009	河北省沧州市西环中街33号,061001	0317-5507819 0317-5508008	口腔医学	3 年
唐山职业技术学院口腔医学系	河北省	2001	河北省唐山市新华西道120号,063004	0315-2737608	口腔医学技术	3 年
山西职工医学院口腔医学系	山西省卫生厅	1990	山西省太原市双塔寺街22号,030012	0351-4293233	口腔医学技术	3 年
沈阳医学院高等职业技术学院	辽宁省	2006	辽宁省沈阳市黄河北大街146号,110034	024-62215829	口腔医学技术	3 年
铁岭卫生职业学院口腔医学技术系	辽宁省	2010	辽宁省铁岭市凡河新区教育园区,112000	024-72813572	口腔医学技术	3 年
辽东学院医学院口腔医学系	辽宁省	1984	辽宁省丹东市元宝区文化路3号,118002	0415-3861186	口腔医学	3 年
辽宁中医药大学医学技术系	辽宁省	2006	辽宁省沈阳市苏家屯区乔松路2号,110101	024-31207114	口腔医学技术	3 年
长春医学高等专科学校医学系	吉林省	1993	吉林省长春市吉林大路6177号,130013	0431-84841362	口腔医学	3 年
长春东方职业学院	吉林省教育厅	2000	长春市净月经济技术开发区博学路2067号,130118	0431-81032354	口腔医学技术	3 年
吉林医药学院口腔影像系	吉林省	2004	吉林省吉林市吉林大街5号,132013	0432-64560343	口腔医学	3 年
白城医学高等专科学校口腔医学系	吉林省	2004	吉林省白城市棉纺路27号,137000	0436-3311531 0436-3312754	口腔医学 口腔医学技术	3 年
大庆医学高等专科学校临床医学系	黑龙江省	2006	黑龙江省大庆市卡尔加里路11号,163312	0459-5885647	口腔医学 口腔医学技术	3 年
黑龙江护理高等专科学校口腔医学系	黑龙江省	2010	黑龙江省哈尔滨市香坊区香安街72号,150036	0451-53631344 0451-57814411	口腔医学 口腔医学技术	3 年

续表3

学校名称	主管部门	成立时间	地址和邮编	电话	专业	学制
上海医药高等专科学校口腔医学系	上海市	2006	上海南汇区周祝公路279 号,201318	021-33759000	口腔医学技术	3 年
盐城卫生职业技术学院医学技术系	江苏省	2005	江苏省盐城市解放南路 263 号,224005	0515-88159210	口腔医学技术	3 年
泰州职业技术学院口腔医学技术系	江苏省	1997	江苏省泰州市迎春东路 8 号,225300	0523-86664942	口腔医学技术	3 年
苏州卫生职业技术学院口腔医学系	江苏省	2006	江苏省苏州市人民路829 号 (苏州市华夏口腔医院),215002	0512-65163528	口腔医学技术	3 年
浙江医学高等专科学校医学一系	浙江省	2004	浙江省杭州市滨江高教园区滨文路 481号,310053	0571-87692821	口腔医学技术	3 年
宁波卫生职业技术学院医学技术学院	浙江省	2004	浙江省宁波市高教园区 (南区) 学府路 51号,315100	0574-88126004	口腔医学技术	3 年
丽水学院医学院口腔医学系	浙江省	2007	浙江省丽水市三岩寺文教区学院路,323000	0578-2115523	口腔医学口腔医学技术	5 年3 年
安徽医学高等专科学校口腔医学系	安徽省	2002	安徽省合肥市经济技术开发区芙蓉路 632号,230601	0551-63818291	口腔医学口腔医学技术	3 年
淮南联合大学医学系	安徽省	1984	安徽省淮南市洞山西路联大新校区,232038	0554-2694624	口腔医学技术	3 年
淮北职业技术学院医学系	安徽省	1999	安徽省淮北市相阳路146 号,235000	0561-3112076	口腔医学技术	3 年
福建卫生职业技术学院临床医学系	福建省	2005	福建省福州市闽侯荆溪关口 366 号,350101	0591-22869917	口腔医学口腔医学技术	3 年
厦门医学高等专科学校口腔医学系	福建省	1982	福建省厦门市岩前路8 号,361000	0592-2110741	口腔医学口腔医学技术	3 年
泉州医学高等专科学校临床医学系	福建省	2004	福建省泉州市安吉路2 号,362000	0595-22783475	口腔医学	3 年
漳州卫生职业学院	福建省	2005	福建省漳州市芗城区西洋坪路 12 号,363000	0596-2559539	口腔医学技术	3 年
江西护理职业技术学院	江西省	2004	江西省南昌市顺外路1228 号,330029	0791-8270261	口腔医学技术	3 年
九江学院基础医学院	江西省	2008	江西省九江市庐峰路17 号,332000	0792-8586155	口腔医学	3 年

续表 3

学校名称	主管部门	成立时间	地址和邮编	电话	专业	学制
山东医学高等专科学校口腔医学系	山东省	2007	山东省济南市二环南路 5460 号,250002	0531-82971543	口腔医学 口腔医学技术	3 年
山东现代职业学院医学院	山东省教育厅	2003	山东省济南市经十东路东,250100	0534-8985817	口腔医学技术	3 年
山东协和学院(本科院校)医学院	山东省教育厅	2003	山东省济南市工业北路延长线唐冶新城,250109	0531-88795799	口腔医学技术	3 年
山东力明科技职业学院口腔医学院	山东省教育厅	2004	山东省济南市市中区济微路 389 号,250116	0531-88333333	口腔医学 口腔医学技术	3 年
山东杏林科技职业学院医学院	山东省教育厅	2004	山东省济南市经十东路 3028 号,250200	0531-85592965	口腔医学技术	3 年
聊城职业技术学院医学院	山东省	2001	山东省聊城市花园北路 133 号,252000	0635-8334937	口腔医学技术	3 年
德州学院医学系	山东省	2007	山东省德州市大学西路 566 号,253023	0534-8985772	口腔医学技术	3 年
山东万杰医学院口腔医学系	山东省教育厅	2001	山东省淄博市博山经济技术开发区,255213	0533-4619600	口腔医学	3 年
淄博职业学院医学技术系	山东省	2003	山东省淄博市张店联通路西首,255314	0533-2869708 0533-2828111	口腔医学技术	3 年
滨州职业学院医疗学院	山东省	2001	山东省滨州市黄河十二路 919 号,256603	0543-5086721 0543-5089148	口腔医学技术	3 年
菏泽医学专科学校临床医学系	山东省	1978	山东省菏泽市大学路 1950 号,274000	0530-5925702	口腔医学	3 年
菏泽家政职业学院口腔医学技术系	山东省	2002	山东省单县开发区学院中路,274300	0530-4682009	口腔医学技术	3 年
枣庄科技职业学院医学技术系	山东省教育厅	2005	山东省滕州市学院东路 888 号,277500	0632-5650569	口腔医学技术	3 年
商丘医学高等专科学校口腔医学系	河南省	2005	河南省商丘市北海路西段 486 号,476100	0370-3251006 0370-3251076	口腔医学 口腔医学技术	3 年
郑州澍青医学高等专科学校相关医学系	河南省教育厅	2006	河南省郑州市二七区马寨工业苑区东方路 23 号,450064	0371-67592706	口腔医学技术	3 年
漯河医学高等专科学校口腔医学系	河南省	2001	河南省漯河市大学路 148 号,462002	0395-2967308	口腔医学	3 年
开封大学医学部(开封市卫生学校)	河南省	2009	河南省开封市滨河路中段 28 号,475004	0378-2921610	口腔医学	3 年

续表3

学校名称	主管部门	成立时间	地址和邮编	电话	专业	学制
武汉大学医学职业技术学院	教育部	1999	武汉市武昌紫阳路7号,430060	027-88320851	口腔医学 口腔医学技术	3年
江汉大学卫生职业技术学院口腔医学系	湖北省	2000	湖北省武汉江岸区球场路145号,430015	027-82436403	口腔医学	3年
湖北职业技术学院医学院	湖北省	2004	湖北省孝感市玉泉南路17号,432000	0712-2852115	口腔医学 口腔医学技术	3年
襄阳职业技术学院医学院	湖北省	2002	湖北省襄阳市襄城区檀溪路72号,441021	0710-3564925	口腔医学技术	3年
随州职业技术学院医护学院	湖北省	2002	湖北省随州市城南新区迎宾大道,441300	0722-3809999	口腔医学技术	3年
三峡大学职业技术学院医学院	湖北省	2010	湖北省宜昌市大学路6号,443002	0717-6397520	口腔医学技术	3年
益阳医学高等专科学校口腔医学系	湖南省	2008	湖南省益阳市银城南路18号,413000	0737-2171962	口腔医学	3年
岳阳职业技术学院临床医学系	湖南省	2004	湖南省岳阳市学院路,414000	0730-8677353	口腔医学技术	3年
怀化医学高等专科学校临床医学系	湖南省	2000	湖南省怀化市锦溪南路148号,418000	0745-2382082	口腔医学	3年
邵阳医学高等专科学校临床医学系	湖南省	2004	湖南省邵阳市宝庆路18号,422000	0739-5320789	口腔医学	3年
永州职业技术学院医学影像和医学技术系	湖南省	2000	湖南省永州市零陵区南津北路338号,425100	0746-6367108	口腔医学技术	3年
湖北中医药高等专科学校医疗系	湖南省教育厅	2002	湖北省荆州市荆州区学苑路87号,434020	0716-8023503 0716-8023504	口腔医学	3年
韶关学院医学院临床医学系	广东省	2002	广东省韶关市新华南路1号,512026	0751-8176922	口腔医学	3年
深圳职业技术学院医学技术与护理学院	广东省	2004	广东省深圳市南山区西丽同发路13号,518055	0755-26749427	口腔医学技术	3年
肇庆医学高等专科学校临床医学系	广东省	1958	广东省肇庆市西江南路6号,526020	0758-2866782	口腔医学	3年
广西中医药大学高等职业技术学院	广西壮族自治区	2001	广西南宁市明秀东路179号26号信箱,530001	0771-3901610	口腔医学	3年

续表 3

学校名称	主管部门	成立时间	地址和邮编	电话	专业	学制
柳州医学高等专科学校口腔医学系	广西壮族自治区	2005	广西柳州市窑埠路 114 号,545006	0772-2611451 0772-2610449	口腔医学技术	3 年
重庆三峡医药高等专科学校临床医学系、医学技术系	重庆市	2006	重庆市万州区百安坝天星路 366 号, 404020	023-58567677 023-58567077	口腔医学口腔医学技术	3 年
成都大学医护学院	成都市	2006	四川省成都市龙泉驿区成洛大道十陵上街 1 号,610106	028-84814359 028-84814295	口腔医学技术	3 年
黔东南民族职业技术学院口腔医学系	贵州省	2012	贵州省凯里市经济开发区凯开大道 1009 号,556000	0855-8265272	口腔医学口腔医学技术	3 年
昆明卫生职业学院	云南省教育厅	2012	云南省昆明市晋宁县昆阳镇东凤路 2005 号,650607	0871-65879733	口腔医学口腔医学技术	3 年
西安海棠职业学院医学院	陕西省教育厅	2009	陕西省西安市水安路 30 号,710038	029-82602000	口腔医学技术	3 年
西安外事学院医学院	陕西省教育厅	1992	陕西省西安市丈八北路 408 号,710077	029-88513888	口腔医学技术	3 年
陕西能源职业技术学院医学技术系	陕西省	2005	陕西省西安市临潼区韩峪平峪路,710613	029-83928270	口腔医学技术	3 年
陕西国际商贸学院医药学院口腔医学系	陕西省教育厅	2001	陕西省咸阳市大学园区统一西路 35 号, 712046	0910-33814513	口腔医学技术	3 年
汉中职业技术学院医学系	陕西省	2005	陕西省汉中市汉台区伞铺街 74 号,723000	0916-2516234	口腔医学口腔医学技术	3 年
西安医学高等专科学校口腔医学系	陕西省教育厅	1993	陕西省西安市户县秦渡镇(新校区), 710309	029-81483333 029-88225974	口腔医学	3 年
平凉医学高等专科学校	甘肃省	2010	甘肃省平凉市柳湖路中段,744000	0933-8612040	口腔医学	3 年
青海卫生职业技术学院相关医学系	青海省	1991	青海省西宁市七一路 340 号,810000	0971-8458583	口腔医学口腔医学技术	3 年
宁夏师范学院医学院	宁夏回族自治区	2007	宁夏固原市文化街 161 号,756000	0954-2079602	口腔医学	3 年

(薛玉萍　吴婷)

中国高等学校口腔医学专业招生和培养简况

　　资料由我国高等学校口腔医学院系提供(尚有部分院系未提供),中国香港、澳门特别行政区和台湾省口腔医学专业招生培养简况未统计在内。统计时限从 2012 年 1 月至 2012 年 12月。

表1　2012 年度中国口腔医学本科生招生培养简况

单位	在校生人数			招生人数			毕业人数		
	8 年制	7 年制	5 年制	8 年制	7 年制	5 年制	8 年制	7 年制	5 年制
四川大学	199	277	485	116	40	30	20	37	76
北京大学	347	–	–	60	–	–	41	–	4
上海交通大学	–	154	–	–	30	20（留学生）	–	37	2
第四军医大学	53	–	136	10	–	15	10	–	31
武汉大学	75	107	233	6	11	34	10	26	38
首都医科大学	–	106	63	–	20	22	–	30	22
吉林大学	–	211	95	–	34	28	–	23	–
中国医科大学	–		385	–	–	89	–	–	77
浙江大学	–	165	–	–	29	–	–	26	–
山东大学	–	196	265	–	28	54	–	26	46
中山大学	–	202	290	–	30	59	–	28	53
同济大学	–		196	–		41	–	–	43
南京医科大学	–	179	276	–	35	45	–	17	44
哈尔滨医科大学	–	–	252	–	–	50	–	–	47
福建医科大学	–	–	497	–	–	98	–	–	97
天津医科大学	–	197	22	–	30	–	–	30	–
南开大学	–	–	68	–	–	16	–	–	–
河北医科大学	–	–	198	–	–	52	–	–	30
河北联合大学	–	–	271	–	–	60	–	–	56
河北北方学院	–	–	290	–	–	306	–	–	54
山西医科大学	–	–	324	–	–	101	–	–	41
大连医科大学	–	–	479	–	–	95	–	–	93
大连大学	–	–	191	–	–	60	–	–	33
大连大学附属口腔医院	–	–	90	–	–	30	–	–	30
佳木斯大学	–	–	315	–	–	87	–	–	58
南京大学	–	106	–	–	20	–	–	8	–
浙江中医药大学	–	–	326	–	–	62	–	–	61
温州医学院	–	–	151	–	–	27	–	–	31
安徽医科大学	–	–	300	–	–	60	–	–	61
南昌大学	–	–	194	–	–	36	–	–	60

续表 1

单位	在校生人数			招生人数			毕业人数		
	8 年制	7 年制	5 年制	8 年制	7 年制	5 年制	8 年制	7 年制	5 年制
青岛大学	–	–	143	–	–	30	–	–	37
滨州医学院	–	–	760	–	–	166	–	–	130
潍坊医学院	–	–	421	–	–	90	–	–	61
济宁医学院	–	–	285	–	–	55	–	–	52
郑州大学	–	–	310	–	–	80	–	–	79
华中科技大学	–	–	140	–	–	26	–	–	27
湖北科技学院	–	–	412	–	–	93	–	–	52
中南大学	–	198	107	–	29	39	–	35	–
南方医科大学	–	–	209	–	–	39	–	–	40
暨南大学	–	–	202	–	–	43	–	–	34
广西医科大学	–	–	388	–	–	51	–	–	82
海南医学院	–	–	327	–	–	58	–	–	60
泸州医学院	–	–	341	–	–	83	–	–	65
川北医学院	–	–	295	–	–	59	–	–	47
贵阳医学院	–	–	387	–	–	69	–	–	178
遵义医学院	–	–	351	–	–	71	–	–	77
昆明医科大学	–	–	365	–	–	75	–	–	76
西安交通大学	–	102	88	–	21	20	–	–	21
西安医学院	–	–	288	–	–	57	–	–	69
西北民族大学	–	–	230	–	–	33	–	–	32
兰州大学	–	–	379	–	–	77	–	–	34
新疆医科大学	–	–	353	–	–	75	–	–	38
宁夏医科大学	–	–	168	–	–	32	–	–	33
赤峰学院	–	–	53	–	–	42	–	–	–

表 2　2012 年度中国口腔医学硕士研究生 (不含 7 年制) 招生培养简况

硕士学位授予单位	学科专业	指导教师人数	在读硕士生人数	招生人数	毕业人数
四川大学					
	口腔基础医学	17	55	13	10
	口腔内科学	15	98	34	31
	口腔颌面外科学	12	73	29	12
	口腔修复学	13	62	22	18
	口腔正畸学	12	42	16	11
北京大学					
	口腔组织病理学	2	3	1	1
	牙体牙髓病学	5	13	4	4

续表 2

硕士学位 授予单位	学科专业	指导教师 人数	在读硕士生 人数	招生人数	毕业人数
	牙周病学	6	12	4	3
	儿童口腔医学	2	10	3	1
	口腔黏膜病学	1	7	3	1
	口腔预防医学	5	7	3	–
	口腔颌面外科学	10	42	13	12
	口腔颌面医学影像学	4	5	2	1
	口腔修复学	4	28	10	8
	口腔材料学	1	4	2	1
	口腔正畸学	9	24	6	9
上海交通大学					
	口腔基础医学	2	7	3	2
	口腔临床医学	45	98	37	33
第四军医大学					
	口腔基础医学	2	12	3	3
	口腔临床医学	32	245	66	81
武汉大学					
	口腔基础医学	1	1	1	1
	口腔临床医学	52	137	69	44
首都医科大学					
	口腔基础医学	5	11	5	1
	口腔临床医学	39	67	22	22
吉林大学					
	口腔基础医学	1	1	1	–
	口腔临床医学	57	79	44	24
中国医科大学					
	口腔基础医学	6	12	–	13
	口腔临床医学	51	219	76	41
浙江大学					
	口腔临床医学	34	89	12	14
山东大学					
	牙腔基础医学	2	3	1	1
	口腔临床医学	43	115	48	54
中山大学					
	口腔基础医学	3	1	1	–
	口腔临床医学	89	148	53	49
同济大学					
	口腔基础医学	2	4	2	1
	口腔临床医学	23	82	18	19
南京医科大学					
	口腔基础医学	2	5	1	3

续表 2

硕士学位授予单位	学科专业	指导教师人数	在读硕士生人数	招生人数	毕业人数
福建医科大学	口腔临床医学	21	140	38	29
哈尔滨医科大学	口腔临床医学	18	105	40	29
哈尔滨医科大学附四院	口腔临床医学	23	102	36	21
天津医科大学	口腔临床医学	3	10	4	3
北京协和医学院	口腔基础医学	1	4	1	1
	口腔临床医学	29	72	22	43
复旦大学	口腔临床医学	2	7	2	2
重庆医科大学	口腔临床医学	4	14	3	5
河北医科大学	口腔临床医学	34	111	46	41
河北联合大学	口腔基础医学	2	6	2	–
	口腔临床医学	12	57	18	–
山西医科大学	口腔临床医学	26	78	24	64
大连医科大学	口腔临床医学	22	133	40	37
	口腔基础医学	4	19	8	7
大连大学	口腔临床医学	31	248	82	66
大连医科大学 *（大连市口腔医院）	口腔临床医学	12	16	4	6
辽宁医学院 *	口腔临床医学	4	12	8	8
佳木斯大学	口腔临床医学	9	–	–	5
	口腔基础医学	3	7	2	2
浙江中医药大学	口腔临床医学	35	178	51	63
南京大学	口腔修复重建医学	4	8	4	–

续表 2

硕士学位 授予单位	学科专业	指导教师 人数	在读硕士生 人数	招生人数	毕业人数
温州医学院	口腔临床医学	17	20	10	3
安徽医科大学	口腔临床医学	9	43	16	12
南昌大学	口腔临床医学	14	66	21	13
	口腔基础医学	34	72	23	26
青岛大学	口腔临床医学	1	2	1	–
	口腔基础医学	3	10	5	5
滨州医学院	口腔临床医学	30	150	50	37
潍坊医学院	口腔临床医学	25	35	15	11
郑州大学	口腔临床医学	32	45	16	10
	口腔基础医学	2	–	1	–
华中科技大学	口腔临床医学	26	23	10	12
	口腔医学硕士(2 年制)	25	19	20	15
中南大学	口腔临床医学	7	19	8	12
暨南大学	口腔临床医学	26	82	30	20
	口腔基础医学	2	1	1	–
南方医科大学 附属口腔医院	口腔临床医学	19	20	36	1
南方医科大学	口腔临床医学	16	58	8	16
广西医科大学	口腔临床医学	6	38	10	8
泸州医学院	口腔临床医学	22	122	41	30
贵阳医学院	口腔临床医学	20	68	25	22
	口腔基础医学	13	40	14	118
遵义医学院	口腔临床医学	13	13	5	–
	口腔基础医学	5	12	4	3

续表 2

硕士学位授予单位	学科专业	指导教师人数	在读硕士生人数	招生人数	毕业人数
昆明医科大学	口腔临床医学	26	111	43	35
	口腔基础医学	2	5	–	2
西安交通大学	口腔临床医学	27	113	43	29
	口腔基础医学	4	1	–	–
兰州大学	口腔临床医学	23	96	24	41
新疆医科大学	口腔临床医学	13	146	45	30
宁夏医科大学	口腔临床医学	8	63	27	21
解放军医学院	口腔临床医学	8	40	11	12
第三军医大学大坪医院	口腔临床医学	9	19	13	2
	口腔临床医学	2	3	3	2

注：*为大连市口腔医院导师在大连医科大学和辽宁医学院招生培养硕士研究生。

表 3　2012 年度中国口腔医学博士研究生招生培养简况

博士学位授予单位	学科专业	指导教师人数	在读博士生人数	招生人数	毕业人数
四川大学					
	口腔基础医学	13	26	9	4
	口腔内科学	11	49	11	17
	口腔颌面外科学	16	52	16	15
	口腔修复学	7	29	12	11
	口腔正畸学	5	22	8	9
北京大学					
	口腔组织病理学	2	8	2	1
	牙体牙髓病学	2	5	2	1
	牙周病学	3	11	5	3
	儿童口腔医学	3	4	2	1
	口腔黏膜病学	2	3	2	–
	口腔预防医学	2	3	3	–
	口腔颌面外科学	15	25	10	8
	口腔修复学	9	15	5	1
	口腔正畸学	5	23	10	3

续表3

博士学位授予单位	学科专业	指导教师人数	在读博士生人数	招生人数	毕业人数
上海交通大学					
	口腔基础医学	3	15	5	2
	口腔临床医学	28	58	20	22
第四军医大学					
	口腔基础医学	5	10	4	1
	口腔临床医学	25	85	18	42
武汉大学					
	口腔临床医学	19	82	26	19
首都医科大学					
	口腔基础医学	1	3	1	1
	口腔临床医学	7	19	5	8
解放军医学院					
	口腔临床医学	5	15	7	6
吉林大学					
	口腔临床医学	5	29	7	7
中国医科大学					
	口腔基础医学	3	5	2	1
	口腔临床医学	14	44	10	7
浙江大学					
	口腔基础医学	1	1	1	–
	口腔临床医学	11	18	7	7
山东大学					
	口腔临床医学	5	29	5	8
中山大学					
	口腔临床医学	33	69	28	15
同济大学					
	口腔临床医学	7	31	6	1
南京医科大学					
	口腔临床医学	4	37	12	3
福建医科大学					
	口腔临床医学	2	10	1	2
哈尔滨医科大学					
	口腔临床医学	3	14	3	2
哈尔滨医科大学附四院					
	口腔临床医学	1	7	2	2
天津医科大学					
	口腔临床医学	5	3	1	–
重庆医科大学					
	组织工程与细胞工程	3	33	13	5

续表3

博士学位 授予单位	学科专业	指导教师 人数	在读博士生 人数	招生人数	毕业人数
河北医科大学					
	病理学与病理生理学*	1	6	2	1
	外科学*	1	11	3	2
南京大学					
	外科学*	3	9	5	2
华中科技大学					
	外科学*	2	7	3	2
中南大学					
	临床医学*	4	16	6	7
南方医科大学					
	外科学*	3	9	2	4
南方医科大学 附属口腔医院					
	解剖与组织胚胎学*	1	35	12	5
	外科学*	3			
广西医科大学					
	耳鼻咽喉科学*	3	3	1	–
昆明医科大学					
	耳鼻咽喉科学*	4	1	1	–
大连医科大学	病理学及病理生理学*	2	2	1	1
第三军医大 学大坪医院					
	生物医学工程*	1	4	1	1

注：*均为口腔医学专业教师挂靠有关博士学科点招生。

表4　2012 年度中国口腔医学博士研究生（不含 8 年制）毕业生一览表

博士学位 授予单位	姓名	性别	出生 年月	获学位 年月	所授学位 专业	指导 教师	毕业论文题目
四川大学							
	李明云	女	1983.06	2012.06	口腔基础医学	周学东	烟草中尼古丁对口腔变异链球菌的影响
	李　敬	女	1984.04	2012.06	口腔基础医学	陈谦明	蛋白酶体激活因子 PA28γ 对口腔鳞状细胞生物学行为的影响及其作为预后因子的潜能研究
	赵永旗	男	1982.02	2012.06	口腔基础医学	李　伟	氧化锆基复合陶瓷制备及性能研究

续表4

博士学位授予单位	姓名	性别	出生年月	获学位年月	所授学位专业	指导教师	毕业论文题目
	孔祥丽	女	1973.08	2012.06	口腔基础医学	李　伟	大鼠口腔黏膜癌变的代谢标志物解析
	孙建勋	男	1983.06	2012.06	口腔临床医学	周学东	小鼠切牙发育基因表达谱与Hemincentin1 作用的研究
	陈　筑	女	1979.11	2012.06	口腔临床医学	周学东	CREB 结合蛋白在牙发育中作用研究
	黄雪莲	女	1982.10	2012.06	口腔临床医学	周学东	精氨酸调节牙菌斑生物膜微生态系研究
	高　波	男	1982.10	2012.06	口腔临床医学	周学东	组织蛋白酶 K 抑制牙髓根尖周感染的作用与机制研究
	程　立	女	1976.12	2012.06	口腔临床医学	胡　涛	Rho/mDia1 信号通路对牙髓细胞黏附迁移的影响
	张　茹	女	1982.09	2012.06	口腔临床医学	胡　涛	rnc 基因对变异链球菌致龋性影响的相关研究
	杨　惠	女	1983.08	2012.06	口腔临床医学	胡　涛	牙髓细胞迁移和分化的时相特征及 Rho/ROCK 调控机制研究
	何利邦	男	1982.02	2012.06	口腔临床医学	李继遥	四环素牙的微结构研究
	关晓旭	女	1984.02	2012.06	口腔临床医学	李继遥	蜂房活性成分槲皮素和山奈酚对变异链球菌作用机制的研究
	舒　毅	女	1983.11	2012.06	口腔临床医学	吴红崑	无牙颌老年人唾液微生物群落多样性研究
	郑庆华	女	1984.10	2012.06	口腔临床医学	黄定明	牙齿损伤断裂及微观力学性能的研究
	苏盈盈	女	1982.10	2012.06	口腔临床医学	叶　玲	Wnt5a 在牙乳头发育中的作用及其与 Bmp2 的串话
	高　霈	女	1983.07	2012.06	口腔临床医学	吴亚菲	疾病相关性 II fimA 型牙龈卟啉单胞菌致病基因的研究
	王　辉	男	1982.07	2012.06	口腔临床医学	陈谦明	Th17 相关细胞因子在口腔黏膜癌变中的表达及功能研究
	孙　珺	女	1984.09	2012.06	口腔临床医学	周红梅	系统生物学预测的候选抑癌靶标 FEN1 在口腔上皮-间质中的表达验证及功能研究
	王压冲	女	1979.12	2012.06	口腔临床医学	胡德渝	成都农村学校儿童患龋状况及早期干预措施的探索研究
	张曦木	女	1984.12	2012.06	口腔临床医学	胡德渝	反射光增强荧光图像技术在龋病诊治中的应用研究

续表4

博士学位授予单位	姓名	性别	出生年月	获学位年月	所授学位专业	指导教师	毕业论文题目
	于　涛	男	1981.07	2012.12	口腔临床医学	李龙江	RNA 干扰介导的 CXCR4 基因沉默对舌鳞癌细胞增殖及侵袭作用的实验研究
	严超然	女	1984.01	2012.06	口腔临床医学	李龙江	涎腺腺样囊性癌细胞来源微泡的初步研究
	闫　冰	男	1983.02	2012.06	口腔临床医学	李龙江	腮腺肿瘤拉曼光谱特征及诊断模型研究
	李承浩	男	1981.01	2012.06	口腔临床医学	石　冰	BMPr1a/osx 信号通路在小鼠出生后牙本质形成中的作用
	宋冬惠	男	1978.07	2012.06	口腔临床医学	胡　静	Nel-like molecule 1 基因转染兔骨髓间充质干细胞促进快速牵张成骨的实验研究
	杨孝勤	男	1981.10	2012.06	口腔临床医学	胡　静	单轴向牵张力对乏氧状态下成骨细胞的影响
	李旭东	男	1983.10	2012.06	口腔临床医学	胡　静	含锌、镁的 HA 涂层对骨质疏松状态下植入体骨整合的影响
	周　昊	男	1981.06	2012.06	口腔临床医学	胡　静	Smad 信号系统在颅骨缝发育和融合中的作用机制的研究
	朱桂全	男	1982.06	2012.06	口腔临床医学	梁新华	肿瘤缺氧微环境调控口腔鳞癌发展的分子机制研究
	张富贵	男	1983.08	2012.06	口腔临床医学	唐休发	皮瓣移植再血管化机制及 SDF 转染 BMSCs 促进移植皮瓣再血管化作用的研究
	赵　君	男	1981.11	2012.06	口腔临床医学	唐休发	人口腔鳞癌整合素连接激酶（ILK）与热疗疗效相关性的研究
	余永春	男	1980.08	2012.06	口腔临床医学	刘　磊	脐带间充质干细胞牙向分化研究
	郭丽娟	女	1982.08	2012.06	口腔临床医学	田卫东	人牙囊细胞及牙乳头细胞成牙能力差异的比较研究
	李　锐	男	1981.12	2012.06	口腔临床医学	田卫东	利用经过处理的人牙本质基质构建成牙生物支架相关研究
	周　懿	男	1981.05	2012.06	口腔临床医学	包崇云	二氧化钛纳米管对经皮/穿龈器件边缘封闭的影响
	彭　燕	女	1984.10	2012.06	口腔临床医学	梁　星	钛表面涂层载雷尼酸锶壳聚糖膜及其对大鼠成骨细胞的生物学效应

续表4

博士学位授予单位	姓名	性别	出生年月	获学位年月	所授学位专业	指导教师	毕业论文题目
	刘　蝶	女	1982.04	2012.06	口腔临床医学	梁　星	GSK-3β 抑制剂抑制成骨细胞表达 CD40 及其相关信号通路调控机制的研究
	潘兰兰	女	1982.11	2012.06	口腔临床医学	万乾炳	多壁碳纳米管/聚己内酯复合材料在骨组织工程中应用的研究
	马媛媛	女	1982.03	2012.06	口腔临床医学	王　航	神经源性表达物在骨细胞 MLO-Y4 中的初步探索性研究
	廖培希	女	1984.02	2012.06	口腔临床医学	王　敏	转化生长因子-β1（TGF-β1）与牵张应力对成骨样细胞作用的初步研究
	刘　洋	男	1981.10	2012.06	口腔临床医学	于海洋	金属基质蛋白酶在压缩力诱导牙槽骨吸收中的作用研究
	张春香	女	1979.04	2012.06	口腔临床医学	于海洋	微振动对人牙周膜干细胞生物学特性影响的体外研究
	周　益	男	1983.08	2012.06	口腔临床医学	于海洋	咖啡因/微动调控 BMSCs 成骨分化相关分子机制的研究
	侯永福	男	1981.02	2012.06	口腔临床医学	朱智敏	体外冲击波对正常骨折及骨质疏松骨折愈合的影响及机制初探
	李小洁	女	1983.09	2012.06	口腔临床医学	宫　苹	雪旺细胞向分化的牙周韧带干细胞影响种植体周骨感知的应用基础研究
	何　浩	男	1984.12	2012.06	口腔临床医学	宫　苹	外源性神经生长因子的引入及其方式对种植体早期骨整合的影响
	曹　礼	女	1982.08	2012.06	口腔临床医学	白　丁	机械压应力作用下 TGF-β1 对成牙骨质细胞和成骨细胞影响的研究
	唐　娜	女	1984.10	2012.06	口腔临床医学	赵志河	低强度脉冲超声（LIPUS）及脉冲电磁场（PEMF）对大鼠骨髓干细胞体外成软骨及软骨内成骨趋势的影响
	张晓歌	男	1975.02	2012.06	口腔临床医学	赵志河	炎症刺激和正畸力双重作用下微种植体周围组织变化研究
	堵安庆	男	1977.03	2012.06	口腔临床医学	赵志河	Y-27632 蛋白激酶抑制剂对周期性张应力作用下成骨样细胞中 c-Fos 和 c-Jun 的影响

续表4

博士学位授予单位	姓名	性别	出生年月	获学位年月	所授学位专业	指导教师	毕业论文题目
北京大学	许桢睿	女	1979.07	2012.12	口腔临床医学	赵志河	COX-2/PGE$_2$ 信号通路和整合素 αvβ3 在低氧诱导的血管内皮细胞血管生成中的作用
	黎佶	男	1973.04	2012.06	口腔临床医学	赵志河	缺氧状态下 hPDLSCs 诱导破骨细胞生成的机制研究
	王璟	女	1981.12	2012.06	口腔临床医学	赖文莉	应用认知行为疗法控制正畸疼痛的随机对照试验研究
	孙洁	女	1983.07	2012.06	口腔临床医学	赖文莉	正畸疼痛刺激下的人大脑活动的功能磁共振成像相关研究
	陈建伟	男	1983.11	2012.06	口腔临床医学	邹淑娟	TGFβ/Smad 在骨缝生长发育及牵张成骨中时空表达及作用机制的研究
	王海丞	男	1982.05	2013.01	口腔组织病理学	李铁军	牙源性角化囊性瘤纤维囊壁参与局部侵袭的机制初探
	韩冰	女	1985.10	2012.07	牙体牙髓病学	高学军 王晓燕	控释微胶囊氢氧化钙制剂的研究
	彭磊	女	1983.10	暂未获	牙周病学	孟焕新	S100A8 蛋白适配体的筛选及功能的初步研究
	黄宝鑫	男	1983.08	2012.07	牙周病学	孟焕新	种植深度对种植体周围软硬组织影响的动物实验研究
	张欣	女	1982.11	2012.07	牙周病学	孟焕新	钙结合蛋白和维生素 D 结合蛋白及相关基因多态性与侵袭性牙周炎关系的研究
	王文君	女	1984.03	2012.07	儿童口腔医学	葛立宏	牙周膜干细胞在全脱出牙齿再植牙周组织愈合的作用
	谭雍慧	女	1982.04	2012.07	口腔颌面外科学	傅开元	小胶质细胞免疫分子和趋化因子受体表达及相关疼痛调控机制
	张智玲	女	1984.02	2012.07	口腔颌面外科学	马绪臣 李刚	口腔颌面锥形束 CT 对颞下颌关节检查及邻面龋诊断的价值
	杨宁燕	女	1983.06	2012.07	口腔颌面外科学	俞光岩	家兔自体移植颌下腺的分泌机制和调控研究
	张翼飞	女	1983.03	2012.07	口腔颌面外科学	魏世成	纯钛表面新型涂层的微生物相容性研究
	李传真	男	1974.09	暂未获	口腔颌面外科学	郭传瑸	口腔癌颈淋巴结转移规律及 PET/CT 评价颈部转移状况的研究
	高敏	女	1981.06	2012.07	口腔颌面外科学	俞光岩 彭歆	唾液腺上皮性肿瘤临床病理研究

续表4

博士学位授予单位	姓名	性别	出生年月	获学位年月	所授学位专业	指导教师	毕业论文题目
	李江明	男	1976.07	2012.07	口腔颌面外科学	张益	颞下颌关节强直发病转归特征与病理对照研究
	欧阳思远	女	1984.07	2012.07	口腔颌面外科学	蔡志刚	近红外光谱技术监测游离组织皮瓣受区与供区术后血运变化的临床和实验研究
	乔朋艳	女	1984.08	暂未获	口腔修复学	谢秋菲	微囊化成骨细胞复合磷酸钙骨水泥的生物学研究
	王雪东	男	1983.06	2012.07	口腔正畸学	周彦恒 甘业华	雌激素对大鼠颞下颌关节骨关节炎作用的研究
	王晴竹	女	1984.08	2012.07	口腔正畸学	林久祥 贾培增	恒牙期骨性 III 类牙颌畸形治疗对患者软硬组织影响的头影测量研究
	赵晓光	男	1978.06	2012.07	口腔正畸学	林久祥 Mark Guenther Hans	颈椎影像计算机自动识别骨龄诊断系统的建立研究
上海交通大学							
	冯芝恩	男	1980.02	2012.06	口腔基础医学	陈万涛	口腔鳞癌分子诊断及分子分型生物标志物的初步研究
	王琛	女	1973.03	2012.06	口腔基础医学	孙皎	硅酸钙复合生物材料的成骨效应及其机制研究
	孙兆瑶	男	1978.03	2012.06	口腔基础医学	陈德敏	不同含锶量羟磷灰石无机骨水泥的制备及其生物学活性的实验研究
	刘斌	男	1979.07	2012.06	口腔临床医学	梁景平	牙龈卟啉单胞菌脂多糖损伤血管内皮细胞机制的实验研究
	汪嘉	女	1986.03	2012.06	口腔临床医学	梁景平	牙龈卟啉单胞菌脂多糖对人根尖牙乳头干细胞中 Wnt/β-catenin 信号通路的影响
	程岚	女	1978.05	2012.06	口腔临床医学	束蓉	重组全长人釉原蛋白制备及其细胞生物学作用评价
	李莉芬	女	1986.06	2012.06	口腔临床医学	朱亚琴	低氧调控牙髓细胞成牙本质分化的机制研究
	沈征宇	男	1978.11	2012.06	口腔临床医学	周曾同	Th17 细胞因子及相关 miRNA 在扁平苔藓病损中的作用
	刘伟	男	1983.07	2012.06	口腔临床医学	周曾同	口腔黏膜的癌变因素和干细胞标志物的研究
	施琳俊	男	1983.09	2012.06	口腔临床医学	周曾同	miRNA-155 在 OSCC 中的表达及其对患者预后判断价值初探

续表4

博士学位授予单位	姓名	性别	出生年月	获学位年月	所授学位专业	指导教师	毕业论文题目
	于雯雯	女	1983.11	2012.06	口腔临床医学	张志愿	新型生物纳米复合材料促进周围神经再生研究
	刘浏	男	1977.07	2012.06	口腔临床医学	张志愿	microRNA155 与人腺样囊性癌的相关研究
	代杰文	男	1980.10	2012.06	口腔临床医学	沈国芳	D1x2 在神经嵴细胞过表达转基因小鼠的建立及相关研究
	邓思敏	男	1984.12	2012.06	口腔临床医学	沈国芳	功能性电刺激修复兔单侧永久性面瘫的实验研究
	扈梅	女	1978.09	2012.06	口腔临床医学	孙坚	超支化聚缩水甘油药物递送系统的构建及性能评价
	尹雪莱	女	1983.12	2012.06	口腔临床医学	张陈平	骨膜血供对牙种植牵引成骨影响的动物实验
	马春跃	男	1984.02	2012.06	口腔临床医学	张陈平	Profilin2 及信号通路在口腔鳞癌中的作用研究
	麦华明	男	1976.04	2012.06	口腔临床医学	郑家伟	血管瘤干细胞的成瘤作用及普萘洛尔作用机制的探讨
	张益琳	女	1984.02	2012.06	口腔临床医学	张富强	TiO_2 颗粒对成骨细胞和骨组织影响的实验研究
	徐玲	女	1984.10	2012.06	口腔临床医学	张富强	rhPDGF-BB/bMSCs/β-TCP 组织工程骨修复即刻种植体周骨缺损的研究
	王宇华	女	1981.01	2012.06	口腔临床医学	张富强	气氛着色法应用于齿科氧化锆陶瓷的实验研究
	纪芳	女	1979.09	2012.06	口腔临床医学	沈刚	褪黑素与昼夜节律对小鼠牙胚发育的影响
第四军医大学	陶睿	男	1983.12	2012.06	口腔临床医学	倪龙兴	Pleurocidin 及其优化多肽抑制常见致龋菌的研究
	吴家媛	女	1976.01	2012.06	口腔临床医学	牛忠英 倪龙兴	碱性成纤维细胞因子对根尖牙乳头干细胞生物学作用及机制研究
	童忠春	男	1977.04	2012.06	口腔临床医学	倪龙兴	Nisin 抗菌肽抑制致龋菌和根管感染致病菌的体外研究
	许杰	男	1976.01	2012.06	口腔临床医学	吴织芬	穿心莲内酯对牙周炎骨吸收的影响及其机制的实验研究
	唐雪鹏	男	1979.11	2012.06	口腔临床医学	文玲英	骨髓基质干细胞膜片与牙周膜干细胞膜片在牙周组织再生的实验研究

续表4

博士学位授予单位	姓名	性别	出生年月	获学位年月	所授学位专业	指导教师	毕业论文题目
	曹　健	男	1983.09	2012.06	口腔临床医学	刘彦普	SDF-1/CXCR4 促进骨髓间充质干细胞迁移并参与牵张成骨的研究
	林小臻	男	1982.12	2012.06	口腔临床医学	刘彦普	下颌前徙/后退对头位和咽腔的影响：基于 CBCT 的回顾性研究
	张　蓉	女		2012.06	口腔临床医学	刘彦普	基于细胞膜片技术构建血管化组织工程骨的实验研究
	吕成鹏	男	1982.05	2012.12	口腔临床医学	刘彦普	脂肪基质干细胞和血管内皮祖细胞促进脂肪移植血管化的研究
	刘昌奎	男	1976.09	2012.06	口腔临床医学	毛天球	创伤性颞下颌关节强直机制研究——翼外肌在髁突矢状骨折愈合过程中对髁突形态改建的影响
	杨新杰	男	1983.10	2012.06	口腔临床医学	刘宝林	EMMPRIN 在涎腺腺样囊性癌嗜神经侵袭中的作用及机制研究
	黄　飞	男	1982.01	2012.06	口腔临床医学	陈永进	心理应激对大鼠髁突软骨结构的影响及机制研究
	张　茜	女	1980.07	2012.06	口腔临床医学	郭天文	GG 纯钛黏结瓷的改良及 GG 瓷粉相关性能的研究
	张子川	男	1982.10	2012.06	口腔临床医学	郭天文	纯钛表面制备复合纳米薄膜对钛瓷结合强度影响的研究
	陈　钢	男	1977.02	2012.06	口腔临床医学	王忠义	纳米非晶金刚石薄膜在牙科钴铬合金及纯钛表面处理中的应用
	高　媛	女	1982.02	2012.06	口腔临床医学	王忠义	一种改良型牵张式种植体的实验研究
	朱　啸	男	1979.10	2012.06	口腔临床医学	王忠义	PMMA 材料可摘局部义齿修复后口腔菌群变化的初步研究
	韩　颖	女	1981.07	2012.06	口腔临床医学	赵铱民	纳米抗紫外线氧化物在颌面赝复硅橡胶中的应用研究
	李　蓓	女	1982.10	2012.06	口腔临床医学	赵铱民	抑制骨髓间充质干细胞的 ERK1/2 信号通路在骨质疏松治疗中的作用
	吴淑仪	女	1980.07	2012.06	口腔临床医学	赵铱民	内皮祖细胞移植促进放疗后组织微血管修复的实验研究
	谢　诚	男	1981.08	2012.06	口腔临床医学	赵铱民	组织工程牙根 HA/TCP 支架材料的载银抗菌策略研究

续表4

博士学位授予单位	姓名	性别	出生年月	获学位年月	所授学位专业	指导教师	毕业论文题目
	李玉梅	女	1976.01	2012.12	口腔临床医学	赵铱民	^{60}Co γ 射线对钛表面成骨细胞及 p38 MAPK 信号通路的影响
	刘瑞瑞	女	1984.06	2012.06	口腔临床医学	陈吉华	原花青素预处理改善全酸蚀粘接系统牙本质粘接耐久性的基础研究
	马　赛	女	1984.10	2012.06	口腔临床医学	陈吉华	两种常用季铵盐型抗菌单体抗菌性能、细胞毒性的比较研究及其细胞毒性机制初探
	王丹杨	女	1983.08	2012.06	口腔临床医学	陈吉华	人牙本质源 MMP 的鉴定及其与牙本质粘接持久性的相关性研究
	王庆昱	男	1984.01	2012.06	口腔临床医学	段银钟	髁突骨软骨交界血管新生在颞下颌关节骨关节病的研究
	刘名燕	女	1975.04	2012.06	口腔临床医学	段银钟	牵张应力对 MC3T3-E1 和人牙周膜细胞成骨分化的影响及相关信号通路调控作用研究
	刘　丽	女	1980.04	2012.06	口腔临床医学	段银钟	小鼠诱导式多能干细胞向牙源性细胞分化的实验研究
	姜　宁	女	1983.04	2012.12	口腔临床医学	段银钟	BSSO 下颌后退术近心骨段位置变化的 CBCT 研究
	匡　斌	女	1968.12	2012.12	口腔临床医学	段银钟	实验性咬合紊乱致大鼠髁突骨关节炎病理改变中 SDF/CXCR 信号轴及 OPG/RANKL 表达变化
	曾　光	男	1982.07	2012.12	口腔临床医学	段银钟	上颌前方牵引与安氏 Ⅲ 类骨面型鼻部形态变化的相关性研究
	刘文佳	女	1982.10	2012.06	口腔临床医学	丁　寅	miR-17 调控人牙周膜干细胞骨向分化的机制研究
	孔祥伟	女	1982.10	2012.06	口腔临床医学	丁　寅	Wnt/β-catenin 信号通路对炎症状态下牙周膜干细胞成骨分化的调控机制研究
	章　斌	男	1980.01	2012.06	口腔临床医学	丁　寅	雌激素受体在去势大鼠牙周膜干细胞成骨分化过程中作用的研究
	杨　楠	女	1981.06	2012.06	口腔临床医学	丁　寅	miR-21 及其靶基因 Sprouty 1 调控人骨髓间充质干细胞成骨分化的机制研究

续表4

博士学位授予单位	姓名	性别	出生年月	获学位年月	所授学位专业	指导教师	毕业论文题目
武汉大学	马　静	女	1983.09	2012.12	口腔临床医学	丁　寅	转录因子 RBP-J 对小鼠破骨细胞分化及功能的调控作用研究
	王　光	男	1980.07	2012.12	口腔临床医学	丁　寅	雌激素缺乏导致的骨质疏松环境中 TNF-α 通过 miR-21 影响小鼠骨髓间充质干细胞成骨分化能力的研究
	周　扬	男	1984.01	2012.06	临床医学	徐礼鲜	脊髓背角胶质细胞在外周神经损伤所致神经病理性痛中的作用
	吕苗苗	女	1980.11	2012.06	临床医学	徐礼鲜	HIF-1α 基因修饰骨髓间充质干细胞对脑损伤的保护作用及其机制的研究
	李　源	女	1972.03	2012.06	临床医学	徐礼鲜	纳米淀粉微球溶液的制备及抗失血性休克的基础研究
	周　特	男	1983.03	2012.06	牙体牙髓病学	边　专	姜黄素在大鼠牙周炎模型中的抗炎作用及机制研究
	梁　佳	男	1982.07	2012.06	牙体牙髓病学	边　专	非综合征型先天缺牙致病基因的筛查及分子发病机制的研究
	潘乙怀	女	1970.05	2012.06	牙体牙髓病学	范　兵	分支根管的形态研究
	朱晓杰	女	1981.06	2012.06	牙体牙髓病学	彭　彬	硫氧还蛋白系统蛋白在舌癌中的表达及作用
	吴　杨	男	1983.07	2012.06	口腔颌面外科学	龙　星	纤维蛋白凝胶结合滑膜干细胞修复颞下颌关节盘穿孔的实验研究
	陈　斯	女	1981.11	2012.06	口腔颌面外科学	龙　星	髁突肥大软骨组织形态及增殖与分化的研究
	陈宇翔	男	1982.02	2012.06	口腔颌面外科学	龙　星	胰岛素样生长因子在髁突肥大软骨细胞增生过程中的调节作用
	刘志明	男	1982.01	2012.06	口腔颌面外科学	龙　星	人颞下颌关节滑膜间充质干细胞神经化与疼痛的相关研究
	黄从发	男	1983.09	2012.06	口腔颌面外科学	赵怡芳	CypA 和 CD147 配体-受体在舌癌中的作用及分子机制研究
	杨荣涛	男	1984.11	2012.06	口腔颌面外科学	李祖兵	NELL1 在小鼠梅克尔软骨退化过程中的作用及其机制研究
	华先明	男	1966.06	2012.06	口腔修复学	程祥荣	下颌渐进式后退的基础和临床研究

续表 4

博士学位授予单位	姓名	性别	出生年月	获学位年月	所授学位专业	指导教师	毕业论文题目
	孙莉莉	女	1981.06	2012.06	口腔修复学	王贻宁	漂白剂对牙釉质成分结构和颜色影响的实验研究
	梁珊珊	女	1982.06	2012.06	口腔修复学	王贻宁	光激活牙漂白效果评价及牙漂白颜色变化机制初探
	梁又德	女	1982.12	2012.06	口腔修复学	王贻宁	LIF 在牙周组织骨改建中的表达及作用
	邢文忠	男	1976.11	2012.06	口腔修复学	王贻宁	漂白对间接修复复合树脂材料影响的实验研究
	程 涛	男	1969.10	2012.06	口腔修复学	王贻宁	单种植体固位覆盖义齿的基础及临床研究
	陈凤英	女	1974.10	2012.06	口腔修复学	王贻宁	义齿黏附剂的研制与评价
	欧阳小百	男	1982.12	2012.06	口腔修复学	黄 翠	两种纳米载药系统对牙科黏结材料的改性研究
	王亚珂	男	1984.04	2012.06	口腔修复学	黄 翠	磷灰石晶体在脱蛋白牙本质中微晶行为分析及对自酸蚀粘接的影响
首都医科大学							
	王 福	男	1970.10	暂未获	口腔基础医学	王松灵	小型猪牙齿发育、基因表达和基于牙胚细胞重组的全牙再生研究
	蓝爱仙	女	1983.07	暂未获	口腔内科学	孙 正	Nrf2/Keap1 通路在口腔癌发病中作用的实验研究
	徐骏疾	男	1984.07	2012.07	口腔颌面外科学	王松灵	异基因间充质干细胞治疗舍格伦综合征及颌面部放射损伤研究
	吕绳漪	女	1980.09	2012.12	口腔修复学	张振庭	口内实验性疼痛模型的感觉敏感性研究
	王 娜	女	1980.09	2012.07	口腔修复学	张振庭	钛/钽表面组装金属氧化物纳米管阵列及其生物相容性研究
	李 茵	女	1978.11	2012.07	口腔修复学	张振庭	静压力对人牙周膜成纤维细胞炎症因子表达影响及促炎症极化的初步研究
	党 平	男	1974.05	暂未获	口腔修复学	施生根	激光显微切割联合芯片技术筛选小鼠牙囊组织发育早期差异表达基因
	张 莉	女	1983.10	暂未获	口腔正畸学	白玉兴	HAP-GEL 纳米复合材料与大鼠骨髓多能成体祖细胞联合修复自体颅骨缺损的相关实验研究

续表4

博士学位授予单位	姓名	性别	出生年月	获学位年月	所授学位专业	指导教师	毕业论文题目
	高伟民	男	1984.02	暂未获	口腔正畸学	白玉兴	正常骀青少年颅面部生长发育的三维头影测量研究
解放军医学院							
	韩　勇	男	1980.01	2012.06	口腔临床医学	刘洪臣	PLGA 微球-纤维蛋白胶胰岛素缓释系统对 1 型糖尿病种植体骨结合的影响
	李　颖	女	1982.09	2012.06	口腔临床医学	刘洪臣	胰岛素对 2 型糖尿病大鼠下颌骨组织蛋白表达的影响及相关机制的初步研究
	刘亚京	男	1983.11	2012.06	口腔临床医学	刘洪臣	慢病毒介导 NDLL1 基因转染对人脂肪干细胞体外增殖和分化影响的实验研究
	夏　丽	女	1984.01	2012.06	口腔临床医学	储冰峰	变异链球菌非编码 RNA 的初步筛选及非编码 RNA-L10-Leader 的鉴定和相关检测
	陈丽洁	女	1982.05	2012.06	口腔临床医学	胡　敏	面神经解剖特异性趋向性生长的相关问题研究
	任一鹏	男	1981.09	2012.06	口腔临床医学	步荣发	Th17 在口腔鳞癌微环境中的分布及抑瘤作用初探
中国医科大学							
	李　宁	女	1976.03	2012.06	口腔基础医学	钟　鸣	成釉细胞瘤中 mTOR 及其调控相关基因研究
	许学斌	女	1974.05	2012.06	口腔临床医学	潘亚萍	牙龈卟啉单胞菌对牙龈上皮细胞黏附及其抑制凋亡的体外研究
	潘春玲	女	1975.03	2012.06	口腔临床医学	潘亚萍	牙龈卟啉单胞菌内化牙龈上皮细胞对细胞周期影响的研究
	张忠提	男	1972.10	2012.06	口腔临床医学	李瑞武	牙乳头细胞对大鼠牙髓干细胞增殖及分化的影响及机制研究
	冯翠娟	女	1977.02	2012.06	口腔临床医学	卢　利	Wnt10a 在先天性唇腭裂发生中的作用研究
	李　波	女	1971.09	2012.06	口腔临床医学	卢　利	急慢性颞下颌关节炎性疼痛中 mGluR5 和 TRPA1 的表达及作用机制实验研究
	何晓宁	男	1978.10	2012.06	口腔临床医学	卢　利	BMP2 基因转染 BMSC 与 EPC 复合于纳米硫酸钙/藻酸盐支架修复大鼠骨缺损的试验研究

续表 4

博士学位授予单位	姓名	性别	出生年月	获学位年月	所授学位专业	指导教师	毕业论文题目
	杨亮亮	女	1977.12	2012.06	口腔临床医学	孙长伏	PYK2 在 CCR7 调控的头颈鳞癌的侵袭和迁移中的作用的研究
吉林大学							
	苗雷英	女	1980.10	2012.06	口腔临床医学	孙宏晨	磁性纳米微粒介导 TRAIL 基因转染涎腺腺样囊性癌治疗作用
	高永波	男	1961.01	2012.06	口腔临床医学	孙宏晨 周延民	人类牙根无细胞牙骨质的纳米结构表征
	孙淑芬	女	1967.11	2012.06	口腔临床医学	胡　敏	静电纺 PBS 纳米纤维膜及缓释血小板内生长因子的 PBS 纳米纤维膜的制备及生物活性评价
	刘炜炜	男	1981.05	2012.06	口腔临床医学	胡　敏	白细胞介素 18 对人舌鳞状细胞癌治疗作用的探讨
	韩光红	女	1980.04	2012.06	口腔临床医学	孙新华	不同正畸力值对牙髓活力、Fos 和 MMP-9 蛋白表达变化作用的实验研究
	沈　晓	女	1984.02	2012.06	口腔临床医学	孙新华	Tip-Edge Plus 矫治器上颌尖牙移动特征及对前牙转矩表达影响的研究
	孙秀梅	女	1980.02	2012.06	口腔临床医学	孙新华	弱激光照射减轻实验性牙移动疼痛的分子机制研究
哈尔滨医科大学							
	张　磊	女	1974.04	2012.06	口腔医学	毕良佳	Rb 荧光光谱法辅助诊断口腔癌前病变
	静广平	男	1974.02	2012.12	口腔临床医学	焦晓辉	Scutellarein 体外抗人舌鳞癌细胞增殖作用的研究
	闫伟军	男	1976.04	2012.12	口腔临床医学	焦晓辉	MEAW 技术治疗𬌗平面偏斜机制的有限元研究
同济大学							
	周　健	男	1984.05	2013.04	口腔临床医学	刘月华	低氧诱导因子在雌激素保护慢性间歇性低氧大鼠颏舌肌功能中的作用
南京医科大学							
	袁　华	男	1979.12	2012.07	口腔临床医学	陈　宁	中国汉族人群头颈癌遗传易感性的研究
	王培志	男	1978.03	2012.12	口腔临床医学	陈　宁	不同管径 TiO_2 纳米管对钛种植体周围骨再生的影响

续表4

博士学位授予单位	姓名	性别	出生年月	获学位年月	所授学位专业	指导教师	毕业论文题目
	胡　芳	女	1973.04	2012.07	口腔临床医学	王　林	TRPV4 在雌激素的软骨保护中的协同作用
浙江大学	方　亮	男	1980.07	2012.06	口腔临床医学	王慧明	转录因子 FOXO3a 在口腔鳞癌中的作用及在肿瘤靶向治疗中应用的初步研究
	包霆威	男	1983.04	2012.06	口腔临床医学	王慧明	PAMAM 树状分子复合 rh-BMP-2 基因活性基质的构建及其骨再生研究
	孙　平	男	1977.08	2011.12	口腔临床医学	谷志远	RhBMP2/7 异源二聚体促进种值体周围骨缺修复和诱导成骨细胞通路初步探讨
	王靖虓	男	1974.10	2012.03	口腔临床医学	谷志远	BMP2/7 异二聚体在诱导种植体周骨缺损区成骨的研究
	徐　婷	女	1985.01	2012.06	口腔临床医学	谷志远	颞下颌关节滑膜细胞中 PRG4 表达调控及 TGF-β1 诱导软骨化生作用机制研究
	陈志红	女	1971.08	2012.06	口腔临床医学	谷志远	五种牙科合金细胞遗传毒性的体外实验和颊黏膜细胞微核试验研究
	江巧红	女	1981.11	2012.06	口腔临床医学	赵士芳	多孔纯钛种植体表面 BMP-2 基因薄层的组装、性能和生物学评价
福建医科大学	雷　浪	男	1979.07	2012.06	口腔临床医学	闫福华	高脂血症影响载脂蛋白 E 基因敲除小鼠对牙龈卟啉单胞菌的先天免疫并促进牙周病进展的研究
	唐焜琪	女	1984.06	2012.06	口腔临床医学	闫福华	hOPG 基因修饰的组织工程化复合物修复牙周组织缺损的实验研究
山东大学	黄海云	女	1970.12	2012.06	口腔临床医学	杨丕山	TNF-α 对牙周膜干细胞和骨髓间充质干细胞增殖和成骨分化的影响及骨创伤修复的研究
	赵　宁	男	1976.10	2012.06	口腔临床医学	杨丕山	NF-κB 信号通路介导的 TNF-α 抑制骨髓基质细胞成骨分化过程中的作用研究

续表4

博士学位 授予单位	姓名	性别	出生 年月	获学位 年月	所授学位 专业	指导 教师	毕业论文题目
	文勇	男	1984.06	2012.06	口腔临床医学	徐欣	Hippo 信号通路在小鼠牙齿发育中的作用研究
	兰晶	女	1971.01	2012.06	口腔临床医学	姜广水	涎腺转染 CCL25 提高唾液 sIgA水平的实验研究
	姜萍萍	女	1980.10	2012.06	口腔临床医学	姜广水	涎腺局部调节由防龋疫苗诱导的免疫应答的研究
	刘浩	男	1979.10	2012.12	口腔临床医学	姜广水	IL-21 在舍格伦综合征发病过程中的作用机制
	宋晓彬	女	1983.05	2012.06	口腔临床医学	魏奉才	VEGF 及 BMP2 基因修饰对血管化组织工程骨的影响及机制研究
	张东	男	1978.07	2012.12	口腔临床医学	魏奉才	半乳糖凝集素-3 在舌癌侵袭和转移中的作用及机制研究
中山大学	麦俊妮	女	1982.12	2012.06	口腔临床医学	凌均棨	特异性抗变异链球菌肽 IMB-2 的构建及其生化特性的实验研究
	杜宇	女	1984.09	2012.06	口腔临床医学	凌均棨	Wnt 经典信号通路中心蛋白 β-catenin 对大鼠牙囊细胞增殖和成骨/成牙骨质向分化的影响
	宁杨	男	1984.07	2012.06	口腔临床医学	凌均棨	白色念珠菌在难治性根尖周炎发病机制中作用的研究
	李晓岚	女	1981.10	2012.12	口腔临床医学	凌均棨	构建和应用变异链球菌绿色荧光蛋白报告株对双菌种生物膜的实验研究
	亓益品	女	1984.10	2012.06	口腔临床医学	凌均棨	天然胶原支架及脱矿牙本质的拟生态再矿化研究
	秦伟	男	1976.6	2012.06	口腔临床医学	林正梅	Smad1/5 和 MAPK 信号通路调控 BMP-2 诱导牙髓细胞分化的实验研究
	杨灵澜	女			口腔临床医学	程斌	社会隔离对鼠皮肤黏膜创伤愈合的影响及作用机制研究
	戴耀晖	男	1978.4	2012.06	口腔临床医学	程斌	全反式维甲酸调控口腔鳞状细胞癌增殖-分化的转录谱研究
	黄芳	女			口腔临床医学	程斌	褪黑激素对大鼠颌面炎性疼痛昼夜节律变化的影响及 TG 神经元 GABA/NO 机制探讨

续表4

博士学位授予单位	姓名	性别	出生年月	获学位年月	所授学位专业	指导教师	毕业论文题目
	朱李军	男			口腔临床医学	廖贵清	RNAi 沉默 Med19 对舌鳞癌细胞生长、侵袭影响的实验研究
	张 斌	男	1982.12	2012.06	口腔临床医学	黄洪章	miR-138 和 miR-181b 调控舌鳞状细胞癌化疗耐药相关蛋白表达的研究
	梁玉洁	女	1983.09	2012.06	口腔临床医学	廖贵清	肿瘤源性 Foxp3 在舌鳞癌微环境中的作用机制研究
	陈 宇	男	1970.04	2012.06	口腔临床医学	丁学强	慢病毒介导的 hPIK3CA-shRNA抑制人舌鳞癌的实验研究
	王友元	男	1981.05	2012.06	口腔临床医学	陈伟良	Ezrin/NF-kB 调控 EGF 诱导的舌鳞癌上皮-间质转化及转移的研究
	杨 彬	男	1983.07	2012.06	口腔临床医学	张志光	Sh3pxd2b 基因突变对颅颌面部多器官影响的研究
	郑广森	男	1983.05	2012.06	口腔临床医学	廖贵清	计算机辅助颌骨缺损修复重建基础与临床研究
河北医科大学							
	任贲云	男	1969.10	2012.06	病理学与病理生理学	王 洁	沉默 TX-Ⅰ基因对人涎腺多形性腺瘤生长及基因表达谱的影响
	胡骁颖	女	1976.02	2012.06	外科学	董福生	上颌前牵引应力分布三维有限元分析及 angle's Ⅲ类错殆上颌前牵引临床矫治研究
	侯 彦	女	1981.02	2012.06	外科学	董福生	中国汉族青年面貌特征及微笑特征瞬间成像三维立体扫描分析
大连医科大学							
	丛 蔚	女	1979.04	2012.07	病理学与病理生理学	肖 晶	利用维甲酸诱导及 Wnt5a 基因敲除两种颌面发育畸形模型研究腭裂及舌发育异常的分子调控机制及相关性
南京大学							
	黄晓峰	女	1968.02	2012.06	外科学	胡勤刚	口腔鳞癌相关 Toll 样受体表达、临床病理学意义及免疫微环境变化的研究
	牟永斌	男	1974.01	2012.06	外科学	胡勤刚	合成 SPIO 和近红外染料标记DC 体内迁移分布的实验研究
华中科技大学							

续表4

博士学位授予单位	姓名	性别	出生年月	获学位年月	所授学位专业	指导教师	毕业论文题目
中南大学	Abdalbseet A. Fatalla	男		2012.06	外科学	曹颖光	Comparison of Some Mechanical Properties Concerning the Mold of Tooth and/or Implant Supported Overdenture
	周鑫才	男		2012.06	外科学	曹颖光	等离子体射流联合刮治术治疗犬种植体周围炎的实验研究
	刘欧胜	男	1981.10	2012.12	耳鼻咽喉科学	唐瞻贵 王松灵	异体牙周膜干细胞移植和机体(B 淋巴细胞)体液免疫应答研究
	王月红	女	1982.03	2012.06	耳鼻咽喉科学	唐瞻贵	口腔疣状癌、口腔鳞癌全基因组及 miRNA 表达谱研究
	刘斌杰	男	1970.11	2012.06	外科学	翦新春	口腔黏膜下纤维性变相关 miRNA 表达谱的建立及其功能的初步探讨
	贺智晶	男	1983.04	2012.06	外科学	翦新春	口腔黏膜下纤维性变病例蛋白质组学研究
	吴晓珊	女	1984.11	2012.06	外科学	翦新春	肌肉三维组态的形成机制——以羽毛肌肉为模型的探索研究
	钟孝欢	男	1979.11	2012.12	外科学	翦新春	胰岛素对成骨细胞机械力学应答反应影响的实验研究
	张珊珊	女	1982.10	2012.12	内科学	凌天牗	姜黄素对口腔黏膜下纤维性变 SD 大鼠模型抗纤维化作用及机制的研究
南方医科大学	房付春	男	1983.10	2012.06	外科学	吴补领	牙周炎对终末期肾脏病患者系统炎症营养状况及脂质代谢水平的影响
	麻丹丹	女	1982.06	2012.06	外科学	吴补领	人深龋牙髓干细胞矿化相关蛋白质组学分析及候选基因 Stathmin 功能的初步研究
	岳 静	女	1983.06	2012.06	外科学	吴补领	人牙髓干细胞定向分化为成牙本质细胞 let-7/miR-98 家族靶向调控牙本质基质蛋白 1 的研究
	李长霞	女	1965.04	2012.06	外科学	吴补领	miRNAs 靶向调节人牙周膜细胞骨向分化中 PLAP-1 基因表达研究

续表4

博士学位授予单位	姓名	性别	出生年月	获学位年月	所授学位专业	指导教师	毕业论文题目
	倪　佳	女			人体解剖学与组织胚胎学	章锦才	牙周炎影响肥胖大鼠胰岛素抵抗机制的初步研究
	李少冰	男	1983.08	2012.06	外科学（整形外科）	周　磊	紫外线辐照对喷砂酸蚀纯钛表面生物学活性影响的体外实验研究
	张　晟	女	1983.03	2012.10	临床医学	柳大烈 章锦才	纳米 Ag/TiO_2 涂层托槽的研制及其抗菌性能研究
重庆医科大学							
	吴晓绵	男	1982.08	2012.06	组织工程与细胞工程	邓　锋	纳米二氧化钛/聚醚醚酮骨科替代复合材料:体外和体内研究
	白艳杰	男	1982.08	暂未获	组织工程与细胞工程	邓　锋	纳米二氧化钛/聚醚醚酮骨科替代复合材料:体外和体内研究
	付　钢	男	1973.08	2012.06	组织工程与细胞工程	邓　锋	后牙残根桩核的三维力学研究
	张　翼	男	1978.10	2012.06	组织工程与细胞工程	邓　锋	Tip-Edge 差动矫治力系内收上颌前牙的三维有限元研究
	黄　姣	女	1980.06	2012.06	生物医学工程	邓　锋	低氧微环境对骨髓间充质干细胞成骨分化影响的研究
第三军医大学							
	刘　锐	男	1983.10	2012.06	生物医学工程	刘鲁川	复方奥硝唑甲磺酸培氟沙星 PLGA 缓释微球制备及对慢性牙周病的药效学研究

表5　2012 年度中国口腔医学 8 年制毕业生一览表

博士学位授予单位	姓名	性别	出生年月	获学位年月	所授学位专业	指导教师	毕业论文题目
四川大学							
	周　媛	女	1986.06	2012.06	口腔医学	周学东	人唾液对变异链球菌早期定植的影响
	杨会肖	女	1984.11	2012.06	口腔医学	吴红崑	老年根龋患者唾液微生物多样性群落研究
	黄　玮	女	1986.11	2012.06	口腔医学	吴亚菲	牙龈卟啉单胞菌及其脂多糖影响单核细胞表达 CCR2 的实验研究
	杨建堂	男	1985.09	2012.06	口腔医学	陈谦明	Th1/Th2 细胞因子的表达及其基因多态性与口腔扁平苔藓相关性的系统评价

续表 5

博士学位授予单位	姓名	性别	出生年月	获学位年月	所授学位专业	指导教师	毕业论文题目
	李　昆	男	1986.01	2012.06	口腔医学	田卫东	不同密度脂肪干细胞复合富血小板血浆对脂肪颗粒移植影响
	李双君	男	1987.04	2012.06	口腔医学	李龙江	rAd-p53 联合化学药物治疗晚期口腔癌的临床研究
	刘济远	男	1986.01	2012.06	口腔医学	唐休发	切取活检对裸鼠舌部 Tca8113 移植瘤生物学行为影响的初步研究
	朱文超	男	1986.08	2012.06	口腔医学	石　冰	中国西部人群 PDGF-C 基因单核苷酸多态性与非综合征型唇腭裂相关性研究
	刘　超	男	1985.09	2012.06	口腔医学	石　冰	孕妇吸烟饮酒与唇腭裂类型相关性及咽成形术后腭咽堵塞的研究
	杨运强	男	1984.11	2012.06	口腔医学	郑　谦	腭裂整复的临床研究:腭咽功能及颌骨发育
	税雪苹	女	1986.08	2012.06	口腔医学	胡　静	含锶羟磷灰石成骨作用的实验研究
	周红波	男	1985.01	2012.06	口腔医学	朱智敏	低强度脉冲超声对骨质疏松大鼠钛种植体骨结合影响的实验研究
	张书垣	女	1987.03	2012.06	口腔医学	朱智敏	不同种类合金衔铁根帽的耐腐蚀性研究
	龙　刚	男	1985.12	2012.06	口腔医学	宫　苹	基于田口方法的不同因素对全瓷冠应力影响的三维有限元研究
	王　萍	女	1985.10	2012.06	口腔医学	宫　苹	具有血管化潜能的可注射组织工程骨的实验研究
	吕胡玲	女	1983.10	2012.06	口腔医学	万乾炳	多壁碳纳米管/纳米羟基磷灰石/聚己内酯复合材料的制备及其性能研究
	敖丹婷	女	1986.10	2012.06	口腔医学	陈治清	壳聚糖生物驻极体膜引导骨再生的动物实验研究
	臧程程	女	1985.04	2012.06	口腔医学	梁　星	载唑来膦酸壳聚糖/磷酸钙陶瓷的制备、表征及其对成骨细胞的影响
	肖　力	男	1985.06	2012.06	口腔医学	赵志河	压应力作用对骨髓间充质干细胞体外分化及 Msx2 因子表达变化的影响研究

续表5

博士学位授予单位	姓名	性别	出生年月	获学位年月	所授学位专业	指导教师	毕业论文题目
	张　林	女	1984.02	2012.06	口腔医学	陈扬熙	机械应力下 Sonic hedgehog 信号通路在 Malassez 上皮剩余细胞表达变化的体内外研究
北京大学							
	刘佳佳	女	1985.12	2012.08	牙体牙髓病学	高学军	纳米树脂分光光度比色色差分析的体外研究
	刘思毅	女	1986.09	2012.08	牙体牙髓病学	高学军	生物活性玻璃对牙髓血管生长因子作用的研究
	聂　杰	男	1986.02	2012.08	牙体牙髓病学	高学军	直接粘接修复体边缘适合性的研究
	袁　牧	女	1985.10	2012.08	牙体牙髓病学	高学军	碳酸饮料致牙釉质早期脱矿的体内研究
	刘　伟	男	1986.11	2012.08	牙体牙髓病学	岳　林	复合树脂间粘接的拉伸强度研究
	贾平一	女	1987.05	2012.08	牙周病学	欧阳翔英	锥形束 CT 在评价牙周骨下袋病损中的应用
	裴喜燕	女	1985.09	2012.08	牙周病学	欧阳翔英	不同牙周炎定义标准及分度标准的比较研究——牙周自然进展资料的再分析
	梁凌智	男	1987.08	2012.08	牙周病学	孟焕新	微笑美学相关因素及主观评价的初步研究
	余婧婷	女	1987.03	2012.08	牙周病学	孟焕新	骨化三醇调控牙龈上皮细胞钙结合蛋白表达的初步研究
	丁　宁	女	1985.09	2012.08	口腔黏膜病学	华　红	原发性舍格伦综合征口腔真菌菌群分布特征的初步研究
	李　征	女	1986.08	2012.08	口腔黏膜病学	刘宏伟	义齿性口炎的患病状况调查及临床研究
	贾维茜	女	1986.02	2012.08	儿童口腔医学	葛立宏	TGF-β1 和辛伐他汀对牙髓干细胞成牙本质分化作用的研究
	王岐麟	男	1985.09	2012.08	儿童口腔医学	葛立宏	富血小板纤维蛋白在牙髓再生性治疗中的应用价值初探
	孙翔宇	男	1986.12	2012.08	儿童口腔医学	郑树国	牙周膜细胞对颅骨锁骨发育不全患者恒牙迟萌作用的研究
	徐　赫	女	1986.07	2012.08	儿童口腔医学	秦　满	重度婴幼儿龋患儿的口腔健康行为调查及变异链球菌和远缘链球菌的检测
	凌广慧	女	1986.10	2012.08	口腔预防医学	徐　韬	PCR-DGGE 分析原发性舍格伦综合征患者龈上菌斑菌群组成

续表 5

博士学位授予单位	姓名	性别	出生年月	获学位年月	所授学位专业	指导教师	毕业论文题目
	臧　鹏	男	1987.06	2012.08	口腔预防医学	徐　韬	我国居民口腔健康不均等性研究
	王妙贞	女	1985.09	2012.08	口腔颌面外科学	王　兴	上颌 Le Fort I 型截骨术后两种手术方法控制鼻翼宽度效果的比较
	陈宇寰	女	1986.09	2012.08	口腔颌面外科学	郭传瑸	THUMedical 软件进行腮腺良性肿瘤三维分割的精度研究
	李彗达	男	1986.02	2012.08	口腔颌面外科学	郭传瑸	伢典® 微创拔牙刀拔除上颌正中埋伏多生牙的临床效果评价
	高　柳	男	1985.12	2012.08	口腔颌面外科学	俞光岩	口腔癌患者并存疾病的初步研究
	于洪馗	男	1986.08	2012.08	口腔颌面外科学	俞光岩	血管化自体颌下腺移植治疗重症角结膜干燥症的血管处理
	郭华秋	女	1985.08	2012.08	口腔颌面外科学	张建国	老年头颈癌碘^{125}粒子植入治疗后生存质量研究
	黄进伟	男	1985.09	2012.08	口腔颌面外科学	蔡志刚	数字化外科技术在下颌骨缺损重建中的初步应用研究
	孟　甜	女	1986.01	2012.08	口腔颌面外科学	马　莲	唇腭裂患者侧貌协调性医患主观评价的比较
	岳　嵚	女	1985.09	2012.08	口腔颌面外科学	林　野	下颌后牙不翻瓣与翻瓣种植技术对边缘骨水平影响的影像学分析
	韩国嵩	男	1985.12	2012.08	口腔颌面医学影像学	马绪臣	根尖片和曲面体层摄影辐射剂量及相关防护研究
	刘木清	女	1985.01	2012.08	口腔颌面医学影像学	傅开元	殆垫治疗后髁突改建影像学特征及计算机辅助分析
	刘婧寅	女	1986.08	2012.08	口腔修复学	冯海兰	种植体数目及分布对下颌覆盖义齿生物力学影响
	刘诗铭	女	1985.11	2012.08	口腔修复学	徐　军	殆面设计对上颌前磨牙桩核冠修复后应力分布的影响
	钱　锟	女	1986.05	2012.08	口腔修复学	徐　军	组牙功能殆后牙磨道斜度的研究
	刘晓强	男	1987.05	2012.08	口腔修复学	谭建国	牙本质基质金属蛋白酶活性的原位测定
	王　鹃	女	1986.12	2012.08	口腔修复学	谢秋菲	微囊化 rBMSCs 和 MC3T3-E1 细胞/磷酸钙骨水泥的体内成骨研究

续表5

博士学位授予单位	姓名	性别	出生年月	获学位年月	所授学位专业	指导教师	毕业论文题目
	尉华杰	男	1986.02	2012.08	口腔修复学	王新知	全冠预备体实际预备量的测量评价和数据库的初建
	杨雪	女	1986.06	2012.08	口腔修复学	冯海兰	种植体支持可摘局部义齿的三维有限元分析
	叶红强	男	1985.04	2012.08	口腔修复学	周永胜	颜面部大面积缺损的高精度数字化修复
	杨静文	女	1986.07	2012.08	口腔修复学	姜婷	仿生支架孔径设计对组织工程中骨及血管生成的影响
	何丹青	女	1986.03	2012.08	口腔正畸学	周彦恒	多种来源头颅侧位片的头影测量比较研究
	曾岷玟	女	1986.04	2012.08	口腔正畸学	周彦恒	锥形束 CT 硬组织阈值分割的精度研究
	张伟生	男	1985.07	2012.08	口腔正畸学	李巍然	双颌前突患者正畸治疗后前牙牙槽骨变化的研究
	苏红	女	1987.10	2012.08	口腔正畸学	许天民	影响错𬌗患者上下颌第一恒磨牙近远中倾斜度的因素分析
第四军医大学							
	王晓瑞	男	1986.03	2012.06	口腔基础医学	王美青	咬合接触对升颌肌肌电活动的影响及其在 TMD 治疗中的意义
	朱斌	男	1986.07	2012.06	口腔基础医学	金岩 李德华	不同来源间充质干细胞复合膜片构建带有牙周组织的种植体
	朱苑	男	1986.07	2012.06	口腔基础医学	金岩 王小竞	乳牙牙髓干细胞(DDPSCs)参与调节生理性根吸收过程中破骨作用的研究
	魏洪波	男	1986.08	2012.06	口腔临床医学	赵铱民	TiO_2 纳米管 CNN2 复合涂层的构建及在经皮种植体表面处理中的应用
	孙书恺	男	1985.09	2012.06	口腔临床医学	倪龙兴	三叉神经节内 MAPK 通路与 Nav1.7 和 Nav1.8 在大鼠牙髓炎性痛中的作用研究
	周游	男	1986.01	2012.06	口腔临床医学	丁寅	相关 MicroRNA 对人骨髓间充质干细胞衰老的调控的初步研究
	党军	男	1987.05	2012.06	口腔临床医学	王勤涛	口腔扁平苔藓中 p16 基因与 MicroRNA-137 基因启动子甲基化的初步研究
	马克强	男	1987.07	2012.06	口腔临床医学	陈吉华	不同粘接策略对牙本质粘接耐久性的影响
武汉大学							

续表 5

博士学位授予单位	姓名	性别	出生年月	获学位年月	所授学位专业	指导教师	毕业论文题目
	刘　洋	女	1985.09	2012.06	口腔医学	樊明文	微创技术修复 IV 和 V 类洞的 6 个月临床评价
	陈思全	男	1985.04	2012.12	口腔医学	边　专	GuttaFlow 对 C 形根管充填效果的对比研究
	周　倩	女	1986.08	2012.06	口腔医学	陈　智	自酸蚀黏接剂和酸蚀-冲洗黏接剂对 I 类洞复合树脂修复的两年临床评价
	陈　灏	男	1985.12	2012.06	口腔医学	范　兵	上颌第二磨牙融合根及其根管形态的研究
	朱玲新	男	1987.01	2012.06	口腔医学	彭　彬	阻塞根管治疗效果评价及根尖周炎发病机制相关研究
	张晓曼	女	1987.01	2012.06	口腔医学	李成章	BSG 基因多态性与重度慢性牙周炎易感性的关系研究
	陈　刚	男	1985.12	2012.06	口腔医学	赵怡芳	牙源性角化囊性瘤的临床、X 线及组织病理学研究
	李蜀鄂	女	1986.06	2012.06	口腔医学	程祥荣	桩核类型、余留根尖充填物长度及备核时机对桩核修复的影响
	裴丹丹	女	1986.07	2012.06	口腔医学	黄　翠	乙醇润湿在冠/根部牙本质粘接中的应用及临床病例报告
	王浙君	男	1985.10	2012.06	口腔医学	王贻宁	模拟临床牙本质过敏症模型的建立与应用及临床病例报告

（薛玉萍）

优秀博士学位论文摘要

外周细胞分化机制及其在组织工程血管化中的应用研究
（摘　要）

四川大学华西口腔医学院博士研究生　蔡潇潇　　导师　宫苹
（2012 年全国优秀博士学位论文提名论文，2011 年四川省优秀博士学位论文）

　　因先天缺陷或后天疾病所导致的各类机体软硬组织缺损的修复重建，一直是困扰临床医生的棘手难题。再生医学是应用细胞生物学和工程学的原理，对病损组织结构、功能进行修复与重建的新兴科学。种子细胞、支架材料和局部微环境是再生医学的重要因素，其中种子细胞又尤为重要。近年研究证实间充质干细胞（mesenchymal stem cell,

MSC)被认为是最有可能用于临床的种子细胞之一。但是 MSC 的组织来源、特性、分布及纯化是干细胞领域尚未解决的难题。

目的　外周细胞(pericytes)是近年间充质干细胞研究的新热点。外周细胞是指围绕在微血管内皮细胞外的一层细胞。结合国内外研究进展以及本课题组的前期研究,本研究拟证明间充质干细胞来源于微血管周围的外周细胞。这些细胞静息状态下维持血管形态和压力,当组织损伤时,可以迁移至病损区域,一部分维持外周细胞的原有形态,吸引和帮助内皮细胞形成微血管,为病损区域提供营养支持;另一部分细胞分化成为不同的功能细胞,如成骨细胞、脂肪细胞、肌细胞、神经细胞等来修复病损组织。

方法　本课题采用 α-平滑肌肌动蛋白的绿色荧光蛋白(alpha smooth muscle actin-green fluorescent protein,α-SMA-GFP) 转基因小鼠动物模型,该小鼠使用 α-SMA 的启动子携带 GFP 报告基因,因此所有的 α-SMA 阳性细胞均为 GFP 阳性,可以便捷地观察和分选出各种组织内的 α-SMA 阳性细胞。在机体组织中,α-SMA 主要表达于血管周围细胞和平滑肌细胞。脂肪组织是一种形态单一的组织,主要由成熟的脂肪细胞和少量的结缔组织构成,在结缔组织中,又主要以微血管为主。因此在脂肪组织中 α-SMA 阳性的细胞只应集中于血管周围,而通过流式细胞术我们可以方便地获得高纯度的 α-SMA 阳性细胞,通过细胞直径可以排除成熟的平滑肌细胞,从而获得纯度较高的外周细胞。研究拟证明 α-SMA-GFP 阳性细胞具有多向分化能力,并表达外周细胞的特征蛋白 α-SMA 和血小板衍生生长因子受体-β(PDGF-Rβ)。为了检测 α-SMA-GFP 阳性细胞促进血管形成能力,我们将其与内皮细胞混合,并接种于胶原蛋白/纤连蛋白三维支架材料,拟证实外周细胞可以促进内皮细胞在体内外形成血管组织。在此基础上,本实验将研究骨髓组织、脂肪组织、牙髓组织中 MSC 是否来自于外周细胞(pericytes),为 MSC 的进一步定位、分离纯化和功能研究奠定重要基础;同时还研究了 pericytes 的各项细胞生物学特性及其促进新生血管形成的能力,为组织工程血管化的深入研究提供了新的思路和方法。在此基础上,本课题组采用人脂肪间充质干细胞进行了组织工程血管化的体内外研究。

结果　研究结果证实小鼠骨髓、脂肪、牙髓间充质干细胞来源于外周细胞(pericytes),成体间充质干细胞在多向分化的过程中维持 α-SMA 的表达,并表达外周细胞特有的蛋白特征和促进血管形成的功能,说明骨髓、脂肪、牙髓间充质干细胞来源于血管周围的外周细胞;证实小鼠骨髓、脂肪、牙髓间充质干细胞可以促进内皮细胞在体外形成血管样网络结构,并在体内形成功能性血管,说明骨髓、脂肪、牙髓间充质干细胞可以用于组织工程血管化的应用研究;证实人脂肪间充质干细胞表达外周细胞的蛋白特征,并与人内皮细胞在体外三维立体培养条件下,可以形成血管样结构;并在体内可以形成功能性血管,为组织工程血管化寻找到新的思路和方法;证实骨形态发生蛋白(BMP)-4 信号通路的激活可以促进人脂肪间充质干细胞与人内皮细胞在体内外早期形成血管样结构,可以用于组织工程早期血管化的研究。

结论　本研究通过 α-SMA-GFP 转基因小鼠动物模型首次证实了骨髓、脂肪、牙髓间充质干细胞来源于外周细胞,为间充质干细胞的来源、定位、富集纯化、功能分析奠定了基础。并证实人脂肪间充质干细胞可以促进内皮细胞在体外形成血管样结构,在体内可以形成功能性血管。而 BMP-4 信号通路的激活可以进一步促进内皮细胞在体内外形成早期功能性血管。本研究为组织工程与再生医学的血管化研究探索了新的思路和方法。

[关键词]　外周细胞;间充质干细胞;多向分化;血管再生;组织工程

牙齿相关干细胞免疫学特性研究

（摘 要）

首都医科大学口腔医学院博士研究生 丁刚 导师 王松灵
（2012 年全国优秀博士学位论文提名论文）

牙齿缺失修复和牙周组织再生一直是口腔科学的工作及研究中心之一，利用义齿包括固定义齿、活动义齿和种植义齿等修复仍是一种赝复体修复，缺乏真正意义上的生物修复。此外，目前临床上牙周炎致骨缺损的治疗仍然是一个难题。近年来，关于牙齿干细胞及组织工程技术的研究进展给牙齿和牙周组织生物再生带来了新的希望。本课题组在国际上率先提出利用牙齿相关干细胞进行生物牙根再生的新理念，并对小型猪进行了系列体内体外实验，在小型猪动物模型上成功再生出能够正常行使功能的生物牙根。另外，本课题组还在小型猪上制备牙周炎骨缺损模型，并将自体牙周膜干细胞回植到动物体内，临床观察、影像学及组织学研究均表明成功修复了牙周炎骨缺损。牙齿干细胞被认为是牙再生及牙周组织再生的最佳种子细胞来源，但牙齿缺失的个体，尤其是中老年人牙齿干细胞十分有限，极大影响牙再生技术的开展。如果牙齿干细胞能异体应用，就能够明显扩大牙齿再生种子细胞的来源，会极大推进牙齿再生的发展。要解决牙齿干细胞的异体应用，首先要研究牙齿干细胞的免疫学特性。本研究拟探讨牙周膜干细胞和根尖牙乳头干细胞的免疫学特性及其机制，并利用小型猪模型，观察牙周膜干细胞异体移植修复牙周炎骨缺损的能力及有无免疫排斥。

目的 研究人牙周膜干细胞的免疫学特性、牙周膜干细胞异体移植修复骨缺损的可行性以及深冷冻对根尖牙乳头干细胞生物学特性和免疫学特性的影响。

方法

1. 麻醉下无菌拔除人阻生第三磨牙，轻轻剥离其周围的牙周组织，取中段牙周组织，参照以往文献报道分离并培养牙周膜干细胞，通过检测相关免疫分子的表达情况、免疫原性检测、对增殖淋巴细胞的影响、混合淋巴细胞反应、再激活实验、Transwell 培养实验、可溶性因子的测定及中和实验、T 淋巴细胞凋亡检测等实验来研究牙周膜干细胞的免疫学特性。

2. 选用雌性五指山小型猪 15 只，建立牙周炎骨缺损模型。同时分离、培养、扩增五指山小型猪、雄性贵州小型香猪牙周膜干细胞和五指山小型猪牙周膜细胞，并制备细胞膜片。建模后 1 个月开始治疗，分为 5 组：1）空白对照组建立实验性牙周炎模型后不作任何处理；2）HA/TCP 组在建模后做翻瓣刮治 + HA/TCP 修复，覆盖以明胶海绵；3）自体牙周膜干细胞 + HA/TCP 组在建模后做翻瓣刮治 + 自体牙周膜干细胞 + HA/TCP 修复，覆盖以明胶海绵；4）异体牙周膜干细胞 + HA/TCP 组在建模后做翻瓣刮治 + 雄性贵州小型香猪牙周膜干细胞 + HA/TCP 修复，覆盖以明胶海绵；5）自体牙周膜细胞 + HA/TCP 组在建模后做翻瓣刮治 + 自体牙周膜细胞 + HA/TCP 修复，覆盖以明胶海绵。观察指标包括临床观察（牙周探诊深度、附着丧失等）、影像学检查、血液学检查和组织学观察。

3. 麻醉下无菌拔除包括根尖牙乳头的人第三磨牙，切取根尖牙乳头，参照本课题组以往报道的方法分离并培养根尖牙乳头干细胞。选择对数生长期的新鲜根尖牙乳头干细胞冻存，冻存时间为 6 个月。然后分别检测克隆形成率、5-溴脱氧尿核苷（Brdu）掺入法测细胞增殖率、多向诱导分化、相关标志物的表达情况、超微结构观察、细胞凋亡率检测、染色体核型分析、体内回植实验、免疫学实验等指标。

结果

1. 经过流式细胞术检测，牙周膜干细胞表达人类白细胞抗原（human leukocyte antigen, HLA）- Ⅰ，阳性率为 76.2% ±5.8%。但是，牙周膜干细胞不表达 HLA - Ⅱ DR 和共刺激分子 CD80、CD86。牙周膜干细胞不会引起同种异体 T 淋巴细胞的增殖，表明其具有低免疫原性。牙周膜干细胞能够抑制丝裂原植物血细胞凝集素（PHA）引起的 T 淋巴细胞增殖，且这种抑制具有剂量依赖性，延迟加入牙周膜干细胞也能抑制 PHA 引起的 T 淋巴细胞增殖。牙周膜干细胞也能够剂量依赖性地抑制双向混合淋巴细胞反应。实验还发现，被抑制的 T 淋巴细胞在被 PHA 和白细胞介素（IL）-2 刺激时可以重新活化增殖。Transwell 培养实验发现，牙周膜干细胞分泌可溶性因子抑制 T 淋巴细胞增殖，通过可溶性因子测定及中和实验证实，前列腺素 E_2 是牙周膜干细胞抑制 T 淋巴细胞增殖的主要因子。凋亡实验表明，牙周膜干细胞并非通过诱导 T 淋巴细胞凋亡发挥免疫抑制作用。

2. 体内实验结果发现，各组都建立了可靠的牙周炎模型，各组之间具有可比性。自体牙周膜干细胞 + HA/TCP 组和异体牙周膜干细胞 + HA/TCP 组的牙龈炎症较治疗前明显好转，探诊深度分别从（10.3 ±0.2）mm 降至（2.9 ±0.2）mm、从（10.2 ±0.2）mm 降至（3.1 ±0.2）mm，附着丧失从（12.7 ±0.4）mm 降至（3.3 ±0.4）mm、（12.5 ±0.6）mm 降至（3.5 ±0.6）mm，两组之间差异无统计学意义，远好于空白对照组和 HA/TCP 组。CT 扫描表明，在治疗后 12 周，自体牙周膜干细胞 + HA/TCP 组和异体牙周膜干细胞 + HA/TCP 组都有明显的新生骨质影像，而空白对照组和 HA/TCP 组的骨再生不明显。血液学研究表明，无论是治疗前还是治疗后各

个时间点，各个治疗组的血常规、血生化、免疫球蛋白和免疫学指标（CD3、CD4、CD8 和 CD40L）都没有显著性变化，说明异体干细胞移植组在治疗后无炎性病变产生，无肝肾功能的损伤，无近期或者远期体液免疫反应和细胞免疫排斥反应产生。组织学观察表明，在自体牙周膜干细胞 + HA/TCP 组和异体牙周膜干细胞 + HA/TCP 组，都有明显的牙槽骨、牙骨质和牙周膜再生，骨缺损基本修复，而在空白对照组和 HA/TCP 组，仍可见明显的典型牙周炎表现，包括深牙周袋、缺乏新骨和新牙周膜形成。自体牙周膜细胞 + HA/TCP 组也有一定的牙周组织再生，但是显著低于自体牙周膜干细胞 + HA/TCP 组和异体牙周膜干细胞 + HA/TCP 组。异体牙周膜干细胞移植组再生的牙周骨组织中可检测到 Y 染色体，表明再生组织来自移植的异体牙周膜干细胞。

3. 新鲜根尖牙乳头干细胞的克隆形成率为 $22/5.0 \times 10^3$ 细胞，冷冻根尖牙乳头干细胞的克隆形成率为 $18/5.0 \times 10^3$ 细胞，两者差异无统计学意义。新鲜根尖牙乳头干细胞的 Brdu 阳性率为 72.0% ±7.6%，冷冻根尖牙乳头干细胞的 Brdu 阳性率为 63.0% ±5.3%，两者之间差异无统计学意义。两者都可以向骨/牙向和脂肪向分化，都表达根尖牙乳头干细胞的标志物 STRO-1 和 CD146。两者的电镜观察结果非常接近，具有相近的细胞凋亡率，染色体核型检查完全相同。将两者复合 HA/TCP 移植到裸鼠皮下 12 周后，可以形成牙本质样结构。此外，两者都具有低免疫原性和相近的免疫调节特性。

结论　牙周膜干细胞具有低免疫原性和免疫抑制特性，通过分泌前列腺素 E_2 来抑制异体 T 淋巴细胞增殖；牙周膜干细胞可以有效修复同种异体牙周骨缺损；深冷冻对根尖牙乳头干细胞生物学特性和免疫学特性无明显影响。

［关键词］　小型猪；干细胞；免疫原性；牙齿；牙周膜

组织工程种植体构建及植入放疗区的实验研究

（摘　要）

第四军医大学口腔医学院博士研究生　周炜　　导师　赵铱民

（2012 年全国优秀博士学位论文提名论文）

利用种植体进行颌面赝复体的固位是目前颌面缺损修复的重要方式，已经广泛应用于眶耳、眼、鼻等多器官的缺损修复上，尤其对于颌面恶性肿瘤切除术后的患者，迫切需要进行种植体固位赝复体的重建；但是，由于术后放疗对于周围骨组织的损伤，使得种植体骨结合成功率降低，极大限制了种植体的应用。如何提高放疗区种植体骨结合的成功率一直是颌面赝复体固位研究中的"瓶颈"问题，直接关系到肿瘤术后颌面部缺损修复的质量。也有学者尝试采用高压氧治疗来提高种植体骨结合率，主要通过增加放疗组织区氧供以改善局部组织的血供，但该方法并不是在真正意义上促进种植体骨结合，更多的是起到稳定局部治疗的效果，因此，目前对于高压氧是否能够促进种植体骨结合仍然存在较大的争议。

然而，随着组织工程技术的出现和发展，利用该项技术为解决种植体骨结合的问题提供了崭新的思路和方法。骨髓基质干细胞是组织工程最常用的种子细胞，具有较强的增殖和组织修复能力，我们设想通过细胞膜片技术将骨髓基质干细胞与种植体复合，体外构建具有生物活性的种植体，即组织工程化种植体，使得植入的种植体不再仅仅依靠周围组织的修复能力来获得骨结合，而是在种植体植入时其自身就具有修复周围组织的能力并促进骨愈合。

本研究拟体外构建组织工程化种植体，检测其生物活性，探讨其应用于放疗区促进骨结合的可行性，以期为临床解决放疗后种植体骨结合失败率高的问题提供新的思路和方法。

所进行的研究和得到的主要研究结果如下：

一、利用组织工程技术体外构建组织工程化种植体

本实验分离培养骨髓基质干细胞并进行相关生物学检测，采用原代骨髓基质干细胞加工具有体外操作性的细胞膜片，分别与锆瓷和钛两种材料种植体复合，体外构建组织工程化种植体；通过大体观察、组织学及分子生物学技术分析其生物学特性；体内植入组织工程化种植体，研究其成骨和血管化的能力。结果显示：体外构建骨髓基质干细胞细胞膜片方法简单，细胞膜片与种植体复合后通过体外培养可以与之紧密结合，并能够继续分泌细胞外基质，成功构建组织工程化种植体；细胞、分子生物学技术检测构建的组织工程化种植体，发现其成骨和成血管相关基因和蛋白高表达。裸鼠体内移植结果证实种植体周围有血管化的骨组织生成。锆瓷和钛两种材料种植体，由于元素构成不同，在成骨能力上钛种植体强于锆瓷种植体（$P < 0.05$）；而在促进血管生成方面，锆瓷种植体略好于钛种植体（$P > 0.05$）。

本研究结果说明，利用骨髓基质干细胞膜片技术与种植体构建具有生物活性的组织工程化种植体，并促进种植体周围骨组织愈合的思路是可行的；不同的种植体材料成分对于组织工程化种植体的生物学特性有一定的影响。

二、不同材料种植体放疗前后植入的差异性研究

为了比较不同材料种植体放疗前后植入

对于种植体骨结合的影响,本实验选择了锆瓷和钛两种种植体材料,分别在放疗前后3个月植入,对比分析了两种种植体不同时间植入的骨结合差异。结果显示:放疗前植入种植体形成的种植体骨结合率要高于放疗后($P < 0.05$),钛种植体的骨结合强度要略高于锆瓷种植体($P > 0.05$)。但是,锆瓷种植体的周围组织血管化略微好于钛种植体($P > 0.05$)。

本研究结果说明:在低于 50 Gy 放射剂量的条件下,放疗前进行种植体植入形成的骨结合,要优于放疗后植入;钛种植体较锆瓷种植体在放疗区种植优势并不明显。

三、组织工程化种植体应用于放疗区的研究

为了评估体外构建的组织工程化种植体应用于放疗区的可行性,本实验体外抽取培养犬骨髓基质干细胞,加工成细胞膜片后,构建组织工程化种植体,植入放疗区,与常规种植体对比观察。结果显示:组织工程化种植体骨结合率要高于常规种植体($P < 0.05$),种植体周围骨组织愈合要优于常规种植体;锆瓷与钛两种材料构建组织工程化种植体,应用于放疗区差异不大($P > 0.05$)。

本研究结果说明:利用干细胞组织工程和细胞膜片技术,构建组织工程化种植体并应用于放疗区,是一种新的种植体表面处理方法的探索,为今后提高放疗区种植体骨结合率提供了新的理论和实验依据。

　[关键词]　骨髓基质干细胞;组织工程化种植体;细胞膜片;共振频率测量;种植体骨结合率;放疗

淋巴道转移过程中口腔癌细胞及淋巴管内皮细胞的微分析
（摘　要）

四川大学华西口腔医学院博士研究生　张壮　　导师　李龙江
（2011 年四川省优秀博士学位论文）

口腔鳞状细胞癌早期易发生淋巴道转移(lymphatic metastasis),是口腔癌患者的主要致死原因。更好地理解淋巴道转移的机制对于改善和提高患者的生存率具有重要的意义。口腔癌的淋巴道转移是一个复杂的过程,包含多个关键步骤,因此选择分子机制研究的突破口对于阐明其机制至关重要。

目的　通过动物模型,模拟癌细胞淋巴道转移过程,同时针对淋巴道转移的关键步骤——癌细胞与淋巴管内皮细胞之间的相互作用进行深入研究,明确肿瘤细胞及肿瘤淋巴管内皮细胞(lymphatic endothelial cells, LEC)的功能特性及分子表型,发现阻断淋巴道转移的分子靶点。

方法

1. 在 Tca8113 细胞株的基础上建立了一个新的细胞亚系 LNMTca8113,其具有更高的淋巴道转移能力。为了研究两者在分子水平的表达差异,应用 Affymetrix U133 plus 2.0 基因芯片对两种细胞株的基因表达谱进行了检测。应用荧光实时定量 PCR 的方法对其中与淋巴道转移相关基因进行了验证。

2. 淋巴管内皮细胞(LEC)与口腔癌细胞进行共培养模拟肿瘤组织中淋巴管内皮细胞(TLEC)的变化。对 TLEC 的生物学行为,如增殖、淋巴管生成及凋亡进行了检测。应用 Affymetrix U133 plus 2.0 基因芯片对 TLEC 与 LEC 基因表达的差异进行了检测和比较。

与淋巴管内皮细胞生物学行为改变的一组基因应用荧光实时定量 PCR 进行了验证。

3. 收集口腔癌患者的临床标本,进行单细胞悬液的制备。质量优良的单细胞悬液应用 anti-LYVE-1-PE, anti-CD34-FITC 和 anti-CD45-PE-Cy5 抗体进行标记。通过荧光激活的细胞分选方法,新鲜分离出 LEC。提取 RNA 后,对与淋巴道转移相关的基因在转录水平进行了检测。

结果

1. 4 周后,Tca8113 与 LNMTca8113 能够形成不同体积的肿瘤。28 天后,LNMTca8113 具有更高的淋巴道转移几率。差异基因表达谱显示,两者之间共有 5 097 条基因差异表达,在 LNMTca8113 细胞中,有 2 928 条表达上调,2 169 条基因表达下调。这些基因与肿瘤细胞的黏附、细胞防御、代谢、信号转导、细胞周期和发育等过程有关。经过转录水平的验证,连接黏附分子-2(JAM-2)、肌腱蛋白 C(TNC)、前列腺酸性磷酸酶(ACPP)、组织蛋白酶 C(CTSC)、层粘连蛋白 β1、血管内皮生长因子-C(VEGF-C)、生长分化因子-9(GDF-9)、成纤维细胞生长因子-11(FGF-11)和透明质酸与蛋白多糖连接蛋白-1(HAPLN-1)表达变化趋势与基因芯片结果一致。

2. 与 LEC 比较,TLEC 具有更高的增殖活性、淋巴管生成及抵抗凋亡的能力。差异基因表达谱共发现了 677 个基因表达差异在一倍以上,其中在 TLEC 中表达上调的基因有 384 条,下调的基因有 293 条。经过转录水平的验证,EGF 样重复序列和 I-域的盘状结构-3(EDIL-3)、神经菌毛素-1(NRP-1)、血管生成素样蛋白-4(ANGPTL-4)、血管内皮生长因子受体-1(VEGFR-1)、VEGF-C、VEGF-A 及纤维连接蛋白-1(FN1) 在 TLEC 中表达上调。

3. 制备的单细胞悬液的细胞活力约为 70%。排除了 $CD45^+$ 细胞后,流式细胞仪数据显示,$LYVE^+CD34^-$ 和 $LYVE^-CD34^+$ 两个亚群之间没有免疫表型的交叉。新鲜分离的淋巴管内皮细胞的纯度为 96%。TLEC 中,VEGFR-11、趋化因子(C-X-C 基元)配体 1/2/3/5/6(CXCL1/2/3/5/6)、趋化因子(C-C 基元)配体 2/7/17/20(CCL2/7/17/20)、VEGF-A 基因在 mRNA 水平表达上调。

结论

1. LNMTca8113 与 Tca8113 细胞表型及分子表达的差异说明,这两种细胞是一个较好的研究口腔癌淋巴道转移机制的模型。两者基因表达谱的差异为我们提供了一个新的视角来进行转移机制的研究。此外,这些表达差异的基因不仅反映了肿瘤细胞演进过程中发生的变化,也为我们发现淋巴道转移的治疗靶点提供了方向。

2. TLEC 具有异常的生物学行为,而且 LEC 与 TLEC 在分子水平也是有差别的。以此为基础,可以针对淋巴管内皮细胞进行靶向阻断,达到治疗淋巴道转移的目的。

3. 在口腔癌组织中,TLEC 与 LEC 在基因水平上具有差异。TLEC 在口腔癌的淋巴道转移过程中可能具有积极的作用。在今后的研究中应该对 TLEC 的生物学功能进行深入研究。

[关键词]　口腔癌;淋巴管内皮细胞;淋巴道转移;基因芯片

EZH2 和 MAL 基因与口腔鳞癌发生发展的关系

（摘　要）

上海交通大学医学院附属第九人民医院博士研究生　曹巍　　导师　陈万涛
[2012 年上海市研究生优秀成果（博士学位论文）]

口腔黏膜鳞癌（oral squamous cell carcinoma）是一种恶性程度高的非均质实体肿瘤，在世界范围内其是第十大最常见恶性肿瘤，每年约有 26 万新发病例。尽管在过去二三十年里，手术联合放、化疗治疗口腔鳞癌取得一定的进展，但口腔鳞癌特别是晚期口腔鳞癌患者 5 年生存率仍很低。最主要的原因是缺乏对口腔鳞癌早期诊断和特异性治疗靶点的筛选、鉴定。口腔鳞癌的发生、发展是一个多因素、多步骤的过程，涉及大量未知的癌基因激活和抑癌基因失活。更好地了解口腔鳞癌分子发病机制有助于进一步提高口腔鳞癌早期诊断和分子靶向治疗水平。

第一部分　异常表达的组蛋白甲基转移酶 EZH2 促进口腔黏膜白斑的癌变

目的　口腔黏膜白斑是口腔最普遍和最重要的癌前病损之一。在一定的时间内，部分口腔黏膜白斑可以发展成口腔黏膜鳞癌。为了评价口腔黏膜白斑患者癌变风险，本研究主要探讨转录抑制子 EZH2 在口腔黏膜鳞癌癌变中的作用；分析是否可以作为口腔黏膜白斑患者癌变风险度的预测指标。

方法　采用免疫组织化学技术分析 EZH2 蛋白在 76 例口腔黏膜白斑组织包括 37 例发生癌变和 39 例未发生癌变的口腔黏膜白斑组织中的表达；EZH2 蛋白的表达与口腔黏膜白斑患者的临床病理参数及临床预后进行相关性研究；使用 RNA 干扰技术沉默口腔黏膜白斑细胞系 Leuk-1 中 EZH2 内源性的表达，分析 EZH2 对 Leuk-1 细胞细胞周期、锚定依赖性和非锚定依赖性的生长和侵袭的影响；使用 RNA 干扰技术沉默口腔黏膜白斑细胞系 Leuk-1 中 EZH2 内源性的表达后，免疫印迹实验检测与细胞周期相关蛋白的表达水平变化情况。

结果　EZH2 蛋白在 34 例（45%）口腔黏膜白斑组织中强表达，26 例（34%）口腔黏膜白斑组织中中度表达和 16 例（21%）口腔黏膜白斑组织中弱表达或不表达。EZH2 蛋白在口腔黏膜白斑组织中强表达与口腔黏膜白斑组织的上皮异常增生（P < 0.001）和口腔黏膜白斑癌变风险度（P < 0.000 1）密切相关。多因素 Cox 回归分析显示 EZH2 的表达是口腔黏膜白斑癌变风险度独立的预测指标（P < 0.000 1）。在口腔黏膜白斑患者被确诊后第 5 年，80% EZH2 蛋白强表达的口腔黏膜白斑患者发生癌变；然而只有 24% EZH2 蛋白中度表达的口腔黏膜白斑患者发生癌变；EZH2 蛋白表达弱或不表达的患者不发生癌变。EZH2 沉默后能通过调控细胞周期蛋白（CyclinD1）下调表达和 P15INK4B 上调表达，抑制 Leuk-1 细胞的增殖、非锚定性生长和侵袭能力。

结论　EZH2 蛋白在口腔黏膜白斑恶性转化中发挥着重要的作用；EZH2 蛋白可以作为口腔黏膜白斑癌变风险度独立的预测指标。

第二部分　表观遗传学沉默的髓鞘淋巴蛋白基因 MAL 促进口腔黏膜鳞癌的发生发展

目的　为了鉴定和筛选口腔黏膜鳞癌新的、有用的生物标志物，笔者课题组通过使用全基因组基因芯片技术，发现 MAL 在口腔黏膜鳞癌显著下调表达。因此，本研究主要探讨 MAL 在口腔黏膜鳞癌中的下调机制和 MAL 对口腔黏膜鳞癌细胞增殖、侵袭和凋亡潜能的影响。

方法　通过使用半定量反转录聚合酶链反应（RT-PCR）和实时定量 RT-PCR 方法在 48 对口腔黏膜鳞癌及其配对癌旁组织中验证 MAL 的表达情况；通过使用去甲基化抑制剂 5-氮-2'-脱氧胞苷（5-Aza-dC）和组蛋白去乙酰化酶抑制剂曲古抑菌素 A（trichostatin A，TSA）处理口腔黏膜鳞癌细胞系细胞以及使用亚硫酸氢盐处理直接测序的方法，评估 MAL 在口腔黏膜鳞癌细胞和临床标本中 DNA 甲基化的水平；口腔黏膜鳞癌细胞系转染 MAL 的真核表达载体，采用体外细胞增殖实验、平板克隆形成实验、细胞周期检测、凋亡、侵袭和体内成瘤实验，评价 MAL 在口腔黏膜鳞癌发生、发展中的具体作用。

结果　与配对的癌旁组织相比，MAL 转录水平在 91.7% 的口腔黏膜鳞癌临床标本中显著下调（$P < 0.001$）。而且，与正常上皮原代培养细胞相比，MAL 转录水平在口腔黏膜鳞癌细胞系中表达下调至少 5 倍以上。分别使用 TSA、5-Aza-dC 和联合使用两种药物处理 9 个口腔黏膜鳞癌细胞系，MAL 在 44%、67% 和 89% 的口腔黏膜鳞癌细胞系中上调表达。此外，亚硫酸氢盐处理 DNA 直接测序实验表明，MAL 启动子区的两个 CpG 岛 M1 和 M2 在口腔黏膜鳞癌细胞系中完全高甲基化（甲基化比率超过 90%）；只有 CpG 岛 M1 在口腔黏膜鳞癌临床标本中部分高甲基化（甲基化比率为 20%~90%）。MAL 异位性表达通过 G1 期阻滞和细胞凋亡抑制口腔黏膜鳞癌细胞的增殖；MAL 外源性过表达可以抑制口腔黏膜鳞癌细胞侵袭和移植瘤的生长。

结论　本研究结果表明，异常甲基化引起的失活是 MAL 在口腔黏膜鳞癌中下调表达的主要原因之一；MAL 是一个候选肿瘤抑癌基因，其失活在口腔黏膜鳞癌发生、发展中发挥重要的作用；MAL 可以作为口腔黏膜鳞癌的生物标记物进行深入研究。

[**关键词**]　口腔黏膜鳞癌；EZH2；转录抑制子；MAL；抑癌基因

磷灰石丝蛋白材料修复下颌骨缺损的实验研究
（摘　要）

上海交通大学医学院附属第九人民医院博士研究生　赵君　　导师　张志愿
[2012年上海市研究生优秀成果（博士学位论文）]

因先天畸形、外伤、肿瘤、炎症等造成的颌骨缺损是口腔临床医学亟待解决的难题。利用组织工程技术构建骨组织为颌面部骨缺损的修复提供了新的思路。有关于种子细胞的功能、作用及其诱导分化技术的研究已经比较成熟，但是现有的支架材料距离组织工程骨的构建所需要具备的生物相容性、合适的降解率及适宜的机械强度等条件仍然相距甚远，目前还不能满足临床上修复骨缺损的需要。丝蛋白材料作为组织工程的支架材料的研究目前正逐渐成为热点，它具备良好的生物相容性，理想的强度和韧性以及低炎症反应等优点。但是，单纯丝蛋白材料的骨引导性仍有待提高。磷灰石是人体骨骼及牙齿的重要无机成分，能支持多种细胞的黏附和分化，促进骨髓来源的细胞向成骨细胞表型分化。本研究在骨组织工程中利用新型的磷灰石涂层的丝蛋白材料为支架材料,探讨磷灰石涂层丝蛋白材料对种子细胞——骨髓基质细胞(bone marrow stromal cells,BMSC)生物学,特别是成骨分化的影响;生物支架材料的降解机制以及和新生骨形成之间的时间关系;为挑战颌骨节段性缺损修复的难题和进一步的临床应用打下基础。

目的 生物支架材料是骨组织工程三大要素之一,其性能直接影响种子细胞的黏附生长和体内修复骨缺损的效果。本研究采用新型的磷灰石丝蛋白材料为支架,结合组织工程和基因治疗的方法,修复大鼠和犬的下颌骨临界大小骨缺损,并探讨磷灰石涂层促进新骨形成的机制,以及丝蛋白生物支架材料的降解和新骨形成之间的关系。

材料与方法

1. 贴壁法培养大鼠骨髓基质细胞(bone marrow stromal cells,BMSC)并进行成骨分化诱导,体外应用腺病毒载体进行 BMP-2 基因转染并检测转染效率。反转录聚合酶链反应(RT-PCR)和 ELISA 分析证实基因表达。

2. 体外转染基因后进行碱性磷酸酶(alkaline phosphatase,AKP)染色和 Von Kossa 硝酸银法检测钙结节形成,检测成骨细胞表型。实时荧光 PCR(Real-time PCR)技术检测成骨相关基因的表达。

3. 将 BMSC 与磷灰石丝蛋白材料复合,通过扫描电镜观察支架材料以及细胞在材料表面的生长增殖情况。

4. 将 BMP-2 基因修饰的 BMSC 与磷灰石丝蛋白材料复合构建组织工程化骨修复大鼠下颌骨临界大小缺损,术后 8 周取材,Micro-CT 扫描和组织学观察,对标本进行成骨定量分析。

5. 将 BMSC 与丝蛋白材料和磷灰石丝蛋白材料体外复合,扫描电镜观察磷灰石涂层对 BMSC 黏附和增殖的影响。

6. 建立犬的下颌骨部分缺损模型,将 BMSC 复合丝蛋白材料和磷灰石丝蛋白材料修复大动物犬下颌骨缺损,术后 12 月取材,进行 CT 和组织学观察,对标本进行形态计量学分析。

结果

1. 贴壁法对大鼠的 BMSC 进行了增殖和成骨分化诱导培养。BMSC 经腺病毒转染可获得较高的转染效率,BMP-2 基因有转录和蛋白水平的表达。

2. BMP-2 基因转染使 BMSC 的 AKP 表达增强,钙结节数目增加,成骨相关基因表达上调。

3. 磷灰石丝蛋白材料支持 BMSC 的黏附、生长、增殖和胞外基质的分泌。

4. 大鼠下颌骨缺损术后 8 周,BMP-2 组新骨体积和面积百分比明显高于其他实验和对照组,且出现形态较规则的板层骨样组织和成熟的骨髓腔。

5. 丝蛋白材料和磷灰石丝蛋白材料表面的 BMSC 均生长良好,磷灰石丝蛋白材料表面细胞伪足更为明显,体外培养 14 天后形成更多的胞外基质和矿化结节。

6. 犬下颌骨缺损术后 12 个月,细胞材料组骨愈合百分比、骨密度、新骨面积均明显高于单纯材料组,而磷灰石丝蛋白材料细胞组较丝蛋白材料细胞组更高。

结论

1. 使用贴壁法可使 BMSC 在体外培养并扩增,BMP-2 基因促进 BMSC 获得成骨分化表型。

2. 磷灰石丝蛋白支架材料可作为 BMSC 的载体,并有效修复大鼠颌骨缺损,BMP-2 基因修饰可以促进新骨的形成和成熟。

3. 丝蛋白和磷灰石丝蛋白材料都具有良好的生物相容性,组织工程的方法在大动物临界大小骨缺损再生中起到了重要的作用，磷灰石涂层促进了 BMSC 的生长、增殖、分化、基质矿化和新骨形成。

［关键词］　下颌骨；组织工程；磷灰石丝蛋白材料；骨髓基质细胞；BMP-2 基因

钙敏感受体与钙调激素在骨骼和牙齿发育中相互作用的机制研究

（摘　要）

南京医科大学口腔医学院博士研究生　孙雯　　导师　苗登顺　陈宁
（2012 年度江苏省优秀博士学位论文）

目的　旨在研究钙敏感受体（calcium-sensing receptor，CaR）与活性维生素 D [1,25 (OH)$_2$D$_3$] 或甲状旁腺素（parathyroid hormone，PTH）在小鼠软骨内成骨、膜内成骨与牙齿发育过程中的相互作用及机制。

方法　建立了 CaR 与 1α 羟化酶双基因敲除 [CaR$^{-/-}$1α(OH)ase$^{-/-}$] 及 CaR 与 PTH 双基因敲除（CaR$^{-/-}$PTH$^{-/-}$）小鼠模型，通过影像学、组织病理学和分子生物学方法比较了它们与各相应单基因敲除小鼠及野生型（WT）小鼠间长骨、下颌骨和牙齿的表型差异。

结果　与 2 周龄同窝 WT 小鼠相比，CaR 基因敲除（CaR$^{-/-}$）小鼠长骨单位骨面的成骨细胞数和小梁骨骨量明显增高，但骨密度下降，显示矿化不足；CaR$^{-/-}$ 小鼠下颌牙槽骨单位骨面的成骨细胞数明显增高，但牙槽骨骨量和牙量明显下降，颌骨体骨密度和牙齿的矿化程度也明显下降。1α 羟化酶基因敲除 [1α(OH)ase$^{-/-}$] 小鼠和 PTH 基因敲除（PTH$^{-/-}$）小鼠长骨单位骨面的成骨细胞数较同窝 WT 小鼠降低，长骨骨量和骨密度下降；1α(OH)ase$^{-/-}$ 小鼠和 PTH$^{-/-}$ 小鼠下颌牙槽骨骨量、骨密度、牙量与 WT 小鼠相比较均无明显的差异。与同窝 WT 小鼠相比较，CaR$^{-/-}$1α(OH)ase$^{-/-}$ 小鼠长骨单位骨面的成骨细胞数和小梁骨骨量均明显增加，但骨密度下降，提示矿化不足；下颌牙槽骨单位骨面的成骨细胞数明显增高，但牙槽骨骨量和牙量明显下降，颌骨体骨密度和牙齿的矿化程度也明显下降。与同窝 WT 小鼠相比，CaR$^{-/-}$PTH$^{-/-}$ 小鼠长骨单位骨面的成骨细胞数和小梁骨骨量均明显降低，骨密度轻度下降；而下颌牙槽骨骨量、骨密度及牙量与 WT 小鼠相比均无明显差异。CaR$^{-/-}$1α(OH)ase$^{-/-}$ 小鼠长骨、下颌骨和牙齿的表型均较 CaR$^{-/-}$ 小鼠有所纠正，而 CaR$^{-/-}$PTH$^{-/-}$ 小鼠长骨、下颌骨和牙齿的表型均较 CaR$^{-/-}$ 小鼠有明显纠正，基本恢复至 WT 小鼠水平。因此，CaR 缺失导致小鼠长骨、下颌骨骨形成和牙齿发育障碍，1α(OH)ase 基因敲除部分纠正 CaR$^{-/-}$ 小鼠的表型异常，而 PTH 基因敲除几乎完全纠正 CaR$^{-/-}$ 小鼠长骨、下颌骨和牙齿的异常。此外，通过这部分实验，还发现 1,25(OH)$_2$D$_3$ 和 PTH 在软骨内成骨与膜内成骨中的作用可能是不同的，1,25(OH)$_2$D$_3$ 相对于 PTH 在膜内骨形成中起着更为重要的作用。

为了进一步明确 CaR 在牙齿和颌骨体发育中的作用及机制，对 2 周龄 WT、CaR$^{-/-}$、CaR$^{-/-}$1α(OH)ase$^{-/-}$ 和 CaR$^{-/-}$PTH$^{-/-}$ 小鼠下颌骨与牙齿的表型展开了深入研究。结果发现：与 2 周龄 WT 小鼠相比，CaR$^{-/-}$ 小鼠呈现高钙、低磷和高 PTH 血症，牙量和牙槽骨骨量明显减少，而前期牙本质比率和单位骨面成骨细胞数及成骨细胞面均明显增加。敲除 CaR$^{-/-}$ 小鼠的 1α(OH)ase 基因，使其血钙恢复正常，牙齿发育和矿化障碍得到部分纠正。敲除 CaR$^{-/-}$ 小鼠的 PTH 基因，使其血钙恢复正常，血磷升高，牙齿和下颌骨中甲状旁腺素相关肽（PTH-related peptide, PTHrp）表达水平显著增高，其牙齿发育和矿化障碍得到明显纠正，基本恢复至 WT 水平。因此，CaR 可能通过调节钙、磷和 PTHrP 的表达，间接参与了调节了牙齿的发育和矿化。此外，CaR$^{-/-}$ 小鼠和 CaR$^{-/-}$ 1α(OH)ase$^{-/-}$ 小鼠的高 PTH 血症可能导致了其下颌牙槽骨成骨细胞数和成骨细胞面显著增加，但是牙槽骨骨量却明显降低。这种不一致可能与 CaR$^{-/-}$ 小鼠和 CaR$^{-/-}$ 1α(OH)ase$^{-/-}$ 小鼠下颌骨组织中 PTH 受体（PTHR）及胰岛素样生长因子 1（IGF-1）的表达水平显著下降有关。在 CaR$^{-/-}$ 小鼠敲除 PTH 基因后，使下颌骨组织中 PTHR、IGF-1 和 PTHrP 表达水平明显上调，成骨细胞骨形成和牙槽骨骨量恢复至正常水平，从而纠正了 CaR$^{-/-}$ 小鼠下颌牙槽骨发育和矿化障碍。因此，笔者认为 CaR 对于牙齿和颌骨体的发育与矿化具有重要作用，但这种作用可能是通过钙、磷和 PTHrP 介导的间接作用。

上述结果提示 PTHrP 在 CaR 缺乏引起的牙齿和颌骨发育异常及 PTH 基因敲除在纠正其异常中起着重要作用。根据 PTHrP 主要定位于根髓细胞和上皮根鞘细胞的细胞核的免疫染色结果，笔者认为 PTHrP 核定位序列（NLS）的胞内分泌可能在牙齿和牙槽骨发育与矿化中起着重要作用。因此，为了进一步明确 PTHrP 的胞内分泌在牙齿和颌骨体发育中的作用及机制，比较分析了 2 周龄 PTHrP KI（PTHrP NLS 和 C-末端缺失）小鼠与 WT 小鼠间下颌骨和牙齿的表型差异。结果显示：与同窝 WT 小鼠相比，PTHrP KI 小鼠下颌骨短小，骨密度和牙齿的矿化程度显著降低；下颌牙槽骨骨量明显减少，切牙和第一磨牙牙量也显著降低；前期牙本质比率、双糖链蛋白多糖阳性面积明显增高，牙本质涎蛋白阳性面积明显降低，显示前期牙本质成熟和牙本质形成存在明显异常；下颌牙槽骨单位骨面成骨细胞数明显降低，碱性磷酸酶阳性面积、I 型胶原阳性面积明显地下降，显示成骨细胞骨形成降低；下颌牙槽骨单位骨面破骨细胞数和破骨细胞面均明显降低，显示破骨细胞骨吸收降低；下颌骨和牙齿组织中过氧化氢含量及丙二醛含量均显著增高，而超氧化物歧化酶活性和谷胱甘肽过氧化物酶活性均明显下降，显示抗氧化能力显著下降，发生明显的氧化损伤。因此，PTHrP NLS 和 C-末端缺失导致的牙齿和牙槽骨发育及矿化障碍可能与氧化应激水平改变有关。

结论　本研究解析了钙敏感受体（CaR）与钙调激素在骨骼和牙齿发育中的相互作用及机制。结果提示：1）活性维生素 D[1,25(OH)$_2$D$_3$] 和甲状旁腺素（PTH）在软骨内成骨与膜内成骨中的作用可能是不同的，1,25(OH)$_2$D$_3$ 相对于 PTH 对于膜内骨形成具有更为重要的作用；2）钙敏感受体（CaR）可能通过调节钙、磷和甲状旁腺素相关肽（PTH-related peptide, PTHrp）的表达，间接参与调节了牙齿和下颌牙槽骨的发育与矿化；3）PTHrP NLS 和 C-末端缺失导致的牙齿和牙槽骨发育及矿化障碍可能与氧化应激增加有关。本研究为 CaR 激动剂、1,25(OH)$_2$D$_3$、PTH、PTHrP NLS 和 C-末端和抗氧化剂应用于防治骨骼以及牙齿相关疾病提供了理论和实验依据。

　　[**关键词**]　钙敏感性受体；钙调激素；甲状旁腺素相关肽；下颌骨；牙齿

几种临床治疗方法处理前后的牙釉质和牙本质的微摩擦学性能研究

（摘　要）

四川大学华西口腔医学院博士研究生　高姗姗　　导师　于海洋

（2011 年四川省优秀博士学位论文）

口腔是人体最重要的器官之一,其主要功能为咀嚼和发音等。这些重要功能的实现都与牙齿的摩擦磨损密切相关。传统的口腔摩擦学研究仅限于对天然牙或人工牙的耐磨损性能进行评价,评价的指标主要是比较其耐磨损还是不耐磨损。牙体组织的摩擦磨损破坏机制因涉及到较为复杂的专业摩擦学知识,常被口腔专业的研究者所忽视;而摩擦学专业的学者对口腔解剖生理和牙体组织结构功能的了解又较为有限,绝大多数也仅从摩擦学角度对牙齿的摩擦学性能进行研究,常常将其视为一种材料而忽视了牙齿本身组织结构的特殊性和口腔内复杂的环境条件对其摩擦磨损的作用,更没有深入研究不同临床治疗处理方法对其摩擦磨损性能的影响。临床实践中涉及到天然牙表面处理的主要是与龋病的防治有关的方面,这些临床处理的效果评价指标往往是从增加对酸的抵抗能力、增加矿物质含量等方面来进行,缺少处理后耐磨损性能的评价。因此,结合牙体组织独特的生物学特征和口腔内复杂的环境条件,对不同临床处理前后釉质、牙本质的摩擦磨损性能及其破坏机制的研究十分必要。由于传统口腔摩擦学方法的局限,对牙体组织这种小尺寸样品的摩擦磨损性能的检测仍是难题,至今研究较少。目前的研究也仅限于不同牙体组织标本间的对比评价,该方法无法排除样本间的差异。而同一个牙体组织标本处理前后,或同一个标本不同区域的对比研究目前尚未见报道。

目的　本文的研究目的是用微观摩擦学的手段来研究天然牙不同区域的磨损行为及不同临床处理方式对天然牙磨损行为和磨损机制的影响。

方法　以天然牙结构差异明显的两个区域的两种组织——咬合面、牙颈部的釉质、牙本质作为研究对象,采用配对设计的研究方法,紧紧围绕与龋病防治相关的牙齿表面临床处理技术:激光防龋、早期釉质龋的再矿化、根管壁扩挫药物处理等,采用纳米划痕的测试方法,评价天然牙及其与龋病相关的临床处理对其微摩擦学特性的影响。

本研究中纳米划痕测试选用恒载和变载两种加载模式,考查划痕过程中摩擦系数随施加载荷的变化规律,对比不同临床处理在不同工况下划痕的残余深度,分析变载下划痕破坏的形貌特征,揭示天然牙及龋病相关的几种临床治疗方法处理前后的釉质和牙本质的微摩擦磨损的破坏机制。

结果

1. 咬合面釉质的力学性能(纳米硬度、弹性模量等)比较稳定,在同一个测试区其值的变化不大;在 20 mN 时,摩擦系数为 0.03 ~ 0.04;当施加载荷增加到 60 mN 时,摩擦系数为 0.13;当施加载荷进一步增大到 80 mN 时,摩擦系数增加到了 0.18。咬合面牙本质在 20 mN 时,摩擦系数约为 0.12;当施加载荷为 80 mN 时,摩擦系数增加到了 0.5。

2. 颈部釉质在小载荷下(20 或 40 mN),沿不同方向进行纳米划痕,其磨损量有明显差异,垂直方向的磨损量较水平方向的磨损量小;当载荷很大(80 mN)时,其磨损量无明显差异;颈部牙本质的纳米划痕损伤表现出了相似的规律。

3. 当激光的能量密度为 20 J·cm⁻² 时,釉质表面的形貌发生了轻微的改变,釉柱的结构变得明显;当激光的能量密度继续增加时(40 J·cm⁻² 和 80 J·cm⁻²),其表面的形貌特征明显不同,出现了典型的熔融现象;激光处理后釉质表面的耐磨损性能较差,且耐磨损性能随激光能量密度的增加而降低。

4. 早期釉质龋再矿化后其硬度值和弹性模量均比早期釉质龋增加,其硬度值提高了 46.4% ±3.7%,弹性模量则增加了 35.5% ± 4.1%,但均比正常釉质的值低。早期釉质龋矿化后在纳米压痕过程中的接触投影面积比矿化前减小,但比正常釉质大,磨损性能降低,摩擦系数增加。

5. 乙二胺四乙酸(EDTA)糊剂处理根管壁牙本质后,可以有效地去除玷污层,增加根管壁牙本质的通透性,但对根管壁上部和根尖部的处理效果不同,如质量浓度为 15% 的 EDTA 糊剂可以有效去除根上 1/3 和根中1/3 的玷污层,但对根尖 1/3 的去除效果不理想;17% 的 EDTA 糊剂可以去除部分根尖区的玷污层,但对根上和根中 1/3 的根管壁却造成了酸蚀;20% 的 EDTA 糊剂去除根管壁玷污层的效果并没有明显提高,反而造成了根管壁的明显破坏。根管壁的破坏使其磨损性能降低,更容易被去除。

结论

1. 咬合面釉质的纳米力学性能及其耐纳米划痕的性能远优于咬合面牙本质;咬合面牙本质的力学性能离散度较大;在施加载荷相同的情况下,咬合面釉质的摩擦系数远低于牙本质,釉质的摩擦系数在相同载荷下较稳定,波动较小;牙本质在相同载荷下的摩擦系数波动较大;咬合面釉质在纳米划痕测试中的破坏机制主要为塑性变形和黏着磨损;咬合面牙本质的破坏机制主要表现为裂纹的萌生和扩展、剥层及组织的断裂。

2. 当施加载荷较低(20 或 40 mN)时,在颈部釉质沿不同方向进行纳米划痕测试,不同方向纳米划痕的磨损量有明显差异,垂直方向的磨损量较水平方向的磨损量小;当施加载荷较大(80 mN)时,不同方向进行的纳米划痕测试其磨损量无明显差异;与咬合面釉质相比,颈部釉质更易变形,并出现釉柱的“位错”现象;颈部牙本质的纳米划痕损伤表现出了相似的规律,在大载荷下除了在划痕区域内出现了组织的变形,还在划痕的中心区域出现了与划痕方向一致的裂纹的萌生和扩展。

3. Nd:YAG 激光处理釉质时,不同能量密度的激光对釉质的耐磨损性能的影响不同。激光的能量密度较低时(20 J·cm⁻²),釉质表面釉柱的结构变得明显;激光的能量密度继续增加时(40 J·cm⁻² 和 80 J·cm⁻²),釉质表面出现了典型的熔融现象;激光处理后釉质表面的耐磨损性能较差,且耐磨损性能随激光能量密度的增加而降低;激光处理后的釉质在纳米划痕过程中的主要破坏机制是裂纹的形成和脆性剥层。

4. 早期釉质龋再矿化后,其摩擦系数增加,耐磨损性能降低。损伤机制由矿化前的塑性变形和黏着磨损转变为裂纹的萌生和扩展、组织的剥层。

5. EDTA 糊剂浓度越高,牙本质对纳米划痕破坏的抵抗能力越差,磨损量越大。15% 的 EDTA 糊剂是一种能较有效地去除玷污层的药物,且不对根管壁造成酸蚀;处理 1 分钟可以明显降低牙本质的显微硬度,同时其抵抗纳米划痕破坏的能力也明显降低。

[**关键词**]　釉质;牙本质;纳米划痕;牙齿表面处理;摩擦磨损机制

教育部关于印发《普通高等学校本科专业目录（2012 年）》《普通高等学校本科专业设置管理规定》等文件的通知

教高[2012]9 号

各省、自治区、直辖市教育厅（教委），新疆生产建设兵团教育局，有关部门（单位）教育司（局），部属各高等学校：

为贯彻落实教育规划纲要提出的要适应国家和区域经济社会发展需要，建立动态调整机制，不断优化学科专业结构的要求，我部对 1998 年印发的普通高等学校本科专业目录和 1999 年印发的专业设置规定进行了修订，形成了《普通高等学校本科专业目录（2012 年）》（以下简称新目录）和《普通高等学校本科专业设置管理规定》（以下简称新规定）。为便于新目录的实施，我部制定了《普通高等学校本科专业目录新旧专业对照表》（以下简称对照表），现将新目录、新规定及对照表印发给你们，并就有关事项通知如下：

一、新目录自发布之日起开始实施。本年度普通高等学校本科专业设置备案和审批工作按新目录执行，普通高等学校的招生计划和招生工作自 2013 年起按新目录执行，在校生的培养和就业工作仍按原专业执行。

二、对普通高等学校现设本科专业，我部拟在近期按新目录和对照表统一组织整理。整理工作的具体要求，另行通知。

三、各高校要依据新目录和新的专业介绍对相关专业的人才培养方案，按照德智体美全面发展的要求进行全面修订，积极借鉴"高等学校本科教学质量与教学改革工程"实施以来的教学改革理念、措施和经验，及时将其固化在人才培养模式和教学过程之中，不断提高人才培养质量。

新目录和新规定的印发实施，是关系到我国高等教育改革与发展的一项带有基础性、全局性、战略性的重要举措，关系到教育资源的配置和优化，对于提高人才培养质量、促进高等教育与经济社会的紧密结合，都具有十分重要的意义。希望各有关部门和高等学校加强领导，认真组织实施，实施过程中的情况和问题请及时报我部。

附件：1. 普通高等学校本科专业目录（2012 年）

　　　2. 普通高等学校本科专业目录新旧专业对照表

　　　3. 普通高等学校本科专业设置管理规定

教育部
二〇一二年九月十四日

附件 1. 普通高等学校本科专业目录（2012 年）

普通高等学校本科专业目录

（2012 年）

说　　明

一、《普通高等学校本科专业目录（2012年）》是高等教育工作的基本指导性文件之

一。它规定专业划分、名称及所属门类，是设置和调整专业、实施人才培养、安排招生、授

予学位、指导就业,进行教育统计和人才需求预测等工作的重要依据。

二、本目录根据《教育部关于进行普通高等学校本科专业目录修订工作的通知》(教高[2010]11 号)要求,按照科学规范、主动适应、继承发展的修订原则,在 1998 年原《普通高等学校本科专业目录》及原设目录外专业的基础上,经分科类调查研究、专题论证、总体优化配置、广泛征求意见、专家审议、行政决策等过程形成的。

三、本目录的学科门类与国务院学位委员会、教育部 2011 年印发的《学位授予和人才培养学科目录(2011 年)》的学科门类基本一致,分设哲学、经济学、法学、教育学、文学、历史学、理学、工学、农学、医学、管理学、艺术学 12 个学科门类。新增了艺术学学科门类,未设军事学学科门类,其代码 11 预留。专业类由修订前的 73 个增加到 92 个;专业由修订前的 635 种调减到 506 种。本目录哲学门类下设专业类 1 个,4 种专业;经济学门类下设专业类 4 个,17 种专业;法学门类下设专业类 6 个,32 种专业;教育学门类下设专业类 2 个,16 种专业;文学门类下设专业类 3 个,76 种专业;历史学门类下设专业类 1 个,6 种专业;理学门类下设专业类 12 个,36 种专业;工学门类下设专业类 31 个,169 种专业;农学门类下设专业类 7 个,27 种专业;医学门类下设专业类 11 个,44 种专业;管理学门类下设专业类 9 个,46 种专业;艺术学门类下设专业类 5 个,33 种专业。

四、新目录分为基本专业(352 种)和特设专业(154 种),并确定了 62 种专业为国家控制布点专业。特设专业和国家控制布点专业分别在专业代码后加"T"和"K"表示,以示区分。

五、本目录所列专业,除已注明者外,均按所在学科门类授予相应的学位。对已注明了学位授予门类的专业,按照注明的学科门类授予相应的学位;可授两种(或以上)学位门类的专业,原则上由有关高等学校确定授予其中一种。

一、基本专业

01	学科门类:哲学
0101	哲学类
010101	哲学
010102	逻辑学
010103K	宗教学
02	学科门类:经济学
0201	经济学类
020101	经济学
020102	经济统计学
0202	财政学类
020201K	财政学
020202	税收学
0203	金融学类
020301K	金融学
020302	金融工程
020303	保险学
020304	投资学
0204	经济与贸易类
020401	国际经济与贸易
020402	贸易经济
03	学科门类:法学
0301	法学类
030101K	法学
0302	政治学类
030201	政治学与行政学
030202	国际政治
030203	外交学
0303	社会学类
030301	社会学
030302	社会工作
0304	民族学类
030401	民族学
0305	马克思主义理论类
030501	科学社会主义
030502	中国共产党历史

030503	思想政治教育	050209	朝鲜语
0306	公安学类	050210	菲律宾语
030601K	治安学	050211	梵语巴利语
030602K	侦查学	050212	印度尼西亚语
030603K	边防管理	050213	印地语
04	学科门类:教育学	050214	柬埔寨语
0401	教育学类	050215	老挝语
040101	教育学	050216	缅甸语
040102	科学教育	050217	马来语
040103	人文教育	050218	蒙古语
040104	教育技术学(注:可授教育学或理学或工学学士学位)	050219	僧伽罗语
		050220	泰语
040105	艺术教育(注:可授教育学或艺术学学士学位)	050221	乌尔都语
		050222	希伯来语
040106	学前教育	050223	越南语
040107	小学教育	050224	豪萨语
040108	特殊教育	050225	斯瓦希里语
0402	体育学类	050226	阿尔巴尼亚语
040201	体育教育	050227	保加利亚语
040202K	运动训练	050228	波兰语
040203	社会体育指导与管理	050229	捷克语
040204K	武术与民族传统体育	050230	斯洛伐克语
040205	运动人体科学	050231	罗马尼亚语
05	学科门类:文学	050232	葡萄牙语
0501	中国语言文学类	050233	瑞典语
050101	汉语言文学	050234	塞尔维亚语
050102	汉语言	050235	土耳其语
050103	汉语国际教育	050236	希腊语
050104	中国少数民族语言文学	050237	匈牙利语
050105	古典文献学	050238	意大利语
0502	外国语言文学类	050239	泰米尔语
050201	英语	050240	普什图语
050202	俄语	050241	世界语
050203	德语	050242	孟加拉语
050204	法语	050243	尼泊尔语
050205	西班牙语	050244	克罗地亚语
050206	阿拉伯语	050245	荷兰语
050207	日语	050246	芬兰语
050208	波斯语	050247	乌克兰语

050248　挪威语

050249　丹麦语

050250　冰岛语

050251　爱尔兰语

050252　拉脱维亚语

050253　立陶宛语

050254　斯洛文尼亚语

050255　爱沙尼亚语

050256　马耳他语

050257　哈萨克语

050258　乌兹别克语

050259　祖鲁语

050260　拉丁语

050261　翻译

050262　商务英语

0503　新闻传播学类

050301　新闻学

050302　广播电视学

050303　广告学

050304　传播学

050305　编辑出版学

06　学科门类:历史学

0601　历史学类

060101　历史学

060102　世界史

060103　考古学

060104　文物与博物馆学

07　学科门类:理学

0701　数学类

070101　数学与应用数学

070102　信息与计算科学

0702　物理学类

070201　物理学

070202　应用物理学

070203　核物理

0703　化学类

070301　化学

070302　应用化学(注:可授理学或工学学士
　　　　学位)

0704　天文学类

070401　天文学

0705　地理科学类

070501　地理科学

070502　自然地理与资源环境(注:可授理学
　　　　或管理学学士学位)

070503　人文地理与城乡规划(注:可授理学
　　　　或管理学学士学位)

070504　地理信息科学

0706　大气科学类

070601　大气科学

070602　应用气象学

0707　海洋科学类

070701　海洋科学

070702　海洋技术(注:可授理学或工学学士
　　　　学位)

0708　地球物理学类

070801　地球物理学

070802　空间科学与技术(注:可授理学或工
　　　　学学士学位)

0709　地质学类

070901　地质学

070902　地球化学

0710　生物科学类

071001　生物科学

071002　生物技术(注:可授理学或工学学士
　　　　学位)

071003　生物信息学(注:可授理学或工学学
　　　　士学位)

071004　生态学

0711　心理学类

071101　心理学(注:可授理学或教育学学士
　　　　学位)

071102　应用心理学(注:可授理学或教育学
　　　　学士学位)

0712　统计学类

071201　统计学

071202　应用统计学

08　学科门类:工学

0801　力学类

080101　理论与应用力学(注:可授工学或理学学士学位)

080102　工程力学

0802　机械类

080201　机械工程

080202　机械设计制造及其自动化

080203　材料成型及控制工程

080204　机械电子工程

080205　工业设计

080206　过程装备与控制工程

080207　车辆工程

080208　汽车服务工程

0803　仪器类

080301　测控技术与仪器

0804　材料类

080401　材料科学与工程

080402　材料物理(注:可授工学或理学学士学位)

080403　材料化学(注:可授工学或理学学士学位)

080404　冶金工程

080405　金属材料工程

080406　无机非金属材料工程

080407　高分子材料与工程

080408　复合材料与工程

0805　能源动力类

080501　能源与动力工程

0806　电气类

080601　电气工程及其自动化

0807　电子信息类

080701　电子信息工程(注:可授工学或理学学士学位)

080702　电子科学与技术(注:可授工学或理学学士学位)

080703　通信工程

080704　微电子科学与工程(注:可授工学或理学学士学位)

080705　光电信息科学与工程(注:可授工学或理学学士学位)

080706　信息工程

0808　自动化类

080801　自动化

0809　计算机类

080901　计算机科学与技术(注:可授工学或理学学士学位)

080902　软件工程

080903　网络工程

080904K　信息安全(注:可授工学或理学或管理学学士学位)

080905　物联网工程

080906　数字媒体技术

0810　土木类

081001　土木工程

081002　建筑环境与能源应用工程

081003　给排水科学与工程

081004　建筑电气与智能化

0811　水利类

081101　水利水电工程

081102　水文与水资源工程

081103　港口航道与海岸工程

0812　测绘类

081201　测绘工程

081202　遥感科学与技术

0813　化工与制药类

081301　化学工程与工艺

081302　制药工程

0814　地质类

081401　地质工程

081402　勘查技术与工程

081403　资源勘查工程

0815　矿业类

081501　采矿工程

081502　石油工程

081503　矿物加工工程

081504　油气储运工程

0816　纺织类

081601　纺织工程

081602　服装设计与工程（注：可授工学或艺术学学士学位）

0817　轻工类
081701　轻化工程
081702　包装工程
081703　印刷工程
0818　交通运输类
081801　交通运输
081802　交通工程
081803K　航海技术
081804K　轮机工程
081805K　飞行技术
0819　海洋工程类
081901　船舶与海洋工程
0820　航空航天类
082001　航空航天工程
082002　飞行器设计与工程
082003　飞行器制造工程
082004　飞行器动力工程
082005　飞行器环境与生命保障工程
0821　兵器类
082101　武器系统与工程
082102　武器发射工程
082103　探测制导与控制技术
082104　弹药工程与爆炸技术
082105　特种能源技术与工程
082106　装甲车辆工程
082107　信息对抗技术
0822　核工程类
082201　核工程与核技术
082202　辐射防护与核安全
082203　工程物理
082204　核化工与核燃料工程
0823　农业工程类
082301　农业工程
082302　农业机械化及其自动化
082303　农业电气化
082304　农业建筑环境与能源工程
082305　农业水利工程

0824　林业工程类
082401　森林工程
082402　木材科学与工程
082403　林产化工
0825　环境科学与工程类
082501　环境科学与工程
082502　环境工程
082503　环境科学（注：可授工学或理学学士学位）
082504　环境生态工程
0826　生物医学工程类
082601　生物医学工程（注：可授工学或理学学士学位）
0827　食品科学与工程类
082701　食品科学与工程（注：可授工学或农学学士学位）
082702　食品质量与安全
082703　粮食工程
082704　乳品工程
082705　酿酒工程
0828　建筑类
082801　建筑学
082802　城乡规划
082803　风景园林（注：可授工学或艺术学学士学位）
0829　安全科学与工程类
082901　安全工程
0830　生物工程类
083001　生物工程
0831　公安技术类
083101K　刑事科学技术
083102K　消防工程
09　学科门类：农学
0901　植物生产类
090101　农学
090102　园艺
090103　植物保护
090104　植物科学与技术
090105　种子科学与工程

090106　设施农业科学与工程（注：可授农学或工学学士学位）

0902　自然保护与环境生态类

090201　农业资源与环境

090202　野生动物与自然保护区管理

090203　水土保持与荒漠化防治

0903　动物生产类

090301　动物科学

0904　动物医学类

090401　动物医学

090402　动物药学

0905　林学类

090501　林学

090502　园林

090503　森林保护

0906　水产类

090601　水产养殖学

090602　海洋渔业科学与技术

0907　草学类

090701　草业科学

10　学科门类：医学

1001　基础医学类

100101K　基础医学

1002　临床医学类

100201K　临床医学

1003　口腔医学类

100301K　口腔医学

1004　公共卫生与预防医学类

100401K　预防医学

100402　食品卫生与营养学（注：授予理学学士学位）

1005　中医学类

100501K　中医学

100502K　针灸推拿学

100503K　藏医学

100504K　蒙医学

100505K　维医学

100506K　壮医学

100507K　哈医学

1006　中西医结合类

100601K　中西医临床医学

1007　药学类

100701　药学（注：授予理学学士学位）

100702　药物制剂（注：授予理学学士学位）

1008　中药学类

100801　中药学（注：授予理学学士学位）

100802　中药资源与开发（注：授予理学学士学位）

1009　法医学类

100901K　法医学

1010　医学技术类

101001　医学检验技术（注：授予理学学士学位）

101002　医学实验技术（注：授予理学学士学位）

101003　医学影像技术（注：授予理学学士学位）

101004　眼视光学（注：授予理学学士学位）

101005　康复治疗学（注：授予理学学士学位）

101006　口腔医学技术（注：授予理学学士学位）

101007　卫生检验与检疫（注：授予理学学士学位）

1011　护理学类

101101　护理学（注：授予理学学士学位）

12　学科门类：管理学

1201　管理科学与工程类

120101　管理科学（注：可授管理学或理学学士学位）

120102　信息管理与信息系统（注：可授管理学或工学学士学位）

120103　工程管理（注：可授管理学或工学学士学位）

120104　房地产开发与管理

120105　工程造价（注：可授管理学或工学学士学位）

1202　工商管理类

120201K　工商管理

120202　市场营销

120203K　会计学

120204　财务管理

120205　国际商务

120206　人力资源管理

120207　审计学

120208　资产评估

120209　物业管理

120210　文化产业管理（注：可授管理学或艺术学学士学位）

1203　农业经济管理类

120301　农林经济管理

120302　农村区域发展（注：可授管理学或农学学士学位）

1204　公共管理类

120401　公共事业管理

120402　行政管理

120403　劳动与社会保障

120404　土地资源管理（注：可授管理学或工学学士学位）

120405　城市管理

1205　图书情报与档案管理类

120501　图书馆学

120502　档案学

120503　信息资源管理

1206　物流管理与工程类

120601　物流管理

120602　物流工程（注：可授管理学或工学学士学位）

1207　工业工程类

120701　工业工程（注：可授管理学或工学学士学位）

1208　电子商务类

120801　电子商务（注：可授管理学或经济学或工学学士学位）

1209　旅游管理类

120901K　旅游管理

120902　酒店管理

120903　会展经济与管理

13　学科门类：艺术学

1301　艺术学理论类

130101　艺术史论

1302　音乐与舞蹈学类

130201　音乐表演

130202　音乐学

130203　作曲与作曲技术理论

130204　舞蹈表演

130205　舞蹈学

130206　舞蹈编导

1303　戏剧与影视学类

130301　表演

130302　戏剧学

130303　电影学

130304　戏剧影视文学

130305　广播电视编导

130306　戏剧影视导演

130307　戏剧影视美术设计

130308　录音艺术

130309　播音与主持艺术

130310　动画

1304　美术学类

130401　美术学

130402　绘画

130403　雕塑

130404　摄影

1305　设计学类

130501　艺术设计学

130502　视觉传达设计

130503　环境设计

130504　产品设计

130505　服装与服饰设计

130506　公共艺术

130507　工艺美术

130508　数字媒体艺术

二、特设专业

01　学科门类：哲学

0101	哲学类	
010104T	伦理学	

02　学科门类:经济学

0201	经济学类
020103T	国民经济管理
020104T	资源与环境经济学
020105T	商务经济学
020106T	能源经济
0202	财政学类
0203	金融学类
020305T	金融数学
020306T	信用管理(注:可授经济学或管理学学士学位)
020307T	经济与金融
0204	经济与贸易类

03　学科门类:法学

0301	法学类
030102T	知识产权
030103T	监狱学
0302	政治学类
030204T	国际事务与国际关系
030205T	政治学、经济学与哲学
0303	社会学类
030303T	人类学
030304T	女性学
030305T	家政学
0304	民族学类
0305	马克思主义理论类
0306	公安学类
030604TK	禁毒学
030605TK	警犬技术
030606TK	经济犯罪侦查
030607TK	边防指挥
030608TK	消防指挥
030609TK	警卫学
030610TK	公安情报学
030611TK	犯罪学
030612TK	公安管理学
030613TK	涉外警务

030614TK	国内安全保卫
030615TK	警务指挥与战术

04　学科门类:教育学

0401	教育学类
040109T	华文教育
0402	体育学类
040206T	运动康复(注:可授教育学或理学学士学位)
040207T	休闲体育

05　学科门类:文学

0501	中国语言文学类
050106T	应用语言学
050107T	秘书学
0502	外国语言文学类
0503	新闻传播学类
050306T	网络与新媒体
050307T	数字出版

06　学科门类:历史学

0601	历史学类
060105T	文物保护技术
060106T	外国语言与外国历史(注:可授历史学或文学学士学位)

07　学科门类:理学

0701	数学类
070103T	数理基础科学
0702	物理学类
070204T	声学
0703	化学类
070303T	化学生物学
070304T	分子科学与工程
0704	天文学类
0705	地理科学类
0706	大气科学类
0707	海洋科学类
070703T	海洋资源与环境
070704T	军事海洋学
0708	地球物理学类
0709	地质学类
070903T	地球信息科学与技术(注:可授理

　　学或工学学士学位）

070904T　古生物学

0710　生物科学类

0711　心理学类

0712　统计学类

08　学科门类：工学

0801　力学类

0802　机械类

080209T　机械工艺技术

080210T　微机电系统工程

080211T　机电技术教育

080212T　汽车维修工程教育

0803　仪器类

0804　材料类

080409T　粉体材料科学与工程

080410T　宝石及材料工艺学

080411T　焊接技术与工程

080412T　功能材料

080413T　纳米材料与技术

080414T　新能源材料与器件

0805　能源动力类

080502T　能源与环境系统工程

080503T　新能源科学与工程

0806　电气类

080602T　智能电网信息工程

080603T　光源与照明

080604T　电气工程与智能控制

0807　电子信息类

080707T　广播电视工程

080708T　水声工程

080709T　电子封装技术

080710T　集成电路设计与集成系统

080711T　医学信息工程

080712T　电磁场与无线技术

080713T　电波传播与天线

080714T　电子信息科学与技术（注：可授工
　　　　　学或理学学士学位）

080715T　电信工程及管理

080716T　应用电子技术教育

0808　自动化类

080802T　轨道交通信号与控制

0809　计算机类

080907T　智能科学与技术

080908T　空间信息与数字技术

080909T　电子与计算机工程

0810　土木类

081005T　城市地下空间工程

081006T　道路桥梁与渡河工程

0811　水利类

081104T　水务工程

0812　测绘类

081203T　导航工程

081204T　地理国情监测

0813　化工与制药类

081303T　资源循环科学与工程

081304T　能源化学工程

081305T　化学工程与工业生物工程

0814　地质类

081404T　地下水科学与工程

0815　矿业类

081505T　矿物资源工程

081506T　海洋油气工程

0816　纺织类

081603T　非织造材料与工程

081604T　服装设计与工艺教育

0817　轻工类

0818　交通运输类

081806T　交通设备与控制工程

081807T　救助与打捞工程

081808TK　船舶电子电气工程

0819　海洋工程类

081902T　海洋工程与技术

081903T　海洋资源开发技术

0820　航空航天类

082006T　飞行器质量与可靠性

082007T　飞行器适航技术

0821　兵器类

0822　核工程类

0823	农业工程类	090403T	动植物检疫(注:可授农学或理学学士学位)
0824	林业工程类		
0825	环境科学与工程类	0905	林学类
082505T	环保设备工程	0906	水产类
082506T	资源环境科学(注:可授工学或理学学士学位)	090603T	水族科学与技术
		0907	草学类
082507T	水质科学与技术	10	学科门类:医学
0826	生物医学工程类	1001	基础医学类
082602T	假肢矫形工程	1002	临床医学类
0827	食品科学与工程类	100202TK	麻醉学
082706T	葡萄与葡萄酒工程	100203TK	医学影像学
082707T	食品营养与检验教育	100204TK	眼视光医学
082708T	烹饪与营养教育	100205TK	精神医学
0828	建筑类	100206TK	放射医学
082804T	历史建筑保护工程	1003	口腔医学类
0829	安全科学与工程类	1004	公共卫生与预防医学类
0830	生物工程类	100403TK	妇幼保健医学
083002T	生物制药	100404TK	卫生监督
0831	公安技术类	100405TK	全球健康学(注:授予理学学士学位)
083103TK	交通管理工程		
083104TK	安全防范工程	1005	中医学类
083105TK	公安视听技术	1006	中西医结合类
083106TK	抢险救援指挥与技术	1007	药学类
083107TK	火灾勘查	100703TK	临床药学(注:授予理学学士学位)
083108TK	网络安全与执法		
083109TK	核生化消防	100704T	药事管理(注:授予理学学士学位)
09	学科门类:农学	100705T	药物分析(注:授予理学学士学位)
0901	植物生产类	100706T	药物化学(注:授予理学学士学位)
090107T	茶学	100707T	海洋药学(注:授予理学学士学位)
090108T	烟草	1008	中药学类
090109T	应用生物科学(注:可授农学或理学学士学位)	100803T	藏药学(注:授予理学学士学位)
		100804T	蒙药学(注:授予理学学士学位)
090110T	农艺教育	100805T	中药制药(注:可授理学或工学学士学位)
090111T	园艺教育		
0902	自然保护与环境生态类	100806T	中草药栽培与鉴定(注:授予理学学士学位)
0903	动物生产类		
090302T	蚕学	1009	法医学类
090303T	蜂学	1010	医学技术类
0904	动物医学类	101008T	听力与言语康复学

| 1011 | 护理学类 | 1207 | 工业工程类 |

1011　护理学类
12　学科门类:管理学
1201　管理科学与工程类
120106TK　保密管理
1202　工商管理类
120211T　劳动关系
120212T　体育经济与管理
120213T　财务会计教育
120214T　市场营销教育
1203　农业经济管理类
1204　公共管理类
120406TK　海关管理
120407T　交通管理(注:可授管理学或工学
　　　　　学士学位)
120408T　海事管理
120409T　公共关系学
1205　图书情报与档案管理类
1206　物流管理与工程类
120603T　采购管理

1207　工业工程类
120702T　标准化工程
120703T　质量管理工程
1208　电子商务类
120802T　电子商务及法律
1209　旅游管理类
120904T　旅游管理与服务教育
13　学科门类:艺术学
1301　艺术学理论类
1302　音乐与舞蹈学类
1303　戏剧与影视学类
130311T　影视摄影与制作
1304　美术学类
130405T　书法学
130406T　中国画
1305　设计学类
130509T　艺术与科技

附件 2 和附件 3 略。

教育部关于公布 2012 年度普通高等学校本科专业设置备案或审批结果的通知

教高[2013]4 号

各省、自治区、直辖市教育厅(教委),新疆生产建设兵团教育局,有关部门(单位)教育司(局),部属各高等学校:

　　根据《国务院对确需保留的行政审批项目设定行政许可的决定》(国务院令第 412 号)和《普通高等学校本科专业目录(2012 年)》《普通高等学校本科专业设置管理规定》等文件精神,以及教育部学科发展与专业设置专家委员会的评议意见,经研究,现将 2012 年度普通高等学校本科专业设置备案或审批结果予以公布。

　　本次公布的 2 610 个经教育部备案的专业(见附件 1),以及 53 个经教育部审批同意设置的国家控制布点的专业(见附件 2)和 7 个经教育部审批同意设置的新专业(见附件 3),可自 2013 年开始招生(注明需考察的专业除外),需考察的 4 个医学类专业,待考察合格后方可安排招生。其专业名称、专业代码、修业年限、学位授予门类等均以公布的内容为准。258 个经教育部审批不同意设置的专业(见附件 4),不得安排招生。

　　望各部门(学校)充分利用高校现有的办学条件,加强新增本科专业建设,合理控制招生规模,切实保证人才培养质量。

附件：

1. 2012 年度经教育部备案的普通高等学校本科专业名单

2. 2012 年度经教育部审批同意设置的国家控制布点的普通高等学校本科专业名单

3. 2012 年度经教育部审批同意设置的普通高等学校本科新专业名单（略）

4. 2012 年度经教育部审批不同意设置的普通高等学校本科专业名单

教育部

二〇一三年三月二十八日

表 6　2012 年度经教育部备案的普通高等学校本科专业名单

序号	主管部门	学校名称	专业代码	专业名称	修业年限	学位授予门类
1362	山东省	泰山医学院	101006	口腔医学技术	四年	理学
1405	山东省	山东万杰医学院	101006	口腔医学技术	四年	理学

表 7　2012 年度经教育部审批同意设置的国家控制布点的普通高等学校本科专业名单

序号	主管部门	学校名称	专业代码	专业名称	修业年限	学位授予门类	备注
26	江西省	九江学院	100301K	口腔医学	五年	医学	需考察

表 8　2012 年度经教育部审批不同意设置的普通高等学校本科专业名单

序号	主管部门	学校名称	专业代码	专业名称	修业年限	学位授予门类
34	河北省	承德医学院	100301K	口腔医学	五年	医学
42	河北省	北京中医药大学东方学院	100301K	口腔医学	五年	医学
149	江西省	赣南医学院	100301K	口腔医学	五年	医学
181	湖北省	湖北医药学院药护学院	100301K	口腔医学	五年	医学

教育部 国务院学位委员会关于批准 2012 年全国优秀博士学位论文的决定

教研[2012]1 号

2012 年全国优秀博士学位论文评选工作已经全部完成。现批准《资本流动视角下外部不平衡的原因和治理研究》等 90 篇学位论文为全国优秀博士学位论文；《清末民初小说内外的女学生》等 278 篇学位论文为全国优秀博士学位论文提名论文。

评选全国优秀博士学位论文是贯彻落实《国家中长期教育改革和发展规划纲要（2010—2020 年）》，提高研究生培养质量，鼓励创新，促进高层次创新人才脱颖而出的重要措施。各学位授予单位要通过优秀论文评选工作，在研究生中大力倡导科学严谨的学风和勇攀高峰的精神，鼓励研究生刻苦学习，勇于创新；要采取切实可行的措施，加强学科建设,完善质量保障和监督机制,全面提高我国研究生培养质量,为建设创新型国家作出新的贡献。

附件:

2012 年全国优秀博士学位论文名单(分单位)

2012 年全国优秀博士学位论文提名论文(分单位)

附件略。

教育部　国务院学位委员会

二〇一二年十二月二十八日

表 9　2012 年全国优秀博士学位论文提名论文名单*

编　号	论文题目	作　者	指导教师	学位授予单位
2012035	牙齿相关干细胞免疫学特性研究	丁　刚	王松灵	首都医科大学
2012235	外周细胞分化机制及其在组织工程血管化中的应用研究	蔡潇潇	宫　苹	四川大学
2012270	组织工程种植体构建及植入放疗区的实验研究	周　炜	赵铱民	第四军医大学

注:*摘自教育部 国务院学位委员会批准的"2012 年全国优秀博士学位论文提名论文(分单位)"中口腔医学博士学位授予单位所获优秀博士学位论文提名论文。

口腔医学一级学科简介

一级学科(中文)名称:　口腔医学

　　　　(英文)名称:　Stomatology

一、学科概况

口腔医学是现代医学及生命科学的重要组成部分,是应用生物学、医学、生物医学工程学、材料科学与工程学、生物力学、计算机科学、心理学及其他自然科学和人文社会科学的理论和技术来研究与防治口腔及颌面部疾病的专门医学科学,是现代医学中的一个主要分支。

我国口腔医学是在新中国成立前建立的牙医学基础上发展起来的。党和政府十分重视和关怀我国口腔医学事业的发展。1950年,牙医学更名为口腔医学,扩大了学科的范围,正确地反映了该学科的内涵。全国各高等医药院校相继更名或成立口腔医学系,并将其定位在一级专业培养口腔医学专业人才。1996 年,中华医学会口腔科学会正式独立成为一级的中华口腔医学会;1997 年,在国务院学位委员会公布的专业目录中将隶属于临床医学的口腔科学提升为一级学科——口腔医学,其中包括 2 个二级学科:口腔基础医学和口腔临床医学。2002 年开始,部分学位授予单位根据国务院学位委员会、教育部颁布的《关于做好博士学位授权一级学科范围内自主设置学科、专业工作的几点意见》自主设置二级学科,其中与口腔基础医学相关的包括口腔生物学、口腔组织病理学、口腔材料学等;与口腔临床医学相关的自主设置的二级学科包括牙体牙髓病学、牙周病学、儿童口腔医学、口腔黏膜病学、预防口腔医学、口腔颌面外科学、口腔修复学、口腔正畸学和口腔颌面医学影像学等。自主设置的二级学科培养人才与国际接轨,更为科学并符合口腔医学学科发展的要求。

目前我国口腔医学各分支学科的建设已逐步与国际接轨，在临床、教学、科研、预防等各个方面均取得了很大的进步，逐渐走向了快速发展的轨道。如口腔及颌面部疾病的预防、治疗、教学和研究能力得到明显增强，某些领域在国际上取得了一定的地位。设备先进的口腔专科医院、口腔科室或机构等如雨后春笋般地涌现，显著增强了口腔及颌面部疾病治疗的能力和水平；全国百余所口腔医学院系每年培养研究生、本科生近 15 000 名，多个口腔医学院获得教育部口腔医学优秀教学团队，多门课程获得国家、省市级精品课程、精品教材；许多研究的设施也得到显著改善，如我国口腔医学领域有口腔疾病研究国家重点实验室、口腔数字化医疗技术和材料国家工程实验室及多个省部级重点实验室等为口腔医学研究的发展提供了优质的硬件条件。加上国家对于科研的重视，口腔医学研究走上了比较健康的发展之路，如国家自然科学基金、"973"计划、国家重大科学研究计划、"863"计划、国家科技支撑计划课题先后资助口腔基础医学、交叉学科、口腔疾病防治等多个领域。在口腔及颌面部疾病预防方面，历经 3 次全国口腔疾病流行病学调查，我国国民的口腔健康状况得到全面的梳理和认识，龋病、牙周病、牙齿缺失和缺损、错𬌗畸形、口腔肿瘤等常见、多发口腔及颌面部疾病的预防得到显著加强，口腔健康促进工作受到广泛重视。

面对新世纪老龄人口的急速增加，医学模式的转变，分子医学、遗传医学、医学信息学、生物材料学、组织工程学、计算机技术等先进医学科学技术的发展，口腔医学也将面临着进一步的发展和学科的综合交叉分化：一方面面对社会群体，口腔全科医师的数量将会增加，质量会更加提高。另一方面面对提高广大群众的健康水平，面对疾病治疗的高生存率和高生活质量的要求，诸如独立的老年口腔医学、口腔医学美学、语音病理学、

口腔转化医学、口腔医学心理学等新的分支学科将进一步分化并趋于成熟。口腔医学各临床学科与口腔基础医学相关学科的紧密结合将促进口腔医学整体水平的提高。口腔医学与遗传学、分子生物学、组织工程学、医学信息学等的交叉融合，人工器官的应用，数字化口腔医学等新兴交叉学科的出现，必将大大促进口腔医学学术水平和口腔颌面疾病防治水平的提高。

二、学科内涵

（一）研究对象

我国口腔医学的含义和内容与国外的牙医学有所不同，口腔医学研究的范围更为广泛，涉及口腔及颌面颈部各种正常组织及器官的发生、发育、形态和功能维持以及增龄性变化的机制研究，口腔及颌面部各种疾病的病因机制及防治研究，口腔及颌面部疾病与全身系统性因素、社会环境因素的关系研究，数字化技术的应用开发，口腔材料及设备的研制与开发等。

（二）理论

作为一门实践性极强的医学学科，口腔医学已经形成完整的理论体系。但是随着科学技术的不断更新和进步，口腔医学的理论体系仍需不断完善。总体来说，口腔医学的理论体系至少包括三个方面：与口腔生物学、口腔解剖生理学、口腔组织病理学、口腔材料学等口腔基础医学相关的理论体系；与牙体牙髓病学、牙周病学、儿童口腔医学、口腔黏膜病学、预防口腔医学、口腔颌面外科学、口腔修复学、口腔正畸学和口腔颌面医学影像学等口腔临床医学相关的理论体系；与口腔医学相关的人文、社会科学理论体系（如口腔医学史）等领域。根据口腔医学多个领域的现有研究进展，结合我国口腔医学、基础医学、临床医学、人文社会科学等多学科的发展进步，口腔医学还将诞生新的理论，包括口腔转化医学理论、口腔医学计算机应用技术理

论、口腔疾病-系统性疾病相关关系理论、口腔医学美学理论、口腔医学心理学理论、口腔医学伦理学理论等等。

（三）知识基础

口腔医学在发展过程中不断地形成和完善支撑学科体系的知识基础。本学科在系统科学的基础上，形成了两大知识基础：系统揭示和认识口腔颌面部的发生发育、解剖、生理、病理、病生理，以及认识和研发用于治疗口腔颌面部疾病的口腔材料的口腔基础医学；涵盖各类口腔颌面部疾病、缺损、畸形预防、治疗、康复和研究的口腔临床医学。口腔基础医学是口腔医学专业必备的专业基础知识；口腔临床医学是口腔医学专业必备的专业理论知识和实践技能知识。口腔基础医学和口腔临床医学的知识基础各有侧重，相互依存并相互促进提高，两者共同构建了口腔医学的专业知识基础。

除了本学科的知识基础和发展之外，相关学科的理论和技术的知识和发展也使得口腔医学的知识基础不断深化和拓展。总体来说，这些知识基础至少包括五大类：与口腔颌面部疾病、缺损、畸形防治与研究相关的医学心理学、伦理学、社会学、外语等人文社会科学基础知识；与口腔医学发展密切相关的自然科学和生物医学工程学等基础知识（如数学、物理学、化学、生物学、力学、计算机科学、生物医学工程等）；基础医学知识（解剖学与组织胚胎学、病理学与病理生理学、免疫学等）；临床医学知识（内科学、外科学等）；公共卫生与预防医学知识等。

（四）研究方法

口腔医学与基础医学、临床医学、公共卫生与预防医学等医学学科具有极大的相似性，并与材料科学、生物医学工程学、计算机科学及数字化技术等高度交叉。其研究方法依赖上述学科的发展。具体来说，其研究方法涉及循证医学、临床流行病学、细胞生物学、分子生物学、生物力学、组织工程学、材料力学、生物

信息学、计算机应用等实验技术或方法。研究手段从宏观的组织形态学研究发展到微观的基因及分子生物学水平，各种高通量基因或蛋白质芯片技术以及基因组学、蛋白质组学、代谢组学等组学技术相继在口腔医学研究中得到应用，为口腔医学未来的发展奠定了基础。总之，未来的口腔医学研究既注重口腔局部与全身及社会环境等整体性因素的关系，又注重向微观的及更深入的层次发展。因此，口腔医学的发展依赖于上述理论、知识和技术的成熟和发展。随着现代科技的发展，以各种高通量检测技术为基础的生物信息学技术、以干细胞为基础的组织工程再生技术、纳米工程技术以及数字化技术等等必将在口腔医学研究中起到关键作用。

三、学科范围

在 1997 年制定的学科目录中，口腔医学包含两个二级学科：口腔基础医学、口腔临床医学。

（一）口腔基础医学

口腔基础医学是研究口腔颌面部各组织器官的形态结构、发生发育、生理功能、组织修复和疾病发生发展过程的学科。口腔基础医学与基础医学有着紧密的不可分割联系，又是口腔临床医学的重要基础。随着基础医学和口腔医学等学科的发展，口腔基础医学已建立了口腔颌面解剖学（含局解）、口腔生理学、殆学、口腔组织胚胎学、口腔病理学、口腔材料学、口腔生物学（含口腔微生物学、口腔免疫学、口腔生化学、口腔分子生物学等）等分支。其中口腔生物学、口腔组织病理学和口腔材料学 3 个学科发展更为全面，部分学位授予单位已将它们自设为二级学科进行人才培养和学科建设。

1.口腔生物学　口腔生物学是口腔医学中的基础学科，研究口腔组织的结构、功能、发生和发展的规律，以及与周围环境的关系等的科学，从理论上解释口腔疾病的发生、发展和预后。其内容涵盖口腔解剖生理学、口

腔生化学(含分子生物学)、口腔微生物学、口腔免疫学等多个研究方向,是口腔临床各学科研究的重要基础。

2.口腔组织病理学　口腔组织病理学是口腔医学中的一门主要基础学科,包括口腔胚胎学、口腔组织学和口腔病理学三部分内容。主要研究口腔颌面部组织和器官的发育过程及机制,其形态结构与功能,各类口腔颌面部疾病的病因、病变过程、病理变化及其分子机制等,是口腔临床医师正确认识口腔疾病,进而正确诊断和治疗疾病的基础。

3.口腔材料学　口腔材料学是口腔医学的一个基础学科,是以口腔医学、生物学、化学、物理学、工程学和材料科学等多个学科为基础的交叉学科,涉及材料组成、内部结构、材料性能及其与口腔临床应用之间的依存关系,渗透到口腔临床医学的各个领域。

(二)口腔临床医学

口腔临床医学是对口腔颌面部疾病、缺损、畸形等进行预防、治疗、康复和研究的一门口腔医学学科。在口腔临床医学形成和发展过程中,由于学科特点和业务领域的规范化,在我国已形成了牙体牙髓病学、牙周病学、儿童口腔医学、口腔黏膜病学、预防口腔医学、口腔颌面外科学、口腔修复学、口腔正畸学和口腔颌面医学影像学等 9 个主干学科,也符合当前国际上的学科分类体系。部分学位授予单位已将它们自设为二级学科培养人才和开展学科建设。

1.牙体牙髓病学　牙体牙髓病学主要研究发生于牙体硬组织、牙髓组织和牙根尖周围组织疾病的发病机制、病理变化、临床表现、疾病诊断、治疗与预防。

2.牙周病学　牙周病学是研究牙周组织结构、生理和病理变化,牙周疾病发生、发展、诊断和防治以及牙周疾病与系统性疾病关系的一门科学。牙周病学涉及口腔颌面多种软、硬组织,与预防医学、微生物学、病理学、分子生物学、基因学、组织工程学、生物材料学、临床医学存在着密切的联系。

3.儿童口腔医学　儿童口腔医学的主要研究对象是生长发育期的儿童及少年,研究口腔颌面部牙齿、牙列、𬌗颌及软组织的形态、功能及其生长发育过程中的变化规律;研究儿童及少年时期口腔疾病的病因、病理、发病机制、流行病学特征、诊断、治疗和预防,使之发育形成形态正常、功能健全的口腔颌面组织和器官。

4.口腔黏膜病学　口腔黏膜病指发生于口腔黏膜及软组织的类型各异、种类众多的疾病的总称。口腔黏膜病学是口腔临床医学中重要组成部分,研究和诊治口腔黏膜及软组织各类疾病,系统科学地阐述口腔黏膜病的发生、发展和转归。

5.预防口腔医学　预防口腔医学是口腔临床医学的一部分,研究常见口腔疾病的流行状况及其影响因素,制定和实施预防与控制口腔疾病的策略与措施,促进与维护大众口腔健康的科学。

6.口腔颌面外科学　口腔颌面外科学是一门以外科治疗为主的口腔临床医学学科,研究口腔器官、面部软组织、颌面诸骨、颞下颌关节、涎腺以及颈部某些疾病的病因及发病机制,疾病诊断、外科治疗及预防。

7.口腔修复学　口腔修复学是研究用符合生理的方法修复口腔及颌面部各种缺损的一门科学。研究口腔和颌面各种缺损的病因、机制、诊断、治疗和预防,利用人工材料制作各种装置、矫治器或修复体,以恢复、重建或矫治各类口颌系统的缺损或异常,恢复正常形态和功能。

8.口腔正畸学　口腔正畸学主要研究儿童牙颌颅面的生长发育和在儿童生长发育过程中各种原因造成的牙颌畸形的机制,利用各类矫正方法矫治牙颌畸形,恢复口颌系统的正常形态和功能。

9.口腔颌面医学影像学　口腔颌面医学影像学主要研究各类口腔颌面部疾病的影像

学特点,采用各类医学影像学检查手段,诊断口腔颌面部疾病;并采用介入放射学手段治疗相关的口腔颌面部疾病。

四、培养目标

1. 学士学位　有良好的人文素养和职业道德,具备扎实的医学基础理论和临床医学知识,掌握口腔医学的基本理论和临床操作技能,有一定发展潜力并具有创新精神和实践能力的口腔医学专门人才。口腔医学学士是口腔医学从业人员的主体,经临床实践培训一年后通过国家执业医师资格考试,可在医疗机构从事口腔常见病、多发病的诊治和预防工作。并作为口腔医学硕士和博士研究生的生源。

2. 硕士学位　具有宽阔的人文和社会科学知识,有良好的职业道德,具有全面、坚实的口腔医学理论基础,熟悉所研究领域的发展动态和研究前沿。具有从事口腔医学科学研究工作的能力和严谨求实的科学作风。熟练掌握一门外语。

科研型(科学学位)硕士研究生应能掌握基本的实验技能并能运用新的科学研究手段解决口腔医学研究中的问题,具备独立从事研究工作的能力。毕业后可在医学院校或研究机构从事科研工作;或通过国家执业医师资格考试,在医疗机构从事口腔医疗工作;也是博士研究生的重要生源。

临床型(专业学位)硕士研究生应达到高年口腔住院医师水平,具有独立诊治口腔相应二级学科常见、多发疾病的能力。具有指导本科生实习的初步教学经验和从事临床研究的能力。毕业后在医学院校或医疗机构从事口腔医疗工作。也是临床型(专业学位)博士研究生的重要生源。

3. 博士学位　具有厚实的人文和社会科学知识,有良好的职业道德,有良好的外语交流能力;掌握口腔医学坚实的基础理论和系统的专门知识,了解并掌握本学科的最新进展,具有独立从事口腔医学科学研究和教学工作的能力,在某一领域或方向有深入研究的高层次人才。

科研型(科学学位)博士研究生应熟练掌握基本的实验技能并能运用最新的科学研究手段、实验方法解决科学研究中的问题;有敏锐的思辨和分析能力,能够跟踪学术前沿,对所研究的领域有创造性的新成果或见解,表明其具有独立从事科学研究工作的能力;具有严谨、求实的科学作风。学位获得者可在医学院校或研究机构从事研究工作,或通过国家执业医师资格考试,在医疗机构从事口腔医疗和科研工作。

临床型(专业学位)博士研究生应对口腔专业常见病的病因、发病机制及临床特点有深入了解,对相应二级学科各类疾病的诊断技术和治疗设计能较熟练掌握,能独立完成较疑难病例的正确诊治,达到初年主治医师水平。具有独立从事临床研究的能力。有一定的临床教学经验。毕业后在医学院校或医疗机构从事医疗、教学和科研工作。

五、相关学科

与口腔医学密切相关的一级学科包括基础医学、临床医学、公共卫生与预防医学、生物医学工程、材料科学与工程、计算机科学与技术等。

"口腔医学一级学科简介"编写成员:

俞光岩　北京大学
周学东　四川大学
周永胜　北京大学
张志愿　上海交通大学
赵铱民　第四军医大学
边　专　武汉大学
李铁军　北京大学
陈谦明　四川大学
刘洪臣　解放军军医进修学院
孙宏晨　吉林大学

1003 口腔医学博士、硕士科学学位基本要求

第六届国务院学位委员会口腔医学学科评议组

第一部分　学科概况和发展趋势

口腔医学是现代医学及生命科学的重要组成部分,是应用生物学、医学、生物医学工程学、材料学、生物力学及其他自然科学的理论和技术来研究和防治口腔及颌面部疾病的专门医学科学。概括起来,其内涵除包括一般医学基本内容外,还有其较为广泛的专业基础理论和多个临床分支学科。口腔基础学科包括口腔生物学、口腔生物化学、口腔分子生物学、口腔解剖学(含牙体解剖学和颌面解剖学)、口腔组织胚胎学、口腔病理学、口腔生物材料学等;口腔临床学科包括牙体牙髓病学、牙周病学、儿童口腔医学、口腔黏膜病学、口腔颌面外科学、口腔修复学、口腔正畸学、口腔预防医学、口腔颌面医学影像学、口腔种植学、老年口腔医学等。

口腔医学具有悠久的历史。其研究方向、研究对象和范围广泛,涉及口腔及颌面部各种正常组织及器官的发生、发育、形态和功能维持以及增龄性变化的机制研究,口腔及颌面部各种疾病的发病机制及防治研究,口腔及颌面部疾病与全身系统性因素、社会环境因素的关系研究,口腔材料及设备的研制与开发,计算机辅助设计与制造技术的应用开发等。近年来,随着基础医学、临床医学、自然科学、工程科学、计算机科学等科学理论及技术的不断渗透和交叉,口腔医学的研究内容及范围进一步地拓展和深入,研究方向越来越注重临床转化、多学科交叉等,并大大促进了新的交叉学科的诞生。

口腔医学与基础医学、临床医学、公共卫生与预防医学等医学学科具有很大的相似性,同时依赖多个自然科学、工程科学等学科的发展。研究方法涉及循证医学、临床流行病学、细胞生物学、分子生物学、生物力学、生物医学工程学、材料力学、生物信息学、计算机应用等实验技术或方法。研究手段从宏观的组织形态学研究发展到微观的基因及分子生物学水平,各种高通量基因或蛋白质芯片技术以及基因组学、蛋白质组学、代谢组学等组学技术相继在口腔医学中得到应用,为口腔医学未来的发展奠定了基础。总之,未来的口腔医学研究既注重口腔局部与全身及社会环境等整体性因素的关系,又注重向微观及更深入的层次发展。随着现代科技的发展,以各种高通量检测技术为基础的生物信息学技术、以干细胞为基础的组织工程再生技术、纳米工程技术以及计算机辅助设计与制作技术等必将在口腔医学研究及发展中起到关键性作用。

第二部分　博士科学学位的基本要求

一、获本学科博士学位应掌握的基本知识及结构

1. 具有厚实的人文与社会科学知识基础

口腔医学是一门临床学科。临床实践需遵循医疗相关法律、法规,为患者提供"以人为本",符合生物-心理-社会医学模式的服务。作为高层次口腔医学专门人才,博士候选人需同时具备口腔医学、人文科学和社会科学等全方位的知识。需了解法学、伦理学、心理学、社会学、哲学、教育学等在内的多门人文和社会学科知识,能采用科学、辩证的方法观

察事物,从而使口腔医学专业知识得到最大限度的发挥。

2. 具有良好的基础医学、临床医学、预防医学知识基础和坚实宽广的口腔医学知识基础　博士候选人应具有良好的基础医学知识,包括解剖学、组织胚胎学、生理学、免疫学、病理学、药理学等;还应掌握一定的临床医学知识,如内外科常见病、多发病的基础知识和医学统计学、临床研究设计等预防医学知识;系统和熟练掌握口腔医学的基础和临床理论知识。

3. 掌握与口腔医学课题研究密切相关的基础理论、专业知识和实验技术(包括交叉学科)　博士候选人应了解本学科专业发展的课题前沿和热点知识,对本人研究领域的历史发展过程、现有知识规律、最新研究成果和未来发展具有足够的专业知识和分析判断能力;还应牢固和熟练掌握从事本学科专业科学研究所需的常用实验技术和操作技能,如口腔生物学、口腔微生物学、口腔组织病理学、口腔生物力学或口腔材料学等。

二、获本学科博士学位应具备的基本素质

1. 学术素养　口腔医学研究的意义在于阐明口腔颌面部疾病的发生、发展规律,提高其防治能力。博士候选人应对口腔医学问题具有浓厚的兴趣,崇尚科学精神,有献身于口腔医学科学研究的强烈的事业心。具有高尚的职业操守,始终以国家、社会和他人的利益为重,对国家和社会有强烈的责任感。在个人学术成长的生涯中始终坚持以学术为本的态度,能保持对学术的持续追求并为个人学术的发展不断努力。口腔医学往往涉及多学科交叉,知识更新快,因此需要及时更新相关研究方向的知识,拓展视野,了解最新前沿发展动态,具备一定的学术潜力。需掌握口腔医学相关的知识产权申请和保护等方面的知识。应该严格遵守动物实验、人体实验等方

面的医学伦理学规定。高度重视实验室安全,如使用转基因重组 DNA 技术、放射性及有毒物质的使用规定等。口腔医学研究越来越涉及多学科交叉,在学习和研究工作中应具有良好的团队精神,能与他人合作开展研究并尊重他人的学术思想和研究成果。此外,在研究中还应严格遵守国家有关的保密法律和规章。

2. 学术道德　博士候选人在口腔医学研究中要遵守共同的学术道德规范,避免学风浮躁,始终保持客观、实事求是的学习和研究态度,坚持诚实撰文,不抄袭和剽窃他人成果,不伪造数据;合理、正确地引用文献和他人成果;杜绝请他人代写或代替他人撰写学位或学术论文;严禁编造学术经历及提供虚假论文发表证明;严禁故意违反操作程序、故意损坏实验设备或材料,严禁故意违反实验室安全生产规定等。

三、获本学科博士学位应具备的基本学术能力

1. 获取知识能力　掌握文献(含论文、专利等)检索的各种方式和渠道,具有有效或全面获取口腔医学研究所需知识、成果、研究方法的能力,尤其是熟练运用计算机及网络技术进行文献检索、论文编辑和汇报成果等能力;能较熟练运用 1~2 门外语阅读外文专业文献,具备跟踪本学科最新进展的能力。

2. 学术鉴别能力　学术鉴别能力主要指博士候选人能够判断分析已有口腔医学研究成果或文献的科学性(客观、实事求是)、全面性(针对研究问题的覆盖程度和广度)和系统性(科研问题或科研成果或文献之间的关联性和完整性)。

口腔医学研究发展迅速,在研究中还需要能够判断出哪些问题是学术前沿动态,哪些已经研究过,哪些还需要进一步研究,哪些研究具备开展的可行性条件,哪些研究的结论还存在异议,哪些研究更具临床意义。因

此,要及时掌握口腔医学学术研究的前沿和动态,能够对即将开展的研究所涉及的科学问题进行鉴别,判断其与口腔医学其他理论体系或研究成果的内在联系,并判别已有研究成果和将要研究的问题在口腔医学中的地位和价值,并提出解决方案。

口腔医学涉及多学科交叉,其他学科的知识、理论及技术是否适用于口腔医学研究,以及获得的学科交叉成果是否具有在本学科的应用价值,也需要有鉴别能力。

3. 科学研究能力　口腔医学的科学研究能力主要体现在提出和解决问题的能力上。提出问题要在分析判断已有研究的基础上,根据学科发展的需求,提出具有操作性的、创新性的课题。解决问题需通过明确技术路线、找到可行性的方案并付诸实施。博士候选人需在导师指导下独立完成学位论文。学位论文对所研究的领域有创造性的新成果或见解,表明作者具有独立从事科学研究工作或独立担负专门技术工作的能力。应当将博士学位论文的部分或全部及时总结并能用外语书写论著并进行投稿,要求在 SCI 收录期刊上发表至少 1 篇论著。

4. 学术创新能力　在口腔医学研究上的创新性主要体现在以下几个方面:

(1)发现口腔颌面部疾病新的致病因素;

(2)明确口腔疾病发生发展的某一致病机制;

(3)发明一种新的口腔材料、新设备等;

(4)计算机及数字化技术在口腔医学领域中的新应用;

(5)建立新的理论及对已有理论进行修正;

(6)提出一种新的口腔医学研究方法。

博士候选人应具有上述一个或多个方面或其他创新性研究的能力。

5. 学术交流能力　口腔医学博士候选人在参加国际和国内学术会议、研讨会中应具有熟练地进行学术交流、表达学术思想、展示学术成果的专业能力;在读期间至少应参加一次全国性的口腔医学学术会议,并能用展板或口头报告等形式报告研究成果。

6. 其他能力　在科学研究工作中,博士候选人应当能够帮助导师管理课题组或指导硕士研究生开展工作,表明其具有良好的科研组织协调能力。在读期间应参加口腔医学教学工作,对大学本科的教学实践有直接的初步体会,有较强的表达能力。参加教学实践的形式可以是试讲、辅导、组织课堂讨论、指导实验等。

四、学位论文基本要求

1. 选题与综述的要求　在导师指导下,通过查阅收集有关文献资料、调查及预实验研究等,进行论文选题。选题的起点较高,为口腔医学前沿领域有重要意义的课题或对我国国民健康能产生重要及积极影响的课题,要以较强的研究条件和人力配备为依托。确定选题后,应写出文献综述,全面概括和系统分析已有研究成果,结合口腔医学的发展趋势和课题的社会、经济效益及社会发展意义进行选题,并进行开题报告与课题评议。

2. 规范性要求　学位论文必须是一篇系统的、完整的学术论文。一般应由以下几部分组成:论文封面、原创性声明及关于学位论文使用授权的声明、中英文摘要、目录、引言、文献综述、论文正文、结语或总结、参考文献、附录及致谢等。学位论文文字以 3 万 ~ 5 万字为宜,其中正文部分应占全部论文的 60%,并装订成册;参考文献部分应根据综述内容,列出有足够的引用条目。学位论文学术观点必须明确,且逻辑严谨,文字通畅。博士候选人在论文中应对自己的创新成果作出详细的阐述,阐明本领域前人已有的成果和自己的贡献。

3. 成果创新性要求　学位论文应在口腔医学科学或专门技术上作出创新性成果,利于促进我国口腔医学领域科学技术水平的提高,并在解决口腔医学重要科学或前沿问题方面具有一定的理论意义和实用价值,为口腔医学的发展作出贡献;同时,学位论文应在提高我国国民健康水平以及促进社会发展方面具有一定的价值。

第三部分　硕士科学学位的基本要求

一、获本学科硕士学位应掌握的基本知识

1. 具有较宽广的人文与社会科学知识基础　口腔医学是一门临床学科,"生物-心理-社会医学模式"仍然是现代医学的主要模式。作为较高层次口腔医学专门人才,硕士候选人需同时具备人文科学和社会科学、口腔医学等较全面的知识。需了解法学、伦理学、心理学、社会学、哲学、教育学、外语等在内的多门人文和社会学科知识,以为具有不同社会背景的患者提供适宜的、人文的优质服务;同时,能采用科学、辩证的方法观察事物,也是其从事口腔医学专业所需的知识基础和基本素质。

2. 具有基础医学、临床医学、预防医学知识基础和较宽广的口腔医学知识基础　硕士候选人应具有一定的基础医学知识,包括解剖学、组织胚胎学、生理学、免疫学、病理学、药理学等;还应掌握一定的临床医学知识,如内外科常见病、多发病的基础知识和医学统计学、临床研究设计等预防医学知识;较系统地掌握口腔医学的基础和临床理论知识。

3. 掌握与口腔医学课题研究密切相关的基础理论、专业知识和实验技术(包括交叉学科)　硕士候选人应了解口腔医学相关专业发展的基本情况,对本人研究领域的历史发展过程、现有知识规律、最新研究成果和未来发展具有一定的调研和分析判断能力。还应掌握从事口腔医学专业科学研究所需的基本实验技术和操作技能,如口腔生物学、口腔微生物学、口腔组织病理学、口腔生物力学或口腔材料学等。

二、获本学科硕士学位应具备的基本素质

1. 学术素养　硕士候选人应对口腔医学问题具有一定的兴趣,热爱口腔医学研究。应具备及时更新相关学科知识,及时了解学科最新前沿发展动态的能力,具备一定的学术潜力;需了解口腔医学相关的知识产权申请和保护等方面的知识;应该严格遵守动物实验、人体实验等方面的医学伦理学规定;高度重视实验室安全,如使用转基因重组 DNA 技术、放射性及有毒物质的使用规定等;口腔医学研究越来越涉及多学科交叉,在学习和研究工作中应具有良好的团队精神,能与他人合作开展研究并尊重他人的学术思想和成果。此外,在研究中还应严格遵守国家有关的保密法律和规章。

2. 学术道德　硕士候选人在口腔医学研究中要遵守共同的学术道德规范,时刻保持实事求是的学习和研究态度,避免学风浮躁,严禁抄袭和剽窃他人成果,不伪造数据;合理、客观地引用和标注文献或他人成果;杜绝请他人代写或代替他人撰写学位或学术论文;严禁编造虚假学术经历及提供虚假论文发表证明;严禁故意违反操作程序、故意损坏实验设备或材料,严禁故意违反实验室安全生产规定等。

三、获本学科硕士学位应具备的基本学术能力

1. 获取知识能力　掌握文献(含论文、专利等)检索的各种方式和渠道,具有有效或全面获取口腔医学研究所需知识、成果、研究方法的能力,尤其是熟练运用计算机及网络技术进行文献检索、论文编辑和汇报成果等能力;能较熟练运用1门外语阅读外文专业文献。

2. 科学研究能力　口腔医学的科学研究能力主要体现在提出和解决问题的能力上。提出问题要在调研已有研究的基础上,根据

学科发展的需求,提出具有可操作性的、具有新意的课题。解决问题需通过明确技术路线、找到可行性的方案并付诸实施。硕士候选人应在导师指导下独立完成硕士学位论文,学位论文对所研究的领域有新见解,表明作者具有从事科学研究工作或独立担负专门技术工作的能力。能将硕士学位论文的部分或全部及时总结并在国内统计源期刊上发表至少 1 篇论著或提交正式接受函。

3. 实践能力　获口腔医学硕士学位者应具有较强的实践能力,在开展口腔医学学术研究或新技术探索方面具有较强的本领;应能将掌握的口腔医学基础理论应用于口腔医学临床研究或基础研究实践,包括口腔医学学术研究和口腔临床技术、材料、设备的研发等。口腔医学硕士应具备开展口腔医学领域相关专业研究的实验技能,具备学习、吸收新知识、新技术的能力,并能在导师指导下独立完成论文研究。

4. 学术交流能力　口腔医学硕士候选人应具备良好的学术表达和交流的能力,在读期间至少应参加一次地区性或全国性的口腔医学学术会议,并能用壁报或口头报告等形式报告研究成果。

5. 其他能力　在读期间应参加口腔医学本科教学工作,对大学本科的教学实践有直接的初步体会,有较强的表达能力。参加教学实践的形式可以是试讲、辅导、组织课堂讨论、指导实验等。

四、学位论文基本要求

1. 规范性要求　口腔医学硕士学位论文一般应由以下几部分组成:论文封面、原创性声明及关于学位论文使用授权的声明、中英文摘要、目录、引言、文献综述、论文正文、结语、参考文献、附录及致谢等。学位论文应当达到一定的字数要求,其中正文部分应占全部论文的 60%,并装订成册。论文必须以口腔医学和相关学科的相关学术理论或数据作为论证自己观点的理论前提;论文的核心学术思想要明确、严谨、精炼;实验数据翔实,统计方法正确,论证合理,论据要充分、可靠,前后一致。所得的结果和结论推论合理;引用注释出处明确,引证全面,不能断章取义和歪曲引用。

2. 质量要求　口腔医学硕士学位论文必须是一篇系统的、完整的学术论文。学术观点必须明确,且逻辑严谨,文字通畅。论文的基本科学论点、结论,应在口腔医学科学技术上具有一定的理论意义和实践价值。论文所涉及的内容,应反映出口腔医学硕士候选人具有坚实的基础理论和系统的专门知识,并对所研究的课题有新的见解。

2012 年度博士研究生学术新人奖获奖名单

表 10　2012 年度博士研究生学术新人奖获奖名单*

学校名称	一级学科名称	博士生姓名
武汉大学	口腔医学	撒　悦
中山大学	口腔医学	吴　桐
中山大学	口腔医学	刘中华
四川大学	口腔医学	伍颖颖

注:* 摘自中国学位与研究生教育信息网

教育部学位中心 2012 年全国学科排名结果

教育部学位与研究生教育发展中心（以下简称学位中心）组织开展的学科评估，是按照国务院学位委员会和教育部颁布的《学位授予和人才培养学科目录》的学科划分，对具有研究生培养和学位授予资格的一级学科进行的整体水平评估。

此次学科评估历时一年，按照自愿申请参评的原则，采用客观评价与主观评价相结合的方式，所需数据由相关政府部门、社会组织公布的公共数据和参评单位报送的材料构成。通过对相关数据的公示、核查，同时还邀请了学科专家、政府部门及企业界人士进行主观评价，在此基础上形成最终评价结果。

公布评估结果旨在为参评单位了解学科现状、促进学科内涵建设、提高研究生培养和学位授予质量提供客观信息；为学生选报学科、专业提供参考；同时，也便于社会各界了解有关学校和科研机构学科建设状况。

本次评估全面改革排名性评估的一般做法，采用多项代表性指标代替总量指标，同时对规模指标设置数量上限，克服单纯追求规模的倾向，在"比总量"和"比人均"之间找到"比质量"这个平衡点。本次评估共有 391 个单位的 4 235 个学科自愿申请参评，学科参评率比第二次增长 79%（本资料摘自中国教育战线网）。

1003 口腔医学

本一级学科中，全国具有"博士一级"授权的高校共 15 所，本次有 14 所参评；还有部分具有"博士二级"授权和硕士授权的高校参加了评估；参评高校共计 25 所。注：以下得分相同的高校按学校代码顺序排列。

表 11　2012 年口腔医学整体水平评估结果

学校代码及名称		学科整体水平得分
10610	四川大学	96
10248	上海交通大学	85
10001	北京大学	82
10486	武汉大学	82
10558	中山大学	75
10025	首都医科大学	74
10312	南京医科大学	74
10159	中国医科大学	71
10335	浙江大学	71
10062	天津医科大学	69
10183	吉林大学	69
10247	同济大学	69
10422	山东大学	69
10631	重庆医科大学	68
90115	解放军总医院（军医进修学院）	68
10023	北京协和医学院	65
10161	大连医科大学	65
10487	华中科技大学	65
10598	广西医科大学	65
10678	昆明医科大学	65
10698	西安交通大学	65
10222	佳木斯大学	64
10459	郑州大学	64
10730	兰州大学	64
10160	辽宁医学院	63

科学研究

中国高等院校口腔医学院系和口腔医院科技成果获奖及获科研基金资助简况

　　本栏目收录范围主要为中华人民共和国各部委、省(自治区)、直辖市和中国人民解放军军级以上单位授予的口腔医学科技成果奖(表1)及资助的科研基金项目(表2),市级和校级以及立项无资助金额的项目均未统计。收录时限为 2012 年。

表1　2012 年度中国口腔医学院系和口腔医院科技成果获奖一览表

获奖项目名称	主要完成单位	主要完成人	奖励名称与等级	授奖部门
涎腺肿瘤治疗新技术的研究及应用	北京大学 四川大学	俞光岩　马大龙 李龙江　温玉明 高　岩　彭　歆 郭传瑸　黄敏娴 赵洪伟　李盛林	国家科学技术进步奖二等奖	中华人民共和国国务院
牙齿磨损机制及抑制研究	西南交通大学 四川大学	周仲荣　于海洋 郑　靖　钱林茂 黎　红　朱旻昊 莫继良　蔡振兵	高等学校科学研究优秀成果奖自然科学奖一等奖	中华人民共和国教育部
口腔黏膜癌变及转移的新分子事件与防治研究	四川大学	陈谦明　李龙江 江　潞　梁新华 王　智　张　壮 曾　昕　李　一 黄灿华　韩　波等	高等学校科学研究优秀成果奖科技进步奖二等奖	中华人民共和国教育部
战创伤所致牙缺失及牙槽骨缺损的种植修复与重建研究	解放军总医院	刘洪臣　胡　敏 贺慧霞等	军队科学技术进步奖一等奖	中国人民解放军总后勤部
组织工程骨修复颅颌面骨缺损的实验研究	解放军总医院	陈　鹏　刘　冰	军队科学技术进步奖三等奖	中国人民解放军总后勤部
颌骨缺损修复重建的新理论和新方法	解放军总医院 四川大学 解放军第309医院	胡　敏　李岩峰 张立海　谢　旻 张　健　肖红喜 周宏志　许亦权 汤　炜　牛　宇等	华夏医疗保健国际交流促进科技奖一等奖	中国医疗保健国际交流促进会

续表 1

获奖项目名称	获奖单位	获奖人员		奖励名称与等级	授奖部门
牙髓根尖周疾病修复机制和治疗新方法	四川大学	李龙江 江　潞 张　壮 曾　昕 韩　波	梁新华 陈谦明 王　智 李　一 黄灿华等	华夏医疗保健国际交流促进科技奖二等奖	中国医疗保健国际交流促进会
牙齿发育异常的病因机制研究	北京大学	冯海兰 赵红珊 张晓霞	王　莹 宋书娟 韩　冬	华夏医疗保健国际交流促进科技奖三等奖	中国医疗保健国际交流促进会
颜面畸形现代综合治疗技术的基础和临床研究	重庆医科大学 四川大学 青岛市立医院	邓　锋 宋锦璘 袁　晓 郑雷蕾 杜跃华	赵志河 王　涛 王　军 戴红卫 张　翼等	重庆市科学技术进步奖一等奖	重庆市人民政府
上颌快速扩弓技术的基础和临床应用研究	南京医科大学	王　林 马俊青 潘永初 王震东 张晓旻	张卫兵 李青奕 赵春洋 严　斌	江苏省科学技术进步奖二等奖	江苏省人民政府
牙体粘结修复优化条件的研究	哈尔滨医科大学	牛玉梅		黑龙江省科学技术进步奖二等奖	黑龙江省人民政府
牙齿发育异常的病因机制研究	北京大学	冯海兰 赵红珊 张晓霞	王　莹 宋书娟 韩　冬	北京市科学技术奖三等奖	北京市人民政府
面部组织器官缺损应用跨区反流皮瓣修复重建的基础研究	潍坊医学院	杨彪炳 梁晓琴 翟朝辉	穆少春 苗春雷	山东省科学技术进步奖三等奖	山东省人民政府
牙周炎发病机制及促牙周再生治疗的研究	遵义医学院	刘　琪 高　丽 冯　萍	葛　颂 钟雯怡	贵州省科学技术进步奖三等奖	贵州省人民政府 贵州省科技厅
口腔鳞状细胞癌的凋亡研究	佳木斯大学	李德超 关　键 韩秀红 王健平 李善昌	朱　杨 张艳秋 李鹤佳 段　峰	黑龙江省高校科学技术奖三等奖	黑龙江省高校科学技术委员会
根管治疗新技术基础和应用研究	中国人民解放军第四军医大学	倪龙兴 何文喜 田　宇 黄立子 肖明振	余　擎 王捍国 汪　平 唐荣银 史俊南	陕西省科学技术奖一等奖	陕西省科技厅

续表1

获奖项目名称	获奖单位	获奖人员		奖励名称与等级	授奖部门
表面处理与牙齿硬组织/羟磷灰石粘接的研究	浙江大学	傅柏平 王慧明 沈晴昳 沈燕青 江 琴	张 玲 孙雪梅 陈冉冉 毕 玲 梁 兵等	浙江省科学技术奖二等奖	浙江省科技厅
口腔颌面部肿瘤和发育畸形的基础和临床研究	大连医科大学	马国武 刘婷姣 梁 欣 张福胤 曲 虹	肖 晶 王 福 王 如 牛卫东 李武伟等	辽宁省科学技术奖二等奖	辽宁省科学技术奖励委员会
口腔黏膜疾病的炎症/免疫机制及其应用研究	中山大学	程 斌 陶小安 李春阳 杨灵澜	夏 娟 洪 筠 陈小冰 戴耀晖	广东省科学技术奖二等奖	广东省科技厅
辛伐他汀复合支架材料对剩余牙槽嵴骨修复及其机制的研究	吉林大学	吴 哲 李祥伟 吴 健 张庆国 孙宏晨	刘 畅 王晓荣 闫晓冬 钱 明	吉林省科学技术奖二等奖	吉林省科学技术进步奖励委员会
牵张成骨术后新生骨的生物力学研究	吉林大学	刘春丽 刘志辉 刘书会	王博蔚 王占义	吉林省科学技术奖二等奖	吉林省科学技术奖励委员会
白细胞介素 18 对人舌鳞状细胞癌治疗机制的研究	吉林大学	韩 冰 刘炜炜 高 尚 刘 鹏 骆国志	范 明 嵇 菲 韩 雪 袁 豪 王战鑫等	吉林省科学技术奖二等奖	吉林省科学技术奖励委员会
颌骨缺损修复重建的相关系列研究	解放军总医院	胡 敏		北京科学技术进步奖三等奖	北京市科委
干扰 CCR7 信号通路对头颈部恶性肿瘤淋巴结转移的影响	中国医科大学	孙长伏 赵震锦 张忠提 戚忠政	刘法昱 李 鹏 朱 伟	辽宁省科学技术奖三等奖	辽宁省科学技术奖励委员会
唾液腺腺样囊性癌肺高转移细胞株的建立及侵袭转移机制的研究	中国医科大学	秦兴军 关晓峰 卢 利 代 炜	朱乃硕 杨捷琳 孔 珺	辽宁省科学技术奖三等奖	辽宁省科学技术奖励委员会
激光增加牙本质粘结的基础与临床应用研究	中国医科大学	仇丽鸿 孙海燕 于静涛 李子木	贾兴亚 包穆蓉 詹福良	辽宁省科学技术奖三等奖	辽宁省科学技术奖励委员会
个性化数字种植外科手术的开发研究与应用	福建医科大学	陈 江		福建省第四届紫金科技创新奖	紫金科技创新奖理事会

续表1

获奖项目名称	获奖单位	获奖人员		奖励名称与等级	授奖部门
激光增加牙本质粘结的基础与临床应用研究	中国医科大学	仇丽鸿 孙海燕 于静涛 吴　瑛	贾兴亚 李子木 詹福良 王雪梅	沈阳市科学技术进步奖二等奖	沈阳市人民政府
PI3K／Akt／mTOR／P70S6K信号通路在正畸力作用下牙齿移动过程中的调节作用研究	中国医科大学	刘　奕 孙晓菊 闫秀林 牛　磊	常　新 张桂荣 郑　颖 刘　帆	沈阳市科学技术进步奖二等奖	沈阳市人民政府
桩道及桩核不同时间差预备对纤维桩微漏的影响	佳木斯大学	吕德光 张春城 姜景红	宋任游 吴双燕 老金红	佳木斯市科学技术进步奖二等奖	佳木斯市人民政府
一种新型的钛种植体表面处理	佳木斯大学	李德超 李慕勤	朱　杨	佳木斯市第十五届自然科学技术优秀成果一等奖	佳木斯市自然科学技术委员会
咬合诱导的临床应用及推广	乌鲁木齐市口腔医院 新疆医科大学	郭　宏 梁　慧等	米丛波	乌鲁木齐市科学技术进步奖三等奖	乌鲁木齐市人民政府
光动力治疗牙周病的研究	哈尔滨医科大学	毕良佳 王　娜 李　新 侯传记 张治国	王晓春 林　江 张　鑫 张　琳	黑龙江省医药卫生科技进步奖一等奖	黑龙江省卫生厅
牙髓疾病的基础与临床研究	四川大学	叶　玲 黄定明 胡　涛 彭　栗	周学东 谭　红 汪成林 苏　勤	四川省医学科技奖一等奖 成都市科技进步奖一等奖	四川省卫生厅 成都市人民政府
即刻负载后微螺钉支抗种植体稳定性的实验及临床应用研究	郑州大学	张月兰		河南省医学科学技术进步奖二等奖	河南省卫生厅
腭颌缺损的精确整复	南京大学	孙国文 俞　青	胡勤刚	江苏省卫生厅医学新技术引进一等奖	江苏省卫生厅
两种瓷制作技术在牙齿美学修复中的应用	南京大学	骆小平 柳正明	张　蕾	江苏省卫生厅医学新技术引进二等奖	江苏省卫生厅

表 2　2012 年度中国口腔医学院系和口腔医院获科研基金资助一览表

项目名称	项目负责人	单位	基金来源及名称	批准号或编号	资助金额（万元）
新型钛合金口腔种植修复系统材料及产品研发	田卫东	四川大学	国家国际科技合作专项	2011DFA51970	640.00
口腔癌发生中非可控慢性炎症的异常调控机制及干预的合作研究	陈谦明	四川大学	国家国际科技合作专项	2012DFA31370	355.00
创建基于人胚干细胞的预测健康安全新体系	俞光岩	北京大学	国家国际科技合作专项	2011DFA32190	380.00
基于碳氧光核反应的分子影像系统研究与应用	张志愿	上海交通大学	科技部国家科技支撑计划	2012BAI23B00	255.00
颅底及面侧深区疾病精确微创诊疗机器人系统	刘筱菁	北京大学	国家高技术研究发展计划（"863"计划）	2012AA041606	494.00
模块化骨科医疗机器人研究与应用	胡　敏	解放军总医院	国家高技术研究发展计划（"863"计划子课题）	2012AA041405	395.00
牙种植体表面低模量纳米材料涂层基础研究	胡　静	四川大学	国家重点基础研究发展计划（"973"计划）子课题	2012CB933902	373.00
牙釉质折裂发生机制的多尺度研究	黄定明	四川大学	国家自然科学基金面上项目	11272226	88.00
牙周膜干细胞结合内皮化碳纳米管复合支架材料修复牙周组织缺损的应用基础研究	赵立星	四川大学	国家自然科学基金面上项目	31271052	80.00
ORAOV1 蛋白家族新成员在口腔黏膜癌变发生发展中的作用及其机制的研究	江　潞	四川大学	国家自然科学基金面上项目	81270040	70.00
Notch 信号通路调控老龄骨髓间充质干细胞迁移及成骨-成脂转分化机制研究	敬　伟	四川大学	国家自然科学基金面上项目	81270421	70.00
利用经过处理的牙本质基质与牙囊干细胞构建生物牙根相关研究	郭维华	四川大学	国家自然科学基金面上项目	81271095	65.00
脂肪基质细胞脂向分化 microRNA 调控机制研究	刘　磊	四川大学	国家自然科学基金面上项目	81271096	70.00
Wnt/β-catenin 信号通路对受力 MSCs 骨向分化和牵张成骨的分子调控	胡　静	四川大学	国家自然科学基金面上项目	81271106	90.00
CDH23 协同 Harmonin 蛋白调节腭中嵴上皮黏附影响腭突融合的研究	石　冰	四川大学	国家自然科学基金面上项目	81271118	70.00

续表 2

项目名称	项目负责人	单位	基金来源及名称	批准号或编号	资助金额（万元）
Ezh2 调控牙髓损伤修复的分子机制	叶　玲	四川大学	国家自然科学基金面上项目	81271127	70.00
"双效应"釉基质蛋白功能多肽靶向防治龋病的应用基础研究	张凌琳	四川大学	国家自然科学基金面上项目	81271128	65.00
应力刺激下牙根吸收和修复过程中相关 microRNAs 的调控作用与机制研究	邹淑娟	四川大学	国家自然科学基金面上项目	81271178	70.00
EndMT 在正畸牙周改建中的作用及机制研究	王　军	四川大学	国家自然科学基金面上项目	81271718	70.00
TGF-β 信号通路对口腔癌旁成纤维细胞募集-分化时相特征的调控机制研究	周红梅	四川大学	国家自然科学基金面上项目	81272962	65.00
Wnt 与 Notch 信号协同调控钙磷植入体界面 MSCs 骨向分化并靶向促进其骨整合的作用及机制研究	李继华	四川大学	国家自然科学基金面上项目	31271032	80.00
母体糖尿病通过氧化应激调控 Runx2 基因表达影响牙囊发育的机制研究	田卫东	四川大学	国家自然科学基金面上项目	81271119	70.00
软骨下骨异常骨改建在颞下颌关节骨关节炎中的作用及其调控机制研究	祝颂松	四川大学	国家自然科学基金面上项目	81271170	70.00
缺氧微环境诱导的 EMT 在涎腺腺样囊性癌细胞干性获得及血管生成拟态中的作用	汤亚玲	四川大学	国家自然科学基金面上项目	81272961	70.00
缺铁性贫血人群口腔微生物组群及致感染性心内膜炎风险研究	王人可	四川大学	国家自然科学基金青年科学基金项目	31200389	21.00
种植材料表面龈下菌斑生物膜形成过程的力学机制研究	蒋　丽	四川大学	国家自然科学基金青年科学基金项目	31200720	23.00
条件性敲除颅神经嵴源性间充质细胞 Jagged1 基因致小鼠腭发育不足机制的研究	郑　玮	四川大学	国家自然科学基金青年科学基金项目	31201087	21.00
钛种植体表面还原响应型双基因有序控释聚电解质超薄膜的构建	彭　琳	四川大学	国家自然科学基金青年科学基金项目	51201110	25.00
钾离子通道介导的内源性电场微环境与唇腭裂发生的相关性研究	伍　俊	四川大学	国家自然科学基金青年科学基金项目	81200447	23.00
RhoA/JNK 信号通路调控牙乳头分化的机制研究	汪成林	四川大学	国家自然科学基金青年科学基金项目	81200759	23.00

续表 2

项目名称	项目负责人	单位	基金来源及名称	批准号或编号	资助金额（万元）
ETV1/5 在 ES-ECs 成釉细胞向分化中的调控机制研究	郑黎薇	四川大学	国家自然科学基金青年科学基金项目	81200760	23.00
长链非编码 RNA-MIR17HG 靶向 TGFβ/BMP 信号通路调控腭发育的分子机制	李 灵	四川大学	国家自然科学基金青年科学基金项目	81200771	23.00
根管冲洗的流体动力及其仿真模拟研究	高 原	四川大学	国家自然科学基金青年科学基金项目	81200781	23.00
龋病抗毒力生态防治的应用基础研究	徐 欣	四川大学	国家自然科学基金青年科学基金项目	81200782	23.00
以新的 T 细胞亚群 Th22 为核心的免疫调控网络在口腔扁平苔藓发病中的作用	但红霞	四川大学	国家自然科学基金青年科学基金项目	81200791	25.00
牙周来源的间充质细胞膜片促进炎症状态下牙周组织再生及相关机制研究	郭淑娟	四川大学	国家自然科学基金青年科学基金项目	81200792	23.00
microRNA 对 NFATc1/NFATc1/RANKL 骨免疫信号通路的调控机制研究	孟 姝	四川大学	国家自然科学基金青年科学基金项目	81200793	23.00
增强 PTPN2 降低糖尿病性牙周炎炎症程度的分子机制研究	王 琪	四川大学	国家自然科学基金青年科学基金项目	81200794	23.00
机械应力调控种植体周应力靶细胞群对骨整合及骨感知的影响研究	杨醒眉	四川大学	国家自然科学基金青年科学基金项目	81200810	23.00
Notch 信号通路在脂肪源性诱导干细胞成骨分化中的研究	蔡潇潇	四川大学	国家自然科学基金青年科学基金项目	81201211	23.00
新型可注射大孔支架携带 hUCMSCs 修复大面积骨骼肌缺损的实验研究	刘 钧	四川大学	国家自然科学基金青年科学基金项目	81201379	23.00
EDA 与 WNT 信号通路在牙齿发育过程中交互作用的研究	冯海兰	北京大学	国家自然科学基金面上项目	81271121	90.00
口腔扁平苔藓病变上皮基底细胞损伤与细胞增殖关系的研究	高 岩	北京大学	国家自然科学基金面上项目	81271146	70.00
口腔黏膜干细胞治疗口腔白斑的实验研究	刘宏伟	北京大学	国家自然科学基金面上项目	81271147	16.00
维生素 D 结合蛋白与侵袭性牙周炎的关系及在免疫炎症中的作用	孟焕新	北京大学	国家自然科学基金面上项目	81271149	70.00
模式识别受体在牙周组织和细胞的炎症反应及组织破坏机制中的作用和信号通路机制的研究	欧阳翔英	北京大学	国家自然科学基金面上项目	81271150	70.00

续表 2

项目名称	项目负责人	单位	基金来源及名称	批准号或编号	资助金额（万元）
辣椒素受体经由 occludin 和 ZO-1 调控颌下腺分泌的机制研究	俞光岩	北京大学	国家自然科学基金面上项目	81271161	70.00
脂代谢紊乱参与脊髓小胶质细胞活化和中枢敏化疼痛机制	傅开元	北京大学	国家自然科学基金面上项目	81271172	70.00
三叉神经节钠离子通道 Nav1.7 调控实验性颞下颌关节炎疼痛的探讨	甘业华	北京大学	国家自然科学基金面上项目	81271173	70.00
疼痛记忆对咬合干扰致慢性咀嚼肌疼痛的易化机制	谢秋菲	北京大学	国家自然科学基金面上项目	81271174	65.00
基于面下 1/3 软组织全貌虚拟预测的全口义齿数字化设计	孙玉春	北京大学	国家自然科学基金面上项目	81271181	70.00
Exosomes 在涎腺腺样囊性癌侵袭转移中的作用及机制研究	葛兮源	北京大学	国家自然科学基金面上项目	81272966	16.00
EREG 基因在涎腺腺样囊性癌侵袭转移中的作用及机制研究	李盛林	北京大学	国家自然科学基金面上项目	81272967	70.00
侵袭性牙周炎相关线粒体基因突变和功能的研究	栾庆先	北京大学	国家自然科学基金面上项目	81271148	70.00
DNA 甲基化在颞下颌关节骨关节炎发病机制中作用的研究	孟娟红	北京大学	国家自然科学基金面上项目	31271548	80.00
新型成骨诱导因子 Nell－1ΔE 的功能及其分子机制研究	陈　峰	北京大学	国家自然科学基金青年科学基金项目	81200762	23.00
激活 β-肾上腺素受体对人正常和移植颌下腺粘蛋白分泌的影响及机制研究	丁　冲	北京大学	国家自然科学基金青年科学基金项目	81200799	23.00
趋化因子受体 CXCR3 在脊髓小胶质细胞活化和慢性疼痛中的作用	李　锴	北京大学	国家自然科学基金青年科学基金项目	81200801	23.00
PPARγ 在牙龈卟啉单胞菌引起内皮功能紊乱中的作用及机制	李　蓬	北京大学	国家自然科学基金青年科学基金项目	81200784	23.00
组蛋白去甲基化酶 LSD1 在人脂肪基质细胞成骨向分化中的作用及机制	葛雯姝	北京大学	国家自然科学基金青年科学基金项目	81200763	24.00
组织蛋白酶 C 基因突变导致掌跖角化-牙周破坏综合征的分子机制	杨　媛	北京大学	国家自然科学基金青年科学基金项目	81200769	23.00
基于人工神经网络的牙本质瓷计算机配色研究	陈　立	北京大学	国家自然科学基金青年科学基金项目	81200805	23.00
正畸三维面形动静态变化规律研究	陈　斯	北京大学	国家自然科学基金青年科学基金项目	81200806	23.00

续表2

项目名称	项目负责人	单位	基金来源及名称	批准号或编号	资助金额（万元）
带有抗菌基团的丙烯酸酯单体的合成及其在树脂基口腔材料抗菌改性上的应用	徐永祥	北京大学	国家自然科学基金青年科学基金项目	81200814	24.00
大气压低温等离子体协同过氧化氢美白牙齿的机制研究及方法探索	潘　洁	北京大学	国家自然科学基金青年科学基金项目	81200821	23.00
分极化 Col/n-HA 微球引导牙槽骨再生的研究	刘　燕	北京大学	国家自然科学基金青年科学基金项目	81201198	23.00
紫外线照射防止牙本质粘接老化及其机制的研究	周建锋	北京大学	国家自然科学基金青年科学基金项目	81200807	23.00
根尖牙乳头干细胞迁移介导的年轻恒牙牙髓再生研究	邹晓英	北京大学	国家自然科学基金青年科学基金项目	81200773	23.00
咀嚼肌对牙齿咬合力影响的生物力学模型	许天民	北京大学	国家自然科学基金主任基金	81241036	10.00
Nell-1 基因在牵张成骨过程中的作用及其机制研究	何　伟	北京大学	国家自然科学基金主任基金	81250006	10.00
咬合运动模式和咬合力的并联机器人模拟研究	张　豪	北京大学	国家自然科学基金主任基金	81241031	10.00
口腔颌面部组织再生及转化医学	刘　怡	首都医科大学	国家自然科学基金优秀青年科学基金	81222011	100.00
密度感应信号系统 luxS/AI-2 在持续性根尖周炎根尖生物膜形成中的作用研究	张　琛	首都医科大学	国家自然科学基金青年科学基金项目	81200783	23.00
口腔正畸骨粘接体支抗系统的设计与机制的研究	谢贤聚	首都医科大学	国家自然科学基金青年科学基金项目	81200820	23.00
基于寿命周期管理理论的镍钛根管锉疲劳折断微观机制研究	侯晓玫	首都医科大学	国家自然科学基金青年科学基金项目	81200826	23.00
牙乳头不同生物矿化方向关键基因的研究	董　蕊	首都医科大学	国家自然科学基金面上项目	81271100	70.00
表皮生长因子 EREG 在牙齿发育与组织再生中的功能及调控机制研究	范志朋	首都医科大学	国家自然科学基金面上项目	81271101	70.00
无托槽隐形矫治用热压膜材料性能的研究	白玉兴	首都医科大学	国家自然科学基金面上项目	81271184	70.00
山竹醇（Garcinol）在口腔癌化学预防中的构效关系研究	张辛燕	首都医科大学	国家自然科学基金面上项目	81272982	50.00
杂合病毒介导 hKGF 基因防治小型猪腮腺放射损伤研究	高润涛	首都医科大学	国家自然科学基金面上项目	81271164	70.00

续表2

项目名称	项目负责人	单位	基金来源及名称	批准号或编号	资助金额（万元）
氧化应激在慢性牙周炎与慢性阻塞性肺疾病（COPD）相互关联机制中作用的研究	王左敏	首都医科大学	国家自然科学基金面上项目	81271158	70.00
减数矫治影响口咽气道结构变化相关颅颌面特征因素和治疗设计因素的探讨	赵　颖	首都医科大学	国家自然科学基金面上项目	81271185	16.00
计算机辅助设计制造个性化支架及模拟微重力培养组织工程骨修复腭裂骨缺损的实验研究	张栋梁	首都医科大学	国家自然科学基金主任基金	81241035	10.00
lncRNA 调控淋巴管生成在口腔鳞癌颈淋巴转移中的作用及其机制	张　韬	北京协和医院	国家自然科学基金主任基金	81250043	10.00
反向冲击加速度对颈动脉粥样硬化斑块影响的基础研究	张海钟	解放军总医院	国家自然科学基金面上项目	31271004	80.00
生物活性陶瓷促进 IPS 细胞基因表达和成骨分化机制的研究	曹均凯	解放军总医院	国家自然科学基金面上项目	31271054	85.00
胰岛素局部给药对糖尿病人工种植体骨结合的作用及机制研究	刘洪臣	解放军总医院	国家自然科学基金面上项目	81271180	70.00
变异链球菌 PrA 蛋白在致龋过程中新的生物学功能研究	王成龙	解放军总医院	国家自然科学基金面上项目	81271191	70.00
Bmal1 调控间充质干细胞在糖尿病性牙周炎中成骨分化的机制	郭　斌	解放军总医院	国家自然科学基金面上项目	81271145	16.00
在炎症微环境作用下 Wnt 信号通路调控牙周膜干细胞成骨分化的研究	刘　娜	解放军总医院	国家自然科学基金面上项目	31200741	25.00
复合镁合金可注射骨充填材料修复种植体周围骨缺损改善即刻种植体初期稳定性的研究	张山川	解放军总医院	国家自然科学基金青年科学基金项目	81200819	25.00
基于 ips 细胞的种植体周围骨缺损组织工程化重建研究	贺慧霞	解放军总医院	国家自然科学基金主任基金	31240049	15.00
利用磷酸化壳寡糖和葡萄糖醛酸模拟牙本质基质蛋白-1 仿生矿化 I 型胶原策略再矿化牙本质龋的研究	张　旭	天津医科大学	国家自然科学基金青年科学基金项目	81200817	23.00
口腔医学	蒋欣泉	上海交通大学	国家自然科学基金国家杰出青年科学基金	81225006	200.00

续表2

项目名称	项目负责人	单位	基金来源及名称	批准号或编号	资助金额（万元）
基于多步骤癌变研究非可控性炎症恶性转化的动态调控网络和关键节点	陈万涛	上海交通大学	国家自然科学基金重大研究计划	91229103	85.00
涎腺恶性多形性腺瘤中 E-cadherin 表达沉默的组蛋白甲基化调控	田　臻	上海交通大学	国家自然科学基金面上项目	81272976	70.00
基于染色体 22q13.1-13.31 区域深度测序研究 Gorlin 综合征的新致病基因	陈万涛	上海交通大学	国家自然科学基金面上项目	31271341	80.00
阻断 TGF-B1/Smads/CTGF 通路用于预防和治疗放射的机制研究	何　悦	上海交通大学	国家自然科学基金面上项目	81271112	70.00
GDF15 过表达促进骨髓间充质干细胞成血管和成骨作用的分子机制与骨再生研究	王绍义	上海交通大学	国家自然科学基金面上项目	81271114	70.00
Dlx2 基因过表达通过调控 TGF-β 信号通路参与第一鳃弓畸形发生的机制研究	王旭东	上海交通大学	国家自然科学基金面上项目	81271122	70.00
ADAM10 基因调控"失巢凋亡抵抗"影响口腔颌面部癌转移的机制研究	徐　骎	上海交通大学	国家自然科学基金面上项目	81272977	70.00
ALCAM 参与头颈鳞癌干细胞干性调控的分子机制及其靶向治疗	张　萍	上海交通大学	国家自然科学基金面上项目	81272978	76.00
血管瘤干细胞联合雌激素构建血管瘤动物模型及其机制的研究	郑家伟	上海交通大学	国家自然科学基金面上项目	81271163	70.00
Annexin A1 在头颈鳞癌 EGF 相关 ERK/MAPK 信号通路中的作用机制	钟来平	上海交通大学	国家自然科学基金面上项目	81272979	65.00
Caspase 蛋白酶在牵张应变诱导人牙周膜细胞凋亡中调控机制的研究	胥　春	上海交通大学	国家自然科学基金面上项目	31270991	15.00
根管外生物膜在治疗后有症状根尖周炎致病中的作用初探	梁景平	上海交通大学	国家自然科学基金面上项目	81271133	70.00
低氧下釉基质蛋白对人牙周膜细胞的作用及其调控机制研究	宋忠臣	上海交通大学	国家自然科学基金面上项目	81271156	70.00
防御素 3 修饰牙周膜细胞片层修复犬牙周炎缺损的实验研究	王海燕	上海交通大学	国家自然科学基金面上项目	81271157	65.00

续表 2

项目名称	项目负责人	单位	基金来源及名称	批准号或编号	资助金额（万元）
FGF9 条件基因敲除对颅底软骨联合软骨生长发育的影响和机制	沈　刚	上海交通大学	国家自然科学基金面上项目	81271182	70.00
GSK3β/β-catenin 信号轴耦合成骨和血管形成在上颌骨缝改建中的作用	唐国华	上海交通大学	国家自然科学基金面上项目	81271113	16.00
低氧介导内质网应激对牙髓干细胞成牙本质分化的调控机制研究	朱亚琴	上海交通大学	国家自然科学基金面上项目	81271134	70.00
组蛋白甲基转移酶 EZH2 介导的 FHL1 基因表观遗传学沉默在口腔鳞癌发生中作用和机制研究	曹　巍	上海交通大学	国家自然科学基金青年科学基金项目	81202130	23.00
Ihh-PTHrP 信号轴在髁突软骨中的时空表达特征及其调控机制	蔡协艺	上海交通大学	国家自然科学基金青年科学基金项目	81200766	23.00
酪氨酸激酶类受体 c-Met 调控口腔鳞癌干细胞特性的实验研究	孙树洋	上海交通大学	国家自然科学基金青年科学基金项目	81202131	23.00
藤黄酸激活泛素连接酶 CHIP 逆转 ABCB1 介导的上皮源性肿瘤多药耐药性研究	王　旭	上海交通大学	国家自然科学基金青年科学基金项目	81201715	23.00
WNT 信号通路拮抗因子甲基化异常作为口腔黏膜下纤维性变及其癌变早期检测分子标志物研究	周晌辉	上海交通大学	国家自然科学基金青年科学基金项目	81202133	23.00
镍离子腐蚀微环境中牙龈卟啉单胞菌诱导牙龈上皮细胞凋亡和自噬的机制	张松梅	上海交通大学	国家自然科学基金青年科学基金项目	81201201	23.00
人乳头状瘤病毒通过上调 IL-13 表达影响 TGF-β/Smad 信号通路促口腔癌发生的机制研究	叶冬霞	上海交通大学	国家自然科学基金青年科学基金项目	81202132	23.00
海藻糖 BMP-2 基因激活双功能涂层对骨质疏松大鼠种植体骨整合作用的研究	赵　君	上海交通大学	国家自然科学基金青年科学基金项目	81200815	23.00
褪黑素及其受体的节律活动影响小鼠牙胚发育的机制研究	陶　疆	上海交通大学	国家自然科学基金青年科学基金项目	81200756	23.00
变异链球菌耐氟菌株生物膜状态下糖代谢研究	朱来宽	上海交通大学	国家自然科学基金青年科学基金项目	81200774	23.00
CD163$^+$ 吞噬样软骨细胞的发现及其在TMJOA中的作用	王美青	第四军医大学	国家自然科学基金面上项目	81271169	90.00

续表 2

项目名称	项目负责人	单位	基金来源及名称	批准号或编号	资助金额（万元）
Runx2 在成牙本质细胞极化过程中作用机制的研究	余 擎	第四军医大学	国家自然科学基金面上项目	31271048	85.00
miR-23a 和 miR-30a 对牙周炎微环境下成骨细胞作用机制研究	陆 群	第四军医大学	国家自然科学基金面上项目	31271030	75.00
神经嵴源性间充质干细胞在下颌骨牵张成骨中的成骨分化特点及其机制研究	王 磊	第四军医大学	国家自然科学基金面上项目	81270015	71.00
急/慢性心理应激后中枢和肌-骨-关节系统损伤的自然转归与姜黄素促恢复作用的机制研究	陈永进	第四军医大学	国家自然科学基金面上项目	81271167	70.00
感觉神经递质 CGRP 和 SP 对颌骨骨质疏松的影响及其信号传导机制的实验研究	丁宇翔	第四军医大学	国家自然科学基金面上项目	81271103	70.00
ClC-7 参与牙发生的分子机制研究	段小红	第四军医大学	国家自然科学基金面上项目	81271116	70.00
组蛋白去乙酰化酶调控 TLR4 信号诱导牙髓干细胞定向分化的分子机制研究	何文喜	第四军医大学	国家自然科学基金面上项目	81271125	70.00
创伤性颞下颌关节强直的分子机制研究	胡开进	第四军医大学	国家自然科学基金面上项目	81271168	70.00
颌面 CAS 设计中若干关键问题研究	白石柱	第四军医大学	国家自然科学基金面上项目	81271188	70.00
同轴电纺法构建双基因活化基质及其在牙周组织再生中的应用	贾 骏	第四军医大学	国家自然科学基金面上项目	81271136	70.00
DFCs/PDLSCs 复合细胞膜片促进牙周组织再生及再生组织对正畸力反应的研究	金作林	第四军医大学	国家自然科学基金面上项目	81271176	70.00
脊髓 Wnt 通路调控突触可塑性以及神经病理性痛进展的机制	每晓鹏	第四军医大学	国家自然科学基金面上项目	81270016	70.00
组蛋白去乙酰化酶调控星形胶质细胞谷氨酸转运体参与疼痛慢性化的机制研究	汪 伟	第四军医大学	国家自然科学基金面上项目	81271229	70.00
Furin 在牙本质形成以及相关疾病中作用的实验研究	王捍国	第四军医大学	国家自然科学基金面上项目	81271126	70.00
炎性牙周膜干细胞多向分化的 ERK/Wnt 信号通路调控机制研究	王勤涛	第四军医大学	国家自然科学基金面上项目	81271137	70.00
利用患者特异 iPS 细胞模型研究低碱性磷酸酯酶症成骨发育不良的表观遗传学调控机制	轩 昆	第四军医大学	国家自然科学基金面上项目	81271117	70.00

续表 2

项目名称	项目负责人	单位	基金来源及名称	批准号或编号	资助金额（万元）
MSCs 细胞膜片复合 EPCs 移植修复大鼠放疗区骨缺损的实验研究	赵铱民	第四军医大学	国家自然科学基金面上项目	81271104	70.00
双向诱导分化的 ADSCs 细胞多聚体促进放疗区种植体骨结合的应用基础研究	董　岩	第四军医大学	国家自然科学基金青年科学基金项目	81200823	24.00
新型抗菌生物活性高分子盖髓材料在活髓保存中的效应研究	黄　鹂	第四军医大学	国家自然科学基金青年科学基金项目	81200816	24.00
DSPP 在 Runx2 调控成牙本质细胞转移分化中的作用研究	孔　辉	第四军医大学	国家自然科学基金青年科学基金项目	81200779	24.00
基于诱导多能干细胞的巨颌症人类细胞动物模型的建立与治疗系统的开发	秦海燕	第四军医大学	国家自然科学基金青年科学基金项目	81200770	24.00
牙胚发育中 Mint 调控上皮-间充质相互作用机制的研究	朱明慧	第四军医大学	国家自然科学基金青年科学基金项目	81200757	24.00
Th17/Treg 免疫平衡在吸烟相关性牙周炎免疫调节及炎症损伤中作用机制的研究	葛　鑫	第四军医大学	国家自然科学基金青年科学基金项目	81200788	23.00
机械应力通过 Cofilin/NF-κB 通路促进成骨	李菲菲	第四军医大学	国家自然科学基金青年科学基金项目	31200706	23.00
BZW1 及其相互作用分子在口腔涎腺黏液表皮样癌增殖中的作用研究	李绍青	第四军医大学	国家自然科学基金青年科学基金项目	81202139	23.00
外周血来源间充质干细胞向成牙骨质细胞定向诱导分化及其机制研究	鲁　红	第四军医大学	国家自然科学基金青年科学基金项目	81201205	23.00
BMP-2/VEGF 纳米控释系统复合 MTA 诱导牙髓再生的实验研究	屈铁军	第四军医大学	国家自然科学基金青年科学基金项目	31200738	23.00
肌成纤维细胞及其抗凋亡能力在颌骨放射性骨坏死发病机制中作用的实验研究	田　磊	第四军医大学	国家自然科学基金青年科学基金项目	81202150	23.00
ClC-3 氯通道介导甲状旁腺激素对成骨细胞的作用及机制研究	王　欢	第四军医大学	国家自然科学基金青年科学基金项目	81200648	23.00
种植体含锶纳米管涂层制备和骨结合能力与分子机制研究	赵领洲	第四军医大学	国家自然科学基金青年科学基金项目	31200716	23.00
miR-17-92 家族调控自噬恢复衰老干细胞生物学特性的机制研究	刘文佳	第四军医大学	国家自然科学基金青年科学基金项目	31200972	22.00

续表2

项目名称	项目负责人	单位	基金来源及名称	批准号或编号	资助金额（万元）
TARP 在牙源性角化囊性瘤发病机制中的作用研究	王 蓉	武汉大学	国家自然科学基金青年科学基金项目	81200772	23.00
干细胞相关基因 Hiwi 在口腔潜在恶性病变癌变中的作用机制研究	卢 锐	武汉大学	国家自然科学基金青年科学基金项目	81200797	23.00
TGFβ1 介导的整合素 α1/α2 在牙龈增生性疾病中的作用	周 洁	武汉大学	国家自然科学基金青年科学基金项目	81200798	23.00
血管形成在颞下颌关节骨关节炎中的作用机制	房 维	武汉大学	国家自然科学基金青年科学基金项目	81200804	23.00
Gαi2 介导的信号通路在维持咀嚼肌代谢中的作用机制	刘志坚	武汉大学	国家自然科学基金青年科学基金项目	81200811	23.00
低氧调节的 TNFR1-PLAD 和 LIF 双重抑制种植体周围炎性骨吸收的研究	周 毅	武汉大学	国家自然科学基金青年科学基金项目	81200812	23.00
组织工程化口腔黏膜中应力推挤角化细胞移位形成上皮钉突样结构的研究	熊学鹏	武汉大学	国家自然科学基金青年科学基金项目	81201213	23.00
2-AI/T 对变异链球菌生物膜的作用及其机制初探	刘 畅	武汉大学	国家自然科学基金青年科学基金项目	81201260	23.00
轴突导向分子 EphA2/ephrinA1 介导腺样囊性癌嗜神经侵袭的分子机制	邵 喆	武汉大学	国家自然科学基金青年科学基金项目	81202143	23.00
Klf4 相关的 CeRNA 与成牙本质细胞分化	陈 智	武汉大学	国家自然科学基金面上项目	81271099	70.00
CCN2/BMP2 在下颌骨骨折愈合过程中的交互作用及分子信号转导机制	李祖兵	武汉大学	国家自然科学基金面上项目	81271107	65.00
Sema 4D 在骨质疏松颌骨改建中的分子机制及应用研究	张玉峰	武汉大学	国家自然科学基金面上项目	81271108	65.00
B7-1、B7-2 分子在靶向防龋 DNA 疫苗增强免疫反应过程中的作用	樊明文	武汉大学	国家自然科学基金面上项目	81271129	70.00
分支根管的数据库构建及感染控制研究	范 兵	武汉大学	国家自然科学基金面上项目	81271130	70.00
原癌基因 SRp20 及其种属保守靶基因在口腔黏膜异常增生演变中作用和机制研究	贾 荣	武汉大学	国家自然科学基金面上项目	81271143	70.00
颞下颌关节滑膜间充质干细胞神经化与疼痛的相关研究	龙 星	武汉大学	国家自然科学基金面上项目	81271171	70.00

续表 2

项目名称	项目负责人	单位	基金来源及名称	批准号或编号	资助金额（万元）
牙周膜细胞初级纤毛感应和传导正畸应力刺激的研究	程祥荣	武汉大学	国家自然科学基金面上项目	81271179	70.00
SDF-1/CXCR4 和 S1P/S1P1 双信号轴对正畸牙根吸收中破牙骨质前体细胞的协同调控作用及实验性干预研究	黄声富	武汉大学	国家自然科学基金面上项目	81271190	70.00
髓源抑制细胞在舌鳞癌血管生成中的作用	孙志军	武汉大学	国家自然科学基金面上项目	81272963	70.00
C4.4A 介导的 EMT 在口腔鳞癌肿瘤干细胞形成过程中的调控作用及机制研究	张文峰	武汉大学	国家自然科学基金面上项目	81272964	60.00
Ca2+/Calmodulin/NFATc1 信号通路在双磷酸盐诱发破骨细胞生成抑制中作用及机制研究	戚孟春	河北联合大学	国家自然科学基金面上项目	81270965	70.00
口腔干预措施对动脉粥样硬化影响的实验动物研究	任秀云	山西医科大学	国家自然科学基金面上项目	81271144	70.00
P21 蛋白修饰对牙龈卟啉单胞菌内化的牙龈上皮细胞凋亡和周期调控的研究	潘亚萍	中国医科大学	国家自然科学基金面上项目	81271153	70.00
磷脂酰丝氨酸脂质体对大鼠成骨细胞及骨生成影响的实验研究	马红梅	中国医科大学	国家自然科学基金青年科学基金项目	81200765	23.00
唾液酸酶基因的缺失影响牙龈卟啉单胞菌致病性的机制研究	李　琛	中国医科大学	国家自然科学基金青年科学基金项目	81200785	23.00
利用维甲酸诱导与 Wnt5a 敲除两种腭裂模型研究舌发育的分子调控机制及其对腭裂产生的影响	肖　晶	大连医科大学	国家自然科学基金面上项目	81271120	70.00
EphrinB2/EphB4 信号介导的促红细胞生成素对骨重塑的作用及其机制研究	孙宏晨	吉林大学	国家自然科学基金面上项目	81271111	78.00
纯钛种植体表面氨基等离子体活化及促进周围神经再生的研究	赵静辉	吉林大学	国家自然科学基金青年科学基金项目	81200809	23.00
变异链球菌耐氟菌株生物膜状态下糖代谢研究	朱来宽	吉林大学	国家自然科学基金青年科学基金项目	81200774	23.00
超支聚化物靶向药物递送系统的构建及相关评价	李国林	哈尔滨医科大学	国家自然科学基金面上项目	81272466	70.00
模拟微重力环境对人牙髓干细胞黏附及生物学特性的影响	牛玉梅	哈尔滨医科大学	国家自然科学基金面上项目	81271132	65.00
牙种植上颌窦底提升术的骨组织再生研究	王佐林	同济大学	国家自然科学基金面上项目	81271110	70.00

续表2

项目名称	项目负责人	单位	基金来源及名称	批准号或编号	资助金额（万元）
化学合成植物雌激素衍生物治疗阻塞性睡眠呼吸暂停低通气综合征的生物学机制研究	刘月华	同济大学	国家自然科学基金面上项目	81271192	70.00
颌骨微环境对躯干骨骨髓间充质干细胞的调控与牙生物性种植	刘宏伟	同济大学	国家自然科学基金面上项目	81271152	70.00
鼠面神经修复后轴突非同步生长与靶肌多支配终板形成的关系	赵云富	上海长征医院	国家自然科学基金面上项目	H0910	70.00
靶向调控 MAPK 通路中负向抑制因子 RKIP 活性对异常负荷所致的颞下颌关节骨关节病中的作用及其机制研究	吴拓江	南京医科大学	国家自然科学基金青年科学基金项目	81200764	23.00
染色体 20q12 区域遗传变异与中国人群非综合征型唇腭裂遗传机制的研究	潘永初	南京医科大学	国家自然科学基金青年科学基金项目	81200808	23.00
中国汉族人群非综合征型唇腭裂的全基因组关联研究	王　林	南京医科大学	国家自然科学基金重点项目	81230022	27.00
羊膜间充质干细胞在骨缺损种植中促进骨再生的作用和机制研究	陈　宁	南京医科大学	国家自然科学基金面上项目	81271109	70.00
肿瘤微环境中炎症因子介导 Snail 调控 EMT 与口腔黏膜鳞癌侵袭转移机制研究	刘来奎	南京医科大学	国家自然科学基金面上项目	81272968	70.00
密度感应分子对白念珠菌生物膜耐药性的作用及其信号通路调控	魏　昕	南京医科大学	国家自然科学基金面上项目	81271151	16.00
$CD4^+CD25^+$ Treg 细胞在牙龈卟啉单胞菌诱导动脉粥样硬化中的作用研究	孙卫斌	南京大学	国家自然科学基金面上项目	81271155	70.00
合成氧化铁磁性纳米粒子诱导自噬性抗原负载 DC 高效递呈、迁移和抗肿瘤效应及机制研究	胡勤刚	南京大学	国家自然科学基金面上项目	81271698	70.00
纳米自组装钙磷基质生物矿化仿生复合种植牙涂层材料	孙卫斌	南京大学	国家自然科学基金主任基金	51142013	10.00
抑制 NF-κB 信号通路在骨质疏松症种植体骨结合中的效应及相关机制研究	谢志坚	浙江大学	国家自然科学基金面上项目	81272157	70.00
HMGB2 在颞下颌关节髁突软骨"封闭"中的作用及调控机制	周艺群	浙江大学	国家自然科学基金青年科学基金项目	81200803	24.00

续表2

项目名称	项目负责人	单位	基金来源及名称	批准号或编号	资助金额（万元）
应力负荷介导下 Ihh/PTHrP 信号轴对髁突前软骨干细胞分化的影响及作用机制	冯剑颖	浙江中医药大学	国家自然科学基金青年科学基金项目	81200802	23.00
多载体适用 BMP2/7 异源二聚体缓释系统对成骨细胞-破骨细胞共培养体系的生物学作用及机制研究	郑园娜	浙江中医药大学	国家自然科学基金青年科学基金项目	81200768	23.00
凝胶网络构架改善全瓷牙冠基底饰面瓷结合与三维精度研究	麻健丰	温州医学院	国家自然科学基金面上项目	81271186	70.00
牙龈卟啉单胞菌感染对单核细胞源性泡沫细胞形成的影响及其机制	邓　辉	温州医学院	国家自然科学基金青年科学基金项目	81200795	22.00
三叉神经痛与 P2X 受体亚型相关性研究及细胞内信号转导机制	王元银	安徽医科大学	国家自然科学基金面上项目	81271162	70.00
无机纳米颗粒致血脑屏障损伤的潜在风险和免疫机制	刘　昕	安徽医科大学	国家自然科学基金青年科学基金项目	81201191	23.00
粪肠球菌所致根尖周炎和感染性心内膜炎的相关性初探	黄晓晶	福建医科大学	国家自然科学基金面上项目	81271131	16.00
基于隐马尔科夫模型的牙齿漂白机制研究	于　皓	福建医科大学	国家自然科学基金青年科学基金项目	81200824	23.00
微孔结构启动骨诱导性中 Wnt 经典信号通路的作用机制	张　强	南昌大学	国家自然科学基金项目地区基金	81260169	49.00
机械应力作用下的骨细胞介导正畸牙移动的机制研究	吕　涛	山东大学	国家自然科学基金青年科学基金项目	11202118	28.00
miR-21 调控牙周膜干细胞成骨分化及组织再生的研究	魏福兰	山东大学	国家自然科学基金青年科学基金项目	81200758	25.00
转录因子 Satb2 在再生牙周组织的神经化及血管化中作用的研究	颜世果	山东大学	国家自然科学基金青年科学基金项目	81200790	24.00
牙龈干细胞 GMSCs 在放射性口腔黏膜炎的预防和治疗中作用的研究	戚向敏	山东大学	国家自然科学基金面上项目	81271139	16.00
PERK-eIF2α-ATF4 信号通路介导的内质网应激在正畸牙周组织改建中的作用研究	王春玲	山东大学	国家自然科学基金面上项目	81271140	70.00
牙周病进程中炎性环境导致骨形成与骨吸收失衡的分子生物学机制研究	杨丕山	山东大学	国家自然科学基金面上项目	81271141	70.00
活性维生素 D 调控前成骨细胞增殖分化的作用机制研究	李敏启	山东大学	国家自然科学基金面上项目	81271965	70.00

续表 2

项目名称	项目负责人	单位	基金来源及名称	批准号或编号	资助金额（万元）
神经及相关功能性神经肽对牙周组织再生过程的影响	李 纾	山东大学	国家自然科学基金面上项目	81271138	70.00
大鼠牙发育过程中 caveolin-1、CD147、MMP-2 的时空表达研究	史 璐	郑州大学	国家自然科学基金联合基金项目	U1204813	24.00
生物膜对变异链球菌 sec 蛋白分泌途径调控影响的研究	黄梅靖	华中科技大学	国家自然科学基金青年科学基金项目	81200780	23.00
药物增强型等离子体对感染根管细菌生物膜影响的实验研究	曹颖光	华中科技大学	国家自然科学基金面上项目	81271189	70.00
AI 相关基因 Fam83h 在牙釉质钙化中的作用及机制研究	丁玉梅	华中科技大学	国家自然科学基金青年科学基金项目	H1403	22.00
口腔黏膜下纤维性变免疫相关致病因子的筛选与功能研究	蒋灿华	中南大学	国家自然科学基金面上项目	81271154	70.00
Sh3pxd2b 基因突变对颅颌面部多器官影响的研究	张志光	中山大学	国家自然科学基金面上项目	81271115	70.00
基于 CTNNB1-miRNA cross-talk 提高口腔鳞癌化疗敏感性的机制	黄洪章	中山大学	国家自然科学基金面上项目	81272949	60.00
IL-1β 调控口腔鳞癌代谢重编程的模式及机制研究	程 斌	中山大学	国家自然科学基金面上项目	81272948	75.00
变异链球菌 srtA 基因多态性与 S-ECC 易感性关系的分子流行病学研究	林焕彩	中山大学	国家自然科学基金面上项目	81271123	70.00
TIF1γ 在 BMP-2 诱导牙髓细胞分化中的作用及机制	林正梅	中山大学	国家自然科学基金面上项目	81271124	70.00
牙科氧化锆双层瓷修复体失效本质及饰瓷和饰-核瓷界面因素影响机制的研究	赵 克	中山大学	国家自然科学基金面上项目	81271175	70.00
肿瘤微环境中 PKCζ / Calpain 信号通路促进口腔黏膜癌变与转移的机制研究	王 智	中山大学	国家自然科学基金面上项目	81272954	80.00
放射诱导启动子介导 Slug 基因沉默与 PUMA 基因表达靶向诱导口腔鳞癌细胞凋亡	余东升	中山大学	国家自然科学基金面上项目	81272554	70.00
卫星胶质细胞 NO/p38 MAPK 信号通路在口腔颌面部疼痛外周致敏的作用	范文国	中山大学	国家自然科学基金面上项目	81271166	70.00
miR-424 靶向 VEGF/VEGFR-2 调控牙髓干细胞促血管生成潜能的研究	龚启梅	中山大学	国家自然科学基金青年科学基金项目	81200775	23.00

续表 2

项目名称	项目负责人	单位	基金来源及名称	批准号或编号	资助金额（万元）
STTP-PAA 双向调控混合层原位再矿化改善树脂牙本质粘接耐久性的研究	古丽莎	中山大学	国家自然科学基金青年科学基金项目	81200776	23.00
载锌纳米氟磷灰石晶体对人工釉质龋抗酸及抗菌性研究	谷海晶	中山大学	国家自然科学基金青年科学基金项目	81200777	23.00
（p）ppGpp 介导饥饿状态粪肠球菌根管生物膜抗菌剂耐受机制研究	刘红艳	中山大学	国家自然科学基金青年科学基金项目	81200778	23.00
IL-1β 调控成纤维细胞糖酵解在口腔白斑发生发展中的作用	洪　筎	中山大学	国家自然科学基金青年科学基金项目	81200787	24.00
EZH2 调控 miRNAs 促进舌鳞癌侵袭转移的分子机制	王　成	中山大学	国家自然科学基金青年科学基金项目	81202136	24.00
长非编码 RNA 调控化疗诱导的舌鳞癌细胞 EMT 的机制研究	李劲松	中山大学	国家自然科学基金面上项目	81272951	90.00
长片段非编码 RNA 通过组蛋白的相互作用调控 DMP1 转录的分子机制研究	伍　虹	中山大学	国家自然科学基金青年科学基金项目	81200825	23.00
正畸牙移动刺激促进齿槽裂骨修复重建的机制研究	刘楚峰	广东省口腔医院	国家自然科学基金青年科学基金项目	81200813	24.00
牙周炎促进肥胖发生胰岛素抵抗的免疫机制研究	轩东英	广东省口腔医院	国家自然科学基金面上项目	81271160	65.00
肌纤维母细胞在调节性 T 细胞介导的口腔扁平苔藓中的发病机制初探	罗　刚	广东省口腔医院	国家自然科学基金面上项目	81271159	70.00
压应力对成骨细胞的成骨和破骨双向效应的关键信号通路研究	徐平平	广东省口腔医院	国家自然科学基金面上项目	81271187	70.00
Th17 细胞在口腔念珠菌病中的作用及机制研究	陶人川	广西医科大学	国家自然科学基金地区科学基金	81260167	49.00
RANKL-RANK-OPG 系统促进磷酸钙/聚乳酸-羟基乙酸共聚物微球复合骨水泥降解作用的探索研究	廖红兵	广西医科大学	国家自然科学基金地区科学基金	81260170	49.00
骨涎蛋白促进成骨细胞分化、骨形成和骨吸收机制的研究	周海燕	海南医学院	国家自然科学基金地区科学基金	81260275	55.00
IL-17A 诱导破骨细胞分化及调控 Notch2/RBP-J 信号转导的机制研究	段　莉	海南医学院	国家自然科学基金地区科学基金	81260161	49.00
构建永生化牙囊细胞系应用于牙周组织再生的相关实验研究	邓　锋	重庆医科大学	国家自然科学基金面上项目	81271183	70.00

续表 2

项目名称	项目负责人	单位	基金来源及名称	批准号或编号	资助金额（万元）
柚皮苷对骨质疏松状态下颅颌面骨缺损修复的机制研究	吴小红	重庆医科大学	国家自然科学基金青年科学基金项目	81200767	23.00
沉默 ILK 基因对口腔癌相关成纤维细胞分化及促癌作用的影响	赵　丹	重庆医科大学	国家自然科学基金青年科学基金项目	81202134	23.00
p75 + 颌突间充质干细胞的体外分化命运与成牙分化潜能的初探	温秀杰	第三军医大学	国家自然科学基金面上项目	81271097	70.00
牙龈卟啉单胞菌影响血管内皮和平滑肌细胞功能促进动脉粥样硬化的研究	葛　颂	遵义医学院	国家自然科学基金地区科学基金	81260168	49.00
新型转基因植物防龋疫苗的研制及其口服免疫机制研究	刘建国	遵义医学院	国家自然科学基金地区科学基金	81260164	49.00
蜂胶加载壳聚糖温敏凝胶牙周缓释系统的研究	丁仲鹃	昆明医科大学	国家自然科学基金地区科学基金	81260165	49.00
FLRT2 在静磁场中对下颌髁突软骨和鼻中隔软骨形成分化的作用及机制研究	许艳华	昆明医科大学	国家自然科学基金地区科学基金	81260162	50.00
PTENp1 靶向 miRNAs 调控 TEN 的机制及对口腔鳞癌增殖和化疗耐药的影响	邬克谦	西安交通大学	国家自然科学基金面上项目	81272957	70.00
诱导系统骨髓间充质干细胞归巢治疗牙周组织缺损的效果及其机制	王　爽	西安交通大学	国家自然科学基金青年科学基金项目	81200822	23.00
盐酸小檗碱调节牙周炎 TGF-β 诱导的 Treg 活化机制	孙俊毅	西安交通大学	国家自然科学基金青年科学基金项目	81202729	23.00
重离子辐射对人鳞癌细胞侵袭及转移能力影响及机制研究	冯正虎	西北民族大学	国家自然科学基金科学基金	81260403	54.00
PLGA/羊毛角蛋白引导组织再生膜的构建及其用于牙周组织再生的研究	张华林	宁夏医科大学	国家自然科学基金青年科学基金项目	81200818	23.00
新疆维吾尔人群非综合征唇腭裂患者遗传易感基因筛选研究	阿地力·莫明	新疆医科大学	国家自然科学基金地区科学基金	81260163	40.00
牙间充质细胞成牙诱导信号的时空性表达及其作用机制研究	郑黎薇	四川大学	高等学校博士学科点专项科研基金新教师类	20120181120001	4.00
ADS 与 AgDS 在调节口腔微生态平衡中的作用及其影响因素研究	徐　欣	四川大学	高等学校博士学科点专项科研基金新教师类	20120181120002	4.00

续表 2

项目名称	项目负责人	单位	基金来源及名称	批准号或编号	资助金额（万元）
正畸中生物膜微生物群落的时空动态研究	梅　李	四川大学	高等学校博士学科点专项科研基金新教师类	20120181120004	4.00
PTPN2 负性调节 JAK/STAT 通路对高糖炎症状态下牙龈上皮细胞影响的研究	王　琪	四川大学	高等学校博士学科点专项科研基金新教师类	20120181120006	4.00
微动对骨组织工程血管化的影响及机制研究	朱卓立	四川大学	高等学校博士学科点专项科研基金新教师类	20120181120007	4.00
机械应力通过雪旺细胞影响种植体周围神经末梢再生及骨感知的体内外研究	杨醒眉	四川大学	高等学校博士学科点专项科研基金新教师类	20120181120008	4.00
种植材料表面微观形貌对龈下细菌及成骨细胞黏附生长的影响	蒋　丽	四川大学	高等学校博士学科点专项科研基金新教师类	20120181120009	4.00
新的 CD4$^+$T 细胞亚群 Th22 在口腔扁平苔藓发病与防治中的作用	但红霞	四川大学	高等学校博士学科点专项科研基金新教师类	20120181120011	4.00
大鼠切牙颈环上皮细胞与磨牙 HERS 细胞的生物学特性比较	于　湄	四川大学	高等学校博士学科点专项科研基金新教师类	20120181120013	4.00
Shh 与 Wnt6 串话在牙乳头发育中的调控	叶　玲	四川大学	高等学校博士学科点专项科研基金博导类	20120181110001	12.00
EndMT 在正畸牙周改建的作用机制及低氧对其的影响研究	王　军	四川大学	高等学校博士学科点专项科研基金博导类	20120181110003	12.00
牙源性角化囊肿间质细胞的转录组分析	李铁军	北京大学	高等学校博士学科点专项科研基金博导类	20120001110043	12.00
低温等离子防止牙本质粘接老化及其机制的研究	谭建国	北京大学	高等学校博士学科点专项科研基金博导类	20120001110044	12.00
紧密连接蛋白 occludin 在调控颌下腺分泌中的作用及相关机制的研究	俞光岩	北京大学	高等学校博士学科点专项科研基金博导类	20120001110045	12.00
Zn/Mg 离子掺入 β-TCP/碳纳米杂化纤维对免疫反应的调控研究	邓旭亮	北京大学	高等学校博士学科点专项科研基金博导类	20120001110111	12.00

续表 2

项目名称	项目负责人	单位	基金来源及名称	批准号或编号	资助金额（万元）
基于人工神经网络的牙本质瓷计算机配色研究	陈 立	北京大学	高等学校博士学科点专项科研基金新教师类	20120001120080	4.00
平台转移种植体骨结合、生物学宽度、软组织整合的临床和实验研究	戈 怡	北京协和医院	高等学校博士学科点专项科研基金新教师类	20121106120060	4.00
基于染色体 22q13.1-13.31 区域深度测序确定 Gorlin 综合征的新致病基因	张婷婷	天津医科大学	高等学校博士学科点专项科研基金新教师类	20121202120015	4.00
磷脂酰丝氨酸脂质体对大鼠成骨细胞影响及其机制的实验研究	马红梅	中国医科大学	高等学校博士学科点专项科研基金新教师类	20122104120020	4.00
基于优化 IMAC 密集方法的口腔黏膜恶变前后细胞磷酸化蛋白质组表达差异研究	董 岩	大连医科大学	高等学校博士学科点专项科研基金新教师类	20112105120002	4.00
种植体表面锌离子注入改性的生物学评价	周延民	吉林大学	高等学校博士学科点专项科研基金博导类	20120061110077	12.00
EphrinB2/EphB4 双向信号介导的促红细胞生成素对骨重塑的作用及机制研究	孙宏晨	吉林大学	高等学校博士学科点专项科研基金优先发展领域	20120061130010	40.00
染色体 20q12 区域遗传变异与中国人群非综合征型唇腭裂易感性的研究	潘永初	南京医科大学	高等学校博士学科点专项科研基金新教师类	20123234120004	4.00
功能梯度材料（FGM）促进骨整合二级结构表面改性牙种植体设计及应用研究	王慧明	浙江大学	高等学校博士学科点专项科研基金博导类	20110101110138	12.00
程序缓释定向纤维支架和静态微应力在种植体类牙周膜形成中的作用	王贻宁	武汉大学	高等学校博士学科点专项科研基金优先发展领域	20120141130009	40.00
异甘草素防治根尖周骨破坏及相关机制	彭 彬	武汉大学	高等学校博士学科点专项科研基金博导类	20120141110021	12.00
软骨调节素-1 在颞下颌关节骨关节炎中的作用机制	房 维	武汉大学	高等学校博士学科点专项科研基金新教师类	20120141120025	4.00
喷砂等离子体对牙周细菌生物膜影响的实验研究	曹颖光	华中科技大学	高等学校博士学科点专项科研基金博导类	20120142110054	12.00

续表 2

项目名称	项目负责人	单位	基金来源及名称	批准号或编号	资助金额（万元）
基质分解酶在骨细胞性骨溶解过程中的作用	李敏启	山东大学	高等学校博士学科点专项科研基金博导类	20120131110073	12.00
偏侧咀嚼致口颌系统和神经系统损伤的机制研究	汲　平	山东大学	高等学校博士学科点专项科研基金博导类	20120131110074	12.00
口腔生态系统基因池构成与龋病关系的遗传研究	凌均棨	中山大学	高等学校博士学科点专项科研基金博导类	20120171110060	12.00
牙髓/牙周韧带细胞交互作用调控 Oct-4/Sox2 信号参与牙再生的研究	刘　路	中山大学	高等学校博士学科点专项科研基金新教师类	20120171120070	4.00
IL-1β 调控成纤维细胞糖酵解在口腔黏膜白斑演变中的作用	洪　筠	中山大学	高等学校博士学科点专项科研基金新教师类	20120171120071	4.00
EZH2 沉默 miRNAs 促进舌鳞癌侵袭转移的分子机制	王　成	中山大学	高等学校博士学科点专项科研基金新教师类	20120171120068	4.00
口腔鳞癌中 PTENp1 调控PTEN 表达的机制及对 PI3K/Akt 信号通路的影	郅克谦	西安交通大学	高等学校博士学科点专项科研基金博导类	20120201110063	12.00
无牙颌患者种植覆盖义齿修复对其膳食结构及营养状况改善研究	潘韶霞	北京大学	教育部留学回国人员科研启动基金	第 44 批-教外司留［2012］940 号	3.00
功能性涎腺外科临床应用及相关研究	张　雷	北京大学	教育部留学回国人员科研启动基金	第 44 批-教外司留［2012］940 号	3.00
血管内皮干细胞动员剂促进牵引成骨的实验研究	王晓霞	北京大学	教育部留学回国人员科研启动基金	jwsl 438	4.00
局部应用粒细胞-巨噬细胞集落刺激因子对骨缺损区血管化及成骨作用的研究	张　宇	北京大学	教育部留学回国人员科研启动基金	jwsl 439	3.00
组蛋白去甲基化酶 JHDM1A 对根尖牙乳头间充质干细胞成骨/成牙本质功能的调控研究	范志朋	首都医科大学	教育部留学回国人员科研启动基金	第 44 批-教外司留［2012］940 号	3.50
放射损伤的组织工程学研究	夏登胜	首都医科大学	教育部留学回国人员科研启动基金	第 45 批	3.00
微球缓释组织工程支架血管再生实验研究	陈　刚	天津医科大学	教育部留学回国人员科研启动基金	–	3.00

续表 2

项目名称	项目负责人	单位	基金来源及名称	批准号或编号	资助金额（万元）
钛种植体粘结活性表面的构建与研究	夏海斌	武汉大学	教育部留学回国人员科研启动基金	第 43 批	3.30
口腔鳞癌颈淋巴转移及淋巴管生成相关 lncRNA 的筛选与鉴定	张 韬	北京协和医院	教育部留学回国人员科研启动基金	教外司留〔2012〕940 号	3.00
抗 DKK-1 对牙周韧带细胞分化能力的影响	许春姣	中南大学	教育部留学回国人员科研启动基金	教外司留〔2012〕940 号	3.00
口腔黏膜癌变过程中的多分子事件	江 潞	四川大学	教育部新世纪优秀人才支持计划	NCET-12-0378	50.00
骨代谢和骨组织再生	袁 泉	四川大学	教育部新世纪优秀人才支持计划	NCET-12-0379	50.00
基因激活的仿生自组装牙周诱导修复材料的基础研究	张玉峰	武汉大学	教育部新世纪优秀人才支持计划	NCET-11-0414	50.00
异体间充质干细胞结合组织工程技术再生牙周组织的研究	范志朋	首都医科大学	教育部新世纪优秀人才支持计划		50.00
城乡一体化健康服务平台与应用示范-协同医疗卫生服务平台应用示范	田卫东	四川大学	国家科技支撑计划课题	2012BAH07F05	45.00
城乡一体化健康服务平台与应用示范-城乡一体医疗卫生协同服务技术及总体方案研究	汤 炜	四川大学	国家科技支撑计划课题	2012BAH07F01	41.00
致龋微生物生物膜胞外多糖基质双向调控防龋效应的分子机制研究	胡 涛	四川大学	国家重点基础研究发展计划"973"前期研究专项	2012CB526707	61.00
口腔黏膜癌变相关端粒健康参数的建立及其应用基础研究	杨 勤	四川大学	海外及港澳学者合作研究基金	81228017	20.00
免疫耐受与黏膜免疫国际专题研讨会	曾 昕	四川大学	国际（地区）合作与交流项目-国际学术会议项目	81210308046	8.00
间充质干细胞诱导口腔癌相关成纤维细胞逆分化及抑癌作用研究	周红梅	四川大学	四川省国际科技合作与交流研究计划	2012HH0030	10.00
组织工程生物牙根构建相关研究	郭维华	四川大学	四川省科技支撑计划	2012SZ0013	20.00
Wnt5a 对牙本质形成中细胞迁移的作用机制研究	叶 玲	四川大学	四川省科技支撑计划	2012SZ0034	20.00
数字化精确诊疗技术在颅颌面畸形整复中的应用研究	田卫东	四川大学	四川省科技支撑计划	2012SZ0035	20.00
现代根管技术在牙体器官保存修复的临床应用研究	郭 斌	四川大学	四川省科技支撑计划	2013ZC1773	60.00

续表2

项目名称	项目负责人	单位	基金来源及名称	批准号或编号	资助金额（万元）
PTPN2 负性调节 JAK/STAT 通路降低糖尿病牙周炎炎症程度的机制研究	王　琪	四川大学	四川省科技支撑计划	2012SZ0144	20.00
HCG 及其受体表达与口腔鳞癌淋巴管生成分子机制的研究	宣　鸣	四川大学	四川省应用基础研究	2012JY0075	10.00
脂肪干细胞在脂肪组织成脂微环境的调控机制研究	于　湄	四川大学	四川省应用基础研究	2012JY0077	10.00
基因纳米 PLGA 微粒的构建及其在组织再生中的应用研究	郑晓辉	四川大学	四川省应用基础研究	2012JY0015	10.00
雌激素治疗绝经后种植体周围炎作用机制研究	谢　萍	四川大学	四川省卫生厅项目	120234	1.00
心里干预对青少年唇腭裂患者自我意识的影响	赵佛容	四川大学	四川省卫生厅项目	120235	1.00
生物活性高强度 SWNT/CHI 复合牙周组织工程支架构建及性能研究	王　剑	四川大学	四川省卫生厅项目	120236	1.00
OPG 基因转染促进牙根吸收修复的分子生物学机制	刘　妍	北京大学	北京市自然科学基金面上项目	7132167	14.00
中国儿童乳牙萌出时间和顺序的研究	郑树国	北京大学	科技基础性工作专项	2012FY110700	177.00
全民健康科技成果产业化战略研究-以口腔生物医用材料为例	邓旭亮	北京大学	科技部政策引导专项	2012GXS2B035	15.00
紧密粘连蛋白-1-辣椒素受体调控颌下腺唾液分泌的新靶点	俞光岩	北京大学	北京市自然科学基金面上项目	7132201	14.00
梯度孔径仿生支架对组织工程成骨及成血管的作用机制研究	姜　婷	北京大学	北京市自然科学基金预探索项目	7133255	5.00
合成具有双重蛋白酶抑制活性的树脂单体以防止牙本质粘结老化	谭建国	北京大学	北京市自然科学基金预探索项目	7133258	5.00
载生物活性因子新型植骨材料的研发	唐志辉	北京大学	北京市科技计划	Z121100005312001	199.00
纳米纤维引导组织再生膜材料的研发	邓旭亮	北京大学	北京市科技计划	Z121100005312002	179.37
计算机导航辅助下髁突肿物及髁突良性肥大口内入路切除的临床应用	王晓霞	北京大学	北京市科技计划	Z121107001012023	15.00
加速成骨快速正畸矫正技术（AAO）在正畸正颌联合治疗患者中的应用研究	江久汇	北京大学	北京市科技计划	Z121107001012024	15.00

续表 2

项目名称	项目负责人	单位	基金来源及名称	批准号或编号	资助金额（万元）
根管治疗后颌骨内病损的诊断和临床对策	王祖华	北京大学	北京市科技计划	Z121107001012027	15.00
重度低龄儿童龋标准化诊疗模式及治疗前后评估系统的研究	秦　满	北京大学	北京市科技计划	Z121107001012028	15.00
埋伏阻生上颌年轻恒前牙早期导萌的序列治疗	郑树国	北京大学	北京市科技计划	Z121107001012029	15.00
牙颌面畸形正畸正颌联合治疗数字化平台的建立	李自力	北京大学	首都医学发展科研专项	2011-4025-03	63.45
口面痛感觉功能定量检测技术的探索	谢秋菲	北京大学	首都医学发展科研专项	2011-4025-01	40.00
锥形束 CT（CBCT）在牙周疾病诊断和治疗中的临床应用研究	胡文杰	北京大学	首都医学发展科研专项	2011-4025-04	29.01
根尖周炎骨病损的临床精确识别、治疗和疗效评估	岳　林	北京大学	首都医学发展科研专项	2011-4025-06	28.35
肿瘤靶向抗体药物西妥昔和阿瓦斯汀的配伍可行性分析及其机制研究	王衣祥	北京大学	首都医学发展科研专项	2011-4025-02	7.35
单病种平均住院日效用价值研究	施祖东	北京大学	首都医学发展科研专项	2011-4025-05	3.68
颌面外伤综合救治研究	林　野	北京大学	总后司令部招标项目	AWS10J001	200.00
异体间充质干细胞介导的生物牙根及牙周组织再生研究	王松灵	首都医科大学	北京市科委生命科学领域前沿技术培育 非重大项目	Z121100005212004	200.00
Wnt 信号调节因子 SFRP2 调控间充质干细胞定向分化的研究	范志朋	首都医科大学	北京市自然科学基金面上项目	5132011	14.00
精确植入微植体骨支抗承载 II 类颌间牵引力对颌骨三维向生长影响的研究	仇玲玲	首都医科大学	北京市自然科学基金面上项目	7132056	14.00
牙种植体表面纳米缓释系统的建立和作用机制研究	陈　溯	首都医科大学	北京市自然科学基金面上项目	7132059	14.00
外力对发育中恒牙牙根影响的实验研究	张若芳	首都医科大学	北京市自然科学基金面上项目	7132067	14.00
微小微单胞菌与慢性根尖周炎根管内感染的相关性研究	侯本祥	首都医科大学	北京市自然科学基金面上项目	7132111	13.00
HIF-1a 介导 EGF 调控牙髓干细胞参与牙髓再生修复的机制研究	刘　俊	首都医科大学	北京市自然科学基金预探索项目	7133237	5.00
缺氧对正畸骨改建作用的探索	杨　凯	首都医科大学	北京市自然科学基金预探索项目	7133242	5.00

续表 2

项目名称	项目负责人	单位	基金来源及名称	批准号或编号	资助金额（万元）
无托槽隐形矫治技术矫治效能三维评价的研究	白玉兴	首都医科大学	北京市科委首都临床特色应用研究专项重点课题	Z121107001012008	62.00
激光治疗慢性牙周炎患者的疗效研究	张凤秋	首都医科大学	首都临床特色应用研究专项一般课题	Z121107001012021	15.00
防止正畸治疗骨开裂和骨开窗的虚拟排牙标准的研究	郭宏铭	首都医科大学	首都临床特色应用研究专项一般课题	Z121107001012022	15.00
编写《健康口腔幸福生活——北京市民口腔保健手册》项目	侯 玮	首都医科大学	北京市科普项目	Z111110055611108	30.00
全牙再生与口腔组织功能重建北京市重点实验室 2012 年阶梯计划项目	孙 正	首都医科大学	北京市科委	Z121107002812034	50.00
正畸加力早期 NALP3 炎性复合体对破骨细胞成熟的作用研究	杨 凯	首都医科大学	北京市教委科技发展计划面上项目	KM201310025021	15.00
提高氧化锆瓷界面与饰瓷结合强度的实验研究	江青松	首都医科大学	北京市教委科技发展计划面上项目	KM201310025022	15.00
滑膜间充质干细胞治疗颞下颌关节盘穿孔研究	秦力铮	首都医科大学	北京市优秀人才专项资助 D 类	2012D003034000018	5.50
基于激光扫描技术的面部软组织三维重建和应用研究	苏 莉	首都医科大学	北京市优秀人才专项资助 D 类	2012D003034000022	4.50
根管治疗后疾病的诊断和防治方法研究	侯本祥	首都医科大学	首都卫生科研发展专项联合攻关	首发 2011-2014-05	70.00
儿童乳牙龋病综合防治模式的建立与推广应用研究	韩永成	首都医科大学	首都卫生科研发展专项联合攻关	首发 2011-2014-03	70.00
对孕期母亲实施口腔健康行为干预控制乳牙龋的前瞻性研究	陈 薇	首都医科大学	首都卫生科研发展专项自主创新	首发 2011-2014-02	30.00
计算机辅助口腔正畸间接粘接技术的临床应用研究	谢贤聚	首都医科大学	首都卫生科研发展专项普及推广	首发 2011-2014-01	13.00
牙科综合治疗台水路感染控制方法及监测方法的研究	苏 静	首都医科大学	首都卫生科研发展专项普及推广	首发 2011-2014-04	15.00
灾难救援中创伤性应激障碍并发口腔感染的防治技术	郭 斌	解放军总医院	国家高技术研究发展计划（"863"计划子课题）	2013BAI08B00	50.00
基因治疗关键技术及产品研发	王燕一	解放军总医院	国家高技术研究发展计划（"863"计划子课题）	2012AA020809	50.00
基于牙周组织工程技术修复颌面火器伤颌骨缺损的实验研究	霍 娜	解放军总医院	军队"十二五"课题	CWS12J133	20.00
构建基于牙周组织工程的复合型生物牙根的研究	霍 娜	解放军总医院	北京市新星计划课题	（2012 - 2014）	30.00

续表 2

项目名称	项目负责人	单位	基金来源及名称	批准号或编号	资助金额（万元）
阿尔茨海默病（老年痴呆症）患者口腔及卫生知识宣教	李亚男	解放军总医院	北京市科委	12kp02006	6.00
丹参注射液联合细胞移植治疗大鼠帕金森病的实验研究	姚　睿	天津市口腔医院	天津市科委	12JCYBJC18400	10.00
口腔龋病微生物群落致病的关键因子筛选	梁景平	上海交通大学	科技部国家科技支撑计划子课题	2012BAI07B03-1	55.00
颅颌面生物力学模型构建及手术虚拟关键技术研究	沈国芳	上海交通大学	上海市科委科研计划项目科技人才计划	12XD1403200	40.00
核心微生物群在人类口腔健康维持中的作用初探	黄正蔚	上海交通大学	上海市科委科研计划项目科技人才计划	12QH1401400	20.00
牙种植牵引器（DID）表面改性的实验与临床研究	徐立群	上海交通大学	上海市科委科研计划项目科技支撑项目	12441901802	15.00
口腔医学数字化印模应用系统的关键技术研究	张富强	上海交通大学	上海市科委科研计划项目科技支撑项目	12441903002	35.00
激光熔积钴铬合金粉末的研发与临床应用评价	魏　斌	上海交通大学	上海市科委科研计划项目科技支撑项目	12041903001	35.00
纯钛表面 TiO_2 纳米管缓释 EMPs 的实验研究	王晓洁	上海交通大学	上海市自然科学基金面上项目	12ZR1417100	10.00
妊娠与牙周病之间的动态关系:生命历程方法	陆海霞	上海交通大学	上海市自然科学基金面上项目	12ZR1446100	10.00
组织特异性启动子调控的转基因大鼠血管瘤动物模型的建立	徐　骎	上海交通大学	上海市科委科研计划项目动物研究计划	12140901101	25.00
新西兰白兔口腔癌颈淋巴转移模型的建立及生物学特性研究	任国欣	上海交通大学	上海市科委科研计划项目动物研究计划	12140902201	20.00
口腔颌面头颈部血管瘤靶器官动物模型建立研究	周国瑜	上海交通大学	上海市科委科研计划项目动物研究计划	12140902201	20.00
虚拟手术辅助下的预构组织工程化复合骨瓣在上颌骨解剖重建中的应用研究	孙　坚	上海交通大学	上海市科委科研计划项目医学引导项目	124119b0102	20.00
内源性干细胞募集对延时再植牙预后的影响	汪　俊	上海交通大学	上海市科委科研计划项目医学引导项目	124119b0101	30.00
牙槽突裂植骨术后正畸牙移入对植入骨存活影响的生物学机制研究	陈振琦	上海交通大学	上海市科委科研计划项目医学引导项目	124119b0103	20.00
牙龈卟啉单胞菌临床菌株多糖成分免疫原性研究	束　蓉	上海交通大学	上海市科委科研计划项目基础研究重点项目	12JC1407502	20.00
牙髓干细胞复合 $nHA/n\beta$-TCP 修复牙槽骨缺损	房　兵	上海交通大学	上海市科委科研计划项目基础研究重点项目	12JC1405700	40.00

续表 2

项目名称	项目负责人	单位	基金来源及名称	批准号或编号	资助金额（万元）
二氢卟酚纳米光敏剂制备及对裸鼠血管瘤模型光动力安全性研究	周国瑜	上海交通大学	上海市科委科研计划项目纳米专项	12nm0501800	30.00
负载淫羊藿苷介孔硅涂层丝蛋白控释给药系统应用颌骨再生的研究	徐袁瑾	上海交通大学	上海市科委科研计划项目纳米专项	12nm0501600	40.00
牙、牙周及口腔黏膜来源干细胞的在组织再生领域中的应用性研究	孙 瑶	同济大学	同济大学 985-III 期	139102	100.00
用牙髓干细胞再生牙髓样组织的实验研究	蒋备战	同济大学	上海市医学引导类科技项目	124119a7400	20.00
超支化聚合物药物递送系统的构建及评价	廖建兴	同济大学	上海市科委科研计划项目纳米专项	12nm0503002	20.00
2 型糖尿病对龈下菌斑微生物的组成影响的研究	张 旗	同济大学	中央高校科研专项资金青年杰出人才培养计划	1504219032	30.00
Phenamil 促进 BMP2 诱导骨髓基质干细胞成骨信号通路的研究	范 震	同济大学	中央高校科研专项基础研究人才培养计划	1504219031	10.00
Glut1 与舌鳞癌细胞对化疗药物敏感性的关系及相关基因的筛选	李生娇	同济大学	中央高校科研专项基础研究人才培养计划	1504219030	10.00
COX2 介导的力与炎症在骨改建中的交叉对话——牙周病正畸治疗探索	米晓辉	同济大学	上海市科委生物医药处医学引导类科技项目	124119a9200	10.00
HIF-1α 基因沉默对舌鳞癌细胞生物学行为及裸鼠移植瘤生长影响的分子机制研究	康非吾	同济大学	上海自然科学基金面上项目	12RZ1434700	10.00
富氢气水对牙周炎和牙周组织愈合的影响	周 敏	同济大学	上海市卫生局科技发展基金	55	2.00
新生猪牙乳头细胞成牙本质能力的实验研究	李昌盛	同济大学	上海市卫生局科技发展基金	35	2.00
滤泡树突状细胞介导 B 细胞异常在 Castleman 病中作用的初步探讨	姜 蕾	上海长征医院	上海市卫生局青年科技基金	2011Y52	2.00
TGF-β1 诱导的调节 T 细胞联合骨髓间充质干细胞抑制炎性牙槽骨吸收的研究	余优成	复旦大学	上海市科委科技发展基金	12410710500	20.00
纳米管纳米颗粒增韧复相铸造陶瓷的基础研究	沈晴昳	上海市口腔病防治院	上海市自然科学基金面上项目	12ZR1427100	10.00

续表 2

项目名称	项目负责人	单位	基金来源及名称	批准号或编号	资助金额（万元）
漂白剂对修复材料表面性能及生物安全性的影响研究	王 珏	上海市口腔病防治院	上海市自然科学基金面上项目	12ZR1427200	10.00
脂联素对高糖高脂环境下成骨细胞的作用及 BMP 信号通道的研究	於丽明	上海市口腔病防治院	上海市自然科学基金青年项目	12ZR1448500	10.00
过氧化氢对牙科常用合金表面性能改变的研究	王 珏	上海市口腔病防治院	上海市卫生局科研项目	20124172	3.00
miR-31 调控牙周膜干细胞成骨分化的研究	甄 蕾	上海市口腔病防治院	上海市卫生局科研项目	20124Y034	2.00
上海市本地和外来务工家庭儿童口腔健康状况调查	曾晓莉	上海市口腔病防治院	上海市卫生局青年科研项目	20124399	0.50
阿司匹林对心血管病者拔牙后出血影响的研究	陆萌萌	上海市口腔病防治院	上海市卫生局青年科研项目	20124Y059	0.50
多乐氟含氟涂料涂布技术在预防儿童乳牙龋中的推广应用研究	曹新明	上海市口腔病防治院	上海市申康基金（适宜技术）	SHDC1201216	15.00
新型低弹性 β 钛合金关节微表面假体的设计及制备	王军琳	第四军医大学	陕西省科技厅工业攻关项目	2012K07-01	12.00
口腔综合治疗台在临床应用中的检测技术与方法	周建学	第四军医大学	陕西省社会发展科技攻关	2012K14-01-05	3.00
牙支持式牵张成骨修复牙槽骨缺损与重建咬合的研究	李菲菲	第四军医大学	陕西省社会发展科技攻关	2012K16-07-01	3.00
失三叉神经支配对颌骨骨质疏松的作用	丁宇翔	第四军医大学	陕西省社会发展科技攻关	2012K16-10-01	4.00
牙周膜干细胞复合 PRP/PRF 促进脱位牙再植牙周膜愈合的实验研究	吕 昕	第四军医大学	陕西省社会发展科技攻关	2012K16-10-04	5.00
一种新型骨牵张式种植体生物力学性能研究	葛 煦	第四军医大学	陕西省社会发展科技攻关	2012K16-10-05	5.00
青少年骨性殆畸形的颅面生长发育研究	金作林	第四军医大学	陕西省社会发展科技攻关	2012K16-10-06	8.00
射频消融术在颌骨巨大囊性病变保守治疗中应用及愈合机制研究	刘桂才	第四军医大学	陕西省社会发展科技攻关	2012K16-10-08	3.00
导航外科应用于阻塞性睡眠呼吸暂停综合征的研究	于 擘	第四军医大学	陕西省社会发展科技攻关	2012SF004	5.00
射频消融术治疗口腔、面颈部脉管畸形基础及临床研究	杨耀武	第四军医大学	陕西省社会发展科技攻关	2012SF011	5.00
唇腭裂患者颌面部生长发育及序列治疗的研究	金作林	第四军医大学	陕西省社会发展科技攻关	2012SF028	10.00

续表 2

项目名称	项目负责人	单位	基金来源及名称	批准号或编号	资助金额（万元）
钛种植体表面极性自带电涂层的构建及其成骨与抗菌效应的研究	马楚凡	第四军医大学	陕西省自然科学基础研究计划	2012JM4052	2.00
中成药治疗牙周炎作用机制研究	许　杰	第四军医大学	陕西省自然科学基础研究计划	2012JM4012	2.00
生物磷灰石晶体矿化调控机制的研究	王　疆	第四军医大学	陕西省自然科学基础研究计划	2012JQ4014	2.00
牙周再生及牙颌面畸形矫治研究	董　岩	第四军医大学	陕西省自然科学基础研究计划	2012JQ4004	2.00
正畸种植支抗内收全牙列的三维有限元研究	冯　雪	第四军医大学	陕西省自然科学基础研究计划	2012JM4036	2.00
下颌渐进式后退对髁突软骨的影响研究	华先明	武汉大学	湖北省自然科学基金面上项目	2012FFB04325	3.00
复合纳米银正畸托槽黏接剂抗菌活性的研究	李福军	武汉大学	湖北省自然科学基金面上项目	2012FFB04416	3.00
髁突骨折整复术后肌功能训练方法的设计与评价	杨学文	武汉大学	湖北省自然科学基金面上项目	2012FFB04423	3.00
p38MAPK 信号通路在氟化钠介导成釉细胞蛋白表达中的作用机制	江　汉	武汉大学	湖北省自然科学基金面上项目	2012FFB04431	3.00
重组亚单位防龋疫苗的研制和中试研究	樊明文	武汉大学	湖北省自然科学基金重点项目	2012FFA090	10.00
TLR4/TRAF6/NF-κB 炎性轴在慢性阻塞性颌下腺炎中的作用研究	程　勇	武汉大学	湖北省自然科学基金重点项目	2012FFA091	10.00
氟斑牙微创修复治疗临床研究中心合作基地的建设	王贻宁	武汉大学	湖北省公益性科技项目	2012DCA13001	10.00
诱导多潜能干细胞修复牙周骨组织缺损的实验研究	蒋少云	天津医科大学	天津市应用基础及前沿技术研究计划重点项目	12JCZDJC22700	20.00
基于新型陶瓷处理剂的高黏结性氧化锆陶瓷处理系统研究	李　睿	天津医科大学	天津市应用基础及前沿技术研究计划一般项目	12JCYBJC31300	10.00
纳米无定形磷酸钙/磷酸化壳聚糖抗龋复合物的研究	张　旭	天津医科大学	天津市应用基础及前沿技术研究计划青年基金	12JCQNJC 092000	8.00
种植体表面仿生图案促进成骨细胞活性的分子网络研究	李　莺	天津医科大学	天津市高等学校科技发展基金	20120126	4.00

续表 2

项目名称	项目负责人	单位	基金来源及名称	批准号或编号	资助金额（万元）
纯钛人工牙种植体表面形貌结构对骨整合形成及骨结合力的影响	董福生	河北医科大学	河北省自然科学基金项目	H2012206086	7.50
纯钛种植体表面形貌对种植体生物学性能影响的系列研究	董福生	河北医科大学	河北省专项资金	[2012]18-77	40.00
咽后壁组织瓣改良技术	董福生	河北医科大学	河北省医学适用技术跟踪项目	GL2012058	6.00
牙周再生性手术技术	王　洁	河北医科大学	河北省医学适用技术跟踪项目	GL2012057	3.00
阻抑蛋白多糖对多形性腺瘤种植性生长的影响	任贵云	河北医科大学	河北省科学技术研究与发展指令计划	12276104D-60	4.50
组合式颌骨内支抗系统的研制	吉　东	山西医科大学	山西省级课题	2012011039-6	4.00
牙病综合防治体系示范基地的建设和运行	路振富	中国医科大学	辽宁省科学技术计划项目	2012225015	20.00
牙髓再生治疗术的动物实验和临床研究	陈　旭	中国医科大学	辽宁省科学技术计划项目	2012225015	20.00
正畸牙牙根机械力分布特征与牙根吸收的相关因素研究	阎秀林	中国医科大学	辽宁省科学技术计划项目	2012225015	5.00
探索舌癌早期无痛无创性诊断的新方法	战德松	中国医科大学	辽宁省科学技术计划项目	2012225015	5.00
遗传性骨性反𬌗畸形相关的 microRNA 表达谱分析及功能学研究	田玉楼	中国医科大学	辽宁省科学技术计划项目	2012225015	5.00
RNAi 技术在舌鳞癌治疗中应用的实验研究	黄绍辉	中国医科大学	辽宁省科学技术计划项目	2012225016	5.00
构建新型组织工程化骨支架材料的研究	王绪凯	中国医科大学	辽宁省科学技术计划项目	2012225082	5.00
快速成型技术修复重建颜面部颌骨及牙列缺损的研究	尚德浩	中国医科大学	辽宁省科学技术计划项目	2012225090	5.00
维甲酸对牙周病骨吸收治疗作用和相关机制的研究	林晓萍	中国医科大学	辽宁省科学技术计划项目	2012225015	5.00
信号转导通路在口腔恶性肿瘤侵袭和转移中的作用及机制的研究	王智明	中国医科大学	辽宁省科学技术计划项目	2012225100	5.00
牙龈素调控牙龈卟啉单胞菌内化的体外研究	寇育荣	中国医科大学	辽宁省自然科学基金	201202294	5.00
三叉神经痛中垂体腺苷酸环化酶激活肽(PACAP)的作用机制及其治疗三叉神经痛的试验研究	郭永峰	中国医科大学	辽宁省自然科学基金	201202271	5.00

续表 2

项目名称	项目负责人	单位	基金来源及名称	批准号或编号	资助金额（万元）
修复治疗的多学科合作	包　扬	中国医科大学	辽宁省自然科学基金	201202290	5.00
成人骨性反殆患者手术与非手术治疗判断界限研究	侯志明	中国医科大学	辽宁省自然科学基金	201202258	5.00
氯化锂对老年大鼠颌面部手术后认知功能的影响	张　倩	中国医科大学	辽宁省自然科学基金	201202256	5.00
唾液酸酶基因缺失影响牙龈卟啉单胞菌致病性的机制研究	李　琛	中国医科大学	辽宁省教育厅高等学校科研项目	L2012276	6.00
磷脂酰丝氨酸脂质体对大鼠成骨细胞及骨生成影响的实验研究	马红梅	中国医科大学	辽宁省教育厅高等学校科研项目	L2012280	6.00
牙龈卟啉单胞菌形成生物膜逃避宿主免疫防御引发牙周炎的研究	张冬梅	中国医科大学	辽宁省留学人员回国创业启动经费	–	3.00
牙龈卟啉单胞菌生物膜逃避宿主免疫防御功能的研究	张冬梅	中国医科大学	辽宁省博士科研启动基金	20121128	4.00
东北汉族人群非综合征性唇腭裂候选基因及位点的关联研究	卢　利	中国医科大学	辽宁省科学事业公益研究基金	2012002015	4.00
骨髓间充质干细胞在张应力作用下钙离子调控的 PI3K-AKT 信号通路研究	韩立赤	大连市口腔医院	辽宁省自然科学基金计划	201205533	5.00
中国北方人群先天性唇腭裂母体基因、环境因素及其相互交互作用的研究	焦晓辉	哈尔滨医科大学	黑龙江省自然科学基金	ZD201212	20.00
B-Sic 超长纳米线增韧复合树脂的实验研究	谢伟丽	哈尔滨医科大学	黑龙江省科技攻关项目	GC12C305-3	6.00
Wnr/β-catenin 信号通路对机械力作用下牙周组织改建的影响	张苗苗	哈尔滨医科大学	黑龙江省博士后科研启动基金	LBH-Q11033	5.00
SMAD4 基因在口腔白斑癌变过程中的作用研究	潘　爽	哈尔滨医科大学	中国博士后科学基金	2012T50379	15.00
自锁托槽与传统直丝托槽临床矫治效率的对比研究	唐　林	哈尔滨医科大学	黑龙江省博士后科研启动基金	LBH-Q11046	3.00
淫羊藿苷对 RANKL 诱导的破牙细胞分化的抑制作用	刘英群	哈尔滨医科大学	黑龙江省自然科学基金	D201284	5.00
医用镁合金的开发及相关性能的研究	夏永华	哈尔滨医科大学	黑龙江省自然科学基金	D201268	5.00
酒精在口腔白斑发展及恶变中的作用及机制	王　欣	哈尔滨医科大学	黑龙江省自然科学基金	QC2012C092	5.00
糖尿病对种植体周骨髓间充质干细胞骨向分化能力的影响及机制研究	史久慧	哈尔滨医科大学	黑龙江省自然科学基金	D201283	5.00

续表 2

项目名称	项目负责人	单位	基金来源及名称	批准号或编号	资助金额（万元）
SMAD4 基因在口腔白斑癌变过程中的失活机制研究	潘　爽	哈尔滨医科大学	黑龙江省教育厅高校青年学术骨干	1252G039	4.00
RANKL 在人乳牙根生理性吸收不同时期不同细胞中的表达	金星爱	哈尔滨医科大学	黑龙江省教育厅项目	12521348	0.50
应用 OPA-K 直丝弓矫治技术治疗中国人安氏 Ⅱ 类错𬌗前后软硬组织变化的研究	王　锐	哈尔滨医科大学	黑龙江省教育厅项目	12521354	0.50
轴位体层检查对颌骨埋伏牙定位的临床研究	刘志杰	哈尔滨医科大学	黑龙江省教育厅项目	12521352	0.50
TLRs/NF-κB 与 HIF 信号相互作用促进口腔鳞癌侵袭转移的机制研究	韩　伟	南京大学	江苏省自然科学基金青年基金	BK2012075	20.00
隐裂牙综合征的新型诊疗技术	葛久禹	南京大学	江苏省自然科学基金面上项目	BK2012522	10.00
凝溶胶蛋白对上皮细胞的聚合调节在口腔癌侵袭转移中的作用及机制研究	胡勤刚	南京大学	江苏省自然科学基金面上项目	BK2012523	10.00
提高大龄腭裂患者语音效果的临床研究	鲁　勇	南京大学	江苏省卫生厅医学科研项目	H201239	4.00
以树突状细胞为基础的口腔癌生物治疗的临床转化研究	王志勇	南京大学	江苏省"六大人才高峰"D 类资助项目	–	3.00
新型口腔抗菌性树脂材料的研究	孟翔峰	南京大学	江苏省"六大人才高峰"D 类资助项目	–	3.00
口腔鳞癌的规范化诊疗研究	胡勤刚	南京大学	江苏省临床医学科技专项重点病种的规范化诊疗研究	BL2012017	200.00
牙及牙列磨损咬合重建的序列化修复治疗	骆小平	南京大学	江苏省临床医学科技专项新型临床诊疗技术攻关	BL2012038	50.00
VEGF 缓释促进 SATB2 修饰的 iPS 细胞成骨分化及再血管化的研究	叶金海	南京医科大学	江苏省自然科学基金	BK2012844	10.00
染色体 20q12 区域遗传变异与中国人群非综合征型唇腭裂遗传机制的研究	潘永初	南京医科大学	江苏省自然科学基金	BK2012447	20.00
牙本质粘接的耐久性研究	傅柏平	浙江大学	浙江省自然自然科学基金重点项目	LZ12H14001	30.00
永生化人牙囊细胞系的建立及其生物学特性的研究	陈学鹏	浙江大学	浙江省自然自然科学基金青年基金项目	LQ12H14001	5.00

续表 2

项目名称	项目负责人	单位	基金来源及名称	批准号或编号	资助金额（万元）
微量元素修饰纯钛表面在骨质疏松症种植体骨结合的作用及机制研究	刘　丽	浙江大学	浙江省自然自然科学基金一般项目	LY12H14004	8.00
牙菌斑荧光光谱表征参数研究	陈　晖	浙江大学	浙江省医药卫生平台重点资助计划	2012ZDA032	5.00
Notch 信号途径在人牙囊细胞凋亡中的作用及机制研究	陈学鹏	浙江大学	浙江省医药卫生一般研究计划 A 类	2012KYA126	3.00
茶多酚对腺样囊性癌相关成纤维细胞作用的实验研究	胡济安	浙江大学	浙江省中医药科学研究基金计划(A 类)	2012ZA092	3.00
线粒体 DNA 突变与口腔癌发生机制的研究	李松英	浙江大学	浙江省教育厅	Y201122729	1.00
焦磷酸测序技术验证龋病生态菌斑学说	郑　沛	浙江大学	浙江省教育厅	Y201225955	1.00
氟保护漆等综合手段预防低龄幼儿乳牙龋病的研究	陈　瑶	浙江大学	浙江省教育厅	Y201225132	1.00
口腔医学	周　益	浙江大学	中国博士后科学基金第 52 批面上资助	2012M521190	5.00
口腔疾病诊疗技术、数字化治疗装备及配套修复材料研究：残根残冠纤维增强树脂桩核一体化修复技术研究	李晓东	浙江大学	国家科技支撑计划课题子项目	2012BAI07B01	40.00
牙龈卟啉单胞菌脂多糖对内皮细胞黏附功能的影响及机制初探	邓　辉	温州医学院	浙江省自然科学基金	LY12H14003	8.00
超声综合治疗颌骨放射性骨坏死的实验研究	王彦亮	温州医学院	浙江省医药卫生科技计划项目	2012KYA127	3.00
婴幼儿龋唾液微生物组群及相关龋患风险预测微生物研究	梅丽琴	温州医学院	浙江省教育厅科研计划项目	Y201223271	1.80
HIF-1α 基因介导的牙髓干细胞在构建血管化组织工程骨中的作用	邹多宏	安徽医科大学	教育部科学技术研究重点项目	212080	5.00
利用实验性大鼠牙痛模型研究电压门控钠通道亚型表达的改变导致口颌面疼痛的机制	蒋　勇	安徽医科大学	安徽省 2012 年度第三批科技计划项目	12070403062	5.00
脱矿牙本质仿生矿化的诱导	曹　颖	安徽医科大学	安徽省自然科学基金青年科学基金项目	1208085QH144	4.00
三叉神经痛与 P2X 受体相关性细胞学机制研究	王元银	安徽医科大学	安徽高校省级科学研究产学研重点项目	KJ2012A172	5.00
生物膜对变异链球菌 sec 蛋白分泌途径调控影响的研究	黄梅靖	华中科技大学	湖北省自然科学基金面上项目	2012FFB02305	3.00

续表 2

项目名称	项目负责人	单位	基金来源及名称	批准号或编号	资助金额（万元）
口腔疾病诊疗技术,数字化治疗装备及配套修复材料研究——氧化锆基陶瓷修复材料研发	唐瞻贵	中南大学	国家科技支撑计划课题子项目	2012BAI07B00	18.50
相同临床分期不同预后舌鳞癌相关基因的筛选及表达的初步研究	吴汉江	中南大学	湖南省自然科学基金	12JJ5067	2.00
上颌前牵引对唇腭裂颅面复合体骨缝应力的生物力学研究	雷勇华	中南大学	湖南省科技厅一般项目	2012SK3230	2.00
自噬与涎腺腺样囊性癌生物学行为关系的研究	蒋灿华	中南大学	湖南省科技厅一般项目	2012FJ6015	3.00
反复熔铸对牙科钴铬烤瓷合金性能影响的研究	陈蕾	中南大学	湖南省科技厅一般项目	2012FJ3124	2.00
双侧唇腭裂术前矫治研究	欧新荣	中南大学	湖南省民政厅科研项目	–	10.00
氟金云母-氟磷灰石增强牙科树脂复合材料的研究	冯云枝	中南大学	湖南省发改委	–	5.00
siRNA 对口腔黏膜下纤维化 TIMP-1 抑制作用的研究	李文辉	中南大学	湖南省卫生厅	–	0.80
血管再生法再生年轻恒牙牙髓的临床治疗新技术和应用研究	黄晓晶	福建医科大学	福建省自然科学基金	2012Y0029	10.00
牙齿漂白疗效的非线性仿生模型研究	于皓	福建医科大学	福建省自然科学基金	2012J05145	3.00
瘦素对骨质疏松大鼠骨髓基质细胞生物学活性的影响及其在牙周组织缺损局部应用的实验研究	江俊	福建医科大学	福建省自然科学基金	2012J05144	3.00
颗粒型脱细胞真皮基质作为牙周成骨性再生支架的实验研究	钟泉	福建医科大学	福建省自然科学基金	2012J05143	3.00
细胞膜片技术对骨质疏松状态下牙周组织再生的作用研究	骆凯	福建医科大学	福建省自然科学基金	2012J01348	4.00
激光焊接的牙科铸造合金抗疲劳性能研究	郭永锦	福建医科大学	福建省自然科学基金	2012J01347	3.00
粪肠球菌 cyl 基因表达与其致病性关系的动物模型研究	张明	福建医科大学	福建省自然科学基金	2012J01346	4.00
常用烤瓷合金对细胞凋亡的影响及其机制的研究	程辉	福建医科大学	福建省自然科学基金	2012J01345	5.00
基于仿生智能方法的牙齿漂白机制研究	于皓	福建医科大学	福建省高校杰出科研人才基金	JA12134	2.00

续表2

项目名称	项目负责人	单位	基金来源及名称	批准号或编号	资助金额（万元）
活性亲水性纯钛表面（mod-SLA）对骨质疏松大鼠成骨细胞生物学	杨　进	福建医科大学	福建省教育厅 A 类科技项目	JA12146	1.00
口腔正畸牙根吸收中 Th17 相关细胞因子 IL-17A 表达的动物实验研究	刘　剑	南昌大学	江西省科技厅社发项目	20122BBG70153	3.00
儿茶酚氧位甲基转移酶与大鼠实验性牙移动疼痛模型的相关研究	廖正宇	南昌大学	江西省科技厅青年基金	20122BAB215037	4.00
材料微孔结构对骨诱导性影响的研究	张　强	南昌大学	江西省科技厅社发项目	20122BBG70152	3.00
颞下颌关节强直及继发牙颌面畸形的临床研究	王予江	南昌大学	江西省科技厅社发项目	20122BBG70151	2.00
胃灌注阿伦硫酸钠抑制正畸力致牙根吸收的实验研究	石　慧	南昌大学	江西省卫生厅一般项目	20121080	0.40
锥形束 CT 测量牙周骨缺损的临床研究	宗娟娟	南昌大学	江西省卫生厅一般项目	20121081	0.40
Ctip2 转录因子在三叉神经脊束核尾侧亚核的分布及其在神经病理性疼痛的作用及机制	金幼虹	南昌大学	江西省教育厅一般项目	GJJ12081	2.00
骨性牙颌面畸形的临床研究	王予江	南昌大学	江西省教育厅一般项目	GJJ12068	2.00
次氯酸钠溶液抗菌浓度的测定	史　彦	南昌大学	江西省教育厅一般项目	GJJ12114	2.00
江西地区患者口腔黏膜白斑的临床病理观察	陈蔚华	南昌大学	江西省教育厅一般项目	GJJ12102	2.00
应用 CBCT 检测牙周合并绝经后骨质疏松患者的颌骨骨密度	叶　芳	南昌大学	江西省教育厅一般项目	GJJ12105	2.00
PERK-eIF2α-ATF4 信号通路介导的内质网应激在正畸牙周组织改建中的作用研究	王春玲	山东大学	山东省自然科学基金面上项目	ZR2012HM087	7.00
SALL4 在舌鳞状细胞癌发生中的作用及分子机制研究	张风河	山东大学	山东省自然科学基金面上项目	ZR2012HM055	7.00
骨细胞的力学信号转导介导正畸骨改建的机制研究	吕　涛	山东大学	山东省自然科学基金青年基金项目	ZR2012HQ008	6.00
系统应用牙龈干细胞促进骨质疏松小鼠种植体骨结合的研究	颜世果	山东大学	山东省自然科学基金青年基金项目	ZR2012HQ028	6.00
色酮类新化合物对骨髓基质干细胞的促成骨作用及其在骨组织工程中的应用	杨丕山	山东大学	山东省自然科学基金重点项目	ZR2012HZ002	17.00

续表 2

项目名称	项目负责人	单位	基金来源及名称	批准号或编号	资助金额（万元）
BMP-2/Smad 信号通路及相关因子 Noggin、Smurf1 与舌癌侵袭转移	王旭霞	山东大学	山东省科技发展计划	2012G0021852	5.00
复合细胞因子缓释系统在颌骨组织工程骨构建中作用机制的研究	孙 健	青岛大学	山东省自然科学基金	ZR2012HM069	7.00
腮腺主导管结扎后腺体的生物学转归	左金华	滨州医学院	山东省医药卫生科技发展计划	J12LK08	1.00
rAAV 介导 RNAi 抑制 VCAM-1 表达治疗口腔癌的实验研究	孙乐刚	滨州医学院	山东省高校科技计划	J12LL05	5.50
非血管化肋骨-软骨移植重建下颌髁突的肋软骨改建研究	王玉良	滨州医学院	山东省高校科技计划	J12LM64	5.50
难治性根尖炎致病机制相关靶点抗菌剂的研究	荣 丽	滨州医学院	山东省高校科技计划	2011ZC0902	1.00
PTH 调控细胞外基质磷酸化糖蛋白（MEPE）基因表达的分子基质研究	孙 岩	潍坊医学院	山东省自然科学基金	ZR2012HQ036	6.00
河南人群中 2 型糖尿病与牙周炎易感性的相关性研究	郭留云	郑州大学	河南省科技厅基础与前沿项目	122300410367	5.00
上颌阻生尖牙位置的 CBCT 研究及正畸导萌	李玉如	郑州大学	河南省科技厅基础与前沿项目	122300410263	
中医膏方产业化技术研究	帖 泰	郑州大学	河南省科技厅基础与前沿项目	122300410044	4.00
大鼠牙发育过程中 caveolin-1、CD147、MMP-2 的时空表达研究	史 璐	郑州大学	河南省教育厅	12A320045	2.00
不同糖浓度对变异链球菌表达 gtfs 及 ftf 及其黏附特征影响的研究	刘学军	郑州大学	河南省科技厅科技攻关项目	122300410371	5.00
自体牙移植于人工牙槽窝的实验研究	张彦喜	郑州大学	河南省科技厅重点攻关项目	122300410042	4.00
中药五倍子鞣质类化合物促进早期牙釉质龋再矿化作用及机制的研究	楚金普	郑州大学	河南省科技厅重点攻关项目	122102310243	3.00
六味地黄丸对核因子-κB 受体配体在牙周组织中表达作用研究	王国芳	郑州大学	河南省科技厅重点攻关项目	122102310244	2.00
正畸治疗过程中牙根吸收的研究	乔义强	郑州大学	河南省医学科技攻关普通项目	201203054	2.00

续表 2

项目名称	项目负责人	单位	基金来源及名称	批准号或编号	资助金额（万元）
全冠修复体 CAD/CAM 技术的开发研究	王　桃	郑州大学	河南省卫生厅医学科技攻关项目		2.00
TGF-β1 修饰的 CAPE 缓释纳米微粒调控牙髓细胞防御和修复能力的研究	韦　曦	中山大学	广东省自然科学基金	S2012040008476	5.00
TIF1γ 在 BMP-2 诱导牙髓细胞分化中的作用及机制	林正梅	中山大学	广东省自然科学基金	S2012040008571	5.00
HDACi 靶向协同蛋白酶体抑制剂诱导头颈鳞癌凋亡机制研究	唐海阔	中山大学	广东省自然科学基金	S2012040008665	5.00
中性粒细胞趋化穿越牙龈上皮与局部氧分压的关系	李京平	中山大学	广东省自然科学基金	S2012040007762	3.00
牙本质胶原蛋白与黏附素 Ace 促粪肠球菌生物膜形成机制的研究	胡晓莉	中山大学	广东省自然科学基金	S2012040007774	3.00
Osteoblast 与 fibroblast 相互作用调控下颌骨重建肌骨附着愈合的研究	王　琳	中山大学	广东省自然科学基金	S2012040007776	3.00
Ca^{2+} 浓度对三维培养的人牙髓细胞成牙本质/成骨向分化调控作用的实验研究	安少锋	中山大学	广东省自然科学基金	S2012040007041	3.00
基于下颌运动特征的咬合病诊断康复数字化系统的开发	许　跃	中山大学	广东省科技计划项目	2012B091100453	30.00
BMP-Smad 信号通路在牙髓细胞分化中的作用	林正梅	中山大学	广东省科技计划项目	2012B050300027	15.00
人骨髓间充质干细胞成骨分化过程中胞外基质微环境的影响	毛学理	中山大学	广东省科技计划项目	2012B050600017	10.00
调控骨改建中骨组织的应力敏感性对骨缺损治疗的影响研究	付　强	中山大学	广东省科技计划项目	2012B031800093	3.00
控制"自体颌下腺移植治疗干眼症"术后泪溢的新术式及神经再支配的机制研究	廖贵清	中山大学	广东省科技计划项目	2012B031800036	3.00
用于舌癌早期诊断的 cRGD 靶向纳米 MR 探针的研究	崔敏毅	中山大学	广东省科技计划项目	2012B031800086	3.00
氟纳米羟磷灰石涂膜的合成及对牙酸蚀症的作用	刘红春	中山大学	广东省科技计划项目	2012B031800044	5.00
Slug 基因沉默联合 PUMA 基因转染靶向治疗舌鳞癌的实验研究	余东升	中山大学	广东省科技计划项目	2012B031800387	5.00
HMGA2 促进舌鳞癌转移的机制研究	赵小朋	中山大学	广东省科技计划项目	2012B031800256	5.00

续表 2

项目名称	项目负责人	单位	基金来源及名称	批准号或编号	资助金额（万元）
HMGA2 调控涎腺腺样囊性癌增殖与侵袭迁移的机制研究	潘朝斌	中山大学	广东省科技计划项目	2012B031800252	5.00
hsa-miR-125a-5p 调控腺样囊性癌侵袭转移调节通路 TGF-β1/MAPKs/MMP-2,9 的研究	张　彬	中山大学	广东省科技计划项目	2012B031800029	5.00
不同厚度体瓷的氧化锆全瓷颜色匹配性的实验研究	江浩顺	中山大学	广东省科技计划项目	2012B031800063	3.00
混杂纤维增强树脂基生物医学复合材料的研发	邵龙泉	南方医科大学	广东省产学研项目	2012B091000147	80.00
氧化锆陶瓷与饰面瓷梯度结合界面纳米压痕研究	邵龙泉	南方医科大学	高性能陶瓷和超微结构国家重点实验室开放课题	SKL201207SIC	10.00
关节盘前移位时颞下颌关节的生物力学研究	殷学民	南方医科大学	广东省科技计划项目（社会发展）	2012B0318001444	4.00
抑制成纤维细胞激活蛋白二肽基肽酶活性治疗口腔鳞癌的实验研究	吕晓智	南方医科大学	广东省科技计划项目（社会发展）	2012B0318001393	3.00
靶向成纤维细胞激活蛋白治疗口腔鳞癌的实验研究	吕晓智	南方医科大学	广东省医学科研基金	A2012362	1.00
Dicer 对舌鳞癌生物学行为及血管生成信号的调控研究	曾曙光	广东省口腔医院	广东省科技计划省国际合作项目	2012B050300028	15.00
牙周炎促进肥胖动物模型发生胰岛素抵抗的分子机制研究	轩东英	广东省口腔医院	广东省科技计划社会发展项目	2012B031800412	3.00
义齿基托表面植入抗菌肽聚电解质膜抑菌性能的研究	石　勇	广东省口腔医院	广东省医学科研基金（广东省卫生厅）	B2012038	1.00
唾液 DNA 中 p16 基因异常甲基化的检测在口腔鳞癌早期诊断中的应用潜能	高　峰	广东省口腔医院	广东省医学科研基金（广东省卫生厅）	B2012035	1.00
钛种植体活性表面早期骨结合的生物效应的研究	容明灯	广东省口腔医院	广东省医学科研基金（广东省卫生厅）	B2012032	1.00
基于丝素蛋白支架构建及复合骨髓基质干细胞组织工程化颌骨的研究	高文峰	广东省口腔医院	广东省医学科研基金（广东省卫生厅）	B2012031	1.00
不同减数法矫治骨性高角安氏 III 类错𬌗的临床疗效对比	张文忠	广东省口腔医院	广东省医学科研基金（广东省卫生厅）	A2012112	1.00
牙周炎促进肥胖大鼠胰岛素抵抗的分子机制研究	章锦才	广东省口腔医院	广东省医学科研基金（广东省卫生厅）	C2012033	50.00
表面自由能对纯钛种植体表面理化性能及生物学活性的影响研究	周　磊	广东省口腔医院	广东省医学科研基金（广东省卫生厅）	C2012034	50.00

续表 2

项目名称	项目负责人	单位	基金来源及名称	批准号或编号	资助金额（万元）
牙周炎促进肥胖发生胰岛素抵抗的分子机制研究	章锦才	广东省口腔医院	广东省自然科学基金自由申请项目	S2012010010393	5.00
数字近景摄影测量技术在颌面部软组织三维模型重建中的应用研究	邝　海	广西医科大学	广西科学基金	2012GXNSFAA053153	5.00
医护人员的人格特质、职业紧张、职业倦怠与唾液中免疫球蛋白的关系研究	邓　砚	广西医科大学	广西科学基金	2012GXNSFAA276030	5.00
近景摄影测量技术辅助治疗颌面部肿瘤畸形的研究	邝　海	广西医科大学	广西高等学校重点资助科研项目	201202ZD018	10.00
镍钛再治疗锉去根管内充填物的实验研究和临床评价	谭青松	广西医科大学	广西高等学校一般资助科研项目	201203YB052	2.00
防御素基因多态性与牙周病易感性相关性研究	陶人川	广西医科大学	广西高等学校优秀人才资助计划项目		2.00
基于反求工程（RE）和快速成型技术（RP）的唇腭裂畸形整复治疗	邝　海	广西医科大学	广西医疗卫生重点科研课题	重2012016	3.00
磷酸钙骨水泥/聚乳酸-羟基乙醇酸微球复合对萎缩牙槽嵴行骨宽度增量的应用研究	廖红兵	广西医科大学	广西医疗卫生重点科研课题	重2012017	3.00
Th17/IL-17 在正畸相关炎性牙根吸收中的作用机制的研究	康　娜	广西医科大学	广西医疗卫生重点科研课题	重2012018	3.00
种植牙冠修复体材料对种植体周免疫细胞影响的研究	唐　礼	广西医科大学	广西医疗卫生重点科研课题	重2012019	3.00
可吸收根管桩修复婴幼儿乳牙残根的临床研究	黄　华	广西医科大学	中华口腔医学会西部行口腔医学临床科研基金	CSA-W2012-01	5.00
酸性氧化电位水用于口腔综合治疗台水路消毒的研究	覃迪生	广西医科大学	中华口腔医学会西部行口腔医学临床科研基金	CSA-W2012-07	5.00
PEEK/海洋贝壳纳米复合材料的研究	梁姗姗	海南医学院	海南省自然科学基金	813191	2.00
仿生可注射牙槽骨组织修复材料及修复机制研究	郑根建	海南医学院	海南省自然科学基金	812200	2.00
口腔综合治疗机应用示范评价研究	邓　锋	重庆医科大学	科技部	2011BAI14B03-11	20.00
基于临床路径的龋病全程诊疗规范研究及应用	杨德琴	重庆医科大学	重庆市科委	cstc2012ggyyjs10052	15.00
视黄酸对 BMP9 诱导牙周膜干细胞增殖分化的调控研究	张　燕	重庆医科大学	重庆市科委	cstc2012jjA10156	2.50

续表 2

项目名称	项目负责人	单位	基金来源及名称	批准号或编号	资助金额（万元）
仿生成釉基质蛋白诱导下牙釉质的再生	杨　生	重庆医科大学	重庆市科委	cstc 2012jjA10106	2.50
健康及炎症状态下口腔微种植体周微生物定植变化的研究	郑雷蕾	重庆医科大学	重庆市科委	cstc 2012jjA10053	2.50
牙源性疼痛大鼠三叉神经脊束核尾侧亚核催产素受体表达的性别差异	万朝霞	重庆医科大学	重庆市科委	cstc 2012jjA10072	2.50
重庆市统筹城乡口腔医疗卫生资源配置研究	吴小红	重庆医科大学	重庆市科委	cstc2012cxrkx A00069	2.50
安氏Ⅱ类 2 分类错𬌗下颌生长发育的纵向研究	王　瑜	重庆医科大学	重庆市教委	渝教科［2012］13 号 KJ120325	2.00
不同状态下口腔微种植体周微生物定植编号的探讨	胡　赟	重庆医科大学	重庆市教委	渝教科［2012］13 号 KJ120329	2.00
骨器官培养技术在检测抗骨质疏松药物作用的实验研究	吴小红	重庆医科大学	重庆市卫生局中医处	2012-2-8	4.00
不同状态下感染根管形成根尖生物膜体外模型的建立	钟晓波	重庆医科大学	重庆市卫生局	2012-1-053	10.00
重庆市儿童口腔健康的调查与干预	杜跃华	重庆医科大学	重庆市卫生局	2012-1-055	5.00
BMP9 基因修饰的牙囊干细胞治疗大鼠牙周骨缺损的体内实验研究	李丛华	重庆医科大学	重庆市卫生局	2012-1-056	10.00
放射线对牙体硬组织和胶原组织的影响及氟保护漆对放射性龋的预防作用研究	王　琳	重庆医科大学	重庆市卫生局	2012-2-115	1.50
固定义齿基牙牙周组织分化与功能性改建仿真模型的研究	张晓南	重庆医科大学	重庆市卫生局	2012-2-118	1.50
乳牙牙髓干细胞与壳聚糖-磷酸三钙复合材料相容性研究	杨　刚	重庆医科大学	重庆市卫生局	2012-2-119	1.00
数值模拟对纯钛义齿支架铸道安插方式的比较研究	江晓峰	重庆医科大学	重庆市卫生局	2012-2-120	1.00
机械力刺激抑制骨髓间充质干细胞（MSCs）成脂向分化过程中 VDR 表达规律的研究	杨　生	重庆医科大学	重庆市卫生局	2012-2-121	1.50
下颌骨骨折术后感染风险因素评估	肖水生	重庆医科大学	重庆市卫生局	2012-2-122	1.00
从 ERCC1 的角度探讨口腔鳞状细胞癌患者对铂类药物的耐药以及治疗方案的改进	李　显	重庆医科大学	重庆市卫生局	2012-2-125	1.50

续表 2

项目名称	项目负责人	单位	基金来源及名称	批准号或编号	资助金额（万元）
酪蛋白磷酸肽－无定形磷酸钙对软饮料造成的恒牙及乳牙酸蚀症影响的实验研究	胡赟	重庆医科大学	重庆市卫生局	2012-2-126	1.50
利用锥束 CT 对青少年面部不对称性患者正畸治疗前后的测量分析研究	秦朴	重庆医科大学	重庆市卫生局	2012-2-128	1.00
变异链球菌氢离子通道的表达和作用机制的初步研究	黄文明	重庆医科大学	重庆市卫生局	2012-2-129	1.50
从 PTEN 基因突变的角度初步探讨口腔白斑癌变的机制	张华昌	重庆医科大学	重庆市卫生局	2012-2-130	1.50
骨皮质切开术辅助正畸快速压低磨牙的机制研究	王华桥	重庆医科大学	重庆市卫生局	2012-2-131	1.00
机械应力刺激下釉基质蛋白诱导牙周膜细胞向成牙骨质细胞分化的体外研究	周建萍	重庆医科大学	重庆市卫生局	2012-2-132	1.50
青少年正畸患者的身体自尊与心理健康——"生物-心理-社会"医学模式下的预测模型研究	邓潇	重庆医科大学	重庆市卫生局	2012-2-135	1.50
应用 Real-time PCR 研究 1.23% 氟化泡沫对儿童唾液中致龋菌的作用	赵河川	重庆医科大学	重庆市卫生局	2012-2-136	1.50
川芎嗪抑制牙龈卟啉单胞菌脂多糖促泡沫细胞形成的机制研究	王春	重庆医科大学	重庆市卫生局	2012-2-137	1.50
经超声微泡造影剂转染后的人牙周膜成纤维细胞的生物学特性	骆书美	重庆医科大学	重庆市卫生局	2012-2-138	1.50
MircoRNA-ATF4 慢病毒载体构建及其对小鼠骨髓间充质干细胞成骨分化的影响	李苏伶	重庆医科大学	重庆市卫生局	2012-2-140	1.50
创伤对牙周膜干细胞增殖与分化的影响及其调控机制研究	温秀杰	第三军医大学	国家重点实验室开放基金	SKLKF201212	5.00
FGFR2 功能增强型突变小鼠牙胚成牙分化的研究	张莉	第三军医大学	重庆市科委一般项目	cstc2012jjA0427	5.00
FGFR2 对牙齿大小及形态发生调控作用及机制的研究	张莉	第三军医大学	国家重点实验室开放基金		5.00
钙粘素在口腔癌变过程中的基因表达变化	聂敏海	泸州医学院	四川省教育厅	12ZA074	2.00
舌侧矫治器生物力学的三维有限元分析	黄跃	泸州医学院	四川省人力资源和社会保障厅	6	3.00

续表 2

项目名称	项目负责人	单位	基金来源及名称	批准号或编号	资助金额（万元）
牙周炎性组织源性干细胞分离、鉴定及其牙周组织生产能力监测	蒋俊强	泸州医学院	四川省人力资源和社会保障厅	28	3.00
CD24 对根尖牙乳头干细胞增殖和分化作用的研究	吴家媛	遵义医学院	贵州省科技厅	黔省专合字（2012）16 号	9.00
防龋用转基因生菜遗传稳定性和生态安全性研究	刘建国	遵义医学院	贵州省高层次人才科研条件特助经费项目	TZJF2011 年 30 号	12.00
转基因番茄防龋疫苗高效表达和稳定性及安全性研究	刘建国	遵义医学院	贵州省科技支撑计划项目	SY 字（2012）3086 号	11.00
口腔上皮 β-防御素诱导表达的中药筛选	王　凯	遵义医学院	贵州省科技厅、遵义市科技局、遵义医学院联合基金	黔科合 J 字 LKZ[2012]34 号	3.00
城乡重症早期儿童龋病预测模型的比较研究	李　杨	遵义医学院	贵州省科技厅、遵义市科技局、遵义医学院联合基金	黔科合 J 字 LKZ[2012]35 号	3.00
改性 RPDs 修复材料对口腔优势菌表面黏附性影响的研究	陈　林	遵义医学院	贵州省科技厅、遵义市科技局、遵义医学院联合基金	黔科合 J 字 LKZ[2012]44 号	3.00
IL-23/Th-17 炎症轴在口腔扁平苔藓发病中的研究	梁文红	遵义医学院	贵州省科技厅、遵义市科技局、遵义医学院联合基金	黔科合 J 字 LKZ[2012]45 号	4.00
纤维蛋白胶应用于颌骨骨折愈合过程的实验研究	张隆庆	遵义医学院	贵州省科技厅、遵义市科技局、遵义医学院联合基金	黔科合 J 字 LKZ[2012]46 号	3.00
温敏型水凝胶防龋基因疫苗 Pvax1-SG 免疫动物的实验研究	管晓燕	遵义医学院	贵州省科技厅、遵义市科技局、遵义医学院联合基金	黔科合 J 字 LKZ[2012]47 号	4.00
临床应用引导组织再生术与牙周膜成纤维细胞膜片工程技术促牙周组织再生的比较研究	葛　颂	遵义医学院	贵州省省长基金临床应用课题专项研究	黔卫发［2012］52 号	8.00
口腔临床医学专业硕士学位研究生培养模式改革	葛　颂	遵义医学院	贵州省教育厅	—	6.00
口腔专业实践技能强化实习改革	葛　颂	遵义医学院	贵州省教育厅	黔教高发[2012]426 号	8.00
"2012 年贵州省高等学校省级专项综合改革"项目——口腔医学专业综合改革	葛　颂	遵义医学院	贵州省教育厅	黔教高发[2012]426 号	10.00
2012 年贵州省高校省级口腔医学实验教学示范中心	葛　颂	遵义医学院	贵州省教育厅	黔教高发[2012]426 号	20.00

续表 2

项目名称	项目负责人	单位	基金来源及名称	批准号或编号	资助金额（万元）
唇腭裂患者颌面部器官形态特征数据库的建立	宋庆高	遵义医学院	贵州省科技厅	黔科合 J 字 [2012]2353 号	3.00
一种新型漱口液对大鼠牙龈炎及复发性口疮模型疗效的观察	田　源	遵义医学院	贵州省卫生厅	黔卫发 [2012] 84 号	0.50
糖基化终末产物受体对人根尖周炎组织中 NF-kβ 表达影响研究	钟雯怡	遵义医学院	贵州省卫生厅	黔卫发 [2012] 84 号	1.00
人舌癌多药耐药的关键 miRNA 的筛选及鉴定	胡小华	遵义医学院	贵州省科教青年英才培养工程	黔卫函 [2012] 234 号	3.00
云南白药对花生四烯酸代谢通路的影响作用	和红兵	昆明医科大学	云南省自然科学基金（云南省科技厅-昆明医科大学联合专项重点项目）	2012FB008	40.00
脱矿牙本质基质骨诱导机制的研究	谢志刚	昆明医科大学	云南省自然科学基金（云南省科技厅-昆明医科大学联合专项）	2012FB072	10.00
云南哈尼族和汉族唇-齿-龈动态美学特征研究	李星星	昆明医科大学	云南省自然科学基金（云南省科技厅-昆明医科大学联合专项）	2012FB073	10.00
大孔径生物矿化赋形纳米纤维组织工程支架的研制	李　罡	昆明医科大学	云南省自然科学基金（云南省科技厅-昆明医科大学联合专项）	2012FB074	10.00
乳牙牙面色素沉着龈上菌斑和唾液微生物菌群研究	刘　娟	昆明医科大学	云南省自然科学基金（云南省科技厅-昆明医科大学联合专项）	2012FB075	10.00
T-ScanⅢ系统调𬌗与常规调𬌗（咬合纸染色法）在种植义齿修复中的对比性研究	肖旭辉	昆明医科大学	云南省教育厅基金一般项目	2012Y031	1.00
正畸患者心理特征的相关因素分析	尹　康	昆明医科大学	云南省教育厅基金一般项目	2012C023	0.50
外源性 BMP-2 对髁突软骨细胞体外培养的定向骨诱导效应的实验研究	李伟豪	昆明医科大学	云南省教育厅基金研究生项目	2012J003	0.50
医学生医德教育与构建和谐医患关系研究	尹章成	昆明医科大学	云南省哲学社会科学教育科学规划立项项目	ZJY1205	1.50
口腔正畸专业研究生临床实践教学模式与评价体系的构建	许艳华	昆明医科大学	云南省教育科学"十二五"规划课题	Q12004	1.00

续表2

项目名称	项目负责人	单位	基金来源及名称	批准号或编号	资助金额（万元）
城乡居民牙病综合防治模式的推广应用	阮建平	西安交通大学	卫生部卫生行业科研专项	201002017	9.50
口腔颌面肿瘤组织库的建立及早期诊断标志物的筛选	郅克谦	西安交通大学	陕西省统筹创新工程	2012KTCL03-17	40.00
通过有限元分析对上前牙区种植体优选的初步应用	杜良智	西安交通大学	陕西省科技计划项目	2012K16-07-02	5.00
纳米树脂修复前牙冠缺损抗折性能的研究	蒋月桂	西安交通大学	陕西省科技计划项目	2012K16-07-03	4.00
锥体束 CT 在颅面三维成像的测量研究及临床应用	潘　峰	西安交通大学	陕西省科技计划项目	2012K16-07-05	3.00
基于 CBCT 和快速成型技术矫治牙颌面畸形的应用研究	任战平	西安交通大学	陕西省科技计划项目	2012K16-07-06	3.00
前导斜度调控与髁突软骨改建的临床研究	肖　敏	西安交通大学	陕西省科技计划项目	2012K16-10-03	3.00
PHT 对 PDLSC、BMSC 黏附牙根面及定向分化的影响	王宝彦	西安交通大学	陕西省科技计划项目	2012SF2-22	5.00
人的异常前牙美容修复的人工神经网络建模与遗传算法优化	安　虹	西安交通大学	陕西省科技计划项目	2012SF2-22	3.00
中成药治疗牙周炎作用机制研究	孙俊毅	西安交通大学	陕西省自然科学计划项目	2012JM4012	2.00
牙周再生及牙颌面畸形矫治研究	王　爽	西安交通大学	陕西省自然科学计划项目	2012JQ4004	2.00
孤残儿童口腔疾病综合防治示范项目	阮建平	西安交通大学	中国牙病防治基金会	C025	7.50
ATP 受体 P2x7 在正常和炎症人牙髓中的表达研究	翟莎菲	西安医学院	陕西省教育厅科研项目	12JK0763	2.00
IGF-1 明胶缓释微球制备及其局部应用对骨质疏松大鼠种植体骨结合的影响研究	唐成芳	西安医学院	陕西省教育厅科研项目	12JK0757	2.00
中老年保健型口腔义齿研制与开发	刘　斌	兰州大学	甘肃省科技支撑计划	1204FKCA180	3.00
中药单体对人牙周膜干细胞骨向分化的影响及机制研究	余占海	兰州大学	甘肃省自然科学研究基金计划	1208RJZA148	3.00
牙槽骨缺损区成骨后牙齿移动的实验研究	葛振林	兰州大学	甘肃省自然科学研究基金计划	1208RJZA209	3.00
纳秒脉冲电场对舌鳞状细胞癌凋亡的影响	王　静	兰州大学	甘肃省自然科学研究基金计划	1208RJZA193	3.00
钛种植体表面改性对成骨细胞和细菌竞争性黏附影响的研究	安晓莉	兰州大学	甘肃省青年科技基金计划	1208RJYA036	2.00

续表 2

项目名称	项目负责人	单位	基金来源及名称	批准号或编号	资助金额（万元）
TRAIL 联合化疗药物对口腔癌抑制的实验研究	张　洁	兰州大学	甘肃省青年科技基金计划	1208RJYA011	2.00
掺氮 TiO_2-xNx 薄膜托槽的开发及其性能研究	曹宝成	兰州大学	甘肃省自然科学研究基金计划	1208RJZA236	3.00
吴茱萸碱对口腔癌细胞放射增敏及机制的研究	王　静	兰州大学	甘肃省中医药管理局	GZK-2011-78	2.00
甘草泻心汤加减治疗复发性口腔溃疡的临床观察	李志革	兰州大学	甘肃省中医药管理局	GZK-2011-9	3.00
陇原青年创新人才扶持计划	殷丽华	兰州大学	甘肃省委组织部	2011-82-19	5.00
民政部孤残儿童口腔疾病综合防治示范项目	李志强	西北民族大学	中国牙病防治基金会	XBMU-2012-BB-33	7.24
体外诱导骨髓干细胞向颞颌关节盘细胞分化的实验研究	包广洁	西北民族大学	甘肃省科技支撑项目	1104FKCA144	5.00
EGFP 转染牙龈卟啉单胞菌及其在种植体周围炎中的定植研究	李志杰	西北民族大学	甘肃省自然科学研究基金计划	1208RJZA201	3.00
Apidaecin 抗菌肽在毕赤酵母高效分泌表达的反应器开发与研究	周建业	西北民族大学	甘肃省科技支撑计划——社会发展类	1204FKCA168	5.00
"口福行动" 试点项目	张成志	西北民族大学	中华医学会	XBMU-2012-BC-30	1.0
PLGA/MWNTs 牙周引导组织再生膜的仿生矿化研究	张华林	宁夏医科大学	宁夏教育厅项目	NGY2012058	2.00
宁夏回汉儿童龋病风险因素分析及社区防治模式研究	刘　英	宁夏医科大学	中华口腔医学会西部行项目	CSA-W2012-02	5.00
人 bFGF 和 BMP-2 基因转染的骨髓间充质干细胞复合异种煅烧骨修复颌骨缺损的实验研究	何惠宇	新疆医科大学	新疆维吾尔自治区科技厅	201291173	30.00
慢性牙周炎患者手术治疗前后可以致病菌检测及临床疗效	李　刚	新疆医科大学	新疆维吾尔自治区自然科学基金青年基金	2012211B31	5.00
新疆维吾尔族非综合征唇腭裂 IRF6 基因与 MSXl 基因的多态性研究	阿地力·莫明	新疆医科大学	新疆维吾尔自治区自然科学基金	2012211A069	40.00
普萘洛尔对婴幼儿血管瘤干细胞及 VEGFR-2 细胞信号转导通路抑制作用的研究	凌　彬	新疆医科大学	新疆维吾尔自治区高校科研计划青年教师科研启动基金	XJEDU2012S21	3.00

2012 年度国家杰出青年科学基金获得者和科技成果获奖项目简介

一、2012 年度国家杰出青年科学基金获得者

上海交通大学医学院附属第九人民医院口腔修复科副主任蒋欣泉教授,在口腔再生修复领域努力工作,他的科研团队筛选各种生物材料,结合干细胞研究成果,结合组织工程技术与数字医学等技术,开展口腔颌面部骨组织再生和牙种植功能重建的动物实验及转化应用研究。近 5 年,主持"973"课题、国家和省部基金项目 15 项,发表 SCI 论文 52 篇,EI 论文 23 篇,获国家发明专利授权 2 项。在第 14 届国际口腔修复学会学术大会上,他荣幸地应邀成为在该重量级会议上进行主题发言唯一的中国学者。2012 年入选国家杰出青年科学基金资助人选名单。

为促进青年科学技术人才的成长,并鼓励海外学者回国工作,加速培养、造就一批进入世界科技前沿的跨世纪优秀学术带头人,国家特设立国家杰出青年科学基金,并由科学基金委员会负责组织实施,进行日常管理。国家杰出青年科学基金资助国内与尚在境外和即将回国定居工作的优秀青年学者,在国内进行自然科学的基础研究和应用基础研究。

二、涎腺肿瘤治疗新技术的研究及应用

由北京大学口腔医学院和四川大学华西口腔医学院俞光岩、马大权、李龙江、高岩、彭歆、温玉明等专家共同完成的"涎腺肿瘤治疗新技术的研究及应用"获 2012 年度国家科学技术进步奖二等奖。

该项目研究人员历经 30 年探索,创立了部分腮腺切除治疗腮腺肿瘤的新术式,既保留功能又避免"复发"的沃辛瘤手术新方案,腮腺咬肌筋膜下翻瓣预防味觉出汗综合征的新方法,避免或减轻面部瘢痕和下唇麻木的腮腺手术新入路,手术结合 [192] 铱组织内照射控制腮腺癌复发的新疗法;建立了针对性强、个体化的涎腺肿瘤诊治规范,明显减少手术并发症,显著提高患者的生活质量。部分腮腺切除术在 101 家医院推广应用,总数超过 3 万例,发表论文 128 篇,他人正面引用 1 090 次,明显提高我国涎腺肿瘤的诊治水平。

口腔医学期刊一览

本栏目收录的口腔医学期刊为截至 2012 年 12 月中国内地已公开出版发行的口腔医学期刊,SCI、Medline 收录期刊、中文核心期刊(2011 年版)排序在前,其余按期刊首字母汉语拼音顺序排列。

刊　名	*International Journal of Oral Science* 国际口腔科学杂志(英文版)	主　办	四川大学
		主　编	周学东
创　刊	2009 年 3 月	周　期	季刊
主　管	中华人民共和国教育部	出　版	四川大学华西口腔医学院

出版地　四川省成都市

语　种　英文

开　本　16 开

刊　号　ISSN 1674-2818
　　　　 CN 51-1707/R

邮发代号　62-324

定　价　20.00 元/期

编辑部地址　四川省成都市人民南路三段 14 号

邮　编　610041

电　话　028-85502414

网　址　http://www.nature.com/ijos；
　　　　 http://www.ijos.org.cn

E-mail　ijos@scu.edu.cn

该刊被以下数据库收录：

美国《化学文摘》（CA）

美国科学引文索引（SCI）（2011）

刊　名　中华口腔医学杂志
　　　　 Chinese Journal of Stomatology

创　刊　1953 年 8 月

主　管　中国科学技术协会

主　办　中华医学会

总编辑　王兴

周　期　月刊

出　版　《中华医学杂志》社有限责任公司

出版地　北京市

语　种　中文

开　本　大 16 开

刊　号　ISSN 1002-0098
　　　　 CN 11-2144/R

邮发代号　2-64

定　价　14.00 元/期

编辑部地址　北京东四西大街 42 号

邮　编　100710

电　话　010-85158254/5/6/7

网　址　http://www.medine.org.cn

E-mail　cjst@cma.org.cn

该刊入编《中国核心期刊要目总览》（2011 年版），为中国科技论文统计源期刊（中国科技核心期刊）

被以下数据库收录：

《医学索引》（MEDLINE）（美）

美国《化学文摘》（CA）

俄罗斯《文摘杂志》（AJ）

中国科学引文数据库（CSCD-2008）

中国生物医学期刊数据库

刊　名　华西口腔医学杂志
　　　　 West China Journal of Stomatology

创　刊　1983 年 8 月

主　管　中华人民共和国教育部

主　办　四川大学

主　编　周学东

周　期　双月

出　版　《华西口腔医学杂志》编辑部

出版地　四川省成都市

语　种　中文

开　本　大 16 开

刊　号　ISSN 1000-1182
　　　　 CN 51-1169/R

邮发代号　62-162

定　价　14.00 元/期

编辑部地址　四川成都人民南路三段 14 号

邮　编　610041

电　话　028-85503479

网　址　http://www.hxkqyxzz.net

E-mail　hxkqyxzz@vip.163.com

该刊为《中文核心期刊要目总览》（2011 年版），中国科技论文统计源期刊（中国科技核心期刊）

RCCSE 中国核心学术期刊

被以下数据库收录：

《医学索引》MEDLINE/PubMed/Index Medicus

美国《化学文摘》（CA）

中国科学引文索引数据库核心库

中国科技期刊精品数据库

中文生物医学期刊文献数据库

中国期刊全文数据库

中国核心期刊数据库等

刊　名　上海口腔医学
　　　　Shanghai Journal of Stomatology
创　刊　1992 年 9 月
主　管　上海交通大学
主　办　上海交通大学医学院附属第九人民
　　　　医院
主　编　张志愿
周　期　双月
出　版　《上海口腔医学杂》志编辑部
出版地　上海市
语　种　中文
开　本　大 16 开
刊　号　ISSN 1006-7248
　　　　CN 31-1705/R
邮发代号　4-561
定　价　15.00/册
编辑部地址　上海市制造局路 639 号
邮　编　200011
电　话　021-33183312,63121780
网　址　http://www.omschina.org.cn/sjs
E-mail　sjs@omschina.org.cn
该刊入编《中文核心期刊要目总览》(2011 年
版),为中国科技论文统计源期刊(中国科技
核心期刊)
被以下数据库收录:
美国《化学文摘》(CA)
Lndex Mediens 和 MEDLINE

刊　名　实用口腔医学杂志
　　　　Journal of Practical Stomatology
创　刊　1985 年 11 月
主　管　第四军医大学
主　办　第四军医大学口腔医学院
主　编　赵铱民
周　期　双月
出　版　《实用口腔医学杂志》编辑部
出版地　陕西省西安市
语　种　中文
开　本　大 16 开
刊　号　ISSN 1001-3733
　　　　CN 61-1062/R

邮发代号　52-90
定　价　15.00 元/期
编辑部地址　西安市长乐西路 145 号
邮　编　710032
网　址　http://www.sykqyxzz.com
E-mail　j-pr-s@fmmu.edu.cn
该刊入编《中文核心期刊要目总览》(2011 年
版),中国科技论文统计源期刊
被以下数据库收录:
美国《化学文摘》(CA)
俄罗斯《文摘杂志》(РЖ)
中国科学引文数据库(CSCD)

刊　名　*The Chinese Journal of Dental Re-
　　　　search*
创　刊　1998 年
主　办　中华口腔医学会
主　编　俞光岩
周　期　季刊
出　版　Quintessence 出版集团
出版地　德国
语　种　英文
开　本　16 开
刊　号　ISSN 1462-6446
编辑部地址
电　话　44(0)20 89496087
网　址　http://www.quint-pub.co.uk
E-mail　info@quintpub.co.uk
该刊被 MEDLINE 数据库收录(2010)

刊　名　国际口腔医学杂志
　　　　International Journal of Stomatology
创　刊　1974 年 5 月
主　管　中华人民共和国教育部
主　办　四川大学
主　编　石冰
周　期　双月
出　版　《国际口腔医学杂志》编辑部
出版地　四川省成都市
语　种　中文
开　本　大 16 开

刊　号　ISSN 1673-5749
　　　　　CN 51-1689/R
邮发代号　62-19
定　价　10.00/期
编辑部地址　成都市人民南路三段 14 号
邮　编　610041
电　话　028-85502414
网　址　http://www. gjkqyxzz. cn
E-mail　gwyxkqyxfc@ vip. 163. com
曾用刊名　国外医学·口腔医学分册
该刊为中国科技论文统计源期刊(中国科技
核心期刊)
被以下数据库收录:
美国《化学文摘》(CA)
波兰《哥白尼索引》(IC)
美国《剑桥科学文摘》(CSA)
美国《乌利希期刊指南》(Uirich PD)

刊　名　牙体牙髓牙周病学杂志
　　　　Chinese Journal of Conservative Dentistry

创　刊　1991 年 10 月
主　管　第四军医大学
主　办　第四军医大学口腔医学院
主　编　倪龙兴
周　期　月刊
出　版　《牙体牙髓牙周病学杂志》编辑部
出版地　陕西省西安市
语　种　中文
开　本　大 16 开
刊　号　ISSN 1005-2593
　　　　　CN 61-1254/R
邮发代号　52-128
定　价　8.00 元/册
编辑部地址　陕西西安市长乐西路 145 号
邮　编　710032
电　话　029-84776082
网　址　http://www. ytysyzb. com
E-mail　kqytbk@ fmmu. edu. cn
该刊入编《中文核心期刊要目总览》(2011 年

版),为中国科技论文统计源期刊(中国科技
核心期刊)
被以下数据库收录:
美国《化学文摘》(CA)
波兰《哥白尼索引》(IC)
美国《剑桥科学文摘》(CSA)等

刊　名　北京口腔医学
　　　　Beijing Journal of Stomatology

创　刊　1993 年 10 月
主　管　北京市卫生局
主　办　首都医科大学附属北京口腔医院
　　　　北京口腔医学会
周　期　双月
出　版　首都医科大学附属北京口腔医院
出版地　北京市
语　种　中文
开　本　大 16 开
刊　号　ISSN 1006-673X
　　　　　CN 11-3639/R
邮发代号　82-708
定　价　8.00 元/期
编辑部地址　北京市东城区天坛西里 4 号
邮　编　100050
电　话　010-67099045,67013675
网　址　http://www. bjkqyx. com
E-mail　bjkqyx@ yahoo. com. cn
该刊为中国科技论文统计源期刊(中国科技
核心期刊),被美国《化学文摘》(CA)收录

刊　名　广东牙病防治
　　　　Journal of Dental Prevention and Treatment

创　刊　1993 年 9 月
主　管　广东省卫生厅
主　办　广东省口腔医院;广东牙病防治指
　　　　导小组
主　编　章锦才
周　期　月刊
出　版　《广东牙病防治》编辑部
出版地　广东省广州市

语　种　中文

开　本　大 16 开

刊　号　ISSN 1006-5245
　　　　　CN 44-1407/R

邮发代号　46-225

定　价　5.00/册

编辑部地址　广东省广州市江南大道南 366 号

邮　编　510280

电　话　020-84403311

博　客　http://blog.sina.com.cn/ybfz

E-mail　gdybfz@126.com

曾用刊名　《牙病防治杂志》

该刊为中国科技论文统计源期刊（中国科技核心期刊）

被中文科技期刊数据库,中国学术期刊综合评价数据库收录

刊　名　口腔材料器械杂志
　　　　　Chinese Journal of Dental Materials and Devices

创　刊　1992 年 7 月

主　管　浙江省卫生厅

主　办　浙江省人民医院,上海生物材料研究测试中心

主　编　薛淼

周　期　季刊

出　版　《口腔材料器械杂志》社

出版地　浙江省杭州市

语　种　中文

开　本　大 16 开

刊　号　ISSN 1004-7565
　　　　　CN 33-1153/TH

邮发代号　32-56

定　价　5.50 元/期

编辑部地址　上海市局门路 427 号 2-201

邮　编　200023

电　话　021-63034903

E-mail　jdmd001@hotmail.com

该刊为中国科技论文统计源期刊（中国科技核心期刊）

被以下数据库收录：

中国学术期刊综合评价数据库

万方数据 – 数字化期刊群

中国科技期刊数据库

刊　名　口腔颌面外科杂志
　　　　　Journal of Oral and Maxillofacial Surgery

创　刊　1991 年 10 月

主　管　中华人民共和国教育部

主　办　同济大学

主　编　王佐林

周　期　双月

出　版　《口腔颌面外科杂志》编辑部

出版地　上海市

语　种　中文

开　本　大 16 开

刊　号　ISSN 1005-4979
　　　　　CN 31-1671/R

邮发代号　4-532

定　价　12.00/期

编辑部地址　上海市延长中路 399 号

邮　编　200072

电　话　021-66527963

网　址　http://www.kqhmwkzz.com

E-mail　omsj399@hotmail.com

该刊为中国科技论文统计源期刊

被以下数据库收录：

中国学术期刊综合评价数据库

中国核心期刊（遴选）数据库

中国期刊全文数据库

中国科学引文数据库

中文生物医学期刊文献数据库

刊　名　口腔颌面修复学杂志
　　　　　Chinese Journal of Prosthodontics

创　刊　1999 年 12 月

主　管　北京市卫生局

主　办　首都医科大学附属北京口腔医院;
　　　　　解放军总医院

主　编　王邦康　刘洪臣

周　期　双月
出　版　口腔颌面修复学杂志社
出版地　北京市
语　种　中文
开　本　大 16 开
刊　号　ISSN 1009-3761
　　　　CN 11-4424/R
邮发代号　2-424
定　价　10.00 元/期
编辑部地址　北京市复兴路 28 号,解放军总
　　　　　　医院
邮　编　100853
电　话　010-66936254
网　址　http://www.301dent.com
E-mail　cnkqxf@301hospital.com.cn
该刊为中国科技论文统计源期刊(中国科技
核心期刊)
被以下数据库收录:
中文科技期刊数据库(SWIC)
中国学术期刊综合评价数据库
中国核心期刊(遴选)数据库

刊　名　口腔生物医学
　　　　　Oral Biomedicine
创　刊　2010 年 3 月
主　管　江苏省教育厅
主　办　南京医科大学
主　编　陈宁
周　期　季刊
出　版　《口腔生物医学》编辑部
出版地　江苏省南京市
语　种　中文
开　本　16 开
刊　号　ISSN 1674-8603
　　　　CN 32-1813/R
邮发代号　28-64
定　价　6.00 元/期
编辑部地址　江苏省南京市汉中路 136 号
邮　编　210029
电　话　025-85031861

E-mail　kqswyx@126.com
曾用刊名　中国医学文摘·口腔医学分册
该刊被以下数据库收录:
中国学术期刊网络出版总库
中文科技期刊数据库(全文版)
中国核心期刊(遴选)数据库

刊　名　口腔医学
　　　　　Stomatology
创　刊　1981 年 9 月
主　管　南京医科大学
主　办　南京医科大学口腔医学院
主　编　王林
周　期　月刊
出　版　《口腔医学》杂志编辑部
出版地　江苏省南京市
语　种　中文
开　本　大 16 开
刊　号　ISSN 1003-9872
　　　　CN 32-1255/R
邮发代号　28-78
定　价　8.00 元/册
编辑部地址　江苏省南京市汉中路 136 号
邮　编　210029
电　话　025-86658322
网　址　http://www.Stomatology.cn
E-mail　kqyx@njmu.edu.cn
该刊为中国科技论文统计源期刊(中国科技
核心期刊)
被以下数据库收录:
美国《化学文摘》(CA)
俄罗斯《文摘杂志》(AJ)
中文科技期刊全文数据库
中国科学引文数据库
中国学术期刊综合评价数据库等

刊　名　口腔医学研究
　　　　　Journal of Oral Science Research
创　刊　1985 年 6 月
主　管　中华人民共和国教育部
主　办　武汉大学口腔医学院

主　编　樊明文

周　期　月刊

出　版　《口腔医学研究》杂志社

出版地　湖北省武汉市

语　种　中文

开　本　大 16 开

刊　号　ISSN 1671-7651
　　　　CN 42-1682/R

邮发代号　38-119

定　价　7.00 元/期

编辑部地址　武汉市洪山区珞瑜路 237 号

邮　编　430079

电　话　027-87686117

网　址　http://www.kqyxyj.com

E-mail　kqyxyj@163.com

曾用刊名　口腔医学纵横

该刊为中文核心期刊,中国科学引文数据库
(CSCD)核心期刊,中国科技论文统计源期刊

被以下数据库收录:

美国《化学文摘》(CA)

俄罗斯《文摘杂志》(AJ)

波兰《哥白尼索引》(IC)

刊　名　临床口腔医学杂志
　　　　Journal of Clinical Stomatology

创　刊　1985 年 2 月

主　管　湖北省科学技术协会

主　办　中华医学会武汉分会,华中科技大
　　　　学同济医学院附属同济医院,中华
　　　　口腔医学会口腔黏膜病专业委员会

主　编　陈卫民

周　期　月刊

出　版　临床口腔医学杂志社

出版地　湖北省武汉市

语　种　中文

开　本　大 16 开

刊　号　ISSN 1003-1634
　　　　CN 42-1182/R

邮发代号　38-117

定　价　8.00 元/期

编辑部地址　武汉市解放大道 1095 号同济
　　　　　　医院内

邮　编　430030

电　话　027-83663149

E-mail　lckqyx@yahoo.com.cn

该刊为中国科技论文统计源期刊(中国科技
核心期刊)

被以下数据库收录:

中国期刊全文数据库

中国核心期刊数据库

中国学术期刊综合评价数据库

刊　名　现代口腔医学杂志
　　　　Journal of Modern Stomatology

创　刊　1987 年 8 月

主　管　河北省卫生厅

主　办　河北医科大学口腔医学院

主　编　俞光岩

周　期　双月

出　版　《现代口腔医学杂志》杂志社

出版地　河北省石家庄市

语　种　中文

开　本　大 16 开

刊　号　ISSN 1003-7632
　　　　CN 13-1070/R

邮发代号　18-59

定　价　10.00 元/册

编辑部地址　石家庄市中山东路 361 号

邮　编　050017

电　话　0311-86064410

E-mail　xdkqyxzz@sohu.com

该刊为中国科技论文统计源期刊,中国生物
医学核心期刊

被以下数据库收录:

美国《化学文摘》(CA)

中国学术期刊综合评价数据库

刊　名　中国口腔颌面外科杂志
　　　　*China Journal of Oral and Maxil
　　　　lofacial Surgery*

创　刊　2002 年 11 月

主　管　中华人民共和国卫生部
主　办　中华口腔医学会
主　编　邱蔚六
周　期　双月
出　版　《中国口腔颌面外科杂志》编辑部
出版地　上海市
语　种　中文
开　本　大 16 开
刊　号　ISSN 1672-3244
　　　　CN 11-4980/R
邮发代号　4-561
定　价　12.00 元/册
编辑部地址　上海市制造局路 639 号
邮　编　200011
电　话　021-33183312,63121780
网　址　http://www.omschina.org.cn/cjoms
E-mail　cjoms@omschina.org.cn
该刊为中国科技论文统计源期刊(中国科技核心期刊)
被以下数据库收录:
美国《化学文摘》(CA)
美国 EBSCO
中文科技期刊数据库
中国学术期刊综合评价数据库

刊　名　中国口腔医学继续教育杂志
　　　　Chinese Journal of Stomatological Continuing Education
创　刊　1998 年 5 月
主　管　中华人民共和国卫生部
主　办　中华口腔医学会
总　编　王兴
周　期　双月
出　版　《中国口腔医学继续教育杂志》编辑部
出版地　北京市
语　种　译文
开　本　大 16 开
刊　号　ISSN 1009-2900
　　　　CN 11-4430/R
邮发代号　82-211

定　价　30.00 元/期
编辑部地址　北京市复兴路 22 号甲 3 号
邮　编　100842
电　话　010-51927300 转 8735
网　址　http://www.weibo.com/dental2012
E-mail　339545799@qq.com

刊　名　中国口腔种植学杂志
　　　　Chinese Journal of Oral Implantology
创　刊　1996 年 9 月
主　管　中华人民共和国卫生部
主　办　卫生部口腔种植科技中心
主　编　王模堂
周　期　季刊
出　版　《中国口腔种植学杂志》编委会
出版地　四川省成都市
语　种　中文
开　本　大 16 开
刊　号　ISSN 1007-3957
　　　　CN 51-1493/R
定　价　8.00/期
编辑部地址　四川省成都市黉门街 4 号 2 楼
邮　编　610041
电　话　028-85559219
E-mail　cdicchina@com.cn

刊　名　中国实用口腔科杂志
　　　　Chinese Journal of Practical Stomatology
创　刊　2008 年
主　管　中华人民共和国卫生部
主　办　中国医师协会,中国实用医学杂志社,中国医科大学附属口腔医院
主　编　路振富
周　期　月刊
出　版　中国实用医学杂志社
出版地　辽宁省沈阳市
语　种　中文
开　本　大 16 开
刊　号　ISSN 1674-1595
　　　　CN 21-1561/R
邮发代号　8-156

定　价　12.00/期

编辑部地址　沈阳市和平区南京南街 9 号

邮　编　110001

电　话　024-23866526

网　址　http://www.zgsyz.com

E-mail　zgsykq@163.com

该刊为中国科技论文统计源期刊(中国科技核心期刊)

该刊被以下数据库收录:

美国《化学文摘》(CA)

波兰《哥白尼索引》(IC)

美国《乌利希期刊指南》(Ulrich PD)

刊　名　中华口腔医学研究杂志(电子版)

Chinese Journal of Stomatological Research(Electronic Version)

创　刊　2007 年 2 月

主　管　中华人民共和国卫生部

主　办　中华医学会

总编辑　黄洪章

周　期　双月

出　版　中华医学电子音像出版社

出版地　北京市

语　种　中文

开　本　16 开

刊　号　ISSN 1674-1366
　　　　CN 11-9285/R

邮发代号　46-368

定　价　28.00 元/期(光盘)

编辑部地址　广州市中山二路 74 号

邮　编　510080

电　话　020-87330582

网　址　http://www.zhkqyxyj.com

E-mail　zhkqyxyj@163.com

该刊被以下数据库收录:

美国《化学文摘》(CA)

中国学术期刊网络出版总库

中文科技期刊数据库(全文版)

中国核心期刊(遴选)数据库

刊　名　中华口腔正畸学杂志

Chinese Journal of Orthodontics

创　刊　1994 年 3 月

主　管　中国科学技术协会

主　办　中华医学会

总编辑　傅民魁

周　期　季刊

出　版　《中华医学杂志社》有限责任公司

出版地　北京市

语　种　中文

开　本　大 16 开

刊　号　ISSN 1005-0191
　　　　CN 11-3255/R

邮发代号　2-744

曾用刊名　口腔正畸学

定　价　20.00 元/期

编辑部地址　北京中关村南大街 22 号

邮　编　100081

电　话　010-82195350

网　址　http://www.medine.org.cn

E-mail　kqcjo@mail.bjmu.edu.cn;
　　　　cjobjb@gmail.com

该刊为中国科技论文统计源期刊,中国生物医学核心期刊

刊　名　中华老年口腔医学杂志

Chinese Journal of Geriatric Dentistry

创　刊　2002 年 11 月

主　管　解放军总医院

主　办　解放军总医院口腔医学教研室

主　编　刘洪臣

周　期　双月

出版地　北京市

语　种　中文

开　本　大 16 开

刊　号　ISSN 1672-2973
　　　　CN 11-5010/R

邮发代号　82-633

定　价　10.00/期

编辑部地址　北京市复兴路 28 号,解放军总医院

邮　编　100853

电　话　010-66936254

网　址　http://www.301dent.com

E-mail　cjgd@301dent.com

该刊为中国科技论文统计源期刊(中国科技核心期刊)

被以下数据库收录：

中文科技期刊数据库(SWIS)

中国学术期刊综合评价数据库

中国核心期刊(遴选)数据库

口腔医学图书

　　本栏目收录的图书目录为我国内地口腔医学或相关学科教师、医师所编(著、译)并公开出版发行的口腔医学专业图书,时限自 2012 年 1 月至 12 月。按各类图书书名的首字汉语拼音字母顺序排序。

著作和教材

齿科病例精选

主　　编　徐培成　钱文昊

出　　版　上海科技教育出版社

出版日期　2012 年 11 月

开　　本　16 开

页　　数　241 页

定　　价　158.00 元

唇腭裂修复术与语音治疗(口腔医学精粹丛书)

主　　编　王国民

出　　版　世界图书出版公司

出版日期　2012 年 12 月

开　　本　大 16 开

字　　数　350 千字

页　　数　274 页

定　　价　260.00 元

殆学(第 3 版)(卫生部"十二五"规划教材,全国高等医药教材建设研究会规划教材,全国高等学校教材　供口腔医学类专业用)

主　　编　易新竹

出　　版　人民卫生出版社

出版日期　2012 年 6 月

开　　本　16 开

字　　数　365 千字

页　　数　225 页

定　　价　42.00 元

可摘局部义齿设计图谱

主　　编　郑元俐

出　　版　世界图书出版公司

出版日期　2012 年 4 月

开　　本　16 开

字　　数　250 千字

页　　数　174 页

定　　价　150.00 元

可摘义齿的理论力学认识(可摘义齿生物力学理论探索丛书)

著　　者　黄庆杰

出　　版　知识产权出版社

出版日期　2012 年 6 月

开　　本　16 开

字　　数　462 千字

页　　数　312 页

定　　价　59.00 元

口腔材料学(第 5 版)(卫生部"十二五"规划教材,全国高等医药教材建设研究会规划教材,全国高等学校教材　供口腔医学类专业用)

主　　编　赵信义

出　　版　人民卫生出版社

出版日期　2012 年 6 月

开　　本　16 开

字　　数　462 千字

页　　数　277 页

定　　价　40.00 元

口腔材料学(第 3 版)

原　　著	（美）Richard van Noord
主　　译	冯海兰　徐明明
出　　版	人民军医出版社
出版日期	2012 年 5 月
开　　本	16 开
字　　数	433 千字
页　　数	275 页
定　　价	88.00 元

口腔材料学(全国高职高专口腔医学专业"十二五"规划教材 供口腔医学、口腔医学技术专业用)

主　　编	王晓玲
出　　版	郑州大学出版社
出版日期	2012 年 9 月
开　　本	16 开
页　　数	172 页
定　　价	21.00 元

口腔材料学学习指导和习题集(全国高等学校配套教材 供口腔医学类专业用)

主　　编	赵信义
出　　版	人民卫生出版社
出版日期	2012 年 11 月
开　　本	16 开
字　　数	268 千字
页　　数	170 页
定　　价	27.00 元

口腔固定修复中的美学重建

原　　著	（意）弗拉蒂尼
主　　译	王新知
出　　版	人民卫生出版社
出版日期	2012 年 6 月
开　　本	16 开
字　　数	980 千字
页　　数	569 页
定　　价	398.00 元

口腔冠桥学

主　　编	马轩祥
出　　版	人民卫生出版社
出版日期	2012 年 8 月

开　　本	大 16 开
字　　数	1 236 千字
页　　数	607 页
定　　价	140.00 元

口腔颌面部疾病误诊学(临床疾病误诊学丛书)

主　　编	朱国雄　王昭领　赵文峰
出　　版	郑州大学出版社
出版日期	2012 年 2 月
开　　本	16 开
字　　数	522 千字
页　　数	323 页
定　　价	66.00 元

口腔颌面外科学(第 7 版)(卫生部"十二五"规划教材,全国高等医药教材建设研究会规划教材,全国高等学校教材 供口腔医学类专业用)

主　　编	张志愿
出　　版	人民卫生出版社
出版日期	2012 年 6 月
开　　本	16 开
字　　数	973 千字
页　　数	640 页
定　　价	80.00 元

口腔颌面外科学(2013 全国卫生专业技术资格考试指导)(适用专业 口腔颌面外科学中级)

编　　写	全国卫生专业技术资格考试专家委员会
出　　版	人民卫生出版社
出版日期	2012 年 11 月
开　　本	16 开
字　　数	768 千字
页　　数	480 页
定　　价	90.00 元

口腔颌面外科学学习指导和习题集(全国高等学校配套教材 供口腔医学类专业用)

主　　编	赵怡芳　石冰
出　　版	人民卫生出版社
出版日期	2012 年 11 月
开　　本	16 开
字　　数	389 千字

页　　数　245 页
定　　价　27.00 元

口腔颌面医学影像诊断学(第 6 版)(卫生部"十二五"规划教材,全国高等医药教材建设研究会规划教材,全国高等学校教材 供口腔医学类专业用)

主　　编　马绪臣
出　　版　人民卫生出版社
出版日期　2012 年 6 月
开　　本　16 开
字　　数　389 千字
页　　数　256 页
定　　价　39.00 元

口腔颌面肿瘤病理学(口腔医学精粹丛书)

主　　编　李江
出　　版　世界图书出版公司
出版日期　2012 年 12 月
开　　本　大 16 开
字　　数　460 千字
页　　数　355 页
定　　价　290.00 元

口腔解剖生理学(第 7 版)(卫生部"十二五"规划教材,全国高等医药教材建设研究会规划教材,全国高等学校教材 供口腔医学类专业用)

主　　编　王美青
出　　版　人民卫生出版社
出版日期　2012 年 7 月
开　　本　16 开
字　　数　706 千字
页　　数　439 页
定　　价　79.00 元

口腔解剖生理学学习指导和习题集(全国高等学校配套教材 供口腔医学类专业用)

主　　编　李春芳
出　　版　人民卫生出版社
出版日期　2012 年 11 月
开　　本　16 开
字　　数　195 千字
页　　数　117 页
定　　价　33.00 元

口腔科学(英文版)(全国高等学校医学教育改革系列教材)

主　　编　孙正
出　　版　高等教育出版社
出版日期　2012 年 5 月
开　　本　16 开
字　　数　330 千字
页　　数　133 页
定　　价　24.00 元

口腔临床药物学(第 4 版)(卫生部"十二五"规划教材,全国高等医药教材建设研究会规划教材,全国高等学校教材 供口腔医学类专业用)

主　　编　史宗道
出　　版　人民卫生出版社
出版日期　2012 年 6 月
开　　本　16 开
字　　数　365 千字
页　　数　240 页
定　　价　35.00 元

口腔麻醉学

主　　编　朱也森　姜虹
出　　版　科学出版社
出版日期　2012 年 1 月
开　　本　16 开
字　　数　1 211 千字
页　　数　796 页
定　　价　248.00 元

口腔内科学(口腔医学精粹丛书)(国家"十一五"重点图书出版规划项目)

主　　编　周曾同
出　　版　世界图书出版公司
出版日期　2012 年 3 月
开　　本　大 16 开
字　　数　800 千字
页　　数　537 页
定　　价　280.00 元

口腔黏膜病学(第 4 版)(卫生部"十二五"规划教材,全国高等医药教材建设研究会规划教材,全国高等学校教材 供口腔医学类专业用)

主　　编　陈谦明

出　　版　人民卫生出版社

出版日期　2012 年 7 月

开　　本　16 开

字　　数　389 千字

页　　数　242 页

定　　价　55.00 元

口腔黏膜病学学习指导和习题集（全国高等学校配套教材 供口腔医学类专业用）

主　　编　陈谦明

出　　版　人民卫生出版社

出版日期　2012 年 12 月

开　　本　16 开

字　　数　292 千字

页　　数　183 页

定　　价　23.00 元

口腔全科医师临床操作手册

主　　编　陈永进　宋红　张旻

出　　版　人民卫生出版社

出版日期　2012 年 9 月

开　　本　大 32 开

字　　数　128 千字

页　　数　167 页

定　　价　33.00 元

口腔生物力学（全国高等医药院校研究生教材）

主　　编　于海洋

出　　版　人民卫生出版社

出版日期　2012 年 2 月

开　　本　16 开

字　　数　599 千字

页　　数　369 页

定　　价　53.00 元

口腔生物学（第 4 版）（卫生部"十二五"规划教材，全国高等医药教材建设研究会规划教材，全国高等学校教材 供口腔医学类专业用）

主　　编　边专

出　　版　人民卫生出版社

出版日期　2012 年 6 月

开　　本　16 开

字　　数　389 千字

页　　数　256 页

定　　价　39.00 元

口腔笑气镇静技术

主　　编　张国良　张惠

出　　版　第四军医大学出版社

出版日期　2012 年 7 月

开　　本　大 32 开

字　　数　70 千字

页　　数　132 页

定　　价　19.00 元

口腔修复学（第 7 版）（卫生部"十二五"规划教材，全国高等医药教材建设研究会规划教材，全国高等学校教材 供口腔医学类专业用）

主　　编　赵铱民

出　　版　人民卫生出版社

出版日期　2012 年 8 月

开　　本　16 开

字　　数　852 千字

页　　数　555 页

定　　价　78.00 元

口腔医学临床前技能训练（全国高等学校教材）

主　　编　李晓箐

出　　版　人民卫生出版社

出版日期　2012 年 12 月

开　　本　16 开

字　　数　462 千字

页　　数　304 页

定　　价　49.00 元

口腔医学美学

主　　编　杜晓岩　商维荣

出　　版　人民卫生出版社

出版日期　2012 年 10 月

开　　本　16 开

字　　数　403 千字

页　　数　264 页

定　　价　42.00 元

口腔医学实训教程（高职高专医学院校"十二五"规划校本实训教程）

主　　编　熊均平　陈峻岭

出　　版　郑州大学出版社

出版日期　2012 年 4 月

开　　本　16 开

页　　数　227 页

定　　价　36.00 元

口腔医学专业实验指导(医药卫生类高职高专基础医学教材 供 3 年制口腔医学专业用)

主　　编　符起亚

出　　版　中国医药科技出版社出版

出版日期　2012 年 1 月

开　　本　16 开

页　　数　225 页

定　　价　29.00 元

口腔遗传病学

编　　著　段小红

出　　版　人民卫生出版社

出版日期　2012 年 12 月

开　　本　16 开

字　　数　316 千字

页　　数　194 页

定　　价　45.00 元

口腔预防医学(第 6 版)(卫生部"十二五"规划教材,全国高等医药教材建设研究会规划教材,全国高等学校教材 供口腔医学类专业用)

主　　编　胡德渝

出　　版　人民卫生出版社

出版日期　2012 年 6 月

开　　本　16 开

字　　数　438 千字

页　　数　288 页

定　　价　40.00 元

口腔正畸学(第 6 版)(卫生部"十二五"规划教材,全国高等医药教材建设研究会规划教材,全国高等学校教材 供口腔医学类专业用)

主　　编　傅民魁

出　　版　人民卫生出版社

出版日期　2012 年 6 月

开　　本　16 开

字　　数　559 千字

页　　数　358 页

定　　价　49.00 元

口腔正畸学——基础、技术与临床

主　　编　陈扬熙

出　　版　人民卫生出版社

出版日期　2012 年 8 月

开　　本　大 16 开

字　　数　1 549 千字

页　　数　783 页

定　　价　128.00 元

口腔治疗计划与决策

主　　编　韩科　王兴

出　　版　人民军医出版社

出版日期　2012 年 6 月

开　　本　16 开

字　　数　404 千字

页　　数　295 页

定　　价　45.00 元

口腔种植彩色图谱(第 3 版)(现代口腔诊疗丛书)

原　　著　(美)Michael S. Block

主　　译　谭震

出　　版　世界图书出版公司

出版日期　2012 年 8 月

开　　本　大 16 开

字　　数　650 千字

页　　数　419 页

定　　价　280.00 元

口腔组织病理学(第 7 版)(卫生部"十二五"规划教材,全国高等医药教材建设研究会规划教材,全国高等学校教材 供口腔医学类专业用)

主　　编　于世凤

出　　版　人民卫生出版社

出版日期　2012 年 7 月

开　　本　16 开

字　　数　705 千字

页　　数　446 页

定　　价　82.00 元

口腔组织病理学学习指导和习题集(全国高等学校配套教材 供口腔医学类专业用)

主 编	高岩
出 版	人民卫生出版社
出版日期	2012 年 12 月
开 本	16 开
字 数	268 千字
页 数	169 页
定 价	22.00 元

临床𬌗学——成功修复指导

主 编	谢秋菲
出 版	科学出版社
出版日期	2012 年 4 月
开 本	16 开
字 数	456 千字
页 数	300 页
定 价	148.00 元

临床口腔正畸生物力学机制解析

主 编	林新平
出 版	人民卫生出版社
出版日期	2012 年 11 月
开 本	16 开
字 数	824 千字
页 数	393 页
定 价	186.00 元

临床牙周病学(根面覆盖与牙周组织再生专辑)(中文版)

主 编	(意)托尼提
主 译	章锦才
出 版	辽宁科学技术出版社
出版日期	2012 年 10 月
开 本	16 开
字 数	100 千字
页 数	63 页
定 价	50.00 元

颅颌面部骨骼牵引成骨

主 编	(美)Bell·Guerrero
主 译	王兴 王晓霞
出 版	人民卫生出版社

出版日期	2012 年 1 月
开 本	16 开
字 数	1 482 千字
页 数	718 页
定 价	298.00 元

美容牙科学(全国医疗美容主诊医师培训系列教材)

主 编	刘洪臣
出 版	人民卫生出版社
出版日期	2012 年 8 月
开 本	16 开
字 数	449 千字
页 数	276 页
定 价	35.00 元

颞下颌关节紊乱病及其咬合的诊断与治疗

原 著	(美)Jeffrey P. Okeson(奥克森)
主 译	王美青 刘晓东
出 版	人民卫生出版社
出版日期	2012 年 12 月
开 本	16 开
字 数	754 千字
页 数	485 页
定 价	98.00 元

三叉神经痛(第 2 版)

主 编	康非吾
出 版	人民卫生出版社
出版日期	2012 年 6 月
开 本	小 16 开
字 数	306 千字
页 数	272 页
定 价	38.00 元

上颌窦底提升的临床程序(ITI Treatment Guide)(第 5 卷)

主 编	(瑞士)S. Chen,D. Buser D. Wismeijer
主 译	宿玉成
出 版	人民军医出版社
出版日期	2012 年 9 月
开 本	16 开

字　　数　333 千字

页　　数　214 页

定　　价　300.00 元

上颌窦底提升术——依据锥形束牙科 CT 影像诊断的高成功率植牙手术

主　　编　（日）山道信之　系濑正通

主　　译　张怡泓

出　　版　人民军医出版社

出版日期　2012 年 1 月

开　　本　16 开

字　　数　89 千字

页　　数　90 页

定　　价　99.00 元

上颌后部单颗牙缺失——穿牙槽嵴上颌窦底提升、同期种植术（口腔种植治疗多媒体系列）

主　　编　宿玉成　彭玲燕

出　　版　人民军医出版社

出版日期　2012 年 9 月

开　　本　32 开

字　　数　20 千字

页　　数　15 页

定　　价　200.00 元

上颌后部多颗牙缺失——侧壁开窗上颌窦底提升、同期种植术（口腔种植治疗多媒体系列）

主　　编　宿玉成　耿威

出　　版　人民军医出版社

出版日期　2012 年 9 月

开　　本　32 开

字　　数　20 千字

页　　数　15 页

定　　价　200.00 元

上颌前部单颗牙缺失——拔牙位点保存、延期种植术（口腔种植治疗多媒体系列）

主　　编　宿玉成　戈怡

出　　版　人民军医出版社

出版日期　2012 年 9 月

开　　本　32 开

字　　数　20 千字

页　　数　15 页

定　　价　200.00 元

上颌前部单颗牙缺失——牙槽嵴骨劈开、同期种植术（口腔种植治疗多媒体系列）

主　　编　宿玉成　皮雪敏

出　　版　人民军医出版社

出版日期　2012 年 8 月

开　　本　32 开

字　　数　20 千字

页　　数　15 页

定　　价　200.00 元

上颌前部单颗牙缺失——引导骨再生、同期种植术（口腔种植治疗多媒体系列）

主　　编　宿玉成　戈怡

出　　版　人民军医出版社

出版日期　2012 年 9 月

开　　本　32 开

字　　数　20 千字

页　　数　15 页

定　　价　200.00 元

下颌后部单颗牙缺失——不翻瓣的种植体植入技术（口腔种植治疗多媒体系列）

主　　编　宿玉成　陈德平

出　　版　人民军医出版社

出版日期　2012 年 9 月

开　　本　32 开

字　　数　20 千字

页　　数　15 页

定　　价　200.00 元

实用口腔医学专业英语（21 世纪高等医学英语系列教材）

主　　编　童丹

出　　版　中国海洋大学出版社

出版日期　2012 年 2 月

开　　本　16 开

字　　数　180 千字

页　　数　140 页

定　　价　26.00 元

实用牙髓病诊疗学（第 2 版）（现代口腔诊疗丛书）

编　　著	陈乃焰
出　　版	世界图书出版公司
出版日期	2012 年 3 月
开　　本	16 开
字　　数	550 千字
页　　数	367 页
定　　价	180.00 元

实用牙髓腔解剖学

主　　编	朱友家　杜昌连　陈作良
出　　版	人民卫生出版社
出版日期	2012 年 11 月
开　　本	大 16 开
字　　数	526 千字
页　　数	261 页
定　　价	99.00 元

微生物生物膜与感染

主　　编	周学东　施文元
出　　版	人民卫生出版社
出版日期	2012 年 3 月
开　　本	16 开
字　　数	590 千字
页　　数	384 页
定　　价	116.00 元

微种植体支抗在修复前微小牙齿移动中的应用

原　　著	(韩)朴孝尚(HYO-SANG PARK)
主　　译	王震东
出　　版	东南大学出版社
出版日期	2012 年 10 月
开　　本	16 开
字　　数	246 千字
页　　数	176 页
定　　价	160.00 元

系统疾病口腔颌面部表征(第 4 版)

主　　编	(美)Crispian Scully
	(美)Stephen R Flint
	(美)Jose V Bagen 等
主　　译	华红　郑立武
出　　版	人民卫生出版社
出版日期	2012 年 12 月

开　　本	大 16 开
字　　数	939 千字
页　　数	447 页
定　　价	198.00 元

纤维桩修复技术(口腔美学修复实用教程)

主　　编	刘峰
出　　版	人民卫生出版社
出版日期	2012 年 4 月
开　　本	16 开
字　　数	85 千字
页　　数	72 页
定　　价	35.00 元

现代正畸学

原　　著	(巴西)特里维斯
	(巴西)雷金纳德　(巴西)赞恩
主　　译	王林
出　　版	东南大学出版社
出版日期	2012 年 9 月
开　　本	16 开
字　　数	379 千字
页　　数	223 页
定　　价	160.00 元

新编口腔科常见病防治学(21 世纪疾病防治新编常见病防治学丛书)

主　　编	邓锋　陈和平　季平　朱国雄
出　　版	郑州大学出版社
出版日期	2012 年 5 月
开　　本	16 开
字　　数	488 千字
页　　数	292 页
定　　价	48.00 元

牙体牙髓病学(第 4 版)(卫生部"十二五"规划教材,全国高等医药教材建设研究会规划教材,全国高等学校教材 供口腔医学类专业用)

主　　编	樊明文
出　　版	人民卫生出版社
出版日期	2012 年 7 月
开　　本	16 开
字　　数	705 千字

页　　数　437 页

定　　价　65.00 元

牙体牙髓病学学习指导和习题集（全国高等学校配套教材 供口腔医学类专业用）

主　　编　凌均棨

出　　版　人民卫生出版社

出版日期　2012 年 12 月

开　　本　16 开

字　　数　365 千字

页　　数　233 页

定　　价　25.00 元

牙外伤教科书及彩色图谱（第 4 版）

主　　编　（美）J. O. Andreasen

　　　　　（美）F. M. Andreasen

　　　　　（美）L. Andersson

主　　译　葛立宏　龚怡

出　　版　人民卫生出版社

出版日期　2012 年 10 月

开　　本　16 开

字　　数　1 735 千字

页　　数　886 页

定　　价　448.00 元

牙周病学（第 4 版）（卫生部"十二五"规划教材，全国高等医药教材建设研究会规划教材，全国高等学校教材 供口腔医学类专业用）

主　　编　孟焕新

出　　版　人民卫生出版社

出版日期　2012 年 12 月

开　　本　16 开

字　　数　608 千字

页　　数　382 页

定　　价　65.00 元

牙周刮治基础与高级根面刮治（第 6 版）（上下册）

主　　编　（美）Jill S. Nield-Gehring

主　　译　万鹏　董潇潇

出　　版　辽宁科学技术出版社

出版日期　2012 年 7 月

开　　本　16 开

字　　数　600 千字

页　　数　全 2 册

定　　价　348.00 元

牙周与修复的协作治疗

主　　编　（美）Paul A. Fugazzotto

主　　译　章锦才

出　　版　辽宁科学技术出版社

出版日期　2012 年 9 月

开　　本　16 开

字　　数　200 千字

页　　数　184 页

定　　价　148.00 元

眼耳鼻喉口腔科经典病例分析（临床诊疗思维路径丛书）

主　　编　谷树严　马宁　李光宇

出　　版　人民军医出版社

出版日期　2012 年 3 月

开　　本　32 开

字　　数　286 千字

页　　数　351 页

定　　价　52.00 元

眼耳鼻喉口腔科学（全国医学院校高职高专系列教材）

主　　编　张慧　周旺红

出　　版　北京大学医学出版社有限公司

出版日期　2012 月 1 月

开　　本　16 开

字　　数　477 千字

页　　数　280 页

定　　价　33.00 元

智齿外科学

主　　编　鲁大鹏

出　　版　人民卫生出版社

出版日期　2012 年 5 月

开　　本　16 开

字　　数　344 千字

页　　数　219 页

定　　价　90.00 元

中西医结合口腔科学（第 9 版）（全国中医药行业高等教育"十二五"规划教材·全国高等中医药院校

规划教材 供中西医临床医学专业用)

主　　编	李元聪
出　　版	中国中医药出版社
出版日期	2012 年 7 月
开　　本	16 开
字　　数	485 千字
页　　数	327 页
定　　价	32.00 元

医师考试类

2013 口腔执业医师资格考试 冲刺模考

主　　编	医师资格考试专家组
出　　版	人民卫生出版社
出版日期	2012 年 12 月
开　　本	16 开(袋装)
字　　数	374 千字
页　　数	240 页
定　　价	50.00 元

2013 口腔执业医师资格考试 试题金典

主　　编	医师资格考试专家组
出　　版	人民卫生出版社
出版日期	2012 年 12 月
开　　本	16 开
字　　数	836 千字
页　　数	432 页
定　　价	69.00 元

2013 口腔执业助理医师资格考试 冲刺模考

编　　写	医师资格考试专家组
出　　版	人民卫生出版社
出版日期	2012 年 11 月
开　　本	16 开(袋装)
字　　数	249 千字
页　　数	160 页
定　　价	39.00 元

2013 口腔执业助理医师资格考试 试题金典

主　　编	医师资格考试专家组
出　　版	人民卫生出版社
出版日期	2012 年 12 月
开　　本	16 开

字　　数	836 千字
页　　数	432 页
定　　价	59.00 元

口腔颌面外科学(2013 全国卫生专业技术资格考试指导)(适用专业 口腔颌面外科学中级)

编　　写	全国卫生专业技术资格考试专家委员会
出　　版	人民卫生出版社
出版日期	2012 年 11 月
开　　本	16 开
字　　数	768 千字
页　　数	480 页
定　　价	90.00 元

口腔颌面外科学习题精选(2013 全国卫生专业技术资格考试习题集丛书)

主　　编	黄洪章　廖贵清
出　　版	人民卫生出版社
出版日期	2012 年 12 月
开　　本	16 开
字　　数	296 千字
页　　数	176 页
定　　价	40.00 元

口腔内科学(2013 全国卫生专业技术资格考试指导)(适用专业 口腔内科学中级)

编　　写	全国卫生专业技术资格考试专家委员会
出　　版	人民卫生出版社
出版日期	2012 年 11 月
开　　本	16 开
字　　数	768 千字
页　　数	480 页
定　　价	90.00 元

口腔内科学习题精选(2013 全国卫生专业技术资格考试习题集丛书)

主　　编	凌均棨　林正梅
出　　版	人民卫生出版社
出版日期	2012 年 12 月
开　　本	16 开
字　　数	349 千字

页　　数　208 页

定　　价　50.00 元

口腔修复学(2013 全国卫生专业技术资格考试指导)(适用专业 口腔修复学中级)

编　　写　全国卫生专业技术资格考试专家委员会

出　　版　人民卫生出版社

出版日期　2012 年 11 月

开　　本　16 开

字　　数　691 千字

页　　数　432 页

定　　价　85.00 元

口腔修复学习题精选(2013 全国卫生专业技术资格考试习题集丛书)

主　　编　李彦　赵克

出　　版　人民卫生出版社

出版日期　2012 年 12 月

开　　本　16 开

字　　数　349 千字

页　　数　193 页

定　　价　48.00 元

口腔医师实践技能考试指导图谱[口腔执业(含助理)医师资格考试指定辅导用书]

主　　编　李华　季旭东

出　　版　上海第二军医大学出版社

出版日期　2012 年 2 月

开　　本　16 开

字　　数　30 千字

页　　数　137 页

定　　价　45.00 元

口腔医学(中级)模拟试卷及解析(第 5 版)(2013 年度卫生专业技术资格考试试卷袋)[全国初中级卫生专业技术资格统一考试(含部队)指定辅导用书]

主　　编　刘琦　邵龙泉

出　　版　人民军医出版社

出版日期　2012 年 9 月

开　　本　16 开

字　　数　473 千字

页　　数　296 页

定　　价　69.00 元

口腔医学(综合)(2013 全国卫生专业技术资格考试指导)(适用专业 口腔医学中级)

编　　写　全国卫生专业技术资格考试专家委员会

出　　版　人民卫生出版社

出版日期　2012 年 10 月

开　　本　16 开

字　　数　691 千字

页　　数　432 页

定　　价　80.00 元

口腔医学(综合)习题精选(2013 全国卫生专业技术资格考试习题集丛书)

主　　编　朱亚琴

出　　版　人民卫生出版社

出版日期　2012 年 12 月

开　　本　16 开

字　　数　376 千字

页　　数　224 页

定　　价　48.00 元

口腔医学技术(2013 全国卫生专业技术资格考试指导)[适用专业 口腔医学技术(士、师、中级)]

编　　写　全国卫生专业技术资格考试专家委员会

出　　版　人民卫生出版社

出版日期　2012 年 12 月

开　　本　16 开

字　　数　666 千字

页　　数　402 页

定　　价　75.00 元

口腔医学技术习题精选(2013 全国卫生专业技术资格考试习题集丛书)

主　　编　林雪峰　付强

出　　版　人民卫生出版社

出版日期　2012 年 12 月

开　　本　16 开

字　　数　296 千字

页　　数　176 页

定　　价　40.00 元

口腔医学专业知识历年真题及专家命题预测试卷(最新版)(医疗卫生单位公开招聘工作人员考试专用教材)

著　　者　华图医学考试研究中心
出　　版　北京大学医学出版社
出版日期　2012 年 7 月
开　　本　8 开
字　　数　245 千字
页　　数　78 页
定　　价　22.00 元

口腔正畸学(2013 全国卫生专业技术资格考试指导)(适用专业 口腔正畸学中级)

编　　写　全国卫生专业技术资格考试专家
　　　　　委员会
出　　版　人民卫生出版社
出版日期　2012 年 11 月
开　　本　16 开
字　　数　666 千字
页　　数　416 页
定　　价　85.00 元

口腔正畸学习题精选(2013 全国卫生专业技术资格考试习题集丛书)

主　　编　王大为　蔡斌
出　　版　人民卫生出版社
出版日期　2012 年 12 月
开　　本　16 开
字　　数　296 千字
页　　数　176 页
定　　价　40.00 元

口腔执业医师模拟试卷(2012 年国家执业医师资格考试 医学综合笔试部分)

编　　写　本书专家组
出　　版　中国协和医科大学出版社
出版日期　2012 年 4 月
开　　本　16 开
页　　数　240 页
定　　价　32.00 元

口腔执业助理医师模拟试卷(2012 年国家执业医师资格考试 医学综合笔试部分)

编　　写　本书专家组
出　　版　中国协和医科大学出版社
出版日期　2012 年 4 月
开　　本　16 开
字　　数　150 千字
定　　价　23.00 元

口腔助理医师易考易错精析与避错(2012 版)(国家执业医师资格考试指定用书)

编　　写　本书专家组
出　　版　中国协和医科大学出版社
出版日期　2012 年 3 月
开　　本　16 开
字　　数　350 千字
页　　数　233 页
定　　价　30.00 元

口腔助理医师资格考试历年真题纵览与考点评析(第 6 版)(2012)

主　　编　刘洪臣　顾斌　马军利
出　　版　军事医学科学出版社
出版日期　2012 年 4 月
开　　本　16 开
字　　数　500 千字
页　　数　252 页
定　　价　38.00 元

口腔助理医师资格考试考前评估测试卷(2012 国家执业医师资格考试)

主　　编　颐恒
出　　版　第四军医大学出版社
出版日期　2012 年 6 月
开　　本　16 开
字　　数　320 千字
页　　数　216 页
定　　价　36.00 元

工具书、科普类和其他

《中国居民口腔健康指南》问答——医学专家谈口腔保健

主　　编　李刚

出　　版　第四军医大学出版社

出版日期　2012 年 1 月

开　　本　16 开

字　　数　160 千字

页　　数　184 页

定　　价　26.00 元

宝宝长牙和换牙(健康 9 元书系列)

编　　著　麻健丰　梅丽琴

出　　版　金盾出版社

出版日期　2012 年 5 月

开　　本　32 开

字　　数　50 千字

页　　数　94 页

定　　价　9.00 元

戴牙箍的孩子——让孩子的牙齿健康美丽
(健康 9 元书系列)

主　　编　胡荣党　王剑锋

出　　版　金盾出版社

出版日期　2012 年 5 月

开　　本　32 开

字　　数　50 千字

页　　数　85 页

定　　价　9.00 元

儿童口腔疾病防治学校健康教育指导手册
(口腔疾病防治技术指导系列用书)

主　　编　马军　郑树国

出　　版　人民卫生出版社

出版日期　2012 年 11 月

开　　本　16 开

字　　数　195 千字

页　　数　111 页

定　　价　36.00 元

简明口腔医学词典(第 2 版)

原　　著　(印)查尔斯·A.巴布仕等

主　　译　吴红崑

出　　版　辽宁科学技术出版社

出版日期　2012 年 8 月

开　　本　32 开

字　　数　800 千字

页　　数　620 页

定　　价　128.00 元

健康从牙开始——成年人篇

编　　著　余日月

出　　版　人民卫生出版社

出版日期　2012 年 9 月

开　　本　16 开

字　　数　209 千字

页　　数　180 页

定　　价　25.00 元

健康从牙开始——儿童篇

编　　著　余日月　蒋海鸥　曾嵘

出　　版　人民卫生出版社

出版日期　2012 年 12 月

开　　本　16 开

字　　数　122 千字

页　　数　104 页

定　　价　18.00 元

口腔颌面疾病防治 200 问

主　　编　潘海阳

出　　版　金盾出版社

出版日期　2012 年 9 月

开　　本　大 32 开

字　　数　136 千字

页　　数　162 页

定　　价　14.00 元

口腔护理操作流程

主　　编　高玉琴

出　　版　辽宁科学技术出版社

出版日期　2012 年 3 月

开　　本　32 开

字　　数　150 千字

页　　数　218 页

定　　价　25.00 元

口腔科临床路径(临床路径管理丛书)

主　　编　卫生部医政司

出　　版　人民卫生出版社

出版日期　2012 年 9 月

开　　本　16 开

字　　数　105 千字

页　　数　76 页

定　　价　18.00 元

口腔科诊疗常规(临床医疗护理常规)(2012 年版)

主　　编　孙正

出　　版　医药科技出版社

出版日期　2012 年 11 月

开　　本　16 开

字　　数　535 千字

页　　数　387 页

定　　价　90.00 元

口腔科主治医师 1088 问(临床主治医师问答丛书)

主　　编　高毅　李立芳　刁志虹

出　　版　军事医学科学出版社

出版日期　2012 年 5 月

开　　本　大 32 开

字　　数　405 千字

页　　数　391 页

定　　价　29.00 元

全口义齿临床修复规范·口腔修复学临床规范系列

主　　编　吴国锋　张玉梅

出　　版　人民军医出版社

出版日期　2012 年 5 月

开　　本　大 16 开

字　　数　228 千字

页　　数　120 页

定　　价　120.00 元

社区口腔卫生服务技术规范(2012 版口腔疾病防治技术指导系列用书)

主　　编　孙正　陈博文

出　　版　人民卫生出版社

出版日期　2012 年 11 月

开　　本　16 开

字　　数　175 千字

页　　数　102 页

定　　价　18.00 元

牙痛及牙病防治知识

主　　编　陈长青

出　　版　金盾出版社

出版日期　2012 年 1 月

开　　本　大 32 开

字　　数　210 千字

页　　数　263 页

定　　价　21.00 元

远离大虫牙——健康日记

主　　编　刘青

出　　版　军事医学科学出版社

出版日期　2012 年 3 月

开　　本　16 开

字　　数　134 千字

页　　数　151 页

定　　价　16.80 元

中国口腔医学年鉴(2011 年卷)

主　　编　周学东

出　　版　四川科学技术出版社

出版日期　2012 年 10 月

开　　本　16 开

字　　数　580 千字

页　　数　376 页

定　　价　85.00 元

中华口腔医学词典

主　　编　周学东　王翰章

出　　版　人民卫生出版社

出版日期　2012 年 7 月

开　　本　16 开

字　　数　1 496 千字

页　　数　494 页

定　　价　98.00 元

（薛玉萍）

学会工作

学会组织机构

中华口腔医学会及其口腔医学专业委员会与学组

一、中华口腔医学会

中华口腔医学会成立于 1996 年 11 月 7 日,1996 年 11 月 16~18 日在北京召开中华口腔医学会成立大会,经民主选举,产生了第一届理事会。2001 年 10 月 26~29 日在武汉召开中华口腔医学会第二次全国会员代表大会,大会选举出第二届理事会。2006 年 9 月 26 日在深圳召开中华口腔医学会第三次全国会员代表大会,大会选举产生第三届理事会。前三届理事会名单已分别刊登在《中国口腔医学年鉴》第八卷、第十卷、2006 年卷"口腔医学组织机构"栏目上。2011 年 9 月 25 日在南京召开中华口腔医学会第四次全国会员代表大会,大会选举出第四届理事会,第四届理事会名单如下。

▲中华口腔医学会第四届理事会组成人员名单

（按姓氏笔画排序）

会　　长	王　兴		
副 会 长	边　专	刘洪臣	孙　正
	张　斌	张志愿	周　诺
	周学东	赵铱民	俞光岩
	徐　韬	黄洪章	章锦才
	路振富		
秘 书 长	王　渤		
常务理事	丁仲鹃	马卫东	牛忠英
	王　兴	王　林	王　渤
	王佐林	王建国	王松灵

王慧明	邓　锋	叶钟泰
甘宝霞	边　专	刘泓虎
刘洪臣	孙　正	朱洪水
闫福华	吴补领	宋宇峰
张　斌	张并生	张志愿
张连云	李子坤	李铁军
杨丕山	沈国芳	谷志远
陈吉华	陈谦明	周　洪
周　健	周　诺	周延民
周学东	周曾同	屈志国
胡勤刚	赵怡芳	赵铱民
俞光岩	凌均棨	唐瞻贵
徐　韬	栗震亚	高　平
曹选平	曹新明	黄洪章
章锦才	董福生	蒋兴国
路振富	廖天安	魏奉才

理　　事	丁仲鹃	马　敏	马卫东
	马国武	马绪臣	毛　靖
	牛玉梅	牛忠英	王　兴
	王　励	王　林	王　洁
	王　渤	王万春	王文梅
	王占义	王丽娟	王佐林
	王建国	王松灵	王美青
	王贻宁	王稚英	王慧明
	邓　婧	邓　锋	卢　利
	卢友光	卢海平	台保军
	叶茂昌	叶钟泰	甘宝霞
	白玉兴	边　专	任　福
	刘国勤	刘建国	刘泓虎
	刘彦普	刘洪臣	刘静明
	华咏梅	吕　军	吕广辉
	吕培军	孙　正	孙　勇

孙宏晨　朱也森　朱洪水
次仁顿珠　许天民　闫福华
何宝杰　佘小明　余占海
吴补领　吴燕平　宋宇峰
张勇　张彬　张斌
张雄　张并生　张志民
张志光　张志愿　张连云
张国志　张英怀　张春鹿
张洪杰　张祖燕　张振庭
张桂荣　张富强　李江
李松　李卫斌　李子坤
李玉超　李伟力　李晓红
李祥庆　李铁军　李肇元
杨兰　杨小民　杨丕山
汪晓华　沈国芳　谷志远
邱彬彬　邱嘉旋　陆支越
陈宁　陈江　陈智
陈小冬　陈小华　陈文霞
陈吉华　陈丽春　陈莉丽
陈谦明　陈瑞扬　周洪
周健　周诺　周敏
周嫣　周延民　周学东
周彦恒　周曾同　孟焕新
屈志国　庞光明　林野
林李嵩　林辉灿　范群
郑东翔　郑立舸　金岩
胡敏　胡勤刚　胡德渝
赵今　赵玉梅　赵志河
赵怡芳　赵信义　赵铱民
郝梅　柳忠豪　钟红阳
俞光岩　姚江武　贺周
倪龙兴　凌均棨　唐瞻贵
徐江　徐普　徐韬
徐宝华　栗震亚　郭平川
郭传瑸　郭金陵　郭锡久
顾晓明　高平　高军
高学军　常群安　曹志毅
曹选平　曹新明　梁景平
盛祖立　黄世光　黄洪章

章锦才　麻健丰　傅其宏
傅柏平　储冰峰　塔娜
焦艳军　程涛　程斌
程辉　葛立宏　董根成
董福生　蒋兴国　路振富
鲍莉　廖天安　熊中才
管泽民　谭颖徽　蔺新春
颜雨春　颜培德　冀新江
薛毅　戴红卫　魏奉才

地　　址　北京市海淀区中关村南大街甲
　　　　　18 号北京国际大厦 C 座四层
邮　　编　100081
电　　话　010-62116665
传　　真　010-62110880

二、中华口腔医学会各专业委员会与学组

　　中华口腔医学会成立以来注重专业学科的发展,积极稳妥地组建专科专业委员会(或分学会),已组建专科专业委员会 22 个,分会 3 个。历经 10 余年的发展,各专业委员会已进行多次换届,以下为最近一届以及 2012 年换届的专业委员会(学组)组成人员名单。

▲中华口腔医学会第四届口腔病理学专业委员会组成人员名单(2010 年)

顾　　问　于世凤　杨连甲　凌涤生
　　　　　孙开华　王兆元
主 任 委 员　李江
前任主任委员　高岩
候任主任委员　李铁军
副主任委员　孙宏晨　金岩　陈新明
　　　　　陈宇　钟鸣
　　　　　(以下按姓氏笔画排序)
常 务 委 员　王洁　孙宏晨　宋晓陵
　　　　　李江　李铁军　陈小华
　　　　　陈宇　陈新明　金岩
　　　　　胡济安　钟鸣　高岩
　　　　　黄晓峰　蒋勇
委　　员　王力　王丽京　王洁

田　臻　刘进忠　刘荣森
刘晓勇　孙宏晨　孙善珍
朱恩新　汤晓飞　齐　红
何志秀　宋晓陵　宋　琦
张玉茹　张泽兵　李　江
李铁军　李翠英　杜启涛
杨亦萍　肖　晶　陈小华
陈乔尔　陈　宇　陈新明
陈瑞扬　卓夏阳　周　峻
罗海燕　金　岩　姚丽艳
胡济安　赵尔扬　钟　鸣
钟　滨　唐瞻贵　高　岩
黄晓峰　蒋　勇

学 术 秘 书　田　臻
工 作 秘 书　张春叶
青 年 委 员　刘　源　余东升　张佳莉
陈　艳　南晓利　耿　宁

▲中华口腔医学会第一届口腔生物医学专业委员会组成人员名单(2010 年 3 月 19 日)

顾　　　问　张震康　邱蔚六　樊明文
王　兴
主 任 委 员　王松灵
副 主 任 委 员　李铁军　陈谦明　金　岩
边　专　陈万涛
（以下按姓氏笔画排序）
常 务 委 员　王佐林　王松灵　田卫东
边　专　孙宏晨　李铁军
杨丕山　步荣发　陈万涛
陈谦明　金　岩　胡　雁
钟　鸣　徐　艳　闫福华
谢志坚
委　　　员　于金华　马　健　王东胜
王佐林　王松灵　王　洁
付　钢　甘业华　田卫东
边　专　农晓琳　刘进忠
刘　鹏　孙卫斌　孙宏晨
朱慧勇　米丛波　何永文
余占海　张　芳　李全利
李志民　李　昂　李铁军

杨丕山　杨佑成　步荣发
肖　晶　陈万涛　陈谦明
孟雪梅　尚　伟　林云峰
林敏魁　范志朋　金幼虹
金　岩　姚　晖　段小红
胡　冰　胡　雁　钟　鸣
唐瞻贵　夏德林　徐　艳
高　杰　扈英伟　曹颖光
梁　敏　闫福华　黄永清
蒋欣泉　谢志坚　潘乙怀
青 年 委 员　丁　刚　孔　亮　王元银
王　福　叶　玲　叶晓茜
刘习强　刘　怡　朱永进
苏　彤　轩东英　周永胜
郭　艳　高原荣　黄正蔚
黄旋平
学 术 秘 书　范志朋
工 作 秘 书　祁森荣

▲中华口腔医学会第四届口腔材料专业委员会组成人员名单(2011 年 11 月 12 日)

主 任 委 员　林　红
副 主 任 委 员　赵信义　孙　皎　李志安
李　伟
（以下按姓氏笔画排序）
常 务 委 员　刘　丽　吕晓迎　孙　皎
朱　松　张祖太　李　伟
李志安　邵龙泉　陈亚明
林　红　郑　刚　赵　克
赵信义　倪龙兴　程　辉
委　　　员　马敏先　卞翠荣　王婕芯
王彬娉　冯　青　包崇云
叶钟泰　田力丽　石连水
邝志清　刘　红　刘　丽
刘　斌　吕晓迎　孙国琪
孙　皎　朱　松　朱娟芳
何惠宇　何福明　张文云
张玉梅　张祖太　李水根
李长义　李石保　李　伟
李全利　李志安　李振春

李德超　肖　群　邵龙泉
陆　华　陈亚明　陈　蕾
孟翔峰　林　红　郑　刚
战德松　赵　克　赵信义
倪龙兴　逯　宜　黄　慧
龚　娟　傅柏平　温　宁
程　辉　解保生
学 术 秘 书　徐永祥
工 作 秘 书　韩建民

▲中华口腔医学会第四届牙体牙髓病学专业
委员会组成人员名单(2011 年 6 月 16 日)
顾　　　　问　樊明文　史俊南　岳松龄
　　　　　　　王满恩　刘　正　王晓仪
　　　　　　　王嘉德　罗宗莲　肖明振
　　　　　　　李玉晶　刘天佳
主 任 委 员　高学军
前任主任委员　梁景平
候任主任委员　凌均榮
　　(以下按姓氏笔画排序)
副 主 任 委 员　边　专　周学东　倪龙兴
常 务 委 员　亓庆国　牛玉梅　牛忠英
　　　　　　　韦　曦　边　专　刘国勤
　　　　　　　余　擎　吴友农　吴补领
　　　　　　　张志民　李继遥　陈　晖
　　　　　　　陈文霞　周学东　岳　林
　　　　　　　范　兵　侯本祥　赵守亮
　　　　　　　倪龙兴　凌均榮　夏文薇
　　　　　　　高学军　梁景平　彭　彬
　　　　　　　葛久禹
委　　　　员　卫书盛　马　敏　亓庆国
　　　　　　　仇丽鸿　方厂云　牛卫东
　　　　　　　牛玉梅　牛忠英　王　静
　　　　　　　王成坤　王晓燕　邓　婧
　　　　　　　韦　曦　卢兆杰　叶　玲
　　　　　　　田　宇　边　专　刘国勤
　　　　　　　刘学军　刘建国　刘鲁川
　　　　　　　孙　喆　孙克勤　江千舟
　　　　　　　何文喜　余　擎　吴友农
　　　　　　　吴补领　张　武　张　清

张　颖　张　旗　张志民
李继遥　杨　健　杨德琴
汪国华　陈　阵　陈　晖
陈　智　陈文霞　陈惠珍
周学东　岳　林　林正梅
范　兵　侯本祥　侯铁舟
赵　今　赵　蕾　赵守亮
钟晓波　倪龙兴　凌均榮
夏文薇　徐　琼　秦晓红
郭青玉　高学军　高蔚虹
梁景平　梅陵宣　黄正蔚
黄定明　储冰峰　彭　彬
葛久禹　董艳梅　韩建国
詹福良　雷雅燕
学 术 秘 书　董艳梅　韦　曦　孙　喆
工 作 秘 书　庄　姮

▲中华口腔医学会第四届牙周病学专业委员
会组成人员名单(2011 年 6 月 16 日)
顾　　　　问　曹采方　吴织芬
主 任 委 员　章锦才
前任主任委员　孟焕新
候任主任委员　束　蓉
副 主 任 委 员　吴亚菲　王勤涛　李成章
　　　　　　　欧阳翔英　闫福华
　　　　　　　杨丕山
　　(以下按姓氏笔画排序)
常 务 委 员　丁　一　王永兰　王勤涛
　　　　　　　刘宏伟　刘晓峰　毕良佳
　　　　　　　闫福华　吴亚菲　张　雄
　　　　　　　李成章　束　蓉　杨丕山
　　　　　　　陈发明　陈莉丽　陈铁楼
　　　　　　　孟焕新　林崇韬　欧阳翔英
　　　　　　　苟建重　胡文杰　徐　艳
　　　　　　　徐　莉　栾庆先　章锦才
　　　　　　　谢　昊　潘亚萍
委　　　　员　丁　一　万　玲　马志伟
　　　　　　　马　肃　毛小泉　王冬青
　　　　　　　王左敏　王永兰　王勤涛
　　　　　　　王　静　付　云　任秀云

刘宏伟　刘荣坤　刘晓峰
刘　琪　孙卫斌　孙伟莲
孙　江　孙钦锋　孙晓军
毕良佳　汤楚华　许春姣
闫福华　吴亚菲　宋爱梅
宋　莉　张广耘　张凤秋
张延梅　张延琳　张贤华
张　雄　张瑞敏　张韶君
李子坤　李成章　李启艳
李晓军　李超伦　李新月
杜　毅　束　蓉　杨丕山
杨明华　汪　涌　邱彬彬
陈发明　陈宏柏　陈　栋
陈莉丽　陈铁楼　陈　超
和　璐　孟焕新　尚姝环
林　江　林晓萍　林　莉
林崇韬　欧阳翔英
武明轩　武　影　罗建国
苟建重　侯建霞　胡文杰
赵红宇　郝　梅　钟良军
钟德钰　骆　凯　唐志辉
唐　明　唐晓琳　徐　屹
徐　艳　徐　莉　徐　燕
栾庆先　郭留云　章锦才
黄世光　黄　萍　曾启新
税艳青　葛　颂　谢　昊
缪　雨　潘亚萍　霍永力

学 术 秘 书　徐　莉　钟德钰　李超伦
工 作 秘 书　张雪洋

▲中华口腔医学会第五届口腔黏膜病学专业委员会组成人员名单(2012 年 10 月 8 日)

顾　　　问　周曾同　彭解英
主 任 委 员　陈谦明
候任主任委员　刘宏伟
前任主任委员　孙　正
　　（以下按姓氏笔画排序）
副主任委员　周　刚　唐国瑶　程　斌
常 务 委 员　王万春　王小平　关晓兵
　　　　　　刘宏伟　刘　青　吴颖芳

张玉幸　陈谦明　陈瑞扬
周　刚　周红梅　段开文
聂敏海　唐国瑶　徐岩英
陶人川　戚向敏　程　斌
蒋伟文　魏秀峰

委　　　员　王万春　王小平　江卫东
　　　　　　关晓兵　刘宏伟　刘　青
　　　　　　刘晓松　刘　莉　吕晓丽
　　　　　　孙红英　朱建华　江　潞
　　　　　　何　园　何健民　吴迎涛
　　　　　　吴颖芳　张玉幸　张　英
　　　　　　张媛媛　李　蔚　李曙霞
　　　　　　杜格非　杨　健　汪瑛丽
　　　　　　陈方淳　陈谦明　陈瑞扬
　　　　　　周　刚　周红梅　周海文
　　　　　　武云霞　罗　刚　苗群爱
　　　　　　范　捷　郑立武　段开文
　　　　　　胡　勇　赵丹萍　聂敏海
　　　　　　唐国瑶　唐　巍　夏　娟
　　　　　　徐岩英　耿　宁　陶人川
　　　　　　陶小安　高义军　戚向敏
　　　　　　符起亚　曾启新　程　斌
　　　　　　董广英　蒋伟文　谢云德
　　　　　　漆　明　蔡　扬　薛　瑞
　　　　　　魏秀峰　魏　昕

学 术 秘 书　江　潞
工 作 秘 书　周　瑜

▲中华口腔医学会第二届中西医结合专业委员会组成人员名单(2012 年 10 月 8 日)

顾　　　问（按姓氏笔画排序）
　　　　　　王守儒　孙　正　孙晓平
　　　　　　何克新　吴军正　陈小宁
　　　　　　赵丽娟　虞坚尔
主 任 委 员　王文梅
候任主任委员　林　梅
前任主任委员　周曾同
　　（以下按姓氏笔画排序）
副主任委员　华　红　李元聪　李佳瑜
　　　　　　周永梅

常 务 委 员　王文梅　王　智　华　红
　　　　　　　张水龙　李元聪　李佳瑜
　　　　　　　汪喻忠　陈作良　周永梅
　　　　　　　周　威　林　梅　范　媛
　　　　　　　郭　伟　黄颐玉　曾　昕
　　　　　　　葛化冰　鄢新春
委　　　　员　马鹏飞　孔庆华　牛光良
　　　　　　　王文梅　王汉明　王国芳
　　　　　　　王健平　王　智　邓永强
　　　　　　　古向生　华　红　吕　霞
　　　　　　　许彦枝　许春娇　许艳真
　　　　　　　何　虹　张文萍　张水龙
　　　　　　　张　虹　李元聪　李佳瑜
　　　　　　　汪喻忠　沈雪敏　邱立华
　　　　　　　邱宜农　陈立忠　陈作良
　　　　　　　陈英新　周永梅　周　威
　　　　　　　周　楠　宗娟娟　林　梅
　　　　　　　罗冬青　苟建重　范　媛
　　　　　　　侯晓薇　姚　华　宣　静
　　　　　　　柏景坪　赵　民　钟良军
　　　　　　　唐杰清　徐　屹　殷　操
　　　　　　　郭　伟　高庆红　康　军
　　　　　　　康媛媛　戚清权　梁文红
　　　　　　　黄颐玉　曾　昕　曾　堃
　　　　　　　葛化冰　谭　劲　鄢新春

▲中华口腔医学会第一届口腔药学专业委员会组成人员名单(2012 年 9 月 15 日成立)
主 任 委 员　王晓娟
　　（以下按姓氏笔画排序）
副主任委员　刘习强　朱李微　吴飞华
　　　　　　　郑利光　曾　虹
常 务 委 员　王子薇　王晓娟　韦侃侃
　　　　　　　刘习强　刘忠奇　刘　青
　　　　　　　刘洪涛　华　红　朱李微
　　　　　　　吴飞华　张　健　郑利光
　　　　　　　徐秀娟　曾　虹　樊立洁
委　　　　员　王子薇　王　宁　王　峰
　　　　　　　王晓娟　韦侃侃　冉令涛
　　　　　　　石　晶　刘习强　刘忠奇

　　　　　　　刘　青　刘洪涛　刘遵望
　　　　　　　华　红　朱李微　何　帅
　　　　　　　吴飞华　吴　昊　张大庆
　　　　　　　张庆福　张林祺　张　勇
　　　　　　　张　健　李三红　李子坤
　　　　　　　李允武　李明勇　李　颖
　　　　　　　杨小平　杨凤昆　陈立忠
　　　　　　　陈宇轩　周　威　周　瑜
　　　　　　　尚姝环　巫世红　郑利光
　　　　　　　金　磊　施　斌　段开文
　　　　　　　赵云富　赵电红　赵树东
　　　　　　　赵梦明　徐秀娟　郭　莉
　　　　　　　顾　宜　梁　燕　黄开明
　　　　　　　曾　虹　葛　斌　韩　卫
　　　　　　　韩方璇　熊世江　蔡兴伟
　　　　　　　樊立洁　薛　毅
学 术 秘 书　顾　宜
工 作 秘 书　王鹏远

▲中华口腔医学会第四届儿童口腔医学专业委员会组成人员名单(2011 年)
顾　　　　问　文玲英　李玉晶
名誉主任委员　石四箴
主 任 委 员　葛立宏
　　（以下按姓氏笔画排序）
副主任委员　王小竞　宋光泰　时　清
　　　　　　　汪　俊　邹　静
常 务 委 员　王小竞　刘英群　宋光泰
　　　　　　　时　清　汪　俊　邹　静
　　　　　　　郑树国　赵玉梅　赵　玮
　　　　　　　秦　满　梁　勤　黄　洋
　　　　　　　葛立宏
委　　　　员　丁桂聪　王小竞　王金东
　　　　　　　王雅俐　王雅峰　王燕虹
　　　　　　　平雅坤　任重鸿　刘英群
　　　　　　　刘奕杉　刘　娟　刘　鹤
　　　　　　　朱　玲　朱维建　池政兵
　　　　　　　许世梃　许雪静　阮文华
　　　　　　　余奕波　吴礼安　宋　方
　　　　　　　宋光泰　张向宇　张英华

时　清	李小兵	李俊震		单兆臣	林松杉	林崇韬
李　姮	杨东梅	汪　俊		欧阳勇	范　兵	郑丽娟
汪　隼	轩　昆	邵林琴		赵燕平	翁维民	贾兴亚
邹　静	陈　旭	尚佳健		郭　峰	郭　宏	郭子杰
林居红	郑树国	姚　军		郭长军	郭　斌	高　军
胡晓虹	赵玉梅	赵　玮		高　杰	高津福	崔吉民
唐明娜	秦　满	聂德周		戚向敏	梁　燕	黄晓晶
袁国华	郭青玉	钱　虹		储冰峰	曾利伟	蒋伟文
曹新明	梁　勤	黄　华		楼北雁	戴永雨	
黄　彦	黄　洋	葛立宏				

董宏伟　韩　峰　阙国鹰

滕　琦

学术秘书　秦　满　　　　　　学术秘书　郭　斌

工作秘书　夏　斌　　　　　　工作秘书　高　杰

▲中华口腔医学会第三届老年口腔医学专业　　　▲中华口腔医学会第二届预防口腔医学专业
委员会组成人员名单（2012 年 6 月）　　　　委员会组成人员名单

顾　　　问　栾文民　　　　　顾　　　问　樊明文　杨　是　刘　正

前任主任委员　刘洪臣　　　　　　　　　　　王鸿颖

主 任 委 员　吴补领　　　　名誉主任委员　卞金有

候任主任委员　范　兵　　　　主 任 委 员　胡德渝

　（以下按姓氏笔画排序）　　　副主任委员　王伟健　冯希平　台保军

副主任委员　丁仲鹃　吴红崑　张汉平　　　　　　　　李　刚

　　　　　　张亚庆　储冰峰　戴永雨　　　（以下按姓氏笔画排序）

常 务 委 员　丁仲鹃　朱庆萍　吴红崑　常 务 委 员　丁笑乙　王伟健　冯希平

　　　　　　吴补领　张汉平　张亚庆　　　　　　　卢友光　台保军　朱　凌

　　　　　　陆支越　单兆臣　林崇韬　　　　　　　李　刚　李存荣　林焕彩

　　　　　　范　兵　贾兴亚　郭　斌　　　　　　　胡德渝　黄少宏　程　敏

　　　　　　高　杰　储冰峰　蒋伟文　委　　　员　丁笑乙　王伟健　冯希平

　　　　　　戴永雨　　　　　　　　　　　　　　冯昭飞　卢友光　台保军

委　　　员　丁仲鹃　王　静　王永功　　　　　　　叶　玮　平雅坤　刘　英

　　　　　　邓旭亮　平飞云　刘兴容　　　　　　　刘　娟　朱　凌　江　汉

　　　　　　刘希云　刘忠奇　刘梦灵　　　　　　　张　颖　张向宇　张绍伟

　　　　　　向学熔　吕秋娥　孙晓菊　　　　　　　李　刚　李　雪　李　瑛

　　　　　　朱庆萍　朱　炎　闫　萍　　　　　　　李存荣　李洪涛　杜民权

　　　　　　何升腾　何健民　吴双燕　　　　　　　束陈斌　杨　兰　沈家平

　　　　　　吴文蕾　吴红崑　吴补领　　　　　　　陈霄迟　林居红　林焕彩

　　　　　　张汉平　张亚庆　张并生　　　　　　　欧晓艳　范　旭　胡德渝

　　　　　　张　雄　李国强　李桂红　　　　　　　荣文笙　赵玉梅　袁　杰

　　　　　　杨　泓　沙鑫家　陆支越　　　　　　　黄　华　黄少宏　黄瑞哲

　　　　　　　　　　　　　　　　　　　　　　　彭春梅　程　敏　蒋　勇

　　　　　　　　　　　　　　　　　　　　　　　韩永成　韩晓兰　阙国鹰

　　　　　　　　　　　　　　　　　秘　　　书　荣文笙（兼）

李　雪（兼）

▲中华口腔医学会第四届口腔种植专业委员会组成人员名单（2012 年 9 月 14 日）

顾　　问	王　兴		
主 任 委 员	李德华		
副 主 任 委 员	王佐林	王慧明	邓飞龙
	陈　宁	周延民	周　磊
	林　野	赖红昌	

（以下按姓氏笔画排序）

常 务 委 员	王佐林	王慧明	邓飞龙
	吴大怡	宋应亮	张志勇
	李晓红	李德华	邱立新
	邱　萍	陈　宁	陈　江
	陈卓凡	周延民	周　磊
	林　野	宫　苹	施　斌
	柳忠豪	徐　欣	宿玉成
	梁　星	赖红昌	谭包生
委　　员	马　威	马泉生	王仁飞
	王佐林	王远勤	王国平
	王勤涛	王稚英	王慧明
	邓飞龙	邓春富	冯　青
	叶　平	叶钟泰	刘继红
	刘清辉	刘福祥	刘静明
	吕广辉	吕亚林	孙致宗
	齐　翊	何　军	何家才
	吴大怡	吴轶群	吴豪阳
	宋应亮	张　宇	张志宏
	张志勇	张国志	张　斌
	李　军	李志刚	李健慧
	李晓东	李晓红	李德华
	杨小东	杨建军	沈庆平
	谷志远	邱立新	邱　萍
	陈　宁	陈　江	陈卓凡
	陈　波	周延民	周　磊
	孟维艳	林松杉	林　野
	宫　苹	施　斌	柳忠豪
	胡秀莲	贺　平	赵保东
	唐志辉	夏海斌	徐世同
	徐　欣	徐淑兰	徐　普

	班　宇	秦　猛	耿　威
	袁　泉	郭平川	郭吕华
	顾新华	高　军	宿玉成
	常晓峰	康　博	梁　星
	黄远亮	黄盛兴	温　波
	焦艳军	童　昕	董　强
	董福生	董　毅	谢志刚
	满　毅	赖红昌	谭包生
	滕立钊	潘在兴	
秘　　书	马　威	谢　超	邱　萍

▲中华口腔医学会第五届口腔颌面外科专业委员会成员名单（2012 年 9 月 14 日）

顾　　问	邱蔚六	王大章	张震康
	李金荣	刘宝林	张志愿
主 任 委 员	赵怡芳		
候任主任委员	刘彦普		
前任主任委员	俞光岩		

（以下按姓氏笔画排序）

副 主 任 委 员	卢　利	石　冰	杨　驰
	郭传瑸		
常 务 委 员	王佐林	王慧明	卢　利
	石　冰	刘彦普	吴煜农
	张　益	李祖兵	杨　驰
	沈国芳	封兴华	胡　敏
	胡　静	赵怡芳	唐恩溢
	唐瞻贵	郭传瑸	黄洪章
委　　员	马　洪	马　秦	
	木合塔尔·霍加		
	王予江	王佐林	王　涛
	王慧明	卢　利	平飞云
	田卫东	石　冰	艾伟健
	刘少华	刘彦普	刘　峰
	刘静明	孙明磊	孙晋虎
	许　彪	达林泰	何　悦
	吴煜农	张文峰	张东升
	张　伟	张志光	张　益
	张　琪	李龙江	李祖兵
	张　斌	杨　驰	沈　军
	沈国芳	阿地力·莫明	

陈　刚　周中华　周先略
周　健　季　平　尚伟林
李　嵩　郑家伟　侯成群
保森竹　南欣荣　姚　宏
姜晓钟　封兴华　胡　敏
胡　静　赵怡芳　赵继志
唐恩溢　唐瞻贵　郭传瑸
黄远亮　黄　欣　黄洪章
曾融生　董玉英　谢志坚
蔡志刚　谭颖徽

学术秘书　何　悦
工作秘书　王琪赟　孙志军

▲中华口腔医学会口腔颌面外科专业委员会
牙槽外科学组成员名单(2011 年 4 月 16 日
成立)
组　　　长　胡开进
副 组 长　刘　磊　赵吉宏　张　伟
　　　　　　汪　湧
成　　　员(按姓名汉语拼音顺序排列)
安　峰　柴　建　陈　刚
胡延佳　李唐新　李新明
李旭奎　鲁大鹏　孟凡文
佘晓明　王立军　温伟生
许　竞　杨建军　叶钟泰
张英怀　周宏志　周　青
朱赴东　朱国雄
秘　　　书　周宏志(兼)

▲中华口腔医学会口腔颌面外科专业委员会
第四届创伤学组成员名单
顾　　　问　顾晓明
组　　　长　李祖兵
副 组 长　张　益　田卫东　刘彦普
　　　　　　徐　兵
成　　　员(按姓名汉语拼音顺序排列)
阿地力　安金刚　薄　斌
何冬梅　何黎升　胡　敏
刘　磊　刘少华　刘静明
柳新华　李　智　卢　利
朴正国　孙国文　邵益森

谭颖徽　王　涛　吴汉江
吴衍昌　杨建军　张　伟
张志光　周中华　朱国雄
秘　　　书　李　智(兼)

▲中华口腔医学会口腔颌面外科专业委员会
口腔颌面-头颈肿瘤内科学组成员名单
(2011 年 10 月 21 日成立)
顾　　　问　叶茂昌　张建国　李龙江
组　　　长　郭　伟
副 组 长　孙沫逸　步荣发　冉　炜
　　　　　　唐瞻贵
成　　　员(按姓名汉语拼音顺序排列)
步荣发　陈万涛　陈　岩
郭　伟　韩　波　韩正学
黄绍辉　焦晓辉　景　捷
李春男　李德超　李　刚
李伟忠　孟　箭　冉　炜
任国欣　尚　伟　孙沫逸
孙志军　唐瞻贵　王建广
王　军　王来平　武和明
谢卫红　玄云泽　杨　凯
叶钟泰　张　杰　张　圃
张世周　赵　科
秘　　　书　任国欣(兼)　席　庆　李生娇

▲中华口腔医学会口腔颌面外科专业委员会
第三届口腔颌面-头颈肿瘤外科学组成员
名单(2012 年 9 月 14 日)
顾　　　问　张陈平
组　　　长　郭传瑸
副 组 长　李龙江　季　彤　廖贵清
　　　　　　尚政军　张　圃
成　　　员(按姓名汉语拼音顺序排列)
步荣发　曹选平　陈林林
程晓兵　韩正学　韩　冰
何三虎　胡勤刚　华成舸
林李嵩　刘　冰　潘　剑
潘朝斌　尚　伟　孙　坚
孙长伏　唐休发　唐瞻贵
王慧明　王升志　吴汉江

　　　　吴衍昌　杨　凯　叶茂昌
　　　　张东升　张　雷　张　杰
　　　　钟来平　周　诺
秘　　书　张　雷(兼)

▲中华口腔医学会口腔颌面外科专业委员会
第三届脉管性疾病学组成员名单(2012 年
9 月 13 日)
顾　　问　张志愿　赵怡芳
组　　长　孙沫逸
副 组 长　张建国　王晓毅　郑家伟
　　　　　秦中平　赵吉宏　王绪凯
成　　员(按姓名汉语拼音顺序排列)
　　　　蔡　育　陈传俊　陈伟良
　　　　范新东　高庆红　贾玉林
　　　　贾暮云　江银华　李新明
　　　　林晓曦　柳登高　骆泉丰
　　　　麦华明　孟　箭　秦兴军
　　　　寿卫东　苏立新　孙志军
　　　　王延安　杨宏宇　杨耀武
　　　　张东升　张森林　郑苍尚
　　　　郅克谦　周国瑜　朱声荣
秘　　书　王延安(兼)　杨耀武(兼)

▲中华口腔医学会口腔颌面外科专业委员会
第五届唇腭裂学组成员名单(2010 年 6 月
25 日)
组　　长　马　莲
副 组 长　王国民　石　冰　傅豫川
　　　　　封兴华　黄洪章
成　　员(按姓名汉语拼音顺序排列)
　　　　曹　强　陈　涌　陈仁吉
　　　　陈伟辉　黄永清　李　盛
　　　　李　健　刘春丽　刘　强
　　　　柳新华　罗　奕　贾绮林
　　　　江宏兵　焦晓辉　蔺新春
　　　　钱玉芬　宋庆高　孙晋虎
　　　　王洪涛　王　如　王　涛
　　　　王予江　文抑西　杨学财
　　　　杨育生　叶钟泰　郑苍尚
　　　　郑　谦

秘　　书　贾绮林(兼)
▲中华口腔医学会口腔颌面外科专业委员会
第三届正颌外科学组成员名单
顾　　问　王　兴　林久祥
组　　长　胡　静
副 组 长　沈国芳　伊　彪　刘彦普
　　　　　房　兵　杨学文
成　　员(按姓名汉语拼音顺序排列)
　　　　艾伟健　白　丁　陈　刚
　　　　高晓辉　李继华　李　智
　　　　李自力　林润台　卢　利
　　　　欧阳奇明　曲卫国
　　　　孙　健　唐恩溢　王　昊
　　　　王　涛　王旭东　谢志坚
　　　　杨小平　曾融生　赵晋龙
　　　　郑　杰　周　诺　周彦恒

▲中华口腔医学会口腔颌面外科专业委员会
第二届涎腺疾病学组成员名单
顾　　问　俞光岩　王中和　吴军正
组　　长　王松灵
副 组 长　孙沫逸　李龙江　俞创奇
　　　　　彭　歆　程　勇
成　　员(按姓名汉语拼音顺序排列)
　　　　李　健　李　江　李　钧
　　　　廖贵清　刘　斌　刘　冰
　　　　祁森荣　孙长伏　孙宏晨
　　　　王　洁　王晓毅　杨雯君
　　　　张福胤　张　雷　张引成
　　　　张祖燕　赵洪伟
秘　　书　祁森荣　张　雷

▲中华口腔医学会口腔颌面外科专业委员会
第二届修复重建外科协作组成员名单
组　　长　孙　坚
副 组 长　田卫东　何黎升　蔡志刚
　　　　　李祖兵
成　　员(按姓名汉语拼音顺序排列)
　　　　陈伟辉　顾晓明　胡　敏
　　　　季　平　蔺新春　刘　流
　　　　刘少华　木合塔尔·霍加

彭　歆　邱嘉旋　商洪涛
谭颖徽　汤　炜　唐休发
王慧明　王升志　王绪凯
王昭领　王志勇　谢家敏
徐　兵　杨志诚　叶金海
张诗雷　张志光　赵吉宏
秘　　书　张诗雷（兼）

▲中华口腔医学会口腔颌面外科专业委员会
全国第一届睡眠呼吸障碍诊疗协作组人员
名单

顾　　问　邱蔚六　张震康　王大章
组　　长　卢晓峰
副组长　伊　彪　于　擘　杨学文
　　　　　木合塔尔·霍加　朱　敏
成　　员　梁　成　刘　强　刘中寅
　　　　　贺　红　胡荣党　欧阳奇明
　　　　　邵现红　张　彬　张银凯
　　　　　温伟生　吴煜农　朱形好
秘　　书　陈　广

▲中华口腔医学会第三届颞下颌关节病学及
𬌗学专业委员会组成人员名单（2011 年 4
月 22 日）

顾　　　问　张震康
前任主任委员　马绪臣
主　任　委员　刘洪臣
候任主任委员　张志光
副主任委员　王美青　龙　星　谷志远
　　　　　　杨　驰　胡　静　傅开元
　　　　（以下按姓氏笔画排序）
常　务　委员　马　秦　马绪臣　王美青
　　　　　　王燕一　龙　星　甘业华
　　　　　　刘洪臣　张志光　李晓箐
　　　　　　杨　驰　杨晓江　谷志远
　　　　　　房　兵　胡　敏　胡　静
　　　　　　程　勇　傅开元
委　　　员　丁　寅　方一鸣　方泽强
　　　　　　王　东　王景云　邓　锋
　　　　　　邓末宏　刘　静　匡世军
　　　　　　吕东升　何冬梅　宋代辉

张　益　张跃蓉　张静露
李　松　李　煌　杨　春
杨建军　杨德圣　邹冰爽
陈永进　陈建荣　陈敏洁
冼　淡　周　青　孟娟红
郑　明　郑有华　侯　敏
胡开进　常群安　康　宏
曹　利　曹均凯　阎　英
曾剑玉　焦国良　谢秋菲
蔡协艺

▲中华口腔医学会颞下颌关节病学及𬌗学专
业委员会𬌗学学组成员名单（2011 年 4 月
22 日成立）

组　　长　王美青
副组长　谢秋菲　杨晓江　刘月华
成　　员（按姓名汉语拼音顺序排列）
　　　　　陈建治　陈丹鹏　陈国新
　　　　　邓　悦　董　研　房　维
　　　　　侯爱兵　胡江天　胡志刚
　　　　　黄声富　李　波　梁　燕
　　　　　林新平　林雪峰　刘来奎
　　　　　刘　怡　卢海平　马志贵
　　　　　王　旭　王　云　王增全
　　　　　谢　旻　徐　江　徐平平
　　　　　杨　征　于　丽　张　丹
　　　　　张　红　张文怡　张晓蓉
　　　　　赵桂芝　赵要武　周　振
　　　　　周传丽　张　磊
秘　　书　于世宾

▲中华口腔医学会第二届口腔麻醉学专业委
员会组成人员名单（2012 年 5 月 19 日）

顾　　　问　张永明　刘克英
前任主任委员　朱也森
主　任　委员　徐礼鲜
候任主任委员　姜　虹
副主任委员　刘可斌　李　刚　刘瑞昌
　　　　（以下按姓氏笔画排序）
常　务　委员　卜林明　方　才　王　森
　　　　　　王英伟　邓晓明　石学银

		刘可斌	刘瑞昌	朱也森
		张　卫	张　惠	李　刚
		闵红星	单维芳	姜　虹
		钟泰迪	徐　辉	徐礼鲜
		梁　敏		
委　　员	卜林明	马龙先	方　才	
	王　森	王心怡	王英伟	
	邓晓明	兰智琦	申　岱	
	石立新	石学银	石景辉	
	刘　颖	刘友坦	刘可斌	
	刘瑞昌	吕洁萍	孙　强	
	朱也森	齐敦益	吴　志	
	张　卫	张　倩	张　惠	
	李　刚	李文献	李向京	
	李建军	杨旭东	连文洁	
	邱晓东	闵红星	陈　彪	
	陈志峰	陈雪梅	单维芳	
	周燕丰	林献忠	林瑞华	
	郁　葱	金昌道	姜　虹	
	钟泰迪	倪　文	夏　氢	
	徐　辉	徐礼鲜	徐旭仲	
	耿智隆	贾　珍	梁　敏	
	黄　燕	黄绍农	嵇富海	
	彭　涛	董海龙	韩冲芳	
	蔡宏伟			

学术秘书　张　惠　陈志峰

工作秘书　但颖之　每晓鹏　孙　宇

▲中华口腔医学会第四届口腔颌面放射专业
委员会组成人员名单(2012 年 9 月 16 日)

顾　　问　马绪臣

主 任 委 员　余　强

（以下按姓氏笔画排序）

副主任委员	王松灵	王　虎	王铁梅
	张祖燕	程　勇	
常 务 委 员	王世平	王松灵	王　虎
	王铁梅	余　强	张祖燕
	李　刚	陈金武	孟庆江
	范新东	郑广宁	傅开元
	程　勇		

委　　员	于美清	王世平	王平仲
	王　昊	王松灵	王　虎
	王铁梅	王朝俭	叶　平
	石慧敏	刘　明	刘　鹏
	孙　超	祁森荣	余　强
	吴兵红	张　伟	张治勇
	张祖燕	张德明	李天亮
	李　刚	李志民	李国菊
	李　波	步荣发	肖　玲
	陈金武	孟庆江	屈振宇
	武俊婷	范新东	范颖峰
	郑广宁	柳登高	夏东彬
	夏　冰	栗文成	秦东京
	郭　军	钱　敏	高之江
	梁　欣	傅开元	普启宏
	曾东林	程　勇	

学术秘书　李　刚

工作秘书　石慧敏

▲中华口腔医学会第五届口腔修复学专业委
员会组成人员名单(2012 年 11 月 12 日)

顾　　问　赵铱民　冯海兰

前任主任委员　张富强

主 任 委 员　王贻宁

候任主任委员　刘洪臣

（以下按姓氏笔画排序）

副主任委员	朱智敏	陈吉华	徐　军
	高　平	蒋欣泉	
常　　委	丁仲鹃	于海洋	王　永
	王贻宁	王家伟	王晓容
	王景云	王　璐	冯云枝
	艾红军	刘　丽	刘洪臣
	朱智敏	何惠宇	余占海
	吴　琳	张少锋	张玉梅
	张修银	张秋霞	张振庭
	李　彦	李振春	汪大林
	汪饶饶	苏俭生	邵龙泉
	邹德荣	陈小冬	陈吉华
	周永胜	周延民	郑东翔
	郑立舸	郑　明	姚江武

胥　春　赵　克　骆小平
徐　军　徐培成　高　平
梁　星　章少萍　章非敏
章燕珍　麻健丰　黄元瑾
黄　翠　傅柏平　程　竑
程　辉　蒋欣泉　谢伟丽
谭建国　颜培德

委　员　丁仲鹃　万乾炳　于海洋
马辰春　马　练　王　永
王　伟　王丽萍　王志刚
王远勤　王　珏　王贻宁
王家伟　王　悦　王晓容
王海花　王戟文　王景云
王　焱　王新知　王　蔚
王燕一　王　璐　邓旭亮
付　钢　冯云枝　卢东民
艾红军　刘文芳　刘伟才
刘　红　刘　丽　刘洪臣
刘晓明　刘清辉　吕广辉
吕　卉　孙　凤　孙玉春
朱　松　朱洪水　朱娟芳
朱智敏　朱　霖　江青松
汲　平　牟雁东　许卫星
邢文忠　何　帅　何惠宇
余占海　余锦豪　吴　哲
吴清柱　吴珺华　吴　琳
宋光保　宋林林　张卫平
张少锋　张玉梅　张　宇
张怀勤　张忠提　张修银
张秋霞　张振庭　张　晓
张静莹　张　磊　张　翼
李小凤　李月玲　李长义
李　江　李志刚　李苏伶
李国强　李　彦　李振春
李惠忠　杨亚东　杨群量
杨德圣　汪大林　汪饶饶
肖　云　苏俭生　邵永新
邵龙泉　邹德荣　陈小冬
陈　钢　陈吉华　陈建荣

陈　林　陈新民　陈　溯
周永胜　周立林　周延民
周　毅　孟玉坤　孟翔峰
宗　果　林雪峰　范　震
迪丽努尔·阿吉
迪里夏提·吐拉洪
郑元俐　郑东翔　郑立舸
郑　明　金　磊　侯玉东
俞立英　姚江武　姜　婷
宫相芹　施　乐　施生根
施　亮　洪　航　祝　军
胡　军　胡书海　胥　春
赵　鹃　赵　克　赵佳明
赵　彬　钟　群　骆小平
原双斌　唐旭炎　徐　军
徐远志　徐　凌　徐培成
徐维宁　徐　普　贾安琦
郭长军　郭永锦　钱文昊
顾新华　高　平　高承志
高益鸣　高清平　曹卫彬
曹颖光　梁　星　章少萍
章非敏　章燕珍　逯　宜
麻健丰　黄元瑾　黄　翠
傅柏平　傅　挥　曾剑玉
温　颖　焦　婷　程　竑
程　涛　程　辉　董　研
蒋丽萍　蒋欣泉　蒋　滔
谢伟丽　谢秋菲　廖红兵
谭　劲　谭建国　樊　洪
樊明月　潘在兴　颜培德
薛靖楠　魏　斌

学术秘书　黄　翠
工作秘书　周　毅

▲中华口腔医学会第四届口腔修复工艺学专业委员会组成人员名单(2011 年 10 月)
主任委员　阎春喜
候任主任委员　徐　侃
副主任委员　于海洋　潘新华　张春宝
　　　　　　崔荣智

前任主任委员 周 敏

顾 问 马桂芳

（以下按姓氏笔画排序）

常 务 委 员 于海洋 邓再喜 刘 洋
朱晓斌 阎春喜 佟 岱
张春宝 李保泉 李靖桓
周 敏 侯康林 徐 侃
崔荣智 景建龙 潘新华

委 员 于文滔 于海洋 尹亚雄
毛 红 王 正 王 永
王华新 王 兵 王嘉蕾
邓再喜 邓 斌 韦纪英
光寒冰 刘 洋 刘 敏
刘越胜 朱晓斌 汤学华
许 军 许 胜 许德文
阎春喜 佟 岱 吴建忠
吴树洪 张春宝 张荣寿
张朝标 张增瑞 李天侠
李保泉 李晓林 李继义
李靖桓 邱晓霞 陈建荣
陈闻多 周 敏 岳 莉
帕拉提·牙生 罗昉强
侯康林 战德松 胡 军
贺扬帆 贺燕平 徐 侃
徐 勇 秦永生 袁 萍
郭裕春 崔荣智 矫 忻
隋 磊 景建龙 焦建平
雷序江 谭万德 潘新华
潘 瑾 薛晓军 戴文安

学 术 秘 书 佟 岱

工 作 秘 书 邢燕西

▲中华口腔医学会第五届口腔正畸专业委员会组成人员名单(2011 年 6 月 2 日)

顾 问 林久祥 段银钟

主 任 委 员 赵志河

前任主任委员 许天民

侯任主任委员 周彦恒

（以下按姓氏笔画排序）

副 主 任 委 员 丁 寅 王建国 王 林

邓 锋 白玉兴 沈 刚
周 洪

常 务 委 员 丁 寅 毛 靖 王大为
王建国 王 林 王春玲
邓 锋 厉 松 甘宝霞
白 丁 白玉兴 刘月华
华咏梅 许天民 邵 坪
吴建勇 张 扬 张桂荣
李 东 李巍然 杨四维
沈 刚 陈文静 陈 杰
陈莉莉 周彦恒 周 洪
林新平 胡 敏 贺 红
赵志河 徐宝华 徐 娟
钱玉芬 韩光丽 蔡 斌

委 员 丁 云 丁 寅 于 岚
于艳玲 马文盛 马宗霆
马晨麟 孔卫东 方 刚
毛 靖 王大为 王 云
王 争 王 军 王秀婧
王建国 王 林 王春玲
王晓荣 王增全 王 臻
邓 锋 兰泽栋 冯云霞
冯驭驰 冯 雪 卢海平
厉 松 古力巴哈·买买提
史建陆 史 真 甘宝霞
田 军 田岳红 白 丁
白玛德吉 白玉兴 艾 虹
关晓航 刘从华 刘月华
刘东旭 刘 妍 刘 怡
刘泓虎 刘晓君 刘 琳
刘新强 华咏梅 汤腊梅
米丛波 许天民 何 丽
邵 坪 吴永生 吴立鹏
吴丽萍 吴建勇 宋锦璘
张卫兵 张 扬 张 佐
张 勇 张春利 张晓蓉
张桂荣 张 强 张锡忠
张端强 李 东 李玉超
李兴元 李志华 李诗佩

<table>
<tr><td>李洪发</td><td>李梦华</td><td>李巍然</td><td></td><td></td><td>荀文兴</td><td>徐宝华</td><td>高承志</td></tr>
<tr><td>杨四维</td><td>杨凯</td><td>沈刚</td><td></td><td></td><td>盛列平</td><td>彭诚</td><td>谢洪</td></tr>
<tr><td>邹敏</td><td>陈丹鹏</td><td>陈文静</td><td></td><td></td><td>魏斌</td><td></td><td></td></tr>
<tr><td>陈昕</td><td>陈杰</td><td>陈荣敬</td><td>委</td><td>员</td><td>马晟利</td><td>尹林</td><td>毛钊</td></tr>
<tr><td>陈莉莉</td><td>周彦恒</td><td>周洪</td><td></td><td></td><td>王左敏</td><td>王鸿</td><td>王霄</td></tr>
<tr><td>周继祥</td><td>周嫣</td><td>庞光明</td><td></td><td></td><td>邓礼辉</td><td>申海</td><td>刘文书</td></tr>
<tr><td>房兵</td><td>林军</td><td>林典岳</td><td></td><td></td><td>刘洪臣</td><td>刘荣森</td><td>刘维贤</td></tr>
<tr><td>林珊</td><td>林新平</td><td>郑之峻</td><td></td><td></td><td>吕亚林</td><td>孙勇</td><td>朱亚琴</td></tr>
<tr><td>郑旭</td><td>郑翼</td><td>金作林</td><td></td><td></td><td>冷卫东</td><td>吴东红</td><td>宋萌</td></tr>
<tr><td>侯录</td><td>施洁珺</td><td>胡荣党</td><td></td><td></td><td>张书平</td><td>张志华</td><td>张彬</td></tr>
<tr><td>胡敏</td><td>贺红</td><td>赵丹</td><td></td><td></td><td>张惠珍</td><td>李容林</td><td>杨小民</td></tr>
<tr><td>赵计林</td><td>赵志河</td><td>赵桂芝</td><td></td><td></td><td>汪建中</td><td>邹德荣</td><td>陈巨峰</td></tr>
<tr><td>赵颖</td><td>唐旭炎</td><td>徐卫华</td><td></td><td></td><td>陈丽春</td><td>陈志远</td><td>陈桂军</td></tr>
<tr><td>徐宝华</td><td>徐娟</td><td>秦明群</td><td></td><td></td><td>陈莉娅</td><td>陈莉莉</td><td>周振</td></tr>
<tr><td>秦科</td><td>莫水学</td><td>袁晓</td><td></td><td></td><td>周继祥</td><td>欧阳奇明</td><td>罗洪</td></tr>
<tr><td>郭艳莉</td><td>钱玉芬</td><td>高美琴</td><td></td><td></td><td>范群</td><td>侯晓薇</td><td>俞立英</td></tr>
<tr><td>高雪梅</td><td>高辉</td><td>屠莲萍</td><td></td><td></td><td>姚金光</td><td>胡永权</td><td>荀文兴</td></tr>
<tr><td>崔淑霞</td><td>常新</td><td>康娜</td><td></td><td></td><td>贺小宁</td><td>赵世英</td><td>徐宝华</td></tr>
<tr><td>曹宝成</td><td>梁芮</td><td>黄素华</td><td></td><td></td><td>袁益屏</td><td>郭军</td><td>郭莉</td></tr>
<tr><td>彭友俭</td><td>舒广</td><td>谢奇</td><td></td><td></td><td>陶洪</td><td>顾晓明</td><td>高承志</td></tr>
<tr><td>韩光丽</td><td>鲁明星</td><td>赖文莉</td><td></td><td></td><td>崔三哲</td><td>盛列平</td><td>黄全顺</td></tr>
<tr><td>雍敏</td><td>雷勇华</td><td>熊国平</td><td></td><td></td><td>彭诚</td><td>蒋灿华</td><td>谢洪</td></tr>
<tr><td>熊晖</td><td>蔡留意</td><td>蔡斌</td><td></td><td></td><td>雷韦</td><td>魏斌</td><td></td></tr>
<tr><td>谭理军</td><td>樊永杰</td><td>潘晓岗</td><td>学术秘书</td><td></td><td>刘荣森</td><td></td><td></td></tr>
<tr><td>戴红卫</td><td></td><td></td><td>工作秘书</td><td></td><td>王俊成　刘乙颖</td><td></td><td></td></tr>
</table>

学术秘书　王军
工作秘书　谭理军

▲中华口腔医学会第二届全科口腔医学专业委员会组成人员名单(2012 年 9 月 13 日)
顾问　张汉东
名誉主任委员　李伟力
主任委员　刘洪臣
（以下按姓氏笔画排序）
副主任委员　尹林　王霄　刘荣森
　　　　　　朱亚琴　陈莉莉　徐宝华
常务委员　尹林　王霄　刘洪臣
　　　　　刘荣森　朱亚琴　张书平
　　　　　李容林　杨小民　汪建中
　　　　　陈莉莉　范群　俞立英

联系地址　北京市海淀区花园北路49号
邮编　100191
联系电话　010-82266334
电子邮箱　qkkqyx@163.com
　　　　　qkkqyxzwh@163.com
网址　www.qkkqyx.cn

▲中华口腔医学会第三届口腔医学教育专业委员会组成人员名单(2012 年 4 月 28 日)
主任委员　王松灵
副主任委员(按姓氏笔画排序)
　　　　　于海洋　边专　郑家伟
　　　　　贺建军　凌均棨　郭传瑸
常务委员(按姓氏笔画排序)
　　　　　于海洋　毛立民　王佐林

王松灵　卢利　边专
孙卫斌　闫福华　吴补领
张连云　李松　杨丕山
周延民　周健　周诺
郑东翔　郑家伟　侯铁舟
贺建军　凌均榮　徐艳
郭传瑸　傅柏平

委　员(按姓氏笔画排序)

于海洋　马洪　毛立民
毛靖　牛卫东　王元银
王予江　王佐林　王松灵
王荃　王稚英　邓婧
邓嘉胤　冯剑颖　卢友光
卢利　叶玲　边专
伊哲　刘进忠　刘敏
吕艳超　孙卫斌　孙宏晨
曲晓娟　江泳　闫福华
余占海　吴补领　吴珺华
张兰　张庆明　张红梅
张连云　李克义　李松
李煌　李谨　李翠英
杜晓岩　杨丕山　杨学文
周延民　周健　周诺
罗晓晋　郑东翔　郑家伟
侯铁舟　姚江武　姜巧玲
胡荣党　贺建军　贺慧霞
赵今　赵望泓　钟良军
凌均榮　唐国瑶　徐艳
柴健　郭传瑸　陶人川
阎英　黄世光　黄永清
傅柏平　曾常爱　葛少华
葛自力　葛颂　葛煦
董福生　阙国鹰　樊立洁
戴艳梅

青年委员(按姓氏笔画排序)

孔亮　司燕　刘习强
杨凯　张玮　李志民
孟柳燕　袁泉　曹霞

学术秘书　郑东翔

工作秘书　李翠英

▲中华口腔医学会第二届口腔医学计算机专业委员会组成人员名单(2011 年 8 月 26 日)

顾　问　赵铱民　刘洪臣
名誉主任委员　张震康
主任委员　吕培军

(以下按姓氏笔画排序)

副主任委员　王勇　白玉兴　张富强
　　　　　　周诺　高勃
常务委员　王力　王勇　白玉兴
　　　　　刘福祥　吕培军　余占海
　　　　　吴国锋　张振庭　张海钟
　　　　　张富强　周诺　罗奕
　　　　　施生根　高平　高勃
委　员　毛小泉　王力　王来平
　　　　王勇　仪虹　冯红超
　　　　卢燕勤　申铁兵　白玉兴
　　　　刘东旭　刘晓秋　刘福祥
　　　　吕培军　孙玉春　汤炜
　　　　严斌　余占海　吴国锋
　　　　吴琳　宋锦璘　张凯
　　　　张诗雷　张修银　张振庭
　　　　张海钟　张富强　李志华
　　　　李忠科　杨连平　陈溯
　　　　陈群　周诺　罗云
　　　　罗奕　俞青　姜若萍
　　　　施生根　柯杰　高平
　　　　高勃　温宁　熊晖
学术秘书　孙玉春
工作秘书　赵建江

▲中华口腔医学会第一届口腔医学伦理委员会委员名单(2012 年 3 月 6 日成立)

主任委员　胡德渝
副主任委员　冯希平　刘宏伟

(按姓氏笔画排序)

委　员　丁笑乙　尹秀云　王伟健
　　　　王松灵　丛亚丽　台保军
　　　　刘捷　华红　孙正
　　　　许天民　张宝珠　张富强

李　刚　李建志　李　雪
孟焕新　林　野　俞光岩
胡林英　荣文笙　梁景平
章锦才　葛立宏　翟晓梅

办公室地址　北京海淀区中关村南大街甲
　　　　　　18 号
　　　　　　北京国际大厦 C 座 4 层
　　　　　　中华口腔医学会
邮　　　编　100081
联　系　人　荣文笙
电　　　话　010-62166238（办公室）
　　　　　　13681354214（手机）
电 子 邮 箱　rongwensheng@ vip. sina. com

▲中华口腔医学会第一届口腔医疗服务分会组成人员名单（2011 年 9 月 26 日成立）
主 任 委 员　张志愿
副主任委员　徐　韬　赵志河　陈吉华
　　　　　　郭　莲　付宏宇
　　　（以下按姓氏笔画排序）
常 务 委 员　马卫东　王　林　王佐林
　　　　　　王建国　王慧明　邓　锋
　　　　　　付宏宇　闫福华　张志愿
　　　　　　张建中　杨丕山　沈曙铭
　　　　　　陈吉华　周　诺　周延民
　　　　　　周　洪　林　野　郑东翔
　　　　　　段亚光　胡勤刚　赵志河
　　　　　　凌均棨　徐　韬　郭　莲
　　　　　　章锦才　路振富
委　　　员　丁仲鹃　马卫东　马国武
　　　　　　牛玉梅　王万春　王仁飞
　　　　　　王佐林　王建国　王　林
　　　　　　王　鹏　王慧明　邓　锋
　　　　　　付宏宇　朱洪水　闫福华
　　　　　　佘小明　余占海　吴正一
　　　　　　吴补领　吴燕平　张并生
　　　　　　张志愿　张建中　张　勇
　　　　　　张祖燕　张桂荣　李　东
　　　　　　杜晓岩　杨丕山　沈曙铭
　　　　　　陈吉华　周延民　周　洪

周　健　周　诺　林　野
郑东翔　郑立舸　姚江武
柳忠豪　段亚光　段瑞平
胡兴龙　胡勤刚　赵志河
凌均棨　徐　韬　郭　莲
高　平　高　军　曹选平
曹新明　章锦才　麻健丰
黄俊辉　塔　娜　程华刚
程　涛　董福生　韩建国
路振富　鲍　莉　冀新江
秘 书 长　吴正一（兼）
在京秘书　张祖燕（兼）
工作秘书　徐袁瑾

▲中华口腔医学会第一届口腔医疗服务分会医疗质量管理学组成员名单（2011 年 12 月 28 日成立）
组　　　长　沈曙铭
副 组 长　杨　征　吴正一　陈吉华
　　　　　台保军　白玉兴
组　　　员（按姓氏笔画排序）
　　　　　叶发明　伊大海　刘　娟
　　　　　刘月华　朱洪水　张志兴
　　　　　张忠提　张洪杰　李　梅
　　　　　杨建荣　陈小冬　段亚光
　　　　　赵华强　夏　熹　高　军
　　　　　常晓峰　曾融生　董福生
　　　　　谢志坚
秘　书　邱　娟

▲中华口腔医学会第一届口腔医疗服务分会医院文化建设学组成员名单（2012 年 3 月 24 日换届成立）
组　　　长　李昌务
副 组 长　胡　滨　张祖燕　吴红崑
　　　　　赵心臣
组　　　员（按姓氏笔画排序）
　　　　　刘　萍　曲　华　吴珺华
　　　　　张　平　张志民　张桂荣
　　　　　李郁风　李晓红　李祥之
　　　　　杨练武　陈　宁　胡济安

　　　　　　赵建江　聂　彬　曹继晨

　　　　　　黄晓晶

秘　　　书　康文远

▲中华口腔医学会第一届口腔医疗服务分会
　行政管理学组成员名单（2011 年 12 月 27
　日成立）

组　　　长　郭　莲

副 组 长　罗　奕　谭　静　赵心臣

　　　　　　李宜阳

组　　　员（按姓氏笔画排序）

　　　　　　卢　利　孙　军　严　斌

　　　　　　何家才　吴小红　宋　鹰

　　　　　　张并生　张志兴　张建成

　　　　　　张丽莉　杨素霞　陈小华

　　　　　　陈文霞　姚碧文　段瑞平

　　　　　　胡　飞　赵华强　徐海林

　　　　　　韩　杰　臧立新　蔡志斌

秘　　　书　张丽莉（兼）

▲中华口腔医学会第一届口腔医疗服务分会
　人力资源管理学组成员名单（2012 年 10 月
　21 日换届成立）

组　　　长　赵志河

副 组 长　杨　旭　徐袁瑾　任晓磊

　　　　　　何　佳

组　　　员（按姓氏笔画排序）

　　　　　　马学英　王　敏（兼秘书）

　　　　　　邓　砚　邓嘉胤　任秀云

　　　　　　刘进忠　吕艾芹　宋　珏

　　　　　　应入时　李小凤　李启顺

　　　　　　李建英　胡兴龙　徐平平

　　　　　　郭志建　高　华　谢和荣

　　　　　　韩建国　潘新东

▲中华口腔医学会第一届口腔医疗服务分会
　信息管理学组成员名单（2011 年 12 月 28
　日成立）

组　　　长　曹战强

副 组 长　陆　耀　罗　云　罗　勇

　　　　　　蔡宏伟

组　　　员（按姓氏笔画排序）

　　　　　　王洪涛　王维倩　卢志山

　　　　　　邝　海　吕　颖　曲　华

　　　　　　吴　勇　张　波　张栋良

　　　　　　李长义　陈　伟　周治宇

　　　　　　娄铁尘　钟　滨　徐　刚

　　　　　　班兴敏　高　峰

秘　　　书　朱晓滨

▲中华口腔医学会第一届口腔医疗服务分会
　护理管理学组成员名单（2011 年 11 月 26
　日换届成立）

组　　　长　李秀娥

副 组 长　赵佛容　徐　琨　陈佩珠

　　　　　　刘　明

组　　　员（按姓氏笔画排序）

　　　　　　文学锦　王凤英　冉　芳

　　　　　　刘东玲　刘　蕊　吕　艳

　　　　　　李大兰　陆金星　陈守会

　　　　　　侯雅蓉　俞雪芬　姚志清

　　　　　　宫琦玮　赵树红　徐佑兰

　　　　　　高玉琴　曹力燕　彭　军

　　　　　　戴艳梅　王春丽（兼秘书）

▲中华口腔医学会第一届口腔医学设备器材
　分会组成人员名单（2010 年 12 月 1 日成立）

主 任 委 员　赵铱民

副主任委员　刘福祥　李　勇　李　强

　　　　　　李爱国　罗　奕　顾磊敏

　　　　（以下按姓氏笔画排序）

常 务 委 员　于大光　白玉兴　刘福祥

　　　　　　宋　欣　张　克　张志兴

　　　　　　张志君　张　芳　张铁昊

　　　　　　李　勇　李　强　李　超

　　　　　　李爱国　陈小华　陈永进

　　　　　　罗　奕　赵铱民　徐穗芝

　　　　　　郭　莲　顾磊敏　傅宏宇

　　　　　　傅柏平

委　　　员　于大光　马云岫　马红芳

　　　　　　王双伟　王　刚　王迎智

　　　　　　王鸿娟　王　强　王　遒

　　　　　　王　鹏　白玉兴　关萧栋

<table>
<tr><td>刘　谊</td><td>刘福祥</td><td>孙　潮</td></tr>
<tr><td>闫卓群</td><td>余良标</td><td>宋　欣</td></tr>
<tr><td>张　权</td><td>张　克</td><td>张志兴</td></tr>
<tr><td>张志君</td><td>张　芳</td><td>张轶昊</td></tr>
<tr><td>张朝标</td><td>李少纯</td><td>李学俊</td></tr>
<tr><td>李泽瑞</td><td>李　勇</td><td>李继义</td></tr>
<tr><td>李　强</td><td>李　超</td><td>李嘉卉</td></tr>
<tr><td>杨　方</td><td>杨继庆</td><td>杨铁军</td></tr>
<tr><td>李爱国</td><td>陈小华</td><td>陈永进</td></tr>
<tr><td>陈　刚</td><td>陈　欣</td><td>陈　骏</td></tr>
<tr><td>林子楠</td><td>罗　奕</td><td>范宝林</td></tr>
<tr><td>郑根建</td><td>胡　民</td><td>赵　宏</td></tr>
<tr><td>赵铱民</td><td>钟笑萍</td><td>凌建军</td></tr>
<tr><td>徐　兵</td><td>徐穗芝</td><td>郭　莲</td></tr>
<tr><td>郭裕春</td><td>顾磊敏</td><td>高晓东</td></tr>
<tr><td>曹新明</td><td>黄　欢</td><td>龚红茜</td></tr>
<tr><td>傅宏宇</td><td>傅柏平</td><td>曾文彬</td></tr>
<tr><td>程东明</td><td>蒋　玮</td><td>蒋　通</td></tr>
<tr><td>韩　亮</td><td></td><td></td></tr>
</table>

学术秘书　杨继庆

工作秘书　韩　亮

▲中华口腔医学会第二届民营口腔医疗服务分会组成人员名单（2012 年 9 月 11 日）

主任委员　甘宝霞

候任主任委员　卢海平

前任主任委员　刘泓虎

（以下按姓氏笔画排序）

副主任委员

<table>
<tr><td>石考龙</td><td>任　福</td><td>李玉超</td></tr>
<tr><td>邱彬彬</td><td>贺　周</td><td>钟红阳</td></tr>
<tr><td>郭平川</td><td>熊中才</td><td>颜培德</td></tr>
<tr><td>冀新江</td><td></td><td></td></tr>
</table>

常务委员

<table>
<tr><td>王丽娟</td><td>王捷芯</td><td>卢海平</td></tr>
<tr><td>甘宝霞</td><td>石考龙</td><td>任　福</td></tr>
<tr><td>刘泓虎</td><td>何宝杰</td><td>劳延虎</td></tr>
<tr><td>李卫斌</td><td>李玉超</td><td>李祥庆</td></tr>
<tr><td>汪晓华</td><td>邱彬彬</td><td>邵永新</td></tr>
<tr><td>单伟文</td><td>林辉灿</td><td>贺　周</td></tr>
<tr><td>钟红阳</td><td>唐　群</td><td>郭平川</td></tr>
<tr><td>曹志毅</td><td>熊中才</td><td>颜培德</td></tr>
</table>

冀新江

委　员

<table>
<tr><td>马　铭</td><td>王　艺</td><td>王丽娟</td></tr>
<tr><td>王　励</td><td>王国华</td><td>王剑虹</td></tr>
<tr><td>王咲予</td><td>王晓敏</td><td>王捷芯</td></tr>
<tr><td>王　磊</td><td>车道闯</td><td>冯天跃</td></tr>
<tr><td>卢卫华</td><td>卢海平</td><td>甘宝霞</td></tr>
<tr><td>白丽霞</td><td>石考龙</td><td>任　宏</td></tr>
<tr><td>任　福</td><td>刘凤杰</td><td>刘泓虎</td></tr>
<tr><td>刘炳华</td><td>刘贵锁</td><td>吕　军</td></tr>
<tr><td>孙天露</td><td>孙　莉</td><td>严　明</td></tr>
<tr><td>何宝杰</td><td>余雄志</td><td>劳延虎</td></tr>
<tr><td>吴建忠</td><td>张元柏</td><td>张春鹿</td></tr>
<tr><td>李卫斌</td><td>李加志</td><td>李玉超</td></tr>
<tr><td>李祥庆</td><td>李朝晖</td><td>杜　靖</td></tr>
<tr><td>杨天才</td><td>杨　剑</td><td>汪晓华</td></tr>
<tr><td>邱彬彬</td><td>邵永新</td><td>陈兆光</td></tr>
<tr><td>陈　彤</td><td>陈忠瑜</td><td>陈陟陞</td></tr>
<tr><td>陈雪峰</td><td>单伟文</td><td>周梅晓</td></tr>
<tr><td>林辉灿</td><td>郑恩琪</td><td>郑晓玲</td></tr>
<tr><td>侯守虎</td><td>娄铁盈</td><td>荣长根</td></tr>
<tr><td>贺　周</td><td>赵明武</td><td>赵高峰</td></tr>
<tr><td>钟红阳</td><td>唐　群</td><td>夏春明</td></tr>
<tr><td>徐维宁</td><td>郭平川</td><td>郭邑隆</td></tr>
<tr><td>屠嫩非</td><td>曹志毅</td><td>曹国新</td></tr>
<tr><td>阎　川</td><td>喻宏彭</td><td>汲　平</td></tr>
<tr><td>程　铮</td><td>董宏伟</td><td>董根成</td></tr>
<tr><td>董　毅</td><td>蒋和田</td><td>谢正琪</td></tr>
<tr><td>谢永志</td><td>解德勇</td><td>詹永福</td></tr>
<tr><td>熊中才</td><td>颜培德</td><td>冀新江</td></tr>
<tr><td>霍志勇</td><td></td><td></td></tr>
</table>

学术秘书　任　宏

工作秘书　王　如　夏秀瑜

中国医师协会口腔医师分会和地方口腔医师分会

2003 年 12 月 4 日,中国医师协会口腔医师分会成立大会在北京召开,会议选举产生了口腔医师分会第一届委员会。2007 年 4 月 3 日,中国医师协会口腔医师分会第二次全国会员代表大会暨换届选举会议在广州召开,全体代表民主推选出中国医师协会口腔医师分会第二届委员会。2011 年 10 月 25 ~ 28 日,中国医师协会口腔医师分会在上海召开了第三次全国会员代表大会,会议民主推选产生了口腔医师分会第三届委员会,并选举产生第三届常务委员会。第三届委员会组成人员名单如下。

▲中国医师协会口腔医师分会第三届委员会组成人员名单(2011 年 10 月 25 日)

名誉会长　栾文民

会　　长　俞光岩

（以下按姓氏笔画排序）

副 会 长	王 林	王佐林	王建国
	边 专	刘泓虎	张志愿
	周延民	周学东	林 野
	胡勤刚	赵铱民	凌均棨
	栗震亚		

常务委员	丁仲鹍	马卫东	王 林
	王佐林	王建国	王慧明
	邓 锋	台保军	甘宝霞
	石 冰	边 专	刘泓虎
	刘洪臣	孙 正	朱洪水
	闫福华	张 斌	张并生
	张志愿	杨丕山	沈曙铭
	谷志远	陆支越	陈吉华
	周 洪	周 健	周 诺
	周延民	周学东	林 野
	俞光岩	胡勤刚	赵士芳
	赵铱民	凌均棨	栗震亚
	郭 莲	顾晓明	高 平
	高 军	曹新明	章锦才
	黄洪章	董福生	路振富
	魏奉才		

委 员	丁仲鹍	于海洋	马 敏
	马卫东	马国武	尹 林
	牛玉梅	牛忠英	王 云

王 林	王 涛	王万春
王仁飞	王文梅	王佐林
王建国	王健平	王稚英
王慧明	邓 锋	冯庆辉
卢海平	台保军	史宝林
叶茂昌	叶钟泰	甘宝霞
石 冰	石考龙	边 专
刘 浩	刘月华	刘进忠
刘建国	刘泓虎	刘洪臣
刘静明	孙 正	孙宏晨
朱洪水	次仁顿珠	闫福华
何宝杰	何建民	佘小明
余占海	吴正一	吴补领
吴燕平	张 伟	张 勇
张 斌	张东升	张汉东
张并生	张志民	张志愿
张国志	张英怀	张洪杰
张桂荣	李子坤	李玉超
李建英	李新明	杨小民
杨丕山	杨建军	杨建荣
沈国芳	沈曙铭	谷志远
邱彬彬	陆支越	陈小华
陈文霞	陈吉华	周 洪
周 健	周 诺	周 磊
周延民	周学东	屈志国
庞光明	林 野	林李嵩
林辉灿	郑立舸	俞光岩
姚金光	柳忠豪	段亚光
段瑞平	胡勤刚	贺 周
赵士芳	赵华强	赵继志
赵铱民	凌均棨	徐宝华
栗震亚	郭 莲	郭平川
顾晓明	高 平	高 军
高承志	曹红旗	曹新明
盛祖立	章锦才	麻健丰
黄远亮	黄洪章	黄啸林
塔 娜	程 勇	董福生
蒋灿华	蒋和田	谢志坚
路振富	鲍 莉	谭颖徽

颜培德　冀新江　戴红卫

魏奉才

总　干　事　林　野

副总干事　沈曙铭

秘　　书　邱　娟

中国医师协会口腔医师分会办公室

挂靠单位　北京大学口腔医院

联系方式　北京市海淀区中关村南大街 22

号北京大学口腔医院医务处

联系人　沈曙铭　邱　娟

联系电话　010-82195915

传　真　010-62138998

▲江苏省医师协会口腔医师分会组成人员名

单(2011 年 9 月 23 日成立)

主任委员　胡勤刚

副主任委员　王　林　王文梅　吴燕平

邢树忠

秘　　书　王文梅(兼)

常务委员(按姓氏笔画排序)

尹　林　毛　钊　王　林

王文梅　王鹏来　刘正彤

刘景跃　安　钢　朱正宏

邢树忠　吴燕平　沈云娟

周　平　段义峰　胡勤刚

唐丽琴　徐宏志　郭　军

傅成扬

委　　员(按姓氏笔画排序)

万延俊　孔繁芝　尹　林

毛　钊　王　林　王　翔

王文梅　王同海　王鹏来

刘正彤　刘根娣　刘景跃

吕晓迎　安　钢　朱正宏

许建辉　邢树忠　吴燕平

张竹涟　张春利　李海如

李祥庆　杨　波　杨建荣

沈云娟　邹荣海　陈亚明

周　平　周一天　杭东跃

姚淑萍　姜巧玲　段义峰

胡勤刚　骆小平　唐丽琴

唐恩溢　夏金星　徐　艳

徐天舒　徐宏志　郭　军

龚中坚　傅成扬　傅进友

彭玲玲　葛久禹　葛自力

谢家敏

▲山西省医师协会口腔医师分会第二届委员

会常务委员名单

会　　长　张并生

(以下按姓氏笔画排序)

副会长　马　兰　吴建斌　李　瑛

肖希娟　罗晓晋　赵　彬

郝　梅　原双斌　焦艳军

冀新江

常务委员　马　兰　马宇峰　马临生

牛云平　王　玮　王世伟

冯云霞　甘世新　刘青梅

刘贵锁　刘睿平　孙兰池

齐鸿亮　吴芳芳　吴建斌

宋　方　张兴文　张并生

李　瑛　杜秀峰　肖希娟

陈文革　罗晓晋　郑　强

侯明燕　柳新华　胡　勇

胡建华　赵　彬　赵世英

郝　梅　原双斌　秦晓中

崔吉民　曹红旗　景先明

焦艳军　葛学军　董根成

冀新江

总　干　事　任秀云

副总干事　田志强

分会地址　山西省太原市新建南路 63 号

山西医科大学口腔医院四层

口腔医师分会

邮　　编　030001

联系电话　0351-4690533

▲山东省医师协会口腔医师分会组成人员名

单(2007 年 1 月 5 日成立)

名誉主任委员　(按姓氏笔画排序)

王文蕾　王佩玉　李宁毅

李武修　魏奉才

主任委员　杨丕山
（以下按姓氏笔画排序）
副主任委员　王　勇　　王　鹏　　王万春
　　　　　　王辉东　　宋代辉　　张东升
　　　　　　杨佑成　　柳忠豪　　徐　欣
　　　　　　贾暮云
常务委员　王　勇　　王　鹏　　王万春
　　　　　　王业岗　　王明国　　王春玲
　　　　　　王辉东　　牛怀恩　　牟月照
　　　　　　孔存英　　边惠芝　　孙亚夫
　　　　　　朱国雄　　汲　平　　宋代辉
　　　　　　张东升　　张广耘　　张书平
　　　　　　张国辉　　赵华强　　杨丕山
　　　　　　杨佑成　　柳忠豪　　徐　欣
　　　　　　贾暮云　　诸葛春耕　戚向敏
委　　员　万光勇　　马建军　　王　勇
　　　　　　王　鹏　　王　毅　　王万春
　　　　　　王仁欣　　王升志　　王业岗
　　　　　　王明国　　王春玲　　王洪武
　　　　　　王辉东　　孔存英　　尹成方
　　　　　　牛怀恩　　牛金城　　卞翠荣
　　　　　　邓　婧　　车宗刚　　左金华
　　　　　　边惠芝　　刘利苹　　刘挺立
　　　　　　刘　洁　　刘晓华　　孙亚夫
　　　　　　朱国雄　　汲　平　　牟月照
　　　　　　宋代辉　　张大华　　张广耘
　　　　　　张书平　　张东升　　张巧红
　　　　　　张运奎　　张国辉　　张昭君
　　　　　　李　莉　　李建设　　李肇元
　　　　　　杨丕山　　杨佑成　　沙明建
　　　　　　孟海峰　　杭望雁　　林先军
　　　　　　林志勇　　侯守虎　　姜宝岐

省和直辖市口腔医学会

▲北京口腔医学会第三届理事会人员名单
（2011 年）
名誉会长　王邦康
会　　长　孙　正

副 会 长　白玉兴　　刘洪臣　　刘静明
　　　　　李铁军　　郭传瑸　　高承志
秘 书 长　丁笑乙
副秘书长　高天雨
常务理事　丁笑乙　　牛忠英　　王左敏
　　　　　王松灵　　王　霄　　白玉兴
　　　　　刘希云　　刘洪臣　　刘静明
　　　　　吕亚林　　孙　正　　许天民
　　　　　张方明　　张振庭　　张　益
　　　　　李铁军　　陆支越　　林松杉
　　　　　郑东翔　　郑树国　　柯　杰
　　　　　胡　敏　　徐宝华　　郭传瑸
　　　　　顾晓明　　高天雨　　高承志
理　　事　（81 名，略）
学会地址　北京市东城区天坛西里 4 号
　　　　　北京口腔医学会
邮　　编　100050
电　　话　010-57099028

▲天津市口腔医学会第三届理事会常务理事
人员名单
名誉会长　史书俊　　王永秀
顾　　问　查能愉　　李克莉
会　　长　张连云
副 会 长　王建国　　高　平　　张洪杰
秘 书 长　陈瑞扬
副秘书长　邓嘉胤
常务理事（按姓氏笔画排序）
　　　　　王　东　　王建国　　刘　浩
　　　　　孙庚林　　李长春　　陈　阵
　　　　　陈瑞扬　　张连云　　张洪杰
　　　　　高　平　　高　辉　　殷　恺
　　　　　崔荣智　　郭平川　　霍士生
学会地址　天津市和平区大沽北路 75 号
邮　　编　300041
电　　话　021-27112662

▲上海市口腔医学会第一届理事会常务理事
人员名单（2009 年 5 月 20 日成立）
名 誉 会 长　张志愿　　刘　俊
会　　　长　周曾同

副　会　长	王佐林	张富强	沈国芳
	沈庆平	黄远亮	俞立英
秘　书　长	沈　刚		
常　务　理　事	王佐林	冯希平	刘泓虎
	华咏梅	宋　萌	张建中
	张富强	沈　刚	沈庆平
	沈国芳	周曾同	俞立英
	赵云富	赵玉梅	赵守亮
	徐培成	曹新明	梁景平
	黄远亮		

顾问委员会主任　邱蔚六

副　主　任	石四箴		
委　　　员	刘　正	薛　森	吴少鹏
	潘可风	吕春堂	陈锦坤
地　　　址	上海市制造局路 639 号 10
	号楼 8 楼 805 室
邮　　　编	200011
联　系　电　话	021-53078606

▲重庆市口腔医学会第一届理事会人员名单
（2011 年 6 月 4 日成立）

会　长	邓　锋		
副　会　长	谭颖徽	刘鲁川	戴红卫
	陈和平	季　平	周继祥
	杨　凯	肖　林	
秘　书　长	戴红卫		

常务理事（按姓氏笔画排序）

	邓　锋	付国祥	叶　华
	刘鲁川	李万山	李文书
	杨　凯	肖　林	陈和平
	单春成	周　兵	周继祥
	季　平	赵　彪	唐　群
	高　志	裘松波	谭颖徽
	戴红卫		

理　　　事	（59 名，略）
学会地址	重庆市渝北区松石北路 426 号
	重庆市口腔医学会办公室
邮　　　编	401147
办公室电话	023-88602305,88860005
传　　　真	023-88602302

联系人　陈　珍

▲河北省口腔医学会第二届理事会常务理事
会人员名单（2008 年 9 月）

| 会　长 | 董福生 |

（以下按姓氏笔画排序）

副　会　长	安　峰	张世国	张学强
	张英怀	李兰柱	陈启新
	谢善培	薛　毅	
常　务　理　事	门汝学	尹志欣	王　洁
	王剑虹	王笑茹	白鹤翔
	刘志良	刘善忠	安　峰
	何玉海	何庆璋	吴永生
	张双会	张世国	张学强
	张英怀	李兰柱	李仲影
	杨庚森	杨金晖	陈启新
	周秀青	林瑞华	郭兰英
	董福生	谢善培	韩小宪
	路彤彤	薛　毅	

学会地址	河北省石家庄市中山东路 383
	号　河北医科大学口腔医学院
邮　　　编	050017
联系电话	0311-86266643,86266564

▲山西省口腔医学会第二届常务理事会人员
名单（2012 年 7 月 24 日）

名誉会长	谢敦祥
会　长	郝光亮
副　会　长	张并生	郝　梅	焦艳军
	李　瑛	刘青梅	冀新江
	原双斌	吴建斌	赵世英
	赵　彬	肖希娟	罗晓晋

常务理事（按姓氏笔画排序）

	马　兰	马宇峰	马临生
	牛云平	冯云霞	任秀云
	刘青梅	孙兰池	孙克勤
	孙胜杰	齐鸿亮	吴建斌
	张兴文	张并生	张鹏程
	张增瑞	李　瑛	杜秀峰
	杨　路	肖希娟	陈文革
	罗晓晋	范　红	范永峰

郑　强　南志坚　南欣荣
柳新华　赵　彬　赵卫星
赵世英　赵和平　赵贵虎
郝　梅　原双斌　秦永生
秦建平　秦晓中　郭　起
崔吉民　焦艳军　董根成
冀新江
秘书长　赵　彬
副秘书长　谭　克
学会地址　山西省太原市新建南路 63 号
　　　　　山西医科大学口腔医院四层
　　　　　口腔医学会
邮　编　030001
联系电话　0351-4690533

▲**内蒙古口腔医学会第二届理事会常务理事**
人员名单(2011 年 9 月 17 日)
会　　长　屈志国
名誉会长　董大正
副会长　塔　娜　李　利　李志杰
　　　　马占才　吕广辉　曹　利
　　　　王俊海　杨　剑
秘书长　陈丽春(兼)
常务理事(按姓氏笔画排序)
　　　　马占才　马鹏飞　王丽敏
　　　　王俊海　王晓霞　王海山
　　　　王　熙　付明三　包莉莉
　　　　刘汉生　刘嘉吉　吕广辉
　　　　吕　锋　毕力格图　池　众
　　　　达林泰　张占山　张桂荣
　　　　张景慧　李　利　李志杰
　　　　李　蔚　杨　剑　陈玉友
　　　　陈丽春　陈　岩　屈志国
　　　　洪　勇　赵连英　赵麒麟
　　　　柴　健　郭开源　郭邑隆
　　　　郭　锐　曹　利　曹治军
　　　　塔　娜　奥小莹　董志新
　　　　韩再恩　韩素琴　缪　羽
　　　　颜　敏　戴金花
学会地址　内蒙古自治区呼和浩特市

　　　　　内蒙古自治区医院三楼
邮政编码　010017
联系电话　0471-6620264,6620760

▲**辽宁省口腔医学会第四届理事会人员名单**
(2011 年 4 月 1 日)
名誉会长　王玉新　刘永权
会　　长　路振富
秘书长　卢　利
　　　　　(以下按姓名汉语拼音顺序排序)
副会长　卢　利　马国武　马卫东
　　　　潘亚萍　王稚英　张桂荣
常务理事　艾红军　常　新　陈小冬
　　　　邓春富　甘宝霞　高秀秋
　　　　华泽权　黄克强　贾兴亚
　　　　李济强　李振春　林晓萍
　　　　刘维贤　卢　利　路振富
　　　　马国武　马卫东　牛卫东
　　　　潘亚萍　曲晓娟　孙晓菊
　　　　孙致宗　田宏伟　王国顺
　　　　王　如　王绪凯　王稚英
　　　　谢　洪　战志刚　张桂荣
　　　　张　扬　钟　鸣　周　青
理　　事　(104 名,略)
电　话　024-22891662
传　真　024-22891861
电子邮箱　LSA1997@sina.com
学会地址　辽宁省沈阳市和平区南京北街
　　　　　117 号,辽宁省口腔医学会办公室
邮　编　110002

▲**吉林省口腔医学会第一届理事会人员名单**
(2009 年 9 月 25 日)
名誉会长　侯明山
顾　问　欧阳喈　梁　俍　徐勇忠
　　　　詹柏华
会　长　周延民
常务副会长　琴　钢
副会长　王占义　孙宏晨　张志民
　　　　张天夫　冯庆辉　王丽娟
　　　　杨　溢

秘　书　长　伊大海

常　务　理　事（按姓氏笔画排序）

马　宁　　王　伟　　王占义

王丽娟　　王景云　　冯庆辉

玄云泽　　伊大海　　刘文书

孙华丽　　孙宏晨　　何钟勤

吴永胜　　张　伟　　张　良

张天夫　　张坚石　　张志民

张洪伟　　李　江　　杨　溢

周　盾　　周延民　　林崇韬

胡　敏　　崔祥生　　常　莉

黄　洋　　黄立篇　　琴　钢

鲁明星　　潘　凌

学 会 地 址　吉林省长春市清华路 1500 号

吉林大学口腔医院内

邮　　　编　130021

电　　　话　0431-85579567

▲黑龙江省口腔医学会第二届理事会名单

（2011 年 9 月 9 日）

会　　　长　张　斌

名誉会长　王迺谦

副 会 长　王健平　　牛玉梅　　鲍　莉

梁文祥

秘　书　长　仪　虹

常务理事　毛立民　　牛玉梅　　王兆宏

王健平　　申　海　　刘　泓

刘英群　　张　斌　　张洪财

孟令杰　　郝　骥　　徐旭光

梁文祥　　鲍　莉

学 会 地 址　黑龙江省哈尔滨市南岗区一曼

街 143 号负四层 417 室

邮政编码　150001

电　　　话　0451-53652348

▲江苏省口腔医学会第一届理事会人员名单

（2010 年 11 月 6 日成立）

名 誉 会 长　黄祖瑚

会　　　长　胡勤刚

副　会　长　王　林　　王文梅　　吴燕平

邢树忠

常　务　理　事（按姓氏笔画排序）

尹　林　　毛　钊　　王　林

王文梅　　王鹏来　　刘正彤

刘景跃　　安　钢　　朱正宏

邢树忠　　吴燕平　　沈云娟

周　平　　段义峰　　胡勤刚

唐丽琴　　徐宏志　　郭　军

傅成扬

理　　　事　（49 名，名单略）

秘　书　长　王文梅（兼）

办公室副主任　沈道洋

学 会 地 址　南京市中央路 30 号

南京大学口腔医学院

邮　　　编　210008

联　系　人　沈道洋

电　　　话　025-83620389

13814548112

电 子 邮 箱　jssa2010@126.com

▲浙江省口腔医学会第三届理事会人员名单

（2010 年 6 月）

会　　　长　王慧明

副 会 长　平飞云　　刘　丽　　张　雄

沈晓敏　　谷志远　　曹之强

麻健丰　　谢志坚

秘　书　长　陈民栋

常务理事　王仁飞　　王慧明　　平飞云

刘　丽　　刘建华　　朱国光

张　雄　　沈晓敏　　谷志远

陈民栋　　陈莉丽　　胡济安

赵　翠　　徐　明　　顾新华

曹之强　　盛祖立　　麻健丰

傅柏平　　葛明华　　谢志坚

理　　　事　（略）

学 会 地 址　浙江省杭州市延安路 395 号

邮　　　编　310006

电　　　话　18069852160

▲**安徽省口腔医学会第二届理事会常务理事会人员名单**

名誉会长　李剑农　李培智　陈德渊
会　　长　罗永祥
副会长　周　健　叶茂昌　颜雨春
常务理事(按姓氏笔画排序)
　　　　叶茂昌　朱泽文　吴海珍
　　　　张令达　李永太　李志来
　　　　陈伟旭　陈德渊　周　健
　　　　罗永祥　唐旭炎　黄全顺
　　　　颜雨春
学会地址　安徽省合肥市梅山路 69 号
　　　　　安徽医科大学附属口腔医院
邮　　编　230032
电　　话　0551-65161186

▲**福建省口腔医学会第二届理事会人员名单**
(2009 年 11 月 18 日)
会　　长　闫福华
副会长　陈　江　姚江武　程　辉
　　　　卢友光　林李嵩　欧阳奇明
　　　　许君武
秘书长　张志兴
副秘书长　林　实　黄晓晶
秘　　书　骆　凯　刘淑榕
常务理事(按姓氏笔画排序)
　　　　文跃进　卢友光　卢兆杰
　　　　任　福　许君武　许婉卿
　　　　许德文　闫福华　陈　江
　　　　陈　舟　陈　超　陈永辉
　　　　陈作良　陈贵敏　陈晓莉
　　　　陈健慧　李大兰　邱成端
　　　　吴　东　汪晓华　张　翼
　　　　张志兴　张端强　林　实
　　　　林　珊　林立群　林李嵩
　　　　欧阳奇明　郑杰　胡砚平
　　　　姚　军　姚　森　姚江武
　　　　郭平山　黄文霞　黄常伟
　　　　梁甲兴　章少萍　程　辉
　　　　傅　升　童兴旺　曾今表

　　　　曾昭旋　潘在兴　魏　斌
学会地址　福建省福州市杨桥中路 246 号
邮　　编　350002
电　　话　0591-83736421

▲**江西省口腔医学会第一届理事会常务理事人员名单**(2009 年 8 月 9 日成立)
名誉会长　朱玉芬
顾问委员会主任　张永福
会　　长　朱洪水
副会长　吴建勇　雷序江　唐维平
　　　　邓　丽
秘书长　李志华
副秘书长　汪建中　宋　莉　唐　镇
常务理事(按姓氏笔画排序)
　　　　王予江　邓　丽　叶　平
　　　　朱洪水　江　毅　吴建勇
　　　　宋　莉　李志华　杨　健
　　　　汪建中　邱嘉旋　邵益森
　　　　唐维平　徐　速　黄　辉
　　　　黄啸林　曾利伟　曾常爱
　　　　雷序江
学会地址　江西省南昌市福州路 49 号
　　　　　南昌大学附属口腔医院内
邮　　编　330006
电　　话　0791-6361135

▲**湖北省口腔医学会第四届理事会人员名单**
(2012 年 11 月 10 日)
会　　长　边　专
副会长　赵怡芳　台保军　陈　智
　　　　毛　靖　陈莉莉　陈建刚
　　　　王汉明　庞光明　郭家平
名誉会长　樊明文
顾　　问　陈卫民　王虎中　周先略
秘书长　李四群
常务理事(按姓氏笔画排序)
　　　　马净植　毛　靖　王汉明
　　　　王贻宁　王海泉　台保军
　　　　田　涛　边　专　龙　星
　　　　刘　莉　刘忠汉　闫寒松

严加林　冷卫东　奂忠平

宋光泰　张一兵　张文峰

张汉东　李　击　李四群

李成章　李祖兵　杜民权

杨　成　杨学文　陈　昕

陈　军　陈建刚　陈　智

陈莉莉　周　刚　周　杰

庞光明　范　兵　姚　雪

姚世红　施　斌　胡图强

贺　红　贺国权　赵吉宏

赵怡芳　赵高峰　郭家平

徐　卫　陶学金　崔晓燕

梁守建　章宏毅　黄　翠

黄卫东　彭　彬　程　勇

程正清　程志刚　程德新

舒传继　蒋松波　韩光丽

韩前超　黎万周

理　　事　（191 名，名单略）

学会地址　武汉市洪山区珞喻路 237 号

邮　　编　430079

电　　话　027-87686105

▲湖南省口腔医学会第一届理事会人员名单

（2011 年 12 月 16 日成立）

会　　长　蒉新春

副 会 长（按姓氏笔画排序）

冯云枝　吴汉江　何　平

周中苏　钟圣纯　段亚光

唐杰清　唐瞻贵　黄建华

彭解英　蒋灿华　熊忠才

秘 书 长　蒋灿华（兼）

常 务 理 事（按姓氏笔画排序）

毛　斌　方厂云　邓芳成

冯云枝　朱兆夫　刘友良

刘光辉　刘志敏　刘丽辉

刘学茂　刘清辉　刘遵望

米贤文　孙国良　严　瑾

李元聪　李　健　吴汉江

吴桂娇　何　平　张程元

张新宇　张慧明　张德保

张霜玥　陈庆忠　陈良建

陈学峰　陈振宇　陈　蕾

欧阳瑞琪　罗扬力　周中苏

钟圣纯　段亚光　姜萃长

高义军　郭金陵　郭新程

唐西清　唐杰清　唐瞻贵

涂　玲　黄生高　黄建华

黄俊辉　彭解英　蒋灿华

喻建军　曾益群　谢正其

谢跃世　谢　辉　雷勇华

鲍光辉　阙国鹰　谭　劲

熊忠才　蒉新春

理　　事　（112 名，略）

学会地址　湖南省长沙市开福区湘雅路

　　　　　110 号

　　　　　中南大学湘雅医学院 194 号信箱

电　　话　0731-85517586

▲广东省口腔医学会第三届理事会人员名单

（2011 年 3 月 1 日）

名 誉 会 长　黄洪章

会　　长　凌均棨

副 会 长　章锦才　张国志　程　斌

　　　　　黄世光　吴补领　张志光

秘 书 长　陈小华

副秘书长　林焕彩　赵建江　韦　曦

办公室主任　林焕彩（兼）

常 务 理 事（按姓氏笔画排序）

王大为　王洪涛　邓飞龙

吴纪楠　吴补领　张伟雄

张志光　张国志　李　彦

李容林　陈小华　陈仲伟

周　磊　林正梅　林焕彩

欧　尧　姚小武　段建民

赵建江　凌均棨　唐　亮

梁焕友　章锦才　黄世光

彭国光　曾融生　程　斌

廖贵清　潘　宣

理　　事　（60 名，名单略）

学 会 地 址　广州市陵园西路 56 号　中山

大学光华口腔医学院

邮 编	510055
电 话	020-83862558

▲**广西口腔医学会第四届理事会人员名单**
（2011 年 12 月 14 日）

名誉会长　欧子民
会　长　周　诺
副会长　陈文霞　王伯钧　周　嫣
　　　　姚金光　邝　海
秘书长　曾晓娟
常务理事（按姓名汉语拼音顺序排序）
　　　　陈　进　陈桂军　邓汉辉
　　　　邓文正　杜　靖　李　军
　　　　廖红兵　吕道志　莫水学
　　　　张伟一
理　事　（35 名，名单略）
学会地址　广西南宁市双拥路 10 号　广西
　　　　　医院大学附属口腔医院
邮　编　530021
电　话　0771-5358412

▲**海南省口腔医学会第三届理事会人员名单**

名誉会长　郑长泰
会　长　廖天安
副会长　孔庆仁　唐　健　王维新
　　　　徐　普　邓芳成　车道闯
　　　　符起亚
常务理事　廖天安　孔庆仁　唐　健
　　　　　王维新　徐　普　邓芳成
　　　　　车道闯　谢　奇　林典岳
　　　　　吉光风　符起亚　何升腾
　　　　　王　涛　吴一奇　王雄耀
　　　　　马华祥　刘伟松　毛小泉
　　　　　王康州　范晓枫　仲维广
秘书长　谢　奇
理　事　（24 名，名单略）
学会地址　海口市龙华路 8 号 7 楼　海南
　　　　　省人民医院口腔科
邮　编　570102
电　话　0898-66224938

▲**四川省口腔医学会第二届理事会人员名单**
（2011 年 6 月 24 日）

名誉会长　巢永烈　杨四维　熊万林
　　　　　张建设
会　长　周学东
副会长　吴亚菲　王晓毅　郭锡久
　　　　杨小民　郑立舸　孙　勇
　　　　米方林
秘书长　郭锡久（兼）
副秘书长　孙　勇（兼）　万呼春
常务理事　周学东　吴亚菲　王晓毅
　　　　　赵志河　于海洋　陈谦明
　　　　　田卫东　胡　静　郭锡久
　　　　　杨小民　郑立舸　孙　勇
　　　　　米方林　林辉灿　王正伦
　　　　　季小平　李晨军　吕　锦
　　　　　张亚菲　李　虹　荣长根
理　事　（55 名，名单略）
学会地址　成都人民南路三段 14 号
　　　　　四川大学华西口腔医学院　四
　　　　　川省口腔医学会秘书处
邮　编　610041
电　话　028-85501463

▲**贵州省口腔医学会第一届常务理事会人员名单**（2010 年 9 月 19 日成立）

会　长　宋宇峰
副会长　佘小明　刘建国　罗　洪
秘书长　王　永
副秘书长　张绍伟　马丽霞　徐卫华
　　　　　谢　红
常务理事（按姓氏笔画排序）
　　　　马丽霞　马　洪　王可彦
　　　　王　永　王　忠　王金生
　　　　王秀玲　王怡丹　令狐昌智
　　　　刘宝珍　刘建国　刘　琪
　　　　田茂能　李卫斌　佘小明
　　　　宋宇峰　宋黔英　何良涛
　　　　张玉奎　张绍伟　张　磊
　　　　陈黎明　陈　燕　杨文龙

杨振祥　罗　洪　郑之峻	黄瑞哲
徐卫华　殷　立　黄桂林	学会地址　陕西省西安市长乐西路 145 号
葛　颂　谢永志　谢　红	第四军医大学口腔医院科研行
程华刚　蔡　扬	政楼 3 楼

学会地址　贵阳市北京路 9 号
　　　　　贵阳医学院老药学楼 5 楼
邮　　编　550004
电　　话　0851-6910051,6772901

▲云南省口腔医学会第二届理事会组成人员
名单（2008 年 6 月 26 日）
名誉会长　徐　芸
会　　长　丁仲鹃
副 会 长　段瑞平　范　群　贾安琦
　　　　　李　松　许　彪　李永生
副秘书长　奚春睿
常务理事（按姓氏笔画排序）
　　　　　丁仲鹃　毛永惠　王　芬
　　　　　王　荃　王晓卫　刘晓君
　　　　　许　彪　何一川　张文云
　　　　　李永生　李　松　李绍光
　　　　　杨向红　杨红丽　杨　春
　　　　　沈思敏　陈　涌　范　群
　　　　　段瑞平　奚春睿　秦晓红
　　　　　贾安琦　曹良菊　梁文武
　　　　　彭迎春　谢志刚
理　　事　（名单略）
学会地址　云南省昆明市人民西路 193 号
邮　　编　650031
电　　话　0871-65330099-8088

▲陕西省口腔医学会第二届理事会常务理事
名单
会　　长　赵铱民
副 会 长　周　洪　陈吉华　常晓峰
　　　　　董金凤　陈永进
常务理事（按姓氏笔画排序）
　　　　　丁　寅　卢小鹏　艾延安
　　　　　刘怀勤　何黎升　张　敏
　　　　　李　珣　李振英　陈　曦
　　　　　荀文兴　赵　华　陶　洪

邮　　编　710032
电　　话　029-84772634

▲甘肃省口腔医学会第一届理事会人员名单
（2010 年 10 月 22 日成立）
名誉会长　刘维忠
会　　长　栗震亚
副 会 长　余占海　杨　兰　何健民
　　　　　张卫平
秘 书 长　何健民（兼）
副秘书长　李志强
常务理事　栗震亚　余占海　杨　兰
　　　　　何健民　张卫平　李志强
理　　事　李继英　鱼灵会　谢富强
　　　　　安海民　李志强　文绍先
　　　　　马红新　王景辉　张永相
　　　　　王小虎　杨　芒　满仓位
　　　　　姚　宏　王　珍
学会地址　兰州市东岗西路 204 号
　　　　　甘肃省人民医院口腔中心
邮　　编　730000
电　　话　0931-8281088

▲宁夏口腔医学会常务理事会人员名单
（2009 年 11 月 29 日成立）
会　　长　李春虹（宁夏卫生厅副厅长）
副 会 长　马　敏　高　军　王龙成
　　　　　张　佐　张　波　蒋兴国
常务理事（按姓名汉语拼音顺序排序）
　　　　　马　敏　王龙成　王朝俭
　　　　　刘　英　刘　峰　张　佐
　　　　　张　波　张　雷　张春鹿
　　　　　李春虹　胡晓虹　贺小宁
　　　　　赵建华　高　军　景　俊
　　　　　蒋兴国　漆　明
秘 书 长　蒋兴国（兼）
副秘书长　漆　明　王朝俭　张　佐

贺小宁

挂靠单位　宁夏回族自治区医药卫生学会
　　　　　管理办公室
地　　址　宁夏银川市北京东路 340 号
邮　　编　750001
电　　话　0951-6732342

▲**青海省口腔医学会第一届理事会常务理事名单**（2010 年 6 月 28 日成立）

会　　　　长　李子坤
常务副会长　常群安
副　会　长　李洪涛　高东旺　马晨麟
　　　　　　袁青生　焉　钰
秘　书　长　马晨麟
常 务 理 事（按姓氏笔画排序）
　　　　　　马晨麟　冯秀娟　刘晓明
　　　　　　许雪静　张开放　李　伟
　　　　　　李子坤　李迎春　李洪涛
　　　　　　保森竹　袁青生　袁益屏
　　　　　　高东旺　常群安　焉　钰
　　　　　　甄江玲　霍智勇
秘　　　书　田广庆　张志清
学 会 地 址　青海省西宁市城东区共和路
　　　　　　2 号
邮　　编　810007
联 系 电 话　0971-8066959（兼传真）
　　　　　　0971-8066180（会长电话）

▲**新疆维吾尔自治区口腔医学会第一届理事会常务理事名单**（2012 年 9 月 22 日成立）

会　　　　长　买买提·牙森
常务副会长　赵　今
　　（以下按姓氏笔画排序）
副　会　长　木合塔尔·霍加　王新平
　　　　　　艾则孜·买买提　叶钟泰
　　　　　　米丛波　阿地力·莫明
　　　　　　吴佩玲　张　勇　何惠宇
　　　　　　姜　波　徐　江　雷　韦
秘　书　长　王边疆
副 秘 书 长　木合塔尔·霍加　何惠宇
　　　　　　祝　军　雷　韦

常 务 理 事　比力克孜·玉素甫　王边疆
　　　　　　木合塔尔·霍加　王尚才
　　　　　　王新平　古力巴哈尔
　　　　　　尼加提·吐尔逊
　　　　　　艾则孜·买买提
　　　　　　叶钟泰　米丛波
　　　　　　吐尔逊·牙生
　　　　　　闫好杰　买买提·牙森
　　　　　　刘　芳　亚鲁昆·加帕尔
　　　　　　李　军　李　林
　　　　　　阿地力·莫明　阿达来提·
　　　　　　艾合买提江　陈红敏
　　　　　　吴迎东　吴佩玲　李林海
　　　　　　张　勇　李晓峰　何惠宇
　　　　　　阿斯娅·牙生　陈增平
　　　　　　林兆全　迪丽努尔·阿吉
　　　　　　迪里夏提·吐尔洪
　　　　　　帕拉提·牙生　赵　今
　　　　　　赵东明　祝　军　姜　波
　　　　　　赵堂民　徐　江　聂　彬
　　　　　　高培环　曹卫彬　梁其彬
　　　　　　黄爱萍　雷　韦　雍全群
　　　　　　董良峰　黎昌学
学 会 地 址　新疆乌鲁木齐市新医路 393
　　　　　　号　新疆口腔医学会
邮　　编　830054
电　　话　0991-4365695

其 他

▲**第九届全军口腔医学专业委员会组成人员名单**

主 任 委 员　赵铱民
副主任委员　刘洪臣　周中华　谭颖徽
　　　　　　施生根　朱国雄　柯　杰
秘　书　长　陈吉华（兼）
　　（以下按姓氏笔画排序）
常 务 委 员　马辰春　文绍先　毛　钊
　　　　　　孙　勇　陈吉华　林松杉

		段建民	顾晓明	薛　毅
委　　员	马秦	史真	刘国勤
	刘荣森	刘鲁川	孙世尧
	闫召民	宋久余	张建设
	张建强	汪大林	邹敬才
	陈宇轩	陈贵敏	周　威
	周继祥	法永红	胡　敏
	荀文兴	赵云富	赵文峰
	赵堂民	倪龙兴	贾安琦
	郭　莉	郭家平	崔三哲
	傅进友	惠光艳	

▲**第九届全军口腔医学专业委员会青年委员
会组成人员名单**

副主任委员　陈发明　贺慧霞

（以下按姓氏笔画排序）

	委　　员	于小艳	马行健	王　峰
	付崇建	刘荣光	毕力格图
	汤楚华	何　帅	余立强
	张庆福	张晓东	李　焰
	李　潇	李冬霞	李明勇
	肖玉鸿	陈增力	金　磊
	姚　宏	姜日文	董青山
	蔡兴伟	张　琪	席　庆
	徐璐璐	徐晓刚	刘　渊
	张　纲	邓蔓菁	杨彦春
	张浚睿	吴国锋	何文喜

▲**卫生部疾病预防控制专家委员会慢性病防
治分委会专家委员会名单（口腔医学专家）**

副主任委员　王　兴

	委　　员	边　专	刘洪臣	孙　正
	张志愿	周学东	俞光岩
	胡德渝	赵铱民	凌均棨
	徐韬	章锦才	

▲**中国牙病防治基金会第四届理事会人员名单**

名誉理事长　万　里　张自宽　张震康

理 事 长　王陇德

副理事长　王　兴　俞光岩　韩泰军

秘 书 长　俞光岩（兼）

副秘书长　王伟健

名誉理事	焦玉峰		
理　　事	王陇德	王　兴	俞光岩
	韩泰军	王伟健	王　渤
	周学东	张志愿	赵铱民
	边　专	凌均棨	孙　正
	徐　韬	吕培军	李世俊
	李　强	吴　埜	童　渝
	高　鹰	邓峻浩	邵一俊
	黄立权	徐步光	宋　欣
	胡德渝		
监事会监事	万利亚	林慧津	章锦才
专家委员会	冯希平	王建国	李　刚
	台保军	林焕彩	黄少宏
	阮建平	杜民权	程　敏
	卢友光	丁笑乙	葛立宏
办公室主任	王伟健		
副 主 任	刘雪楠	荣文笙	

学会地址　北京市海淀区中关村南大街 22
号　北京大学口腔医院内

邮　　编　100081

电　　话　010-82195554

传　　真　010-62150976

电子邮箱　COHF@ pkuss. bjmu. edu. cn

▲**中华预防医学会口腔卫生保健专业委员会
组成人员名单**

主任委员　胡德渝

委　　员	程　敏	丁笑乙	杜民权
	冯希平	冯昭飞	龚　玲
	郭　红	韩晓兰	韩永成
	胡德渝	黄少宏	黄　彦
	蒋　勇	蒋备战	姜广水
	李　瑛	李存荣	李　刚
	李志强	林焕彩	林居红
	刘　娟	卢友光	马丽霞
	彭春梅	阙国鹰	荣文笙
	阮建平	沈家平	台保军
	王朝俭	王伟健	王雅莉
	叶　玮	袁　杰	曾晓娟
	张　颖	张向宇	

秘　　书　荣文笙（兼）　范　旭

▲**新疆生产建设兵团医学会口腔医学分会第一届委员会组成人员名单**（2008 年 10 月 5 日成立）

主 任 委 员　徐　江

副主任委员　陈晓莉　陈增平　黎昌学
　　　　　　夏　丽

常 务 委 员　徐　江　陈晓莉　陈增平
　　　　　　黎昌学　夏　丽　李传福
　　　　　　廖　伟

秘　　书　黎昌学

委　　员　陈增平　夏　丽　宫　军
　　　　　梁海涛　刘玉荣　李运科
　　　　　徐　江　陈晓莉　黎昌学
　　　　　黄淑琼　倪鲁娟　祁可贵
　　　　　张宇军　滕里沙　赵丽琴
　　　　　石丽娜　李传福　赵炳胜
　　　　　吴宇明　王　蔚　张建民
　　　　　廖　伟

▲**香港牙医学会理事会人员名单**（2012 年）

会　　长　梁世民

副 会 长　王志伟

名誉秘书　容宇琦

名誉司库　梁训成

理　　事　傅大全　刘建均　廖伟明
　　　　　廖颖康　吴邦彦　卫德纯

名誉法律顾问　叶祺智　邓晓时　钟浩怡

地　　址　香港湾仔轩尼诗道 15 号温莎
　　　　　公爵社会服务大厦 8 楼

电　　话　(852)2528 5327

传　　真　(852)2529 0755

电　　邮　hkda@hkda.org

▲**澳门口腔医学会组成人员名单**

会　　长　彭贵平

副 会 长　陈富德

副理事长　黄骏杰

理　　事　陈晓雷　欧家乐　刘明昆
　　　　　刘明兰等

▲**中华牙医学会第十七届理事会组成人员名单**

理 事 长　廖保鑫

常 务 理 事　王宜斌　李稚健　李惠娥
　　　　　　林俊斌　许明伦　马隆祥
　　　　　　曾应魁　杨俊杰　傅立志
　　　　　　郑信忠

理　　事　白胜方　江正阳　江俊斌
　　　　　林立德　季麟扬　涂明君
　　　　　施永动　高文斌　高嘉泽
　　　　　郭锋铭　陈世岳　陈弘森
　　　　　张进顺　张汉明　杨沛青
　　　　　杨衍彪　邓允文　邓延通
　　　　　潘建诚　赖向华　蔡珍重
　　　　　蔡政峰　董德瑞　郑信忠
　　　　　谢松志

监事会召集人　黄炯兴

常 务 监 事　陈雅光　黄茂栓

监　　事　王兆祥　李士元　何全城
　　　　　陈雅怡　夏毅然　薛政煌
　　　　　苏明圳　萧正川

顾　　问　詹兆祥　温俊广　蔡吉政
　　　　　李英祥　林哲堂　叶庆林
　　　　　萧裕源　张哲寿　蓝万烘
　　　　　李胜扬　谢天渝　周明勇
　　　　　姚振华

法 律 顾 问　林彦孜

秘 书 长　潘渭祥

首席副秘书长　陈超然

副 秘 书 长　朱子文　林思洸　黄永然
　　　　　　罗文良　叶国强　严鸿钧

执 行 秘 书　邬佩英

学术会议和展览会

在中国召开的国际性学术会议

中日口腔医学大会（2012 Sino-Japan Dental Conference）

　　时间：2012 年 4 月 26～28 日

　　地点：四川省成都市

　　主办和承办单位：中华口腔医学会、中国医师协会、日本齿科医师会、日本齿科医学会主办，四川大学华西口腔医学院、口腔疾病研究国家重点实验室承办

　　参会代表人数：近 500 人

　　内容提要：该次大会由日本齿科医师会会长江藤一洋教授、日本齿科医学会会长大久保满男教授、中华口腔医学会王兴会长、中国医师协会口腔医师分会会长俞光岩教授以及华西口腔医学院院长、口腔疾病研究国家重点实验室主任周学东教授担任大会主席。近 500 位来自日本、韩国、泰国、中国等国家和地区的著名口腔医学院校的专家、学者、研究人员和口腔医疗工作者出席了会议。来自中国及日本的学者就口腔种植、修复、牙体牙髓、牙周病学等多个领域关注的科学问题或临床最新进展进行讨论和广泛深入的交流，大会就中日两国在口腔医学领域取得的最新进展，举办了 20 余场高水平学术交流。通过该次大会，中日两国口腔医学界的专家、学者和代表们进一步加深了相互了解，增进了彼此的友谊。

第九次世界生物材料大会

　　时间：2012 年 6 月 1～5 日

　　地点：四川省成都市

　　主办和承办单位：国际生物材料科学与工程学会联合会、中国生物材料学会主办，四川大学、成都市人民政府承办

　　内容提要：该次大会以"新型生物材料及其与再生医学交叉的前沿"为主题，覆盖前沿研究、传统材料和提高两个方面，旨在展示四年来全球生物材料科学与工程研究和发展的最新成果及进展，探讨进一步发展方向，包括大会报告 8 个、邀请报告 87 个、口头报告 981 个、墙报 1 657 篇；设大会报告 4 场、分会报告 167 场、专题研讨会 3 场、专题论坛 2 场及 90 余家厂商的相关技术展览等。同时举行"中国工程院国际工程科技发展战略高端论坛——生物材料科学与工程的现状、未来及发展战略"、"海外华人生物材料学者恳谈"等活动。

　　国际生物材料科学与工程学会联合会主席及各国学会主席、美国科学院、工程院、医学院、艺术与自然科学院四院院士钱煦教授，英国皇家学会会员、皇家工程院、医学院三院院士威廉. 邦菲尔德，日本官房厅科技顾问委员会委员岗野光夫教授等一批世界顶尖级生物材料科学家及 16 名国外科学院、工程院院士，师昌绪等我国近 20 位两院院士，美敦力、雅培、山东威高等国际、国内知名企业总裁，以及来自世界 57 个国家和地区的有关专家、医生、企业家、管理者等近 3 000 人（其中境外代表 2 000 多人）参加大会。

　　世界生物材料大会是全球生物材料领域规模最大、层次最高的综合性盛会。大会创办于 1980 年，每四年举行一届，已成功举办 8 届。今年是世界生物材料大会创办 32 年来首次在发展中国家举办，这也是目前成都市举办的规模和影响最大的国际学术会议，标志着中国生物材料科学与工程的发展已进入世界前列。

第 34 届亚太牙医大会（APDC）

时间:2012 年 6 月 14～18 日

地点:中国台湾省台北市

主办单位:中华牙医学会第 34 届亚太牙医大会筹委会主办

内容提要:第 34 届亚太牙医大会(APDC)在台北国际会议中心圆满落幕。此次共有超过 80 位来自亚太区域各地的口腔医学专家,以及来自 29 国共 3 700 多位代表与会。

亚太牙医大会(Asia Pacific Dental Congress,APDC)是亚洲最大型的口腔专业国际会议,也是台湾最盛大的口腔专业器械展。该届大会的主题是基于临床实践的"进化与和谐的现代牙科","种植学和审美的修复",还包括口腔牙科领域及跨学科的治疗计划。

在为期 4 日的议程中,牙科专业人士齐聚台北国际会议中心分享牙科领域的最新观点,讨论如口腔疾病、公共牙科卫生、牙科教育、一般牙医实务以及国防牙科医学等议题。此外,牙科在职进修国际学院(ICCDE)董事会亦于大会期间举行,亚太牙医年会牙科材料器械展也在同期于台北世贸中心举办。该次大会是亚太地区最大的牙科国际会议,会议为两岸口腔医学水平的提升与交流提供了一个良好的平台。

2012 年牙发育国际学术研讨会

时间:2012 年 7 月 10～11 日

地点:四川省成都市

主办和承办单位:口腔疾病研究国家重点实验室主办,四川大学华西口腔医学院承办

内容提要:大会主席由四川大学华西口腔医学院赵志河教授和美国贝勒牙学院冯健全教授共同担任,四川大学华西口腔医学院副书记叶玲教授与四川大学华西口腔医学院正畸学系主任白丁教授担任大会执行主席。

大会共邀请了 9 位牙发育领域的知名专家,其中 7 位来自美国和加拿大,2 位来自中国。美国南加州大学的柴洋教授应邀作了题为"牙冠和牙根发育的分子调控机制"的大会主题报告。专家们就釉质、牙本质、牙骨质发育和牙再生领域中最前沿的学术观点和最高端的研究成果进行了精彩的演讲,深入阐释了新近发现的牙发育调控基因及信号分子的生物学功能,为探索牙发生、发育分子机制及其在口腔再生医学中的应用转化研究奠定了学术基础。专家的精彩演讲引起了参会代表的争相提问,会场学术气氛热烈。

该次大会的成功举办为中国和世界的牙发育研究搭建了合作平台与友谊桥梁,将对我国的牙发育基础研究产生深远影响。

第 100 届世界牙科联盟(FDI)年会

时间:2012 年 8 月 29 日～9 月 1 日

地点:中国香港特别行政区

主办和承办单位:世界牙科联盟(FDI)主办,香港沃鑫会展服务有限公司承办

内容提要:第 100 届世界牙科联盟(FDI)年会在香港会议展览中心隆重举行,FDI 主席 Orlando Monteiro da Silva,香港特区行政长官梁振英、食物及卫生局局长高永文等嘉宾出席了开幕式,世界卫生组织总干事陈冯富珍也用视频表达了对世界口腔事业的关心和祝福。中华人民共和国卫生部部长陈竺率团出席了在香港举办的第 100 届世界牙科会议。在开幕式上,陈竺获得世界牙医联盟颁发的首位授予个人的最高荣誉奖"世界口腔健康卓越成就大奖",以表扬他在培养中国口腔健康专家、建立牙科学院及制定口腔疾病预防措施等方面的杰出成就。

会议以"带领全球迈向口腔健康新纪元"为主题,汇聚了超过 130 个国家的牙科精英,展现了世界牙科事业的蓬勃发展。年会由 5 部分组成:学术活动、研讨会和论坛、牙科器材展览、世界牙科委员大会和商务会议以及社交活动,其中学术活动是年会的核心内容,由 FDI 和中华口腔医学会共同向全世界的牙科专业人士推介牙科领域的最新进展。

中华口腔医学会王兴会长和 12 位副会长、王渤秘书长及各位常务理事出席该届 FDI

大会。

该届会议有来自全球 30 多个国家 4 000 多位牙科领域的专家学者与会。作为牙科领域的国际盛会,它不仅在学术上代表了世界牙科的最新发展水平和发展方向,而且是全世界牙科医生的一次绝好的交流机会。2012 年 FDI 牙科年会由世界牙科联盟主办(FDI),FDI 是世界上历史最久,参加成员国最多的世界牙科组织。作为一个专业的牙科医生的团体,一百年来,FDI 与世界牙科同步发展,成为一个国际权威性的牙科联盟组织,肩负着联合并发展全世界牙科专业人员的使命。现在 FDI 有 190 多个成员国家和地区,代表着全世界百万名牙科专业人员。

2012 年免疫耐受与黏膜免疫国际会议

时间:2012 年 10 月 9 ~ 11 日

地点:四川省成都市

主办和承办单位:口腔疾病研究国家重点实验室与美国颅颌面口腔研究所(NIDCR)主办,四川大学华西口腔医学院承办

内容提要:美国国立卫生研究院口腔颅颌面研究所陈万军教授,口腔疾病研究国家重点实验室、四川大学华西口腔医学院陈谦明教授担任大会主席。来自美国、英国、法国、日本等国家的十余名世界顶级知名专家与来自全国近 300 名学者、学生,共同就免疫耐受与黏膜免疫的研究成果及现状进行深入探讨交流。

来自美国 La Jolla Institute for Allergy & Immunology 的 Hilde Cheroutre 作了"A Transcriptional Switch reprograms Mature CD4 T helper Cells to Cytotoxic T Lymphocytes"的主题专场报告。各国的免疫耐受与黏膜免疫研究领域知名专家教授向大家介绍了自己的最新研究成果。参会的 Dr. Brigitta Stockinger, Dr. Chen Dong, Dr. Luncienne Chatenoud 等多位学者报告了自己最新的免疫耐受和黏膜免疫相关的研究成果,并与到会专家和学生展开了热烈的讨论。

该次大规模、高水平的学术盛会为广大从事免疫耐受与黏膜免疫研究工作的国内外专家教授提供了一个充分交流学术、展示个人最新研究成果的平台,成为推动免疫耐受与黏膜免疫研究持续快速发展的里程碑,也吸引了更多对免疫耐受与黏膜免疫研究充满兴趣的年轻学者投身到这个领域中来。

第十届全国生物力学学术会议暨第十二届全国生物流变学学术会议

时间:2012 年 10 月 11 ~ 15 日

地点:四川省成都市

主办和承办单位:中国力学学会、中国生物医学工程学会力学专业委员会等主办,四川大学华西口腔医学院、华西临床医学院、华西基础与法医学院、建筑与环境学院承办

内容提要:第十届全国生物力学学术会议暨第十二届全国生物流变学学术会议在华西口腔医学院隆重召开,大会共同主席、中华口腔医学会口腔正畸专业委员会主任委员、华西口腔医学院副院长赵志河教授主持了大会开幕式,并作了《生物力学在口腔正畸学中的应用》的主题报告。

该届会议盛况空前,来自全国近 500 位生物力学、生物流变学及口腔正畸学的专家、临床与基础研究人员和研究生出席。会议共收到论文摘要 396 篇,共邀请 10 位国内外知名学者作大会报告。会议安排了 22 位主题报告,145 个教师口头报告,82 个研究生口头报告,77 个墙报展讲。论文摘要来自 88 个科研院所,研究内容覆盖了分子 - 细胞生物力学、力学生物学、肌骨正畸生物力学等,体现了广泛的代表性和深入的学科交叉。此次会议不仅为三个学科领域学者提供了一个相互学习、加强交流的机会,更搭建了一个增进友谊、加强合作的平台。

2012 年口腔生物材料与组织再生国际学术研讨会

时间:2012 年 11 月 2 ~ 4 日

地点:福建省福州市

主办和承办单位：口腔疾病研究国家重点实验室、四川大学华西口腔医学院和福建医科大学口腔医学院主办,福建省口腔医学会和福建医科大学附属口腔医院承办

内容提要：来自美国、加拿大、奥地利、日本和中国的口腔生物材料学和组织工程学领域的专家集聚一堂,与来自全国各地的近百名学者、学生进行了探讨和交流。

该次大会由我国著名的生物材料学专家张兴栋院士担任主席,口腔疾病研究国家重点实验室包崇云教授和福建医科大学口腔医学院院长陈江教授主持。口腔疾病研究国家

重点实验室常务副主任陈谦明教授为会议致欢迎辞,张兴栋院士为大会作了"Advance in Biomaterials"的主题发言,参会专家就口腔生物材料、医用植入体、组织工程的临床研究和应用进展等多个方面展开研讨,展示了近年来国内外有关口腔生物材料与组织工程发展的新成果和进展,探讨促进该领域进一步发展的方向,并与到会专家和学生展开了热烈的讨论。

该次大会的召开将进一步推动我国口腔材料以及组织再生医学的发展,进而引领我国其他医用生物材料的国产化。

中华口腔医学会及其专业委员会会议

全国第六次口腔颌面创伤暨创伤与整形(美容)学术会议

时间：2012 年 3 月 1 ~ 3 日

地点：海南省海口市

主办和承办单位：中华口腔医学会口腔颌面外科专业委员会口腔颌面创伤学组主办,海南省人民医院承办

内容提要：来自全国 160 余名代表出席该次会议,共收到来稿 157 篇,涉及到口腔颌面创伤的各个方面,会议议题涵盖口腔颌面部创伤诊疗、畸形与缺损的临床与基础研究以及相关前沿进展。来稿中出现大量的数字医学与导航等技术相关的稿件,包括最新的数字医学与导航等技术在口腔颌面部创伤与整形美容中的应用研究等内容,会议选择其中的 44 篇进行大会发言交流;该次大会还特别设立了评奖和奖励。

会议特别邀请中国工程院院士付小兵教授、中华口腔医学会王兴会长、北京大学口腔医学院俞光岩教授作了专题报告。会议期间还举办了中华口腔医学会口腔颌面外科专业委员会口腔颌面创伤学组委员会议,对学组工作进行了总结和讨论。

第四届全国口腔医疗发展论坛暨 2012 中国

(济南)口腔新技术与经营管理研讨会

时间：2012 年 4 月 23 ~ 26 日

地点：山东省济南市

主办和承办单位：中华口腔医学会民营医疗分会主办,济南市牙医协会承办

内容提要：来自山东省及省内各医疗机构 500 余人参加了会议,参会企业 50 家。中华口腔医学会王渤秘书长出席开幕式并讲话。中华口腔医学会民营口腔医疗分会会长刘泓虎、济南市科协及济南市民政局等领导出席会议并讲话。随后,召开了口腔新技术与经营管理研讨会。

会议邀请了国内外口腔医学专家、学者,就我国目前口腔新技术与发展趋势、院所经营等代表们关心的共同议题展开综述性研讨,进一步提高口腔医学的研究水平和临床服务水平。同期还具有针对性地开设了正畸、种植、修复、经营管理等特色操作班课程。

全口无牙颌种植修复专题研讨会

时间：2012 年 4 月 28 ~ 29 日

地点：山东省烟台市

主办和承办单位：中华口腔医学会口腔种植专业委员会主办,山东大学口腔医学院、烟台市口腔医院承办

内容提要:中华口腔医学会口腔种植专业委员会主任委员林野教授,烟台市王国群副市长,烟台市卫生局栾材富副局长等领导出席了开幕式并致辞。

该次会议采用多媒体讲授及现场讨论等形式,重点介绍全口无牙颌种植修复的最新进展和临床技巧。会议邀请了 30 名国内外著名口腔种植专家,就"无牙颌种植的适应证"、"固定修复与活动修复"、"All-on-4 种植技术"等内容进行全方位的专题报告,共有 500 多名口腔医生参会。此次大会为我国口腔种植修复从业者提供了一个最佳沟通和交流平台。国内外众多知名专家围绕口腔种植修复医学最新研究成果、最新技术临床进展等进行了广泛深入交流。期间,举行了口腔种植器材设备展览会,有 30 多家国内外知名口腔种植医疗器材厂商参展。

第八届全国口腔医学教育学术研讨会

时间:2012 年 4 月 28~30 日

地点:安徽省合肥市

主办和承办单位:中华口腔医学会口腔医学教育专业委员会主办,安徽医科大学口腔医学院承办

内容提要:大会开幕式上,安徽医科大学口腔医学院周健院长致欢迎词,口腔医学教育专业委员会主任委员王松灵教授致开幕词并作第二届口腔医学教育专业委员会工作总结。来自全国 64 所口腔医学院、口腔医院或综合医院口腔科的 200 余位口腔医学教育工作者出席了大会。该次会议的主要议题和内容是我国口腔医学长学制教育改革及现代口腔教学方法应用。会议采用特邀报告、主题报告、专题报告及讨论等形式进行交流。首都医科大学教务长付丽教授作了题为"全面提高质量,推动医学教育发展"的特邀报告,王松灵教授作了题为"口腔医学实践教学标准探讨"的主题报告。武汉大学、四川大学、第四军医大学、北京大学等 19 个口腔医学院校的代表作了专题报告,从口腔医学人才培养模式、实践教学、课程改革、现代教学方法等方面进行了交流和探讨。

会议期间还召开了口腔医学教育专业委员会换届工作会议,再次推选王松灵教授为第三届口腔医学教育专委会主任委员。

第七次中国老年口腔医学年会暨亚洲老年口腔医学学术研讨会

时间:2012 年 6 月 9~10 日

地点:北京市

主办和承办单位:中华口腔医学会老年口腔医学专业委员会主办,解放军总医院口腔医学中心承办

内容提要:参会代表 300 余人次,其中有来自韩国、日本、印尼等 8 个亚洲国家的 40 多名代表参会。中华口腔医学会王兴会长、王渤秘书长,解放军总医院医务部高长青主任,韩国老年口腔医学会主席 Joon Bong Park、日本大阪齿科大学小正裕副校长,泰国牙科学院 Somchai Urapepon 副院长等特邀嘉宾出席会议并发表讲话,中华口腔医学会副会长、第二届中华口腔医学会老年专业委员会主任委员刘洪臣教授主持会议。8 人作了大会专题讲座,24 人大会发言。专题讲座内容涉及老年口腔医学临床和基础研究多个热点问题。大会对老年人口腔各种疾病进行了研究和探讨。大会参会论文 235 篇,内容涉及老年口腔医学各个领域。该次会议展示了中国和亚洲老年口腔医学近年的最新成果和进展。

会议期间,举行了中华口腔医学会第三届老年口腔医学专业委员会换届大会,学组成立及专委会工作会议。新当选的专委会主任委员吴补领教授发言,对今后工作重点和发展方向作了初步安排。

2012 全国口腔生物医学学术年会

时间:2012 年 6 月 15~17 日

地点:湖南省长沙市

主办和承办单位:中华口腔医学会口腔生物医学专业委员会主办,中南大学口腔医学院与中南大学湘雅医院承办

内容提要:来自全国 40 多个口腔院校的 200 余名代表参加了该次会议,会议收到投稿论文 97 篇。大会以持邀专题报告、大会发言及优秀青年研究奖评选等方式进行学术交流。大会邀请了中国科学院吴祖泽院士,美国南加州大学、台湾中央研究院钟正明院士,美国南加州大学施松涛教授,美国国立卫生研究院陈万军教授,美国马里兰大学毛力教授,上海市肿瘤研究所何祥火教授,南京大学鼓楼医院孙凌云教授以及国内口腔医学院校王松灵、金岩、田卫东、李铁军、唐瞻贵教授等 15 位国内外著名专家、学者莅临大会,他们作了特邀专题报告;同时 12 名中青年学者在会议上进行了大会发言。会议期间还进行了第二届口腔生物医学优秀青年研究奖的评选。

第四届全国中青年正畸医师疑难病例研讨会

时间:2012 年 6 月 20 ~ 21 日

地点:四川省成都市

主办和协办单位:中华口腔医学会口腔正畸专业委员会主办,四川大学华西口腔医学院承办

内容提要:该次会议邀请了数十名来自全国的著名正畸专家学者,大会主席由中华口腔医学会口腔正畸专业委员会主任委员赵志河教授担任。全国知名正畸学专家罗颂椒教授和陈扬熙教授分别进行了大会的主题演讲,特邀嘉宾就口腔正畸疑难病例进行了全面、深刻的剖析和讲授,同时也展示了口腔正畸临床实用新技术和新进展。大会参会代表 300 余人,大家就正畸临床技术疑难病例诊治各方面的问题与专家进行了广泛深入的交流与探讨。

会议还进行了"最佳病例评选"活动,青年医师展示了优秀的临床成功病例,专家对其进行了精彩的点评,并评选出了一等奖、二等奖、三等奖及参与奖。

第七次全国儿童口腔医学学术会议暨首届国际儿童口腔医学学术会议

时间:2012 年 6 月 28 ~ 29 日

地点:陕西省西安市

主办和承办单位:中华口腔医学会儿童口腔医学专业委员会主办,第四军医大学口腔医院承办

内容提要:第四军医大学王茜副校长、第四军医大学口腔医院赵铱民院长应邀到会并致开幕词。来自欧美、亚洲及国内的 430 余名儿童口腔医学专家学者参加了该次大会,与会者围绕近年来儿童口腔医学临床及基础研究发展的多个热点话题进行了广泛交流。期间举办了形式多样、内容丰富的学术交流活动,包括特邀发言、临床专题发言、学术交流、主题讲演和多个专题分会场的专题学术报告会、学术论文壁报展示等。会议交流论文 278 篇,口头发言 79 个,壁报展示 46 个,学术专题 10 个,国内特邀专题演讲 4 个,国际特邀专题演讲 2 个。

大会特邀美国南加州大学牙齿再生专家施松涛教授,美国印第安纳大学儿童牙病无痛治疗专家查姆斯·艾登教授,科威特大学儿童牙齿外伤专家安德森教授,日本北海道大学残障儿童保健专家八若保孝教授等口腔医学专家作专题报告。他们就近年来儿童口腔医学临床及基础研究发展的多个热点话题展开讲演。

唾液与口腔健康国际学术研讨会

时间:2012 年 8 月 24 ~ 25 日

地点:北京市

主办和协办单位:北京大学口腔医学院、中国牙病防治基金会主办,中华口腔医学会口腔生物医学专业委员会及口腔颌面外科专业委员会涎腺疾病学组协办

内容提要:该次学术研讨会旨在带给国内口腔领域的研究人员、临床医生最前沿的唾液科学研究和技术应用的分享,提升大家对唾液研究的关注和重视,并且把这次的研究成果应用到诊断和学术研究中去,共同促进全民口腔健康。来自美国加州大学、纽约大学、凯斯西储大学、荷兰阿姆斯特丹牙科研

究中心、箭牌科研中心、首都医科大学、清华大学和北京大学的 10 位国内外该领域著名专家学者围绕"唾液与口腔健康",从唾液护齿、临床研究、疾病诊断等角度进行专题报告。同时参加会议的还有国内口腔院校的领导与专业学者。会上,300 余名口腔界专业人士共同探讨了唾液与口腔健康乃至全身健康的关系。

会议期间进行了壁报展示及评比活动。最终,从优秀论文中评选出 8 名获奖者,闭幕式上对入选优秀论文作者进行了表彰。

中华口腔医学会民营口腔医疗分会换届大会暨第五次中国民营口腔医疗机构可持续发展论坛

时间:2012 年 9 月 11 ~ 13 日

地点:陕西省西安市

主办和承办单位:中华口腔医学会民营口腔医疗分会主办,西安交通大学口腔医学院承办

内容提要:9 月 11 日,中华口腔医学会民营口腔医疗分会换届大会胜利召开。中华口腔医学会王兴会长、黄洪章副会长、王渤秘书长出席了会议。会议由学术部牛春华副部长主持,来自全国各地的 80 多位候选委员参加会议。会议选举产生新一届分会主任委员、候任主任委员、副主任委员等,甘宝霞任主任委员。

9 月 12 ~ 13 日,第五次中国民营口腔医疗机构可持续发展论坛于西安曲江国际会议中心成功召开。会议特别邀请 Dr Barry Lee Musikant、Sebastian G. Ciancio 教授、沈曙铭、胡燕飞博士、真坂信夫博士、Dr. Lisa Alvetro 陈锡俊等国内外 8 名著名学者演讲,宣讲题目分别为:简单无忧的根管治疗、牙周病角度谈口腔种植、口腔诊所医疗风险与医疗安全管理等。参会医生 500 余名。

中华口腔医学会第 14 次全国口腔医学学术会议(2012 年年会)

时间:2012 年 9 月 13 ~ 16 日

地点:陕西省西安市

主办和承办单位:中华口腔医学会主办,国药励展展览有限责任公司承办

内容提要:该次年会吸引了 1 万余名口腔医学界从业人员参加。在为期 3 天的年会活动中,安排了大会特别演讲,各种类型的学术会议、讲座,现场操作演示及现场操作课共 102 场次的学术交流活动。此外,大会还举办了颁奖晚宴,共对 9 个奖项进行评审或决赛,共有 201 人及 16 个集体获奖。

会议期间,举行了多场全国性学术比赛和评奖活动,包括中华口腔医学会-登士柏口腔医学生研究论文英文壁报比赛 、中华口腔医学会-口腔医学益达奖学金评比、西部行临床基金项目答辩、2012 年"日进杯"全国口腔工艺技术展评(现场比赛)、第四届登士柏杯全国根管治疗竞赛根管治疗中国 10 强赛、中华口腔医学会第一届口腔护理技能大赛(3M杯)、2012 第八届 IADR"中国分部杰出青年学者奖"比赛等。

首届"邱蔚六口腔颌面外科奖"颁奖也在同期举行,武汉大学口腔医学院李金荣教授、第四军医大学口腔医学院刘宝林教授荣获"华佗奖",上海交通大学口腔医学院张志愿教授荣获"杰出贡献奖",武汉大学口腔医学院尚政军教授荣获"曙光奖"。

在年会活动中,大会举办了中华口腔医学会(CSA)-世界牙科联盟(FDI)口腔医学报告会、第七届中国国际暨第十次全国口腔颌面外科学术大会、第九届亚洲口腔颌面放射学大会等学术活动。中华口腔医学会邀请到世界著名刑事鉴识专家李昌钰博士、中国著名工程建筑设计大师张锦秋院士及美国牙科学院、国际牙科学院院士著名口腔修复与种植专家 Baldwin W. Marchack 博士作特别演讲。大会还开辟预防保健知识宣讲的爱牙科技馆,举行牙科百家讲堂、现场手术操作同步直播演示等活动。

口腔粘接修复学术研讨会

时间:2012 年 9 月 13 日

地点:陕西省西安市

主办和承办单位:中华口腔医学会牙体牙髓病学专业委员会、口腔修复学专业委员会和口腔材料专业委员会主办,第四军医大学口腔医院承办

内容提要:参会代表 240 余人,共收到投稿 56 篇,其中 36 篇参加了优秀论文评比(壁报交流)。大会邀请国内外知名专家,包括美国佐治亚健康科学大学口腔医学院 Franklin Chi-meng Tay 教授,北京大学高学军教授,第四军医大学陈吉华、赵信义和倪龙兴教授围绕"口腔粘接"这一主题,对近年来口腔粘接技术的发展和研究前沿问题、临床应用研究与临床应用经验进行了报告及深入的探讨。在会议期间还进行了壁报交流评比,最终评出一等奖 1 名,二等奖 2 名,三等奖 3 名。

口腔种植修复技术关键问题论坛

时间:2012 年 9 月 13 日

地点:陕西省西安市

主办和承办单位:中华口腔医学会口腔修复学专业委员会主办,第四军医大学口腔医院承办

内容提要:该次会议邀请了来自上海交通大学、第四军医大学、北京大学、武汉大学、四川大学和解放军总医院的 7 位口腔种植修复专家作学术报告,他们从口腔修复临床角度出发,对种植义齿修复的美学设计、种植覆盖义齿修复以及老年患者种植义齿修复特点等内容进行探讨。来自全国各省市的 150 余位代表参加了会议。会议充分展示了国内口腔修复界近年来在种植义齿修复治疗方面取得的巨大进步,将进一步推动口腔修复临床工作中种植义齿修复的开展。

IADR 中国分部第十二次科技年会

时间:2012 年 9 月 14 日

地点:陕西省西安市

主办和承办单位:中华口腔医学会和 IADR 中国分会主办,第四军医大学口腔医学院承办

内容提要:国际牙科研究协会(IADR)中国分部第 12 次年会暨第八届杰出青年学者奖评比颁奖晚宴在西安曲江国际会议中心隆重举行,IADR 中国分部现任主席赵铱民教授,副主席周学东、张志愿教授,秘书长边专教授等嘉宾等参加了晚会。晚会中进行了 IADR 中国分部主席交接仪式,周学东教授从赵铱民教授手中接过了代表 IADR 中国分部主席的金牌。晚会上还宣布了该次 IADR 中国分部杰出青年学者奖的评选结果,四川大学华西口腔医学院口腔修复学系袁泉副教授、北京大学口腔医院口腔修复科韩冬医师荣获一等奖。

全国第三次全科口腔医学学术会议

时间:2012 年 9 月 13 ~ 14 日

地点:陕西省西安市

主办和承办单位:中华口腔医学会全科口腔医学专业委员会主办,北京大学第三医院承办,西安交通大学口腔医院协办

内容提要:全科口腔医学专业委员会第一届主任委员李伟力教授首先在开幕式上致辞,西安交通大学口腔医院阮建平副院长出席了开幕式,并发表讲话。

会议共收到投稿 158 篇,来自全国各省、市、自治区的综合医院以及解放军医院的 185 名口腔医学工作者参会。会议进行了为期 1 天半的学术交流活动,内容包括正畸、修复、口腔外科、牙体、牙周、口腔行为心理学等,各主题讲座及大会发言均涉及多学科交叉的内容,紧密围绕全科口腔医学的主题,突出广大全科口腔医生最关注的诸如口腔美学、CBCT、疑难根管治疗等问题。

会议期间,举行了中华口腔医学会全科口腔医学专业委员会换届大会,会议选举解放军总医院刘洪臣教授为第二届全科口腔医学专业委员会主任委员。最后,刘洪臣教授代表新一届专委会介绍了今后的工作计划和发展方向。

第八届国际微笑列车唇腭裂学术会议

时间:2012 年 9 月 13 ~ 14 日

地点:陕西省西安市

主办和承办单位:中华口腔医学会主办,美国微笑列车基金会资助,卫生部和中华慈善总会支持,第四军医大学口腔医院承办

内容提要:全国政协常委、教科文卫体委员会副主任、微笑列车项目指导小组成员张文康,中华口腔医学会会长王兴,中华慈善总会副会长彭玉,美国微笑列车基金会创始人兼董事长王嘉廉等出席了会议。来自全国 397 家微笑列车唇腭裂修复慈善项目合作医院的医务工作者,省、市媒体记者约 1 500 人参加会议。

会上国内有 7 家口腔医院接受了中华口腔医学会及美国微笑列车基金会授予的"腭裂术后语音训练中心"授牌。

第九届亚洲口腔颌面放射学大会暨第十次全国口腔颌面医学影像学专题研讨会

时间:2012 年 9 月 13 ~ 16 日

地点:陕西省西安市

主办和承办单位:中华口腔医学会口腔颌面放射专业委员会主办,第四军医大学口腔医学院承办

内容提要:来自亚洲 8 个国家和地区的 211 名代表参加了该届大会,其中国内代表 121 人,国外代表 90 人。

大会共邀请了来自美国、比利时、日本、韩国和中国的 8 位口腔颌面放射学专家进行专题演讲。共收到稿件 134 篇,其中口头发言 36 篇,墙报 68 篇,大会交流(中文)30 篇,内容涵盖了口腔颌面医学影像诊断学、口腔颌面医学放射生物学、口腔放射种植学、口腔颌面医学影像技术、口腔颌面医学影像教育等领域。

中华口腔医学会会长王兴教授,中华口腔医学会副会长、第四军医大学口腔医学院院长赵铱民教授出席了大会开幕式并致词。

9 月 16 日,中华口腔医学会口腔颌面放射专业委员会举行了换届选举大会,产生了第四届口腔颌面放射专业委员会主任委员、副主任委员和常务委员。上海交通大学附属第九人民医院放射科余强教授当选为第四届口腔颌面放射专业委员会主任委员。

第五次亚洲齿科麻醉学术联盟年会暨 2012 年中华口腔医学会口腔麻醉学专业委员会学术年会

时间:2012 年 9 月 15 ~ 16 日

地点:陕西省西安市

主办和承办单位:中华口腔医学会口腔麻醉学专业委员会主办,第四军医大学口腔医院承办

内容提要:会议共收到稿件 155 篇,其中国外投稿 19 篇。会议邀请的来自美国、日本、韩国以及中国内地和台湾地区的 14 位专家学者围绕全身麻醉的安全以及口腔全身麻醉的特点作大会发言,400 余名代表参加了会议,其中国外代表 44 人。徐礼鲜教授作为亚洲齿科麻醉学术联盟理事长以及中华口腔医学会麻醉学专业委员主任委员担任大会主席,来自亚洲及中国的麻醉学专家通过学术报告、病历讨论等形式,开展了广泛的学术交流。会议特别举办了青年优秀论文和优秀壁报评选活动。会议期间还举行了第 5 次亚洲齿科麻醉学术联盟年会(FADAS)第五次执行理事会议和第二届中华口腔医学会口腔麻醉学专业委员会第二次常务委员会议。

9 月 15 日,中华口腔医学会口腔麻醉学专业委员会镇静学组正式成立。

第七次国际暨第十次全国口腔颌面外科学术大会

时间:2012 年 9 月 14 ~ 16 日

地点:陕西省西安市

主办和承办单位:中华口腔医学会口腔颌面外科专业委员会主办,第四军医大学口腔医院口腔颌面外科承办

内容提要:大会由中华口腔医学会副会长、口腔颌面外科专业委员会主任委员俞光

岩教授担任主席,第四军医大学口腔医学院口腔颌面外科刘彦普教授担任组委会主席。

会议历时两天,第一天设主会场,中国工程院院士邱蔚六教授及 8 位来自国外的著名专家作了专题发言,内容涉及口腔颌面外科各个领域;大会第二天分为头颈肿瘤与修复重建、牙槽外科、唇腭裂、肿瘤内科和创伤与关节外科等五个分会场,与会者就各专业重点领域的热点课题进行了广泛充分而热烈的讨论。

该次大会共有来自全国各省、市、自治区的正式注册代表 551 名。来自全国各地的近千名口腔颌面外科工作者参加了会议。

会议期间,中华口腔医学会口腔颌面外科专业委员会、口腔颌面-头颈肿瘤外科学组、脉管性疾病学组举行了换届会议,并进行了首届"邱蔚六口腔颌面外科奖"颁奖。中华口腔医学会第五届口腔颌面外科专业委员会换届大会暨第五届第一次全委会在西安召开,全体委员选举产生了第五届口腔颌面外科专业委员会,武汉大学口腔医学院赵怡芳教授任主任委员,第四军医大学口腔医学院刘彦普教授任候任主任委员。

换届会议后,第五届全体委员召开了第一次代表大会,就专委会工作条例的修改、会员发展、专委会网站和杂志的建设、亚洲国际会议的承办、专委会工作职能和分工等内容进行讨论。

中华口腔医学会口腔种植专业委员会换届大会暨即刻种植还是延迟即刻种植专题研讨会

时间:2012 年 9 月 15 ~ 16 日

地点:陕西省西安市

主办和承办单位:中华口腔医学会口腔种植专业委员会主办,第四军医大学口腔医学院和西安交通大学口腔医学院承办

内容提要:中华口腔医学会王兴会长、王渤秘书长到会并讲话。第三届口腔种植专业委员会主任委员林野教授进行了第三届种植专业委员会工作总结。大会通过候选人竞聘

答辩,全体与会委员投票选举产生了第四届口腔种植专业委员会主任委员和副主任委员。第四军医大学口腔医学院种植科主任李德华教授当选为第四届口腔种植专业委员会主任委员。

会议同期召开了"即刻种植还是延迟即刻种植专题研讨会"。该次专题研讨会特别邀请了意大利著名即刻种植即刻修复专家 Degidi 教授作大会特邀发言;第三届种植专委会大部分常委进行了大会发言,参会人数 300 余人。

中华口腔医学会口腔药学专业委员会成立大会暨学术研讨会

时间:2012 年 9 月 15 日

地点:陕西省西安市

主办和承办单位:中华口腔医学会口腔药学专业委员会主办,第四军医大学口腔医院承办

内容提要:中华口腔医学会会长王兴、秘书长王渤出席大会,大会由学术部副部长牛春华主持。来自全国各地口腔药学科研管理一线的 53 名委员候选人出席该次大会。大会通过无记名投票选举产生了主任委员,副主任委员等。第四军医大学口腔医院王晓娟主任药师作为专业委员会发起人全票当选为首届口腔药学专业委员会主任委员。王晓娟在大会上作了专业委员会成立过程及任期内三年工作规划的汇报。

成立大会后举行了"新形势下如何开展口腔药学工作"主题研讨会,由西安交通大学医学院董亚琳、北京大学口腔医院郑利光及第四军医大学口腔医院王晓娟分别结合各自岗位实践从医院药剂科发展趋势、如何开展岗位科研及专科医院发展策略等方面作了报告。

牙周病与全身健康的关系专题研讨会

时间:2012 年 9 月 15 ~ 16 日

地点:陕西省西安市

主办和承办单位:中华口腔医学会牙周病学专业委员会和预防口腔医学专业委员会

联合举办,第四军医大学口腔医院承办

内容提要:会议特别邀请了美国纽约州立大学布法罗分校 R. E. Schifferle 教授、第四军医大学韩骅教授、台湾牙周病学会林保莹教授和广东省口腔医院章锦才教授等国内外知名学者作专题演讲。研讨会重点围绕慢性牙周炎影响糖尿病代谢水平的研究、牙周炎与心脑血管疾病、消化系统和呼吸系统疾病等方面展开讨论。来自全国各地约 200 人参加了该次专题研讨会。

第十一次全国口腔正畸学术会议

时间:2012 年 9 月 19 ~ 23 日

地点:北京市

主办和承办单位:中华口腔医学会口腔正畸专业委员会主办,北京大学口腔医学院和中国国际科技会议中心承办,首都医科大学口腔医院协办

内容提要:中华口腔医学会正畸专业委员会候任主任委员、北京大学口腔医学院正畸科主任周彦恒教授作为该次大会的执行主席主持开幕式。

北京大学常务副校长柯杨教授,大会名誉主席、北京大学口腔医学院院长徐韬教授出席大会开幕式,并作为东道主对与会的国内外嘉宾表示热忱欢迎。林久祥教授,中华口腔医学会正畸专业委员会主任委员赵志河教授出席开幕式并致辞。此外,世界正畸联盟主席、亚太正畸学会会长、美国正畸学会会长、欧洲正畸联盟主席、拉丁美洲正畸学会会长、国际颅面生长发育与功能研讨会联合创始人以及 15 位来自美国知名大学的正畸科主任、4 位来自欧洲及 8 位来自亚洲区域的正畸科主任,以及来自蒙古国的卫生部副部长等 1 400 多位海内外口腔正畸领域的专家、医师参加大会。大会邀请到了 50 余名来自美国、欧洲和亚洲各国知名正畸教授和专家以及 60 名国内知名专家进行大会专题发言。

该次会议由全体会议、分组会议、学术壁报和论文交流等环节组成。来自国内外 200

余名专家在大会上进行了发言,壁报交流 190 篇,论文交流 136 篇,内容涉及口腔正畸学各个研究领域。

全国第九次颞下颌关节病学及殆学研讨会

时间:2012 年 9 月 21 ~ 23 日

地点:浙江省杭州市

主办和承办单位:中华口腔医学会颞下颌关节病学及殆学专业委员会主办,浙江中医药大学承办

内容提要:近 200 名代表参加会议,包括来自丹麦的 Peter Svensson 等,来自中国台湾的陈韵之等。大会共收到论文 133 篇,16 位专家作专题发言,大会发言 27 篇。大会就颞下颌关节紊乱病的治疗规范、正畸和修复治疗中颞下颌关节问题的应对策略、临床咬合问题的诊断和治疗进行了专题讨论。

会议期间,召开了颞下颌关节病学和殆学专业委员会全体委员会议,确定第三届亚洲颞下颌关节病学大会拟于 2013 年 6 月 6 ~ 9 日在北京举行。

第八次全国口腔黏膜病大会和第六次全国口腔中西医结合大会

时间:2012 年 10 月 8 ~ 10 日

地点:四川省成都市

主办和承办单位:中华口腔医学会口腔黏膜病专业委员会和口腔中西医结合专业委员会主办,四川大学华西口腔医学院承办

内容提要:出席开幕式的嘉宾有中国工程院院士邱蔚六教授、中华口腔医学会会长王兴教授、副会长及秘书长王渤以及来自全国各高校的专业委员会委员及学生代表共 200 余人。

会议邀请了我国口腔医学界黏膜病专家、教授、国外专家和中青年代表,为大家作了 60 余场高质量的学术报告;邱蔚六院士、沈洪兵教授、张乐薇教授等 5 位教授在大会上作特邀报告。另外,进行了优秀壁报评选活动,来自各大院校的 80 余位代表参加。参评壁报数目多、质量高,充分展现了青年代表

在专业研究领域的卓越水平,也预示着口腔黏膜病学发展的美好前景。

会议期间进行了专业委员会换届选举。第四届口腔黏膜病专业委员会主任委员孙正教授、第一届中西医结合专业委员会主任委员周曾同教授分别作工作总结报告。大会选举出新一届委员会主任委员、副主任委员、常委,四川大学华西口腔医学院陈谦明教授当选中华口腔医学会第五届口腔黏膜病专业委员会主任委员,南京市口腔医院王文梅教授当选第二届中西医结合专业委员会主任委员。随后,新任主任委员陈谦明教授、王文梅教授代表新一届委员会发言。

全国口腔种植修复工艺技术专题研讨会

时间:2012 年 10 月 10 ~ 14 日

地点:北京市

主办和承办单位:中华口腔医学会口腔修复工艺学专业委员会主办,北京大学口腔医学院承办

内容提要:北京大学口腔医院党委书记李铁军教授,中华口腔医学会韩亮副秘书长参加了会议的开幕式。

该次研讨会专注于口腔种植修复这个热点,在国内代表经验交流的同时,还邀请了 5 位国外的技师进行讲演,传授与交流他们的技术和心得,内容新颖、翔实。该次研讨会为促进口腔修复工艺学界同行交流与合作提供了良好的平台,收到了良好的效果。另外,该次会议还有一个技师教育专题,来自大专院校和民营义齿加工企业的代表介绍了他们对技师教育工作作出的努力及对今后技师教育工作的想法。

第九次全国口腔病理学术会议暨首届口腔颌面肿瘤病理诊断提高班

时间:2012 年 10 月 18 ~ 20 日

地点:安徽省黄山市

主办和承办单位:中华口腔医学会口腔病理专业委员会主办,安徽医科大学口腔医学院承办

内容提要:来自全国 20 个省市的 25 所院校的 100 余名口腔病理学工作者参加了会议。

会议以专题报告、大会发言、双语教学交流、病例讨论等多种形式,就口腔病理学的最新研究成果进行了充分交流和讨论。大会特别邀请了上海复旦大学肿瘤医院病理科王朝夫教授作了题为“软组织病变的病理诊断”的特别报告,同时邀请国内 9 位知名专家作专题报告。会议主要围绕当前口腔病理学各个研究领域的发展动态,口腔组织病理学的科研、教学及临床工作进行交流。

第十次全国口腔医院管理学术会议

时间:2012 年 10 月 22 ~ 23 日

地点:上海市

主办和承办单位:中华口腔医学会口腔医疗服务分会主办,上海交通大学医学院附属第九人民医院、上海交通大学口腔医学院承办

内容提要:上海交通大学口腔医学院名誉院长邱蔚六院士,卫生部医政司赵明钢副司长,中华口腔医学会王兴会长,上海市医院协会陈志荣会长,上海交通大学医学院附属第九人民医院院长张志愿,上海市口腔医学会会长周曾同等出席会议并讲话。

近 300 人参加会议。会议围绕“深化公立医院改革,促进口腔医院健康发展”主题,就口腔院校及医院管理、医药卫生体制改革新形势下的难点、热点问题进行交流。邱蔚六院士、赵明钢副司长、张志愿教授分别作了“关于‘医改’的几点思考”、“加强口腔医疗质量管理”和“科教兴院,以人为本,构筑学科建设与人才培养高地”的主旨报告。

该次大会设立“医政、护理和医院感染、行政人力资源、文化信息”3 个分会场,40 名来自全国各地的口腔医疗机构管理者围绕医院行政管理、文化建设、医政、院感、护理、人事、信息等工作展开多层次、多方位的管理专题报告与交流。会议共收到全国 34 家医院的 235 篇论文,涉及口腔医院管理的各主要方面,充分展示了近 4 年来全国口腔医院管

理所取得的新经验和新成就,大会评选出 36 篇优秀论文,其中一等奖 2 篇,二等奖 8 篇,三等奖 26 篇,优秀论文提名奖 19 篇。会上隆重表彰了优秀论文获得者。

第十次全国口腔医学计算机应用学术研讨会

时间:2012 年 11 月 2 日

地点:重庆市

主办和承办单位:中华口腔医学会口腔医学计算机专业委员会主办,重庆医科大学口腔医学院承办

内容提要:来自全国 27 个省、市、自治区,36 所院校的近百名代表参加了该次会议。会议由重庆医科大学附属口腔医院吴小红书记主持,中华口腔医学会口腔医学计算机专委会吕培军主任委员、重庆市卫生局张玲副局长、重庆医科大学附属口腔医院邓锋院长分别对大会致辞。

此次学术会议特邀北京大学口腔医学院、中华口腔医学会口腔医学计算机专业委员会吕培军主任委员,四川大学华西口腔医学院口腔颌面外科田卫东教授和首都医科大学口腔医学院白玉兴副院长及美国资深口腔专家 Dr. James XIA,分别对“全数字化口腔修复医学不是神话”、“数字化外科技术在口腔颌面组织修复重建中的应用”、“数字化正畸

隐形矫治技术进步与发展中的思索”和“Computer-Aided Surgical Simulation for Complex Craniomaxillofacial Surgery”作了专题学术报告。此次学术会议共安排学术报告 39 个,涵盖口腔数字化修复、口腔数字化种植、数字化口腔颌面外科、数字化口腔正畸、数字化牙体牙髓和其他口腔数字化技术等多个领域。参会代表对报告中所涉及的问题与报告专家进行了探讨和交流。

中华口腔医学会口腔修复学专业委员会换届大会暨第七次全国口腔修复学学术会议

时间:2012 年 11 月 12 ~ 14 日

地点:湖北省武汉市

主办和承办单位:中华口腔医学会口腔修复学专业委员会主办,武汉大学口腔医学院承办

内容提要:会议内容包括口腔修复学专委会换届选举、口腔修复学术讲座与交流、学术论文壁报比赛等。武汉大学口腔医学院口腔修复科主任王贻宁教授当选为中华口腔医学会口腔修复专业委员会主任委员。

参加此次大会的有全国及海外专家学者 560 人,收到稿件 280 篇。除了国内同行的学术交流外,来自德国、澳大利亚和韩国的专家应邀也在会上作了专题演讲。

中国医师协会口腔医师分会会议

中国医师协会口腔医师分会第十届口腔医师论坛

时间:2012 年 6 月 9 日

地点:北京市

主办和承办单位:卫生部国际交流与合作中心、中国医师协会口腔医师分会主办,北京大学口腔医学院承办

内容提要:该次会议参会代表 600 余人,分别来自全国 20 个省、市、自治区。卫生部国际交流与合作中心原晋林主任、中国医师协会口腔医师分会名誉会长栾文民教授、会

长俞光岩教授及部分常委参加会议。论坛邀请了香港大学牙医学院张成飞副教授、北京大学口腔医学院院长徐韬教授、北京协和医院张丁教授和北京大学口腔医学院副院长林野教授等以“口腔医师执业与医患沟通”为主题进行演讲。他们分别就“口腔医师执业中牙体牙髓病风险认识与医患沟通”、“美国口腔医师执业与管理”、“口腔医师执业中正畸治疗风险认识与医患沟通”、“计算机技术在种植临床的应用”等内容进行专题报告,报告

内容新颖,重点突出,受到与会代表好评。

2012 年全国口腔医院评审与医院感染管理高级研修班

时间:2012 年 7 月 18~22 日

地点:吉林省长春市

主办和承办单位:中国医师协会口腔医师分会主办,吉林大学口腔医院承办

内容提要:该次研修班邀请卫生部医管司周军副司长及评价处陈虎副处长,卫生部标准委员会医院感染控制标准专业委员会李六亿研究员,中国医院协会质控部张振伟主任医师,北京大学口腔医学院沈曙铭副研究员分别就中国医院评审概述、中国医院评审的现状与发展、医院感染管理与进展、三级口腔医院评审标准实施细则等内容进行了专题报告,特别针对医院评审中的核心条款与追踪评价思路、口腔专科医院评审要点等进行了专门宣讲与解析。会议同时由来自全国 11 家口腔医疗机构的 14 名专家分别就医政、护理、院感三个专题进行大会经验交流,其交流内容围绕如何将日常管理工作与医院评审相结合以促进医疗质量控制与安全管理。大会交流内容由医政管理专家进行精彩点评。该次研修班到会正式代表 183 人,分别来自全国 26 个省、市、自治区 36 所不同类型的医疗机构。

地方口腔医学会会议

第三届中国口腔医院发展论坛

时间:2012 年 3 月 7~10 日

地点:广东省广州市

主办和承办单位:广东省口腔医院、广东省牙病防治指导中心主办

内容提要:来自全国各大口腔医院、口腔医学院及其他口腔医疗机构的领导百余人参加了该次论坛。卫生部疾控局孔灵芝副局长、北京大学口腔医学院沈曙铭院长助理和北京和睦家医院张旭生高级心理咨询师在论坛上进行专题讲座。

在题为“我国口腔疾病防控策略思路”的讲座中,孔局长首先回顾了我国口腔疾病流行现状,分析了目前我国口腔卫生面临的挑战,指出政府在慢病防治中具有主要作用,提出今后我国口腔卫生工作发展的主要方面。张旭生老师的“心理状态对医患关系重要性”的讲座突破了一般概念的医患关系,从医院内部客户关系与外部客户关系的辩证,深入浅出地阐述了医院管理与医院服务的人文理念。沈曙铭院长助理的讲座主要围绕口腔医院评审标准展开,她介绍了医院评审的法律依据、历史回顾、主题要求,对口腔专科医院评审标准进行了框架性的解读,对医院评审的实施方法作了简要说明。

华东地区第四次口腔医学学术大会、第三届江浙沪口腔医学研讨会暨江苏省第十一次口腔医学学术会议

时间:2012 年 4 月 13~15 日

地点:江苏省苏州市

主办和承办单位:江苏省口腔医学会主办,苏州市医学会及其口腔医学专业委员会承办

内容提要:江苏省和苏州市有关领导,中国工程院邱蔚六院士,中华口腔医学会王兴会长、张志愿副会长、王渤秘书长以及上海、江苏、浙江、福建、江西、安徽口腔医学会会长等出席了开幕式。香港牙医学会梁世民会长应邀出席大会,来自华东地区各院校的 600 余名专家学者参加了会议。会议以学术报告、专题讲座、病例讨论、论文汇编等多种形式进行学术交流,将最新的研究进展、学术信息呈现给与会代表。该次会议为展示这些最新成果和促进国内外专家学者的交流合作提供了一个重要平台。邱蔚六院士、王兴会长、周曾同教授、美国塔夫茨大学陈锦坤教授分别作了主题报告。另外开设了 5 个分会场,

共有 23 个专家进行学术讲座,口腔内科学术研讨会还安排了病案讨论。

共融现在 聚赢未来——中华口腔医学会民营口腔医疗分会(山西站)继续教育论坛

时间:2012 年 5 月 8 日

地点:山西省太原市

主办和承办单位:中华口腔医学会主办,山西省口腔医学会协办,太原市口腔医学会承办

内容提要:中华口腔医学会王渤秘书长出席开幕式并讲话,山西省卫生厅、山西省口腔医学会、中华口腔医学会民营口腔医疗分会等有关领导以及来自山西各地 200 余名民营口腔医生参加了此次论坛,共同探讨学术、交流经验、畅谈友谊,共商民营口腔事业发展大计。

此间,国际口腔种植医师学会植牙院士葛建埔作了题为“如何提升诊所营收”的演讲,山西红十字口腔医院副院长徐连来教授作关于“种植美学修复”的介绍,上海交通大学附属第九人民医院沈刚教授、山西省口腔医学会常务理事董根成、北京大学口腔医学院葛立宏教授、山西红十字口腔医院冀新江院长分别作了题为“口腔正畸——塑造靓丽容颜的艺术”、“民营口腔诊所可持续发展的瓶颈与反思”、“镇静全麻下牙齿治疗所要掌握和思考的问题”和“民营口腔诊所自我经营新思路”讲座。

浙江省第三十一届口腔医学学术会议

时间:2012 年 5 月 23 ~ 25 日

地点:浙江省杭州市

主办和承办单位:浙江大学口腔医学院、浙江省口腔医学会主办,浙江大学医学院附属口腔医院承办

内容提要:中华口腔医学会王兴会长、王渤秘书长,广东省口腔医院章锦才教授,四川大学华西口腔医学院周学东教授、上海交通大学医学院附属第九人民医院张志愿教授、沈国芳教授、杨驰教授等国内知名口腔专家作为大会嘉宾受邀出席。浙江省卫生厅、浙

江大学有关领导出席会议。来自浙江省各地市近 500 名口腔医生参加会议。大会邀请了香港大学金力竖教授、Prof. Niklaus. P. Lang、Prof. Lakshman Samaranwyade 等口腔专家作了专题学术报告,探讨了口腔学界国内外最新技术与理念。25 日上午,召开了浙江省口腔医学会民营口腔工作委员会成立大会,会上由中华口腔医学会韩亮副秘书长进行专题讲座,探讨了目前口腔学界国内外最新技术与理念,并就进一步提高民营口腔门诊技术水平、规范口腔操作技术、优质口腔医疗服务理念与广大民营口腔医生进行了广泛交流。

山西省口腔医学会第二次会员代表大会暨第九次学术交流会

时间:2012 年 7 月 24 日

地点:山西省太原市

主办单位:山西省口腔医学会主办

内容提要:中华口腔医学会王兴会长出席开幕式并讲话,对山西省口腔医学会第二次会员代表大会的顺利召开表示祝贺;韩亮副秘书长参加了学术交流会并介绍了中华口腔医学会第 14 次全国口腔医学学术会议(2012 年会)的相关情况。会员代表大会进行了学会换届活动,郝光亮会长继续当选为新一届口腔医学会会长。会议邀请了第四军医大学口腔医学院陈吉华教授,澳门口腔矫正学会会长林巍教授等著名专家学者作学术报告。会议同期举办了医疗器材展览,会员联谊活动等。

内蒙古现代口腔种植技术研讨会

时间:2012 年 7 月 28 ~ 29 日

地点:内蒙古自治区呼和浩特市

主办和承办单位:内蒙古口腔医学会主办,内蒙古自治区人民医院承办

内容提要:出席该次会议的领导有内蒙古自治区科协陈天保副主席、学会部胡岩副部长,内蒙古自治区人民医院副院长、内蒙古口腔医学会会长屈志国等。会议邀请到了第四军医大学口腔医学院李德华、胡开进教授,

北京口腔医院谭包生教授,北京协和医院宿玉成教授,北京口腔种植中心陈德平教授,天津市口腔医院张健教授,以及包头北方医院王熙教授,专家们就种植方面的经验和技术作了精彩讲座。来自全区近百名医护人员参加了该次研讨会,还有来自台湾福尔摩沙植牙学会代表团的 5 位成员参加了会议,并在小组讨论会上和大家进行了学术交流。

2012 年福建省口腔医学会年会

时间:2012 年 8 月 2 ～ 5 日

地点:福建省泉州市

主办和承办单位:福建省口腔医学会、福建医科大学口腔医学院·附属口腔医院主办,福建省晋江市安海医院承办

内容提要:中华口腔医学会王兴会长、张志愿副会长,晋江市领导及国内外知名专家出席了开幕式,来自全省各地公立、民营医疗机构 450 名口腔医学工作者参加了会议。

大会特邀王兴教授、张志愿教授,中华口腔医学会韩亮副秘书长,南京大学口腔医学院院长胡勤刚教授等国内专家,以及韩国首尔大学口腔医学研修院部长李胜枃博士,韩国首尔大学研究生院李熙龙博士等 12 位知名专家作专题报告。

研讨会内容丰富精彩、实用性强,全体代表们接触到了最前沿的口腔医学新进展,增强了临床医疗技术水平,增进了全省口腔同仁之间的沟通与交流。

2012 年国际口腔种植学术会议

时间:2012 年 8 月 11 日

地点:山西省晋中市

内容提要:2012 年国际口腔种植学术研讨会在晋中市召开,来自国内外的多位口腔医学专家莅临该市,进行学术交流。

学术研讨会特邀美国纽约大学牙科学院牙周病和种植牙部临床研究中心主任 Dr. Sang-Choon Cho 教授、日本松户大学牙科学院 Dr. Yoshiharu Hayashi 教授等享誉国际的专家亲临现场,为参会的 300 余名口腔医护人员,讲授在牙科种植及修复方面的最新技术及治疗方案。

此外,各位专家还现场对即刻种植风险因素与预防对策、种植手术是科学与艺术的完美结合等内容进行讲解,参会人员听后纷纷表示受益匪浅。

第三届中国-东盟国际口腔医学交流与合作论坛

时间:2012 年 10 月 11 ～ 13 日

地点:广西南宁市

主办和承办单位:中华人民共和国卫生部、广西壮族自治区人民政府主办,广西医科大学口腔医学院等承办

内容提要:来自中国及东盟十国的卫生官员、口腔医学专家等 350 人出席了此次论坛。论坛上,与会官员及专家围绕中国与东盟各国在口腔医院职业技术培训等方面的交流与合作进行探讨。

该届论坛以“促进和加强中国-东盟口腔医学职业技术培训的交流与合作,开创中国与东盟口腔医学新未来”为主题,充分展现中国与东盟国家的交流与合作成果,推动双方的友好合作深入发展。

期间,举办了中国-东盟国际口腔医学交流与合作高峰论坛,来自中国、文莱、柬埔寨、印度尼西亚、老挝、马来西亚、缅甸、菲律宾、新加坡、泰国、越南等国家与地区的卫生行政管理部门官员参会并发表主旨演讲。共同探讨中国及东盟各国口腔医学职业技术培训的交流与合作,中国及东盟各国在中国-东盟自贸区背景下如何开展口腔公共健康的区域合作,以及口腔医学高级师资的交流与合作等。

此外,论坛还推出“William H. Bell 名师讲座”正颌外科研讨会。国际正颌外科大师级专家 William H. Bell 教授率领美国正颌界顶尖专家团出席论坛进行学术交流,国内正颌外科学领域的知名专家学者亲临现场授课。

论坛还举办了口腔现代医学研讨会。来自中国和东盟国家的口腔医学院校的专家、

学者,欧洲、美国、日本、韩国、中国香港和澳门与台湾等国家及地区的著名专家学者深入探讨中国与东盟国家在口腔医学领域的交流与合作的方向、内容和重点,积极探索中国与东盟国家之间医学领域合作机制建设,不断拓展中国与东盟全面合作关系,展示国内外口腔医学发展动态。

北京国际口腔种植修复牙周研讨会

时间:2012 年 10 月 19 ~ 20 日

地点:北京市

主办单位:北京口腔医学会、国际精粹出版集团主办

内容提要:10 多位来自 6 个不同国家的演讲者为参会者带来当今口腔种植、修复、牙周领域的最新研究和临床进展。他们的报告使每位参会者从中受益,为大家提供一个口腔医学多学科的交流平台,参会者有机会和同行们交流经验,并就口腔种植、修复、牙周发展的相关题目进行讨论。此次会议是一次专家齐聚、技术云集的盛会,必将对推动临床口腔医学发展起到积极的作用。

与会同时,经过精心准备的牙科企业在同期举办的展览会上展示了牙科工业的新设备和新材料。

贵州省口腔医学会第一届理事会第三次学术会议暨各专业委员会成立大会

时间:2012 年 10 月 19 ~ 21 日

地点:贵州省苗族布依族自治州兴义市

主办和承办单位:贵州省口腔医学会主办,贵阳医学院口腔医学系承办,黔西南州人民医院协办

内容提要:大会由贵州省口腔医学会会长宋宇峰教授主持,黔西南苗族布依族自治州及兴义市党政领导、贵州省医学会朱光成秘书长等出席大会开幕式。该次学术会议参会代表共 500 余名。大会邀请了四川大学华西口腔医学院宫苹、吴亚菲和白丁教授,北京中日友好医院口腔种植专科高恩峰博士等多名国内知名专家作专题讲座,贵阳医学院口腔医学系马洪、王永、徐卫华等教授和遵义医学院附属口腔医院程华刚、葛颂、张绍伟等教授也进行大会学术讲座及经验交流。

学术交流会后举办了现代口腔种植技术培训班,省内外专家传授了许多新理论、新技术、新疗法。会议期间,贵州省口腔医学会常务理事会召开了 2012 第三次工作会议。此次年会同期成立了口腔医学会 9 个口腔医学专业委员会,选举了各专业委员会的常委、副主任委员及主任委员。

2012 江西省口腔医学会首届学术双年会

时间:2012 年 10 月 27 ~ 28 日

地点:江西省南昌市

主办和承办单位:江西省口腔医学会、江西省科学技术协会主办,南昌大学附属口腔医院承办

内容提要:来自全省 400 余名口腔界同仁参加了此次盛会。开幕式上,中华口腔医学会副秘书长韩亮为南昌大学附属口腔医院授牌。中华口腔医学会·北京大学医学网络教育学院授予该院为“江西省口腔专业护士临床实践培训基地”。朱洪水会长在讲话中对江西省口腔医学会 2009 年成立三年来的工作作了简单的回顾。

开幕式后,进行了学术演讲。大会邀请的演讲嘉宾有美国塔夫茨大学牙医学院终身教授陈锦坤,美国克莱姆森大学格兰维尔医学系陈闻远教授,美国洛杉矶亚凯迪亚医学中心方炳忠教授,上海交通大学口腔医学院周曾同教授,北京大学口腔医学院韩亮。演讲嘉宾从临床医学与科学研究、构建和谐医患关系以及口腔门诊等方面进行了演讲。

会议共收到论文 125 篇,共有来自美国、北京、上海、江西等地 50 名口腔医学专家参加了大会演讲。

口腔医学研究前沿进展高峰论坛

时间:2012 年 10 月 27 ~ 28 日

地点:重庆市

主办和承办单位:重庆市口腔医学会主

办,重庆医科大学附属口腔医院承办

内容提要:来自全国各地近两百名口腔界同仁和各大口腔院校研究生参加了盛会,论坛由口腔医院院长邓锋教授和副院长杜跃华教授主持,邓锋院长致欢迎辞。论坛诚邀美国南加州大学颌面生长发育专家柴洋教授、美国加州大学洛杉矶分校施文元教授、美国芝加哥大学何通川教授、首都医科大学王松灵教授、四川大学华西口腔医学院田卫东教授、北京航空航天大学生物与医学工程学院樊瑜波教授和广东省口腔医院章锦才教授7 位国内外知名专家作专题演讲,内容涵盖干细胞与牙组织再生研究、口腔微生物的致病机制、口腔生物力学研究和牙周与修复治疗等前沿领域,基础研究与临床应用相结合,口腔医学与新兴学科相交叉,是一次高新技术云集的盛会。

江苏省医院协会口腔医院分会 2012 年年会暨第七届现代口腔医院管理论坛

时间:2012 年 11 月 24 日

地点:江苏省盐城市

主办和承办单位:江苏省医院协会主办,江苏省口腔医院和盐城市口腔医院承办

内容提要:来自江苏省 13 个市的 50 家口腔医院和门诊部、口腔诊所与综合性医院口腔科近 150 位从事口腔医院管理的人员参加了年会及论坛。口腔医院分会副主任委员、解放军南京军区南京总医院口腔科主任毛钊主持论坛,口腔医院分会主任委员、江苏省口腔医院院长王林,盐城市医院协会蒋忠会长和省医院协会学术继续教育部陈迎春主任出席了该次论坛。

论坛上,南京医科大学第二附属医院党委书记、副院长季国忠教授和南京医科大学口腔医学院陈亚明教授分别就“医院管理者的战略,质量和服务意识——从标准到实践”和“美国之行看中国种植牙技术现状和未来”作了专题讲座。参会代表在论坛期间进行了热烈的交流讨论,取得了较大收获。

辽宁省口腔医学会第二十一次学术会议

时间:2012 年 12 月 6 日

地点:辽宁省沈阳市

主办和承办单位:辽宁省口腔医学会主办,中国医科大学口腔医学院承办

内容提要:辽宁省内共有 180 余名代表参会,收到会议论文 249 篇。共有 47 名代表在大会上进行了学术交流。潘亚萍教授、周青教授、张颖教授、赵宝红副教授分别在大会发言中进行专题讲座,另有 9 人在大会分组发言中,与本专业领域的省内同行们进行了交流。

北京口腔医学论坛——2012 北京口腔医学会学术年会

时间:2012 年 12 月 7 ~ 8 日

地点:北京市

主办单位:北京口腔医学会、北京医学会口腔医学专业委员会、《北京口腔医学》杂志主办

内容提要:中华口腔医学会王兴会长、王渤秘书长,北京医学会金大鹏会长、刘湘副秘书长等领导到会致辞祝贺。北京口腔医学会孙正会长在开幕式上讲话。该次学术会议开设了口腔预防、牙体牙髓、口腔修复、口腔全科、口腔正畸、牙周病学、口腔种植等 10 个专题会场,邀请了中华预防医学会会长、中国工程院院士王陇德教授,第四军医大学赵铱民教授,四川大学赵志河、胡德渝教授,武汉大学樊明文、台保军教授,上海交通大学梁景平、冯希平教授,日本大阪大学 Satoshi Shi-zukuishi 教授等 93 位来自国内外的口腔医学专家演讲,大会特别演讲、大会演讲之后,进行了分会场学术活动。有近千名口腔医生参加了会议。

大会收到学术论文 34 篇,并进行了论文壁报展示。同时在企业的支持下,开展了“beyond 杯”优秀论文评选。最终有 12 位作者获奖。会议同期还召开了北京医师协会口腔专科医师分会成立大会。

口腔设备器械展览会暨学术研讨会

第十七届华南国际口腔展暨华南口腔医学研讨会

时间:2012 年 3 月 7 ~ 10 日

地点:广东省广州市

主办和承办单位:广东省科技厅主办,广东省对外科技交流中心、广东国际科技贸易展览公司承办

内容提要:该展会展馆面积 36 200 m²,标准展位数 1 740 个,参展商 652 家。来自中国内地、中国香港和中国台湾,德国、美国、意大利、法国、瑞典、芬兰、瑞士等 25 个国家和地区的参展商在展会上展示最新产品、技术与服务。约 90 个国家的 30 000 多名口腔医生、义齿技工、牙科产品经销商及牙科产品制造商等参加展会。该届口腔展在展会规模、展会档次、展会效果、国际化程度等方面都取得了骄人的突破。

该届华南国际口腔医疗技术研讨会共举办 93 场精彩实用的学术讲座,涵盖牙体牙髓、正畸、种植、修复、牙周、口腔预防、诊所管理等多个热门专题,分享了前沿、权威、实用的口腔临床医疗技术,邀请了来自美国、韩国、中国台湾和香港等国家和地区的顶尖专家授课。还首次和美国牙医协会(ADA)合作,开展"美国牙医协会培训课程",并为学员颁发培训证书。研讨会 3 天的会期共吸引了 6 000 多名牙科医生。

华南国际口腔展同期召开了"中国牙病防治基金会理事会会议"、"中华口腔医学会、中华医师协会口腔医师分会第一次会长联席会议"、"第三届中国口腔医院发展论坛"等行业盛会以及举办由科技部资助的"东盟国家口腔医疗技术国际培训班"。

第 11 届中国西部(国际)口腔医疗设备与材料展览会暨口腔医学学术会议

时间:2012 年 4 月 20 ~ 23 日

地点:四川省成都市

主办和承办单位:成都市博览局、中国西部口腔医学协作组、四川省口腔医学会、四川大学华西口腔医学院主办,好博塔苏斯展览公司承办

内容提要:成都市博览局、中华口腔医学会、西部 12 省(市、区)口腔医学会的负责人和国内外口腔医学专家出席开幕典礼。参观展会的专业观众超过 4 000 人,参加学术会议和专业培训的代表及学员超过 2 000 人。

口腔设备与材料展会展览区面积达 1.8 万平方米,参展客商共 357 家,展品涉及口腔影像、植牙、修复、口腔内外科、正畸、义齿加工、口腔护理保健、口腔美容诸多领域的设备及器材。国内外知名口腔医疗产品企业包括卡瓦盛邦、3M、高露洁、强生、宝洁、登士柏、义获嘉、丰达、贺利氏等参展。

该届学术会议安排的 73 场专题讲座,涵盖口腔颌面外科、口腔正畸、口腔修复、口腔颌面锥形束 CT、口腔种植等多个学科。其中,"中国西部口腔种植国际高峰论坛"为首次举办,特邀美国、日本、以色列、中国内地和中国香港及中国台湾的 9 位专家演讲。全国各地近 3 000 人参会,展会现场建立了整个口腔种植医疗产业链,从现场培训操作、现场观摩演示、现场临床手术、同期种植论坛及学术交流等多种方式,通过 4 天的参与学习,使学员全面系统地了解口腔种植专业知识,提高种植水平。现场 15 个口腔种植培训班,实现了 600 人的培训教学目标。

会议同期还举办了"民营口腔医疗机构论坛"。

第十七届中国国际口腔设备材料展览会暨技术交流会(SINO-DENTAL 2012)

时间:2012 年 6 月 9 ~ 12 日

地点:北京市

主办单位:卫生部国际交流与合作中心、中华口腔医学会主办、北京大学口腔医学院主办。

内容提要:展会展出面积 35 000m²,展位 1 670 个,来自中国、德国、日本、韩国等 21 个国家和地区的 698 家企业参展,其中德国、日本、韩国以国家展团的形式参展。

展会期间举办了口腔医师论坛、口腔医学新进展报告会、牙科工业峰会、国际口腔论坛、新产品新技术交流会等学术、技术交流活动 72 场,涉及专题 174 个。除专业学术活动外,组委会还特别邀请有关专家就如何进行有效的医患沟通、建立良好的医患关系进行讲授,受到了专业人士的一致好评。来自世界 80 多个国家和地区的 7 万多名口腔专业人士和经销商到展会参观、参加学术交流活动及开展商务洽谈。

2012(西安)国际口腔设备器材博览会

时间:2012 年 9 月 13 ~ 16 日

地点:陕西省西安市

主办和协办单位:中华口腔医学会、国药励展主办,陕西省口腔医学会协办

内容提要:该届博览会在中华口腔医学会第 14 次全国口腔医学学术会议(2012 年会)期间同期举办。

博览会交流了全球最新口腔产品、生产技术,同时展示了口腔医学领域最新成就。大会邀请了顶尖专家作专题学术报告,期间举办"中华口腔医学会 2012 学术年会"全体大会、颌面锥形束 CT 专题研讨会、粘接修复和即刻种植还是延迟即刻种植专题研讨会、新进展报告会、口腔产业论坛等多场学术交流活动。

500 多家国际知名口腔生产企业以及近 2 万名口腔医生、诊所负责人、口腔生产企业的首席执行官、领先技术专家、顾问、经销商到场参观。现场举办了手术病例操作演示、现场操作班、口腔种植病例大赛、优惠采购、牙医经验交流分享等活动。

2012 第十六届中国国际口腔器材展览会暨学术研讨会(DenTech China 2012)

时间:2012 年 10 月 24 ~ 27 日

地点:上海市

主办和承办单位:中国国际科技会议中心、上海交通大学医学院附属第九人民医院主办,上海博星展览有限公司承办

内容提要:展会总共吸引了近 600 家国内外知名展商参展,展览面积达 34 000 m²。

展会期间,共举办了 130 余场专题讲座及技术交流会,100 余位国内外口腔医学专家受邀参与。来自 80 多个国家的口腔医生、义齿技师、牙科经销商和牙科制造商等专业观众前来观展,分享行业最新技术和发展动态,总人数达 68 300 多人次,同期举办了 4 场高规格研讨会——由中国科技协会主办的第十四届生命科学与未来健康高峰论坛、上海国际口腔种植论坛、口腔修复论坛和口腔正畸论坛,与会总人数达 13 850 人。

展会现场云集了来自世界各地的专家学者,展会为全球口腔界的专业人士搭建了良好的交流平台,上百场学术报告会和技术研讨会的举行让到场的口腔医生收获颇多。

第四届中国(吉林)口腔医学学术交流会暨口腔医疗设备器材博览会

时间:2012 年 8 月 9 ~ 11 日

地点:吉林省长春市

主办和承办单位:吉林省口腔医学会、长春医学会口腔科专业委员会主办,长春市海州展览服务有限公司承办

内容提要:该届展会展出口腔设备及器械、修复器械、牙科综合治疗椅等上千种展品。百余家口腔生产企业、代理商企业参展,展会面积 1 万多平方米,专业观众超过 3 万人。在传统的口腔医疗器械、医用设备、医用材料展览的基础上,增加了口腔医疗卫生工作的法律服务、口腔医疗机构的装修设计服务、口腔医疗执业责任保险、投资融资的金融服务、口腔医学网站的网站推广服务、口腔医

学杂志的期刊服务等诸多特色。

展会期间，举行了学术交流会，大会邀请了中国内地和香港、日本、韩国一流口腔医学专家讲课，讲演以口腔种植学、牙体牙髓病学、牙周病学、口腔修复工艺学、口腔正畸学等为主要内容，举行了 20 场学术交流活动。展会同期举办了首届口腔健康文化科普推广会。

学会工作简讯

中华口腔医学会第一届口腔医学伦理委员会成立

2012 年 3 月 6 日，中华口腔医学会第一届口腔医学伦理委员会成立会议在广州召开。中华口腔医学会王兴会长、王渤秘书长以及中华口腔医学会第一届口腔医学伦理委员会 14 名委员出席了会议。会议由胡德渝教授主持，他首先介绍了口腔医学伦理委员会成立的背景和意义，王渤秘书长宣读了"中华口腔医学会'关于同意成立中华口腔医学会口腔医学伦理委员会的批复'"。王兴会长向第一届口腔医学伦理委员会委员颁发了聘书。荣文笙介绍了"中华口腔医学会口腔医学伦理委员会原则及管理指导方法"和"中华口腔医学会口腔医学伦理审查流程和申请指南"。与会委员就提交申请的"两种狮王牙膏抑制牙菌斑和减轻牙龈炎症功效的临床试验研究"进行了讨论和评议，最后通过了该项申请的审批。委员们还就"第三类技术部分项目伦理审查"相关内容进行了讨论。

中华口腔医学会第二次省（自治区、直辖市）口腔医学会秘书长工作会议召开

2012 年 4 月 18 日，中华口腔医学会召开了第二次省（自治区、直辖市）口腔医学会秘书长工作会议。该次会议首次采取网络形式，是中华口腔医学会会议组织工作的一次创新。

中华口腔医学会王兴会长，25 个省、自治区、直辖市口腔医学会，2 个省医学会口腔医学专业委员会和新疆生产建设兵团医学会口腔医学专业委员会秘书长及秘书共 34 人参加了此次会议。会议特邀中国科学技术协会学术部朱文辉处长，卫生部人事司杨可主任、香港牙医学会陈静霞秘书长兼首席行政主任、陈敏华行政主任参加。

会议由中华口腔医学会王渤秘书长主持，会议主题有 4 项：1）2012 年 FDI 学术年会（香港）有关情况及注册方法，2）中华口腔医学会会员联动发展工作，3）第 14 次全国口腔医学学术会议（2012 年会）有关情况，4）2012 年科普工作计划。中华口腔医学会王兴会长作总结讲话，他对此次网络工作会议的部署和顺利召开给予了肯定，并要求各参会单位认真落实会议精神，认真做好此次会议部署的几项重点工作。

中国整形美容协会口腔整形美容分会成立

2012 年 4 月 22 日，中国整形美容协会口腔整形美容分会成立大会在北京举行。参加成立大会的有卫生部张斌局长、中国整形美容协会秘书长赵振明教授、中国整形美容协会办公室主任曹德全、刘洪臣、沈刚、张志光教授以及来自全国各省知名专家教授 84 名。会议明确了分会的业务范围，确定了会员的权力和义务，大会推举王兴、张志愿教授为分会名誉会长；投票选举产生了第一届分会的领导机构：会长刘洪臣，副会长沈刚、张志光。会上张斌局长提出国家有意将整形美容作为非基础治疗的医学美容产业扶持发展，加速公立医院的改革步子，要求行业协会应对规范市场、提高技术起到积极有效的作用。

中华口腔医学会麻醉学专业委员会换届大会

在上海召开

2012 年 5 月 19 日,中华口腔医学会麻醉学专业委员会换届选举大会在上海召开。参加会议的有中华口腔医学会王兴会长、王渤秘书长和学术部牛春华副部长以及中华口腔医学会麻醉学专业委员第一届全体委员和新当选的第二届委员。经过选举,第四军医大学口腔医学院麻醉科的徐礼鲜教授当选为中华口腔医学会第二届麻醉学专业委员会主任委员。

选举结束后,中华口腔医学会王兴会长为徐礼鲜教授颁发了主任委员聘书,随后召开了新一届常务委员第一次会议。

2012 中华口腔医学会"中国口腔种植年"(北京)新闻发布会暨启动仪式在北京举行

2012 年 6 月 11 日上午,中华口腔医学会在北京举行了 2012 中华口腔医学会"中国口腔种植年"(北京)新闻发布会暨启动仪式,拉开了中华口腔医学会 2012 年中国口腔种植年的序幕。会上,中华口腔医学会王兴会长和口腔种植专业委员会主任委员林野教授对中国口腔种植行业的历史与中国口腔种植行业的发展与分析作了说明,王渤秘书长和韩亮副秘书长对 2012 年中华口腔医学会第 14 次全国口腔医学学术会议(2012 年会)暨 2012 中国口腔种植年相关活动作了详细介绍。20 多家口腔行业企业单位和 50 多家媒体单位出席了该次新闻发布会。

第 13 次全国口腔医院办公室主任工作会议在长沙召开

2012 年 6 月 30 日,由中华口腔医学会和北京大学口腔医学院主办、中南大学口腔医学院承办的第 13 次全国口腔医院办公室主任工作会议在湖南长沙召开。中华口腔医学会王渤秘书长、北京大学口腔医学院张祖燕副书记等来自全国 30 余家口腔医院的参会人员共 41 人参加了此次会议。

会议就"科学、民主、高效推进院办行政管理职能转变的新途径"进行探讨,采取专题讲座形式,邀请到北京大学医学部戴谷音主任助理、中山大学光华口腔医学院陈小华副院长、上海交通大学医学院附属第九人民医院吴正一院长助理作为主讲人作专题讲座。各位主讲人结合本单位的实际工作情况,交流工作心得,传授工作经验,受到与会者的欢迎。

中华口腔医学会第四次专业委员会(分会)工作会议在太原召开

2012 年 7 月 5 ~ 7 日,由中华口腔医学会主办,山西红十字口腔医院承办的中华口腔医学会第四次专业委员会(分会)工作会议在山西太原召开。中华口腔医学会会长王兴教授,副会长刘洪臣、孙正、赵铱民、俞光岩、章锦才教授,王渤秘书长以及中华口腔医学会 25 个专业委员会(分会)主任委员或代表共 32 人参加了会议。

该次会议对第 15 次全国口腔医学学术的会议形式和内容进行规划,对 2013 年中华口腔医学会年会进行讨论和策划,对学会二级分支机构涉外工作的规定、专科会员管理的相关规定等议题进行讨论,同时会议还就 2012 年 9 月在西安举行的 2012 中华口腔医学会年会进行详细探讨。

2012 年度全国慢性病防控与口腔卫生项目工作会议在上海召开

2012 年 7 月 17 ~ 18 日,卫生部疾病预防控制局在上海召开了 2012 年度全国慢性病防控与口腔卫生项目工作会议。全国各省(区、市)和新疆生产建设兵团卫生厅局、中国疾病预防控制中心、国家癌症中心、国家心血管病中心、中西部地区儿童口腔疾病综合干预国家及各省/地区项目管理办公室和技术专家组等有关单位负责同志等共 300 余人参加了会议。卫生部疾病预防控制局副局长孔灵芝和中国疾病预防控制中心、上海市卫生局领导出席了会议。

在全体大会上,对《中国慢性病防治工作规划(2012—2015 年)》进行了宣贯解读,讨论了重点慢性病防控行动计划;研究部署了"十二五"期间全国慢性病防治与口腔卫生重点工作;总结了 2011 年全国慢性病防控与口腔卫生工作情况。

随后,在口腔卫生工作分会上,会议对 2011 年项目工作进行了总结,中华口腔医学会王渤秘书长出席会议并汇报了中华口腔医学会在这方面取得的成就。会议公布了 32 个项目先进县名单,举行颁奖仪式。进一步部署了 2012 年项目工作任务,国家技术指导组讲解了学龄前儿童乳牙龋综合干预试点工作技术要点和技术规范。项目先进县的代表作了大会经验交流,北京市和河南安阳市代表介绍了先期开展局部用氟工作的经验。

全国口腔医学研究生教育工作研讨会在北京召开

2012 年 8 月 4 日,由国务院学位委员会口腔医学学科评议组、全国医学专业学位研究生教育指导委员会口腔医学分会委员会、教育部高等学校口腔医学专业教学指导委员会和中华口腔医学会口腔医学教育专业委员会联合主办,北京大学口腔医学院承办的全国口腔医学研究生教育工作研讨会在北京召开。会议重点研讨了如何提高研究生教育质量、专业学位研究生的培养目标和定位、专业学位研究生教育与我国医药卫生体制改革的关系等核心问题。

北京大学口腔医学院徐韬院长致欢迎辞,并简要介绍了北京大学口腔医学院的研究生培养工作。随后,俞光岩、周学东、王松灵教授分别致辞,并对此次研讨会召开的背景、意义和展望进行了阐述。中华口腔医学会王兴会长对此次会议召开表示热烈祝贺,并就提高口腔医学研究生教育质量、促进专业学位的培养在我国口腔医学发展中的作用、意义和未来发展进行深入阐释。

此次研讨受到国务院学位委员会办公室领导的高度重视,孙也刚副主任莅临大会作了《关于深化改革提高研究生教育质量的

意见(征求意见稿)》的专题发言。国内部分院校专家学者作主题发言,围绕研究生教育质量、口腔医学专业学位研究生的培养、口腔医学学位的英文命名等进行交流和讨论。

全国三级口腔医院护理评审标准实施细则修订会在北京召开

2012 年 8 月 28 日,中华口腔医学会口腔医疗服务分会护理管理学组在北京召开了全国三级口腔医院护理评审标准实施细则修订会。中华口腔医学会口腔医疗服务分会医疗学组组长沈曙铭主持会议。护理管理学组组长李秀娥及 6 位副组长、学组秘书参加了修订会。该次会议根据《三级口腔医院评审标准(2011 年版)》的相关内容及各口腔专科医院对评审标准初稿的反馈意见进一步修订了三级口腔医院评审中护理相关实施细则。

"情系中国 20 年,致力口腔 0 问题"的大型发布会在北京举行

2012 年 8 月 20 日,王兴会长、王渤秘书长出席高露洁公司"情系中国 20 年,致力口腔 0 问题"的大型发布会。在发布会上王兴会长与高露洁中国总经理卫诺德先生、中国市场部总监饶博文先生代表双方接受吉尼斯世界纪录证书,正式宣布中国创造"同一天(多地点)最多人参加的口腔检查"吉尼斯世界纪录的新纪录。

2012 年 5 月 18 日,中华口腔医学会与高露洁公司合作举行大规模专业口腔检查进校园活动,在沈阳、武汉、鄂州、广州、惠州 5 个城市的 54 所小学,邀请了 762 位牙医,在一天内为 70 388 名小学生进行口腔检查和口腔护理知识教育。该数字比获得原世界纪录的印度 2010 年同类口腔检查人数多出了近 4 000 人,一举刷新了该项世界纪录。

中国医师协会第三届口腔医师分会会员工作组换届暨工作会议在西安召开

2012 年 9 月 12 日,第三届口腔医师分会会员工作组换届暨工作会议在西安举行。口腔医师分会会长、名誉会长、副会长、总干事、

副总干事等出席了会议。新一届会员工作组 21 人参加了会议。

栾文民名誉会长和林野副会长分别向工作组组长、副组长和组员颁发了聘书。口腔医师分会副总干事沈曙铭院长助理就会员工作组的工作职责、会员发展和会费交纳等情况向会议作了说明。新当选的工作组组长王林教授就新一届工作组工作设想向全组员们作了交流,与会者就工作组如何发展会员工作进行了热烈讨论。最后俞光岩会长就口腔医师分会的定位和会员发展工作作了重要讲话。组员们对工作组的工作设想进行了充分讨论。

中华口腔医学会第一届口腔护理技能大赛(3M 杯)在西安举行

2012 年 9 月 13 日,中华口腔医学会第一届口腔护理技能大赛(3M 杯)在西安成功举行。全国有 68 家医院 293 名选手报名参赛,从中选出 102 名选手参加了现场比赛,最后有 12 名选手进入了决赛。24 位来自全国各地的口腔专科医院的护理专家担任大赛评委。大赛评出了一等奖 2 名,二等奖 4 名,三等奖 6 名。

第三届"国药前景杯"中国口腔行业摄影大赛在西安举行

2012 年 9 月 13~15 日,中华口腔医学会口腔医疗服务分会文化学组在 2012 年西安第十四次学术会议期间,承办了第三届"国药前景杯"中国口腔行业摄影大赛。该次大赛收到全国 50 余个单位 700 余幅作品,参展作品近 140 幅,其中参评获奖作品 60 幅,特等奖 3 个,一等奖 6 个,二等奖 9 个,三等奖 12 个,优秀奖 30 个,荣誉作品 14 幅。

中华口腔医学会口腔颌面外科专业委员会脉管性疾病学组换届会议在西安召开

2012 年 9 月 13 日,中华口腔医学会口腔颌面外科专业委员会脉管性疾病学组换届会议在西安召开。第四军医大学口腔医学院孙沫逸教授就任第三届脉管性疾病学组组长。

会上,赵怡芳教授对第二届脉管性疾病学组的工作进行了回顾,尤其对学组完成口腔颌面-头颈部静脉畸形诊治指南、口腔颌面部动静脉畸形诊治指南、口腔颌面部淋巴管畸形治疗指南等制订工作给予了充分肯定,同时指出了今后努力的方向。第三届脉管性疾病学组组长孙沫逸教授发言,并提出了学组下一步工作重点。学组初步计划于 2013 年上半年举行脉管性疾病专题研讨会。

中华口腔医学会口腔颌面外科专业委员会口腔颌面-头颈肿瘤外科学组换届大会在西安召开

2012 年 9 月 13 日,在西安召开的第十次全国口腔颌面外科学术会议上,口腔颌面-头颈肿瘤外科学组顺利完成换届工作。口腔颌面外科专业委员会赵怡芳主任委员宣读新一届学组成员名单。在随后召开的学组第一次工作会议上,前任组长张陈平教授简要回顾了过去几年的学组工作,并对今后的工作提出了希望;新任组长郭传瑸教授表示,新的学组一定会在以往工作成绩的基础上,继续努力,不负众望,为把我国口腔颌面-头颈肿瘤事业做大做强尽心尽力。随后,各位专家就未来学组工作重点展开了热烈讨论。

2012 年第十届"日进杯"全国口腔工艺技术展评暨全国口腔职业教育论坛在西安举办

2012 年 9 月 15 日,由中华口腔医学会、中华口腔医学会口腔修复工艺学专业委员会、口腔修复学专业委员会主办,西安医学院承办,日进齿科材料有限公司协办的第十届"日进杯"全国口腔工艺技术展评及中华口腔医学会口腔医学教育专业委员会口腔职业教育学组主办的全国口腔职业教育论坛在西安举办。中华口腔医学会会长王兴、秘书长王渤以及来自全国 45 所院校的 260 余名教师和学生参赛选手参加展评和论坛。

经专家对学生作品进行评分,最终,福建卫生职业技术学院叶永胜获得牙体雕刻第一名;苏州卫生职业技术学院王嘉瑜获得全口义齿第一名;团体第一名的桂冠由开封市卫生学校摘得。同期,举行了题为"数字化口腔医疗模式下口腔修复工艺教育思考"、"口腔修复技师培养模式探索"、"口腔综合诊室进行临床实习教学的探索"主题演讲,和"牙体形态的教学手段"的专题演讲。

"口腔健康促进与口腔医学发展"西部行活动在兰州正式启动

2012 年 9 月 27 日,"口腔健康促进与口腔医学发展西部行"公益活动启动仪式在甘肃省人民医院举行。该次活动由中华口腔医学会主办,甘肃省口腔医学会和高露洁棕榄中国有限公司协办。中华口腔医学会王兴会长、王渤秘书长,甘肃省口腔医学会栗震亚会长,甘肃省卫生厅李存文副厅长等领导及 400余名甘肃省口腔工作者参加了启动仪式。"口腔健康促进与口腔医学发展西部行"活动是一项旨在促进西部地区口腔医学发展、提高群众口腔健康水平的大型公益项目,自 2007 年启动以来,已经在多个中西部省份开展了活动。该次活动在甘肃举办期间,将重点为儿童开设口腔健康教育课,免费检查口腔,并对部分地区适龄儿童免费进行幼儿乳牙防龋涂氟;培训基层口腔医师,组织部分国内知名口腔医学院校免费接收基层口腔医生进修,举办各种类型的口腔临床医疗技术培训班等。启动仪式上,高露洁公司现场向甘肃省皋兰县人民医院等单位捐赠牙科治疗椅等医疗器械共计 55 台/件。

院校新闻动态

www. nature. com 首页报道 *IJOS* 成为 *Nature* 系列合作期刊

2012 年 2 月 9 日,国际权威科学学术期刊集团——自然出版集团(Nature Publishing Group,NPG) 在其官方网站 www. nature. com 首页推出特别报道(Special Feature) ,由四川大学华西口腔医学院和口腔疾病研究国家重点实验室主办的全英文口腔医学专业期刊 *International Journal of Oral Science* (*IJOS*,《国际口腔科学杂志》) 与 NPG 正式签订合作协议,成为 *Nature* 系列合作期刊。

IJOS 杂志是 2009 年经教育部、新闻出版总署批准出版的国际性学术期刊,由四川大学华西口腔医学院周学东教授和美国国家医学院院士、加州大学洛杉矶分校王存玉教授担任主编,全球 13 个国家及地区的 34 名口腔医学或交叉学科领域著名学者组成编委会。该杂志创刊以来,已连续出版 3 卷共 12 期,于 2010 年被 SCI、PUBMED 等国际科技数据库收录。经过自然出版集团近一年的严格审查并签署合作协议,*IJOS* 杂志获准成为 *Nature* 系列合作期刊,也成为中国口腔医学界首个 *Nature* 合作学术期刊。

国内首部口腔健康蓝皮书——《中国口腔健康发展报告(2012)》正式发布

2012 年 3 月 28 日,由胡德渝教授主编的国内首部口腔健康蓝皮书——《中国人牙本质敏感状况》在北京正式发布。这本口腔健康蓝皮书的发布,为牙本质敏感的流行病学、诊断、预防和治疗提供了全面的资料和论述,对指导中国口腔医学在牙本质敏感的研究有非常重要的作用。

口腔健康蓝皮书是由中华口腔医学会组织指导、中国口腔清洁护理用品工业协会积极参与,冷酸灵抗牙齿敏感研究中心作为独家支持下编纂的。是我国首次出版的口腔医学与社会学交叉的蓝皮书,集专业性、权威性、社会性于一体,包含全国各大医学院校的权威专家对牙本质敏感的专题研究报告,同时也是对全国口腔医学多年创新成果所进行的客观总结。

国际牙医师学院中国区 2012 院士授予仪式在成都隆重举行

2012 年 4 月 19 日,国际牙医师学院中国区(International College of Dentists Section Ⅷ-China,ICD China Section)2012 院士授予仪式在成都隆重举行。ICD2012 年国际主席 Dr. Garry Lunn,ICD 国际理事及中国区主席、中华口腔医学会副会长周学东教授,ICD 中国区杰出院士王翰章教授等嘉宾出席了这次盛会。大会由 ICD 中国区秘书长陈谦明教授主持。授予仪式正式开始之前由 Dr. Lunn 向来自全国口腔医学领域的 33 名新当选 ICD 院士(Fellow of ICD,FICD),发表了 ICD 历史沿革和使命的主旨演讲。Dr. Lunn 及周学东教授分别代表 ICD 总部、中华口腔医学会以及 ICD 中国区致辞,并为每位新 Fellow 颁发证书以及 ICD 金钥匙和金别针。

中国口腔医学博物馆新馆开馆

2012 年 4 月 25 日,由四川大学华西口腔医学院筹建的中国口腔医学博物馆新馆开馆典礼隆重举行。中国口腔医学博物馆始建于 1932 年,是原华西协合大学博物馆的组成部分,美国著名人类学和考古学家葛维汉博士任馆长。2008 年汶川大地震,博物馆楼遭到严重破坏,后在卫生部的大力支持下经过重新修缮。为中国现代口腔医学事业创建和发展作出过重大贡献的、在美丽的华西坝出生、成长的 15 位加拿大华西后代们专程出席开馆典礼,华西口腔医学院的师生以及四川大学校友总会荣建国主任参加了开馆庆典,加拿大来宾 William Edward Willmott 代表加拿大友人讲述了其家族与华西口腔的渊源。

赵铱民、边专、俞光岩、董福生教授荣获第八届"中国医师奖"

2012 年 6 月 26 日,第八届"中国医师奖"颁奖大会在北京人民大会堂隆重举行。

"中国医师奖"是 2003 年经卫生部批准、中国医师协会设立的中国医师行业的最高奖项。旨在表彰奖励作出突出贡献的优秀医师,展示当代医师救死扶伤、爱岗敬业、乐于奉献、文明行医的精神风貌,弘扬我国医师开拓进取、刻苦钻研的优良传统,忠实履行中国医师宣言,以促进中国医师队伍建设和卫生事业的健康发展。第八届全国共有 102 位医师荣获"中国医师奖",其中 4 位来自口腔医疗系统,分别是赵铱民教授、边专教授、俞光岩教授、董福生教授。

王雪东成为我国首位口腔医学双博士

2012 年 5 月 29 日,全国首位口腔医学双博士学位论文答辩会在北京大学口腔医学院举行。答辩委员会对该院王雪东同学进行了临床技能考核及科学学位论文答辩会,最后同意授予王雪东同学口腔医学科学博士学位。

北京大学口腔医学院王雪东在完成 8 年口腔医学本博连读培养、获得博士专业学位后,又攻读了 3 年的口腔医学科学博士学位,经过"8 + 3"共 11 年的系统学习,通过该次论文答辩,成为我国培养的首位口腔医学专业与口腔医学科学双博士学位获得者。

据了解,在国外已普遍开展的双博士教育在我国起步较晚,目前仅有临床医学、兽医学、教育及工程等学科门类开展了双博士教育。以口腔医学为例,双博士人才的培养为学生既能成为优秀医生也能成为医学科学家奠定了基础。

"口腔专业护士临床实践培训基地"揭牌仪式在成都举行

成都军区总医院附属口腔医院是成都军区口腔专科疾病诊疗的基地,临床、科研、教学实力雄厚,经中华口腔医学会和北京大学医学网络教育学院共同认定,成为"口腔专业护士培训临床实践基地"。

2012 年 3 月 24 日,"口腔专业护士临床实践培训基地"揭牌仪式在成都军区总医院附属口腔医院举行。出席揭牌仪式的有中华口腔医学会韩亮副秘书长，成都军区总医院有关领导以及基地医院的全体医护人员。成都军区总医院护理部主任刘文清大校和成都军区总医院附属口腔医院李晨军主任在揭牌仪式上分别发表讲话。

边专院长和王建国院长荣膺"2012 年度中国医院优秀院长"

2012 年 8 月 16 日，2012 年中国卫生论坛、中国医院论坛在京开幕，2012 年度中国医院管理突出贡献奖、优秀院长颁奖大会在国家会议中心隆重召开，全国医院管理者代表近 4 000 人出席了大会。原人大副委员长何鲁丽、卫生部部长陈竺、副部长黄洁夫等领导同志为此次受到表彰的 100 名 2012 年度全国优秀医院院长颁奖，武汉大学口腔医院院长边专教授和天津市口腔医院王建国院长荣膺"2012 年度中国医院优秀院长"。

全国优秀医院院长评选表彰是卫生部委托中国医院协会组织的，每两年举办一次，旨在表彰在深化医改和提升医院管理水平方面作出突出成绩的医院院长。

周学东教授接任国际牙科研究协会（IADR）中国分部主席

2012 年 9 月 19 日，国际牙科研究协会（IADR）中国分部第 12 次年会暨第八届杰出青年学者奖评比颁奖晚宴在西安举行，出席者有 IADR 中国分部现任主席赵铱民教授，IADR 中国分部副主席周学东教授、张志愿教授，秘书长边专教授，武汉大学樊明文教授、黄翠教授，第四军医大学王美青教授，四川大学华西口腔医学院叶玲教授，上海交通大学口腔医学院蒋欣泉教授等嘉宾等。晚宴中进行了 IADR 中国分部主席交接仪式，周学东教授从赵铱民教授手中接过了代表 IADR 中国分部主席的金牌。晚会上还宣布了本次 IADR 中国分部杰出青年学者奖的评选结果，四川大学华西口腔医学院口腔修复学系袁泉副教授荣获一等奖。

新疆医科大学口腔医学院、新疆口腔医学会成立大会在乌鲁木齐召开

2012 年 9 月 22 日，新疆医科大学口腔医学院及新疆口腔医学会成立大会在乌鲁木齐新疆医科大学召开。新疆医科大学口腔医学院、新疆口腔医学会挂牌成立，参加此次盛会的嘉宾有中华口腔医学会会长王兴教授、王渤秘书长，全国十几所口腔医学院校领导等，以及新疆维吾尔自治区人民政府、卫生厅、教育厅、科协、自治区各医疗单位、新疆医科大学各职能处室、各附院、各学院领导，还有口腔学会领导及会员代表等 500 多人出席成立大会。

大会由新疆医科大学第一附属医院院长兼口腔医学院院长温浩教授主持。自治区人民政府刘华秘书长、中华口腔医学会王兴会长、自治区卫生厅买买提厅长、四川大学华西口腔医学院周学东院长为新疆医科大学口腔医学院、新疆口腔医学会揭牌。刘华秘书长、王兴会长、王渤秘书长、周学东院长、新疆医科大学党委书记李斌教授等领导发表讲话并致辞。

北京大学口腔医学院 70 周年庆典隆重举行

2012 年 10 月 23 日，北京大学口腔医学院 70 周年庆典在国家会议中心隆重举行。全国人大常委会副委员长韩启德、卫生部副部长陈啸宏等领导出席了庆祝大会。

韩启德在庆祝大会上发表了重要讲话。韩启德对北京大学口腔医学院过去 70 年来致力于中国口腔医学教育、研究和医疗，传播口腔健康知识，提高全民口腔健康水平所取得的丰硕成果给予高度评价。北京大学口腔医学院院长徐韬在会上发言。卫生部副部长陈啸宏、教育部科技司副司长高润生、北京市海淀区副区长傅首清、第四军医大学副校长赵铱民等先后致辞。

中央和国家机关有关部门领导，北京市、海淀区有关负责同志，北京大学和北大医学部有关领导，国内 30 余所兄弟院校、香港及

台湾地区牙医学院的院长和嘉宾出席了大会。北京大学口腔医学院历届校友代表和师生代表等，共 800 多人参加庆祝大会。

上海交通大学口腔医学院 80 周年庆典大会隆重举行

2012 年 10 月 23 日下午，上海交通大学口腔医学院 80 周年庆典大会在上海浦东喜来登大酒店隆重举行。上海交通大学口腔医学院名誉院长邱蔚六院士，上海市政协教科文卫体委员会常务副主任陈志兴，中华口腔医学会秘书长王渤和 5 位副会长，来自海内外友好院校、社会各界人士以及历届校友 600 余人参加了庆典大会。

与会嘉宾观看了上海交通大学口腔医学院建院 80 周年 DVD 片，张志愿院长致欢迎词，武汉大学口腔医学院边专院长代表国内兄弟院校致贺词，上海交通大学医学院附属九院党委书记范先群教授，邱蔚六院士、王渤秘书长，上海交通大学党委副书记、医学院党委书记孙大麟教授先后致辞。庆典大会上举行了"震旦奖"颁奖仪式，隆重表彰上海交通大学口腔医学院"震旦奖"获得者。

"口腔专业护士临床实践培训基地"落户南昌大学附属口腔医院

2012 年 10 月 28 日，在江西省口腔医学会首届学术双年会开幕式上，中华口腔医学会副秘书长韩亮、江西省卫生厅副厅长曾传美共同为南昌大学附属口腔医院授牌，中华口腔医学会。北京大学医学网络教育学院授予南昌大学附属口腔医院"口腔专业护士临床实践培训基地"。

曾传美副厅长随后发表了讲话。他说，中华口腔医学会"口腔专业护士临床实践培训基地"落户南昌大学附属口腔医院是对江西口腔护理行业的认可和肯定，将有力推动江西口腔护理事业的发展。江西省口腔医学会会长、南昌大学附属口腔医院朱洪水院长代表医院致欢迎词，向莅会的领导和来宾表示衷心感谢。副院长王予江致答谢词说，口腔专业护士培训基地的成立不仅有助于提高南昌大学附属口腔医院乃至江西省口腔护士的专业技术水平，更有助于提高广大医生和护士的认知度，从而更好地促进口腔护理事业的发展。

武汉大学口腔医院建院 50 周年庆典隆重举行

2012 年 11 月 12 日，武汉大学口腔医院建院 50 周年庆典隆重举行。教育部、卫生部、科技部、湖北省、武汉市政府部门领导，中华口腔医学会会长王兴、秘书长王渤等，武汉大学常务副校长冯友梅、党委副书记王传中等领导，各兄弟院校及学界同仁，湖北省和武汉市各大医院负责人，口腔医院教职工师生代表等 1 000 余人参加庆典活动。

上午 8 点 30 分，在口腔医院院内举行了为夏良才教授塑立的感恩碑揭幕仪式。

庆典会上，武汉大学口腔医院院长边专教授致欢迎辞，并回顾了建院 50 年的艰辛历程、辉煌成绩。武汉大学常务副校长冯友梅致辞，她表示口腔医学院医疗、教学、科研成绩卓著，为武汉大学争得了荣誉。王兴会长致辞，湖北省副省长郭生练、教育部党组成员顾海良、卫生部医政司司长王羽分别发表讲话。北京大学口腔医学院党委书记李铁军作为校友代表发言。会中，参会人员一起观看了以"回顾·展望·感恩"为主题的医院专题片。庆典大会上，还进行了"杰出贡献奖"、"创业贡献奖"颁奖仪式。

四川大学华西口腔医学院获批成立口腔再生医学国家地方联合工程实验室

2012 年 11 月 16 日，国家发展改革委员会在深圳举行了"国家创新能力建设和国家信息化建设授牌表彰大会暨国家工程中心建设二十周年主题论坛"会议，国家发展改革委员会副主任张晓强、工业和信息化部副部长尚冰、中国科学院副院长施尔畏等领导嘉宾 800 余人参加了授牌大会。华西口腔医学院此次获国家发改委批准授予"口腔再生医学国家地方联合工程实验室"，成为我国口腔医学领域第一个国家地方联合工程实验室,田卫东教授担任实验室主任。

教育部专家组对温州医学院口腔医学本科专业进行认证

2012 年 12 月 6~9 日,受教育部委托,以教育部高等学校口腔医学专业教学指导委员会主任委员、四川大学华西口腔医学院院长周学东教授为组长的口腔医学专业认证试点工作专家组一行 8 人对温州医学院口腔医学本科专业进行认证。

专家组听取了学校作的关于温州医学院本科教育工作报告和口腔医学院作的口腔医学专业认证自评报告。考察了该校实验教学中心及口腔医学专业实验室,考察了附属口腔医院两个院区;召开了一线教师、行政管理人员、学生等的座谈会;认真查阅了口腔医学专业教学相关档案材料;现场听取了两门课堂教学。

通过听取汇报和实地考察等工作,专家组认为,温州医学院高度重视口腔医学本科教育教学工作,办学目标明确,办学理念清晰,学科定位合理,教学条件良好,教学管理有序,教学质量优良。同时,专家组对温州医学院口腔医学专业建设提出了具体的意见和整改建议。

教育部专家组对安徽医科大学口腔医学本科专业进行专业认证

2012 年 12 月 9~11 日,受教育部委托,以教育部高等学校口腔医学专业教学指导委员会主任委员、四川大学华西口腔医学院院长周学东教授为组长的口腔医学专业认证试点工作专家组一行 8 人莅临安徽医科大学,对该校口腔医学专业实施专业认证。

认证检查期间,专家组一行听取了学校认证工作汇报,进行了口腔核心课程教学的课堂观摩,考察了基本教学设施、科研平台和临床实习基地,查阅了教学相关规章制度、教案、课件、教育教学改革等相关资料,并召开任课教师、教学管理人员和本科学生座谈会,听取了他们对本科教学的建议和意见。

经过两天的工作和考察,专家组一致认为该校高度重视口腔医学本科教育教学工作和此次的专业认证工作。办学目标明确,教学理念清晰,学科定位合理,教学条件良好,教学管理有序,教学质量优良,达到全国口腔本科专业基本标准,建议通过认证。同时,专家组各成员还就教师队伍培养、教学支撑条件建设、教学改革等方面提出了建议。

南京医科大学口腔医学院口腔医学专业通过教育部本科专业认证

2012 年 12 月 12~15 日,受教育部委托,以教育部高等学校口腔医学专业教学指导委员会主任委员、四大大学华西口腔医学院院长周学东教授为组长的口腔医学专业认证试点工作专家组一行 9 人莅临南京医科大学,对该校口腔医学专业本科教学工作进行了为期三天的专业认证现场视察。

汇报会上,与会专家听取了沈洪兵副校长的"学校本科教育工作报告"和口腔医学院王林院长的"口腔医学专业认证工作报告"。随后,专家组参观了江苏省口腔医学实验教学示范中心、国家级基础医学实验教学示范中心、大学生创新实验平台等。专家组观摩了由王琛博士主讲的殆学课程和杨建荣副教授主讲的口腔颌面外科学课程,查阅了教学档案、管理文件、学生活动等相关档案资料,并分别召开了管理人员座谈会、一线教师座谈会和学生座谈会。

认证反馈会上,专家组一致认为学校和学院高度重视口腔医学专业教育教学工作,办学思路清晰,教学理念精准,学科定位合理,教学管理有序,教学质量优良,教学督导常态化,学术带头人作用发挥充分,学生综合素质高,口腔医学本科教育达到全国口腔本科标准,建议通过认证。同时认证专家组也对口腔医学专业建设提出了建议。

李铁军、胡勤刚教授荣获"2011—2012 年度卫生部有突出贡献中青年专家"称号

2011—2012 年度卫生部有突出贡献中青年专家评审结果揭晓，"卫生部有突出贡献中青年专家"荣誉称号授予在卫生行业作出突出贡献和杰出成就的中青年专家。每两年评选一次，每一届当选名额不超过 80 名。

边专、李铁军、赵铱民教授荣获"全国优秀科技工作者"称号

2012 年 12 月 14 日，中国科学技术协会科协发组字〔2012〕43 号文"关于表彰第五届全国优秀科技工作者的决定"中写道，为贯彻落实党的十八大精神和国家中长期人才发展规划，深入实施科教兴国战略和人才强国战略，大力弘扬尊重劳动、尊重知识、尊重人才、尊重创造的良好风尚，根据《全国优秀科技工作者评选表彰办法》的规定，经推荐单位评选推荐、公众投票、全国优秀科技工作者评审委员会评审、中国科协全国委员会常务委员会批准，决定授予王岩等 10 名同志"十佳全国优秀科技工作者"称号；经推荐单位评选推荐、全国优秀科技工作者评审委员会评审、中国科协全国委员会常务委员会批准，决定授予丁建生等 45 名同志"十佳全国优秀科技工作者提名奖"，授予巩馥洲等 973 名同志"全国优秀科技工作者"称号。

在"全国优秀科技工作者"名单中，中华口腔医学会推荐的边专、李铁军教授，解放军总政治部推荐的赵铱民教授获此殊荣。

4 位口腔医师获"全国卫生系统先进工作者"荣誉称号

2012 年 12 月 24 日，从中华人民共和国卫生部（人社部发〔2012〕96 号）关于表彰全国卫生系统先进集体、先进工作者及"白求恩奖章"获得者的决定中获悉，为表彰先进，弘扬正气，激励全国卫生系统广大干部职工更好地为人民健康服务，人力资源社会保障部、卫生部、国家中医药管理局决定，授予首都医科大学附属北京友谊医院等 197 个单位"全国卫生系统先进集体"荣誉称号，授予杨新春等 580 名同志"全国卫生系统先进工作者"荣誉称号。

全国卫生系统先进工作者名单中，口腔医学领域中北京大学口腔医院俞光岩主任医师，承德市口腔医院院长、主任医师叶华军，南京市口腔医院主任医师葛久禹，温州医学院附属口腔医院院长、主任医师麻健丰被授予"全国卫生系统先进工作者"荣誉称号。

四川大学华西口腔医学院获颁国家国际科技合作基地认定证书

2012 年 12 月 26 日，国家国际科技合作基地证书授予仪式在北京举行。科技部曹健林副部长、国际合作司靳晓明司长等领导为新批准的 5 个国际创新园、20 个国际联合研究中心、10 个国际技术转移中心和 37 个示范型国家国际科技合作基地授予了证书。其中，四川大学华西口腔医学院获颁"国际联合研究中心"证书，周学东教授担任中心主任。

***International Journal of Oral Science*（《国际口腔科学杂志（英文版）》）入选 2012 中国国际影响力优秀学术期刊**

2012 年 12 月 26 日，中国学术期刊（光盘版）电子杂志社、中国科学文献计量评价研究中心与清华大学图书馆在北京发布了首份全面评价我国学术期刊国际影响力的名单——2012 年度中国最具国际影响力学术期刊和中国国际影响力优秀学术期刊。他们邀请国内40 多位评审专家，以国际他引总被引频次和国际他引影响因子为国际学术影响力指标，对国内 3 500 多种备选科技期刊进行初选排序，评选出 2012 中国国际影响力优秀学术期刊。*International Journal of Oral Science* 被评为 2012 中国国际影响力优秀学术期刊。

（薛玉萍）

人　物

2011—2012 年度卫生部有突出贡献中青年专家

李铁军

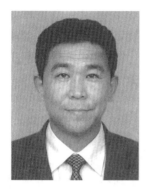

李铁军,男,1963年出生,1984年毕业于湖北医科大学口腔医学系,1987年获湖北医科大学口腔病理专业硕士学位,1995年获英国伯明翰大学牙学院博士学位,1995至1998年赴日本鹿儿岛大学齿学部从事博士后研究,2004年赴美国得克萨斯大学医学分部高访进修6个月。现任北京大学口腔医学院党委书记、副院长,口腔病理学教授、主任医师,博士研究生导师。兼任中华口腔医学会常务理事、口腔生物医学专业委员会副主任委员、口腔病理学专业委员会常委,澳大利亚皇家牙外科学院院士资格考试考官,*Oral Disease* 编委、《现代口腔医学杂志》常务编委,《北京大学学报(医学版)》编委等职。

从事口腔病理专业教学和临床工作多年,具有丰富的教学经验。主要研究方向为口腔肿瘤病理、特别是颌骨牙源性肿瘤的临床与基础研究。在国内外发表学术论文98篇,其中SCI收录39篇;主编专著1部,参编7部。先后获卫生部优秀青年科技人才专项科研基金、国家自然科学基金委国家杰出青年科学基金、国家自然科学基金重点项目等多项科研基金资助。先后获中国高校自然科学奖二等奖,北京大学医学部基础与临床结合成果奖,教育部提名国家科学技术奖自然

科学奖二等奖(第1完成人),北京市科学技术奖三等奖(第1完成人)。1998年获卫生部优秀青年科技人才称号,被授予2011—2012年度卫生部有突出贡献中青年专家荣誉称号和中国科协授予的"全国优秀科技工作者"称号。享受国务院颁发的政府特殊津贴。

（摘自北京大学口腔医学院官网）

胡勤刚

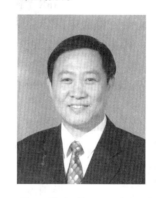

胡勤刚教授,男,主任医师,博士研究生导师。现任中国医师协会口腔医师分会副会长,中华口腔医学会常务理事,江苏省口腔医学会会长,江苏省口腔科质量控制中心主任,南京大学医学院附属口腔医院、南京大学口腔医学院暨南京市口腔医院院长。

长期从事口腔颌面部肿瘤、口腔颌面部畸形与缺损整复以及创伤、颞下颌关节外科等临床和科研工作。先后主持国家自然科学基金、"863"项目子课题等多项课题,参与国家"973"项目。发表论文100余篇,其中SCI收录论文30篇。主编《口腔外科医师手册》、《口腔颌面外科查房手册》、《医疗机构医务人员"三基"训练指南》和卫生部医学CAI课件《口腔颌面部感染》,主持口腔医学导论(双语)获教育部国家级双语示范课程,参编专著3部。荣获国家科技发明四等奖1项、卫生部

科技进步三等奖 1 项、江苏省科技进步二等奖 2 项,发明专利 1 项、实用新型专利 2 项。被授予 2011—2012 年度卫生部有突出贡献中青年专家荣誉称号。

(摘自南京卫生网)

第八届中国医师奖获奖医师

(按姓氏笔画排序)

边 专

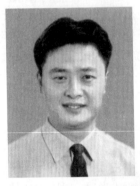

边专,男,1961 年 10 月生,湖南株洲人,研究生学历,博士学位,教授、主任医师,博士研究生导师,武汉大学口腔医学院院长。兼任国际牙科研究协会中国分会执行主席,中华口腔医学会副会长,中华口腔医学会口腔医学教育专业委员会副主任委员,湖北省口腔医学会副会长,武汉市口腔医学会会长,《中华口腔医学杂志》编委,《口腔医学研究》常务副主编,国家自然科学基金委员会第十一、十二届专家评审组成员,国务院学位委员会第六届学科评议组口腔医学组成员。曾获得国家级教学名师、湖北省"五一劳动奖章"、全国优秀博士学位论文指导教师、卫生部有突出贡献中青年专家、武汉大学师德标兵、"十大教学名师"、"尊师爱学——我最喜爱的十佳教师"、"优秀研究生指导教师"等多项荣誉称号。2012 年获得"全国优秀科技工作者"、"中国医院优秀院长"称号。

边专同志热爱口腔医疗事业,他对待病人细致耐心,以为患者解除病痛为首要任务,以病人为中心,保持高尚的医德。他坚持奋战在口腔临床一线多年,刻苦钻研临床医疗技术,强调龋病和牙髓病的规范化治疗,引进口腔显微镜技术,探索单病种价格和质量双重控制,为推进口腔各临床学科规范诊疗和单病种质控进行了有益的尝试。自担任武汉大学口腔医学院院长以来,他率领全院职工挖掘内部潜力,改进服务模式,相继出台一系列措施,近几年来口腔医学院医疗、教学、科研和管理各项工作都出现快速发展的趋势。

他先后承担国家级、省、部级基金 20 项,发表 SCI 论文 30 余篇,获省级以上科技奖励 6 项,承担国家自然科学基金重大、重点项目各 1 项,"973"前期项目 1 项,主持国家"十五"科技攻关项目 1 项。获国家科技进步二等奖、教育部提名国家科技进步奖一等奖、中华医学奖二等奖、湖北省自然科学二等奖等 5 项,培养了大批口腔医学教学、科研高级人才,使该院在国际上的知名度显著提高。

俞光岩

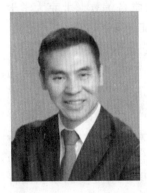

俞光岩,男,医学博士,现为北京大学口腔医学院口腔颌面外科主任医师、教授,博士研究生导师。

现任中国医师协会口腔医师分会主任委员,中华口腔医学会副会长、口腔颌面外科专业委员会主任委员及候任亚洲口腔颌面外科医师协会主席。他热心社会工作,积极组织学术交流。他是廉洁行医的模范,享誉国内外的著名口腔医学专家。

他始终牢记全心全意为人民服务的宗旨,刻苦钻研业务,具有良好的医德医风和精湛的医疗技术,真正将患者的利益放在第一位,深受患者欢迎。1999 年以来,他率领课题组开展了血管化自体颌下腺移植治疗重症角结膜干燥症的临床研究,已采用该项新技术治疗 163 例眼干症患者,国内外大力推广新技术,广泛开展学术交流,明显提高我国涎腺肿瘤的诊治水平。被评为第二届"首都优秀医务工作者"。

他长期坚持在教学第一线,承担了大量的教学工作任务。在临床教学工作中,注重临床实践,将临床技术毫无保留地传授给年轻医师。他治学严谨,注重教书育人,指导培养研究生及博士后 60 余名,多已成为学科带头人或工作骨干。

先后承担国家自然科学基金重点项目、科技部"十一五"国家科技支撑项目等 30 项课题,发表论文 370 余篇,其中 SCI 收录 70 篇,出版专著及教材 30 部。获省部级科技进步奖 9 项,其中一等奖 2 项。1992 年获"作出突出贡献的中国博士学位获得者"称号,1993 年获"首届全国中青年医学科技之星"称号,2006 年获"北京市有突出贡献专家"称号。先后被香港牙科学院、爱丁堡皇家外科医师学院和英国英格兰皇家外科医师学院授予"Honorary fellowship"。获得 2012 年"全国卫生系统先进工作者"荣誉称号。

赵铱民

赵铱民,男,医学博士,教授,主任医师,博士研究生导师。现任第四军医大学口腔医院院长,兼任世界军事齿科学会主席、国际颌面缺损修复学会主席、中华口腔医学会副会长、陕西省口腔医学会会长、中国人民解放军口腔医学专业委员会主任委员。

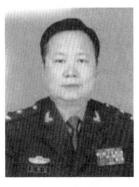

赵铱民同志是我国优秀的口腔医学专家,在颌骨缺损功能重建、颜面部缺损仿真修复等领域造诣深厚,并作出了重要贡献。共完成包括先天性上颌骨-颧骨缺失病例、颌面部巨大神经纤维瘤等高难度病例在内的颌面部严重缺损修复与功能重建病例 9 425 例。

担任第四军医大学口腔医院院长期间,致力改革创新,实现了医院跨越式发展;热心社会公益事业,发起创立了国家民政部"明天计划"唇腭裂项目、李嘉诚基金会"重生行动"唇腭裂项目和颌面缺损修复项目等 3 项助医慈善基金项目,目前已使国内 3 万多贫困患者受益。作为卫生行业的全国政协委员,围绕我国医疗行业的热点问题,深入思考、积极献策,为我国医疗体制改革的顺利推进作出了应有的贡献。

先后获得国家自然科学基金重点项目、国家"十一五"科技支撑计划、军队重点项目等 15 项科研课题的资助;获得我国口腔医学界首个国家科技进步一等奖(第一完成人)和 2 项国家科技进步二等奖、2 项军队科技进步一等奖;授权国家实用新型专利 3 项;发表论文 257 篇,被 SCI 收录 41 篇;独著《颌面赝复学》专著 3 部;主编全国规划教材《口腔修复学》。培养博士研究生 24 名、硕士研究生 37 名。2004 年被评为总后科技银星,2006 年获军队"十五"重大科技贡献奖,2008 年被评为中国人民解放军院校育才金奖,2011 年被评为陕西省教学名师。2012 年获得"全国优秀科技工作者"称号。

董福生

董福生,男,1982 年毕业于原华西医科大学。现任河北医科大学口腔医院(河北省口

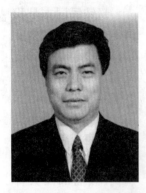

腔医院)院长,口腔颌面外科主任,口腔种植中心主任,教授、主任医师,博士研究生导师,为河北省有突出贡献中青年专家,享受国务院特殊津贴专家。兼任中华口腔医学会常务理事,中国医师协会口腔医师分会常务委员,中华口腔医学会口腔颌面外科专业委员会(1 至 3 届)和口腔种植专业委员会委员,河北省口腔医学会会长,河北省医师协会常务理事,河北省医师协会美容与整形医师分会副主任委员;国际口腔颌面外科医师协会会员,国际牙医学院院士等;《现代口腔医学杂志》常务副主编,《中华口腔医学杂志》等十几种专业杂志编委。

董福生教授在从医 30 年的道路上严于律己,做到恪守医德,爱岗敬业,勤奋努力,精益求精,全面提升医疗技术与质量,近年来创建引进临床新技术、新项目十余项;主持及参加的项目获省部级奖 6 项,专利 4 项,发表论文 80 余篇,主编参编著作 6 部。培养博士、硕士生研究生(含在读)84 名;在医院创建与发展中作出了突出贡献。医院从 1994 年试开诊至今,经过十几年的艰难拼搏,已发展成为在国内具有一定影响力的医院,成为河北省口腔医学医疗、教学、科研、预防、保健中心。

(以上简介摘自中国医师协会公布的
第八届中国医师奖获奖医师事迹介绍)

2012 年度全国卫生系统先进工作者

葛久禹

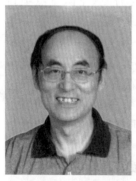

葛久禹,男,1953 年出生。1982 年毕业于南京医科大学口腔医学系。现任南京市口腔医院牙体牙髓科主任、主任医师、教授、硕士研究生导师。兼任中华口腔医学会牙体牙髓病学专业委员会常务委员,中华口腔医学会南京分会副主任委员,江苏省医疗事故技术鉴定专家库成员,南京市医疗事故技术鉴定专家库成员。《基层口腔医生杂志》副主编,《口腔医学研究》杂志常务编委、《牙体牙髓牙周病学杂志》编委。

葛久禹教授擅长牙髓尖周病的根管治疗、牙体美容、牙髓牙周综合征的治疗。研究方向为根管治疗学,对根管治疗的器械、术式、方法均有深入的研究。编著专著 1 部,参编专著 5 部,发表论文 30 余篇,翻译译文 50 余篇。根管治疗学研究曾获省、市级科研攻关项目资助,"牙髓组织 SOD、MDA 含量的研究"获南京市科技进步三等奖,共获得省厅、市、局科技奖 8 项。先后被市、局评为南京市跨世纪学科带头人后备人才、"213 工程"人才。2005 年被评为南京市"十佳医生",2007 年被评为省卫生系统先进工作者。

(年鉴编辑部收集整理)

麻健丰

麻健丰,男,主任医师、教授,四川大学生物医学工程学博士。现任温州医科大学口腔医学院·附属口腔医院院长,硕士研究生导师。曾赴日本九州齿科大学、美国华盛顿大学研修,是美国 Loma Linda 大学访问学者。

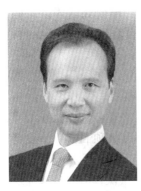

兼任教育部高等学校口腔医学类专业教学指导委员会委员，全国高等学校口腔医学类专业教材评审委员会委员，中华口腔医学会口腔修复专业委员会委员，浙江省口腔医学会副会长、口腔修复专业委员会副主任委员，温州市口腔医学会会长，温州市医学会医疗事故技术鉴定专家。

长期从事医疗、教学、科研工作。擅长各类义齿、种植牙的修复，在口腔材料学领域有一定研究。2006 年以来，主持国家自然科学基金资助课题 2 项（其中 1 项已结题）、省级课题 3 项、市级课题 4 项。2005 年以来公开发表论文 30 余篇（其中 8 篇发表于 SCI/EI 收录期刊），主译、主编、参编教材 6 部。

（温州医科大学口腔医学院供稿）

2012 年新增列口腔医学博士研究生导师

（按姓氏笔画排序）

韦　曦

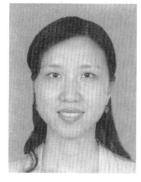

韦曦，女，1971 年 12 月出生于四川成都。1993 年毕业于华西医科大学口腔医学院，1996 年在上海第二医科大学口腔医学院攻读牙髓病学，获硕士学位；1998 至 2000 年在香港大学牙医学院研修显微牙髓治疗学，获 MDS 学位；2004 至 2007 年在中山大学从事牙髓生物学研究，获口腔医学博士学位；2012 年在美国宾夕法尼亚大学牙学院进修显微牙髓外科。现任中山大学附属口腔医院院长助理、牙体牙髓病科副主任，牙体牙髓病学教授、主任医师，博士研究生导师。兼任中华口腔医学会牙体牙髓病学专业委员会常委，广东省口腔医学会牙体牙髓病学专业委员会副主任委员，广东省口腔医学会副秘书长，《中华口腔医学研究杂志（电子版）》常务编委。

擅长采用显微根管治疗和显微根尖外科治疗处理牙髓和根尖周疑难病例，主要研究方向为牙髓损伤修复机制和牙髓病根尖周病的防治。在国内外专业期刊发表学术论文 86 篇，其中 SCI 收录论著 26 篇，副主编专著 1 部，参编专著 3 部。先后负责国家自然科学基金 2 项、省部级科研项目 8 项。获省部级科技进步奖二等奖 4 项。2008 年入选教育部"新世纪优秀人才支持计划"。

（中山大学光华口腔医学院供稿）

农晓琳

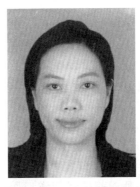

农晓琳，女，1968 年 7 月生，广西天等人。1991 年毕业于广西医科大学口腔医学系，留校从医、任教。1996 年获广西医科大学口腔颌面外科硕士学位，1999 年获华西医科大学口腔医学院医学博士学位。2004 至 2006 年赴美国留学，在美国得克萨斯大学 MD Anderson Cancer Center 头颈外科进行临床学习和博士后研究。历任广西医科大学口腔医学院教学管理办公室主任,硕士研究生导师。现任广西医科大学口腔医学院口腔颌面外科学教授,博士研究生导师,广西医科大学图书馆副馆长。兼任中华口腔医学会口腔生物医学专业委员会委员,国家自然科学基金同行评议专家,卫生部科研项目评审专家等。广西壮族自治区级重点学科学术带头人。

从事口腔颌面外科临床、科研、教学及广西医科大学图书馆医学信息资源建设与管理利用工作。研究方向为口腔颌面、颈部肿瘤,涎腺疾病的生物学基础研究及相关疾病的临床防治,口腔颌面部组织缺损的修复重建,颌面部美容整形,医学信息管理与利用等。发表学术论文 76 篇,参编教材 2 部。主持国家自然科学基金、省厅部级自然科学基金共 12项,教育教学基金 8 项。获省级科技进步奖三等奖 1 项,广西医药卫生适宜技术推广奖二等奖 1 项。培养研究生 23 名。

(广西医科大学口腔医学院供稿)

刘婷姣

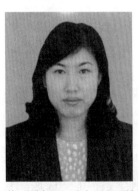

刘婷姣,女,1972年 7 月生于辽宁省抚顺市。1996 年毕业于大连医科大学口腔医学系,留校任教。2002 年赴日本东京医科齿科大学攻读博士学位,2006 年毕业并获该校齿学博士学位,同年回到大连医科大学口腔医学院工作至今。2007 年 9 月至 2010 年 5 月在中国科学院大连化学物理研究所从事博士后研究。现任大连医科大学口腔医学院口腔组织病理学教授,博士研究生导师。兼任辽宁省口腔医学会口腔病理学专业委员会委员。

主要科研方向为口腔颌面部肿瘤,在此方面有相当积累。近年通过与中科院大连化学物理研究所和大连理工大学的合作,开展以微流控芯片为平台的肿瘤研究新体系的构建和应用,确立了具有自身特色的稳定的科研方向。研究成果在国内外重要学术期刊上发表论文数十篇,其中 16 篇被 SCI 收录,参与了《图解微流控芯片》的撰写工作。先后主持国家自然科学基金青年基金和面上项目 3项、省部级项目 4 项和市级项目 1 项,参与"973"计划子课题 1 项。2009 年入选辽宁省"百千万人才工程"千人层次,2010 年入选辽宁省教育厅高等学校优秀人才支持计划,2012 年荣获大连市科技进步奖一等奖、二等奖和辽宁省科技进步奖二等奖各 1 项。

(大连医科大学口腔医学院供稿)

余东升

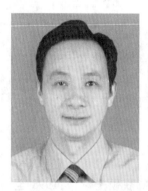

余东升,男,1969年 10 月生,湖北安陆人。1993 年湖北医科大学口腔医学院本科毕业,1999 年获湖北医科大学医学硕士学位,2004 年获中山大学医学博士学位。2005 年 11 月至 2006年 11 月任广东省蕉岭县人民医院副院长(挂职);2007 年 12 月至 2009 年 12 月任澳门仁伯爵医院口腔专科医生;2011 年 6 月至 9 月在美国伊利诺斯大学芝加哥分校(UIC)牙学院学术交流;2012 年 3 月至 6 月在美国芝加哥大学医学中心进修学习。现任中山大学主任医师,博士研究生导师。兼任中华口腔医学会口腔病理学专业委员会委员,中国抗癌协会广东省头颈外科专业委员会委员,担任《中华口腔医学研究杂志(电子版)》的通讯编委。

擅长口腔颌面外科疾病诊治,专长于口腔急症诊治、牙槽外科(微创拔牙)、颌骨囊性疾病微创治疗、口腔颌面肿瘤诊断与治疗。主要研究方向为口腔癌的靶向治疗、放射性口干的防治、口腔颌面部疾病微创治疗。共发表科研论文 40 余篇,SCI 收录论文 5 篇,参编专著 2 部。主持国家自然科学基金项目 2 项,参与 3 项;主持广东省自然科学基金项目 3 项,参与 4 项;主持广东省科技攻关项目 4 项,参与 3 项。

(中山大学光华口腔医学院供稿)

宋宇峰

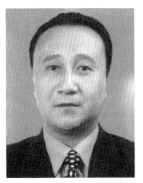

　　宋宇峰,男,1962 年 6 月生,贵州人。1984 年毕业于华西医科大学口腔医学院,1987 至 1993 年于华西医科大学口腔医学院攻读硕士和博士学位。2001—2005 年分别在美国、澳大利亚、新西兰和新加坡等国学习管理。1993 年起在贵阳医学院工作,历任附属医院口腔科副主任、主任,教研室主任,主治医师、主任医师、教授,临床医学系副主任,贵阳医学院党委副书记、副院长、院长,教授,博士研究生导师。2012 年 3 月起任贵州省卫生厅党组书记、副厅长,现任贵州省卫生厅党组书记、厅长。兼任贵州省科协副主席,科技部国际科技合作重点项目计划评价专家,国家突发公共卫生事件应急专家,中华口腔医学会理事,中华医学会教育技术分会委员,教育部高等学校口腔医学专业教学指导委员会委员,西南地区头颈肿瘤协会副主任委员,贵州省口腔医学会主任委员,贵州省美容与美学医学会常务委员等,《中华现代外科学杂志》和《中国口腔医学年鉴》等刊物编委。

　　主要从事口腔颌面部肿瘤的预防和治疗以及颜面部整形与正颌外科工作。已发表专业学术论文 70 余篇,参编《中华口腔科学》等 3 部专业书籍。主持并完成 2 项国家自然科学基金资助项目和 1 项卫生部资助项目。目前正进行有关头颈肿瘤微环境及肿瘤标志物等研究。获贵州省科技进步奖二等奖和三等奖各 1 项,贵阳市科技进步奖一等奖 1 项,2000 年获第五届贵州省青年科技奖。1995 年获卫生部和人事部以及国家中医药管理局授予的全国卫生系统先进工作者称号。国务院特殊津贴专家,贵州省省管专家,贵州省第二批跨世纪人才。

(贵阳医学院附属医院供稿)

张遵义

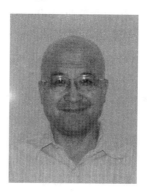

　　张遵义,教授,男,1957 年 4 月出生于甘肃省兰州市。1982 年毕业于西北师范大学生物系,获理学学士。1985 年于福建师范大学生物系获理学硕士。1999 年获挪威 Oslo 大学生物学系发育生物学方向博士学位。1999 至 2004 年在美国 Tulane 大学进行动物器官发育领域博士后研究。历任西北师范大学生物系讲师、副教授,挪威 Oslo 大学牙医学院口腔生物系发育生物学副教授,美国纽约罗切斯特大学医学院遗传系助理教授及转基因中心的技术主任。2010 年起任杭州师范大学教授,2011 年入选杭州市全球引才"521"人选。2012 年任武汉大学口腔医学院兼职教授及口腔基础医学生物学方向兼职博士研究生导师。

　　从事哺乳动物颅颌面发育及新生缺陷形成的遗传机制研究。擅长制备小鼠转基因及基因敲除模式动物。目前科研方向集中在利用基因修饰小鼠模型解析遗传信号对牙齿、上腭、颅顶骨骼发育的分子调控。曾发现转录因子 Osr2 与 Msx1/Bmp4 信号通路间的拮抗功能与哺乳动物形成单排牙齿齿列的分子控制相关。以第一或通讯作者在 *Science*、*De-*

velopment、*Dev. Biol*、*JBC* 等学术期刊发表论文
20 多篇。近 3 年来承担国家自然科学基金及
浙江省自然科学基金重点项目多项。培养硕
士研究生 10 名。

（武汉大学口腔医学院供稿）

李伟忠

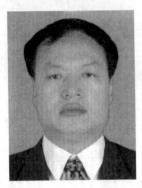

李伟忠，男，1962
年 8 月生，湖南岳阳
市人。1983 年 7 月
毕业于湖北医学院口
腔医学专业，2008 年
获南方医科大学病理
学与病理生理学博士
学位。现任南方医科
大学南方医院教授、
主任医师，口腔临床医学（挂靠整形外科专
业）博士研究生导师。兼任广东省口腔医学
会理事，广东省口腔医师协会常务理事，中华
口腔医学会颌面外科专业委员会口腔肿瘤内
科学组成员，广东省抗癌协会头颈专业委员
会委员，广东省颅颌面外科专业委员会委员，
广东省口腔医学会口腔颌面外科专业委员会
委员，广州市医疗事故鉴定专家库专家。

　　主要从事口腔颌面头颈肿瘤治疗和研究
工作，研究方向为口腔头颈肿瘤的发生与转
移的基础及临床研究。自 2005 年开始，重点
研究环氧化酶 2 与口腔临床细胞癌的发生及
颈淋巴结转移的相关性研究，环氧化酶 2 抑
制剂对口腔鳞状细胞癌的生长抑制作用及增
强癌细胞化疗敏感性的研究。已发表学术论
文 80 余篇，其中 SCI 收录论文 4 篇。承担广
东省自然科学基金 4 项，广东省科技攻关课
题 2 项，广东省科技计划项目 1 项，其他项目
2 项，获得广东省科技进步三等奖 1 项以及军
队科技进步三等奖 1 项。已招收博士研究生
1 名，硕士研究生 7 名。

（南方医科大学南方医院供稿）

李继华

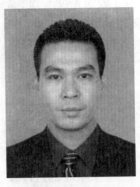

李继华，男，1971
年 9 月生，江苏南京
人。1994 年毕业于
华西医科大学口腔医
学院，2000 年获华西
医科大学医学硕士学
位，2003 年获四川大
学口腔医学博士学
位，同年进入四川大
学生物医学工程科研流动站从事骨组织工程
与骨替代材料研究，2006 年 9 月出站。历任
四川大学华西口腔医学院口腔颌面外科主治
医师、副教授，硕士研究生导师。现任四川大
学华西口腔医学院口腔颌面外科副教授、正
颌与关节外科中心副主任医师，博士研究生
导师。兼任中华口腔医学会口腔颌面外科专
业委员会正颌外科学组成员。

　　主要从事正颌外科医疗、教学、研究工
作，主研方向为组织工程与再生医学研究。
在国际学术专业杂志发表 SCI 收录论文 35
篇、第一及通讯作者 21 篇。临床中，对正颌
外科、面部轮廓美容外科进行了系统深入的
研究，取得了较满意的临床治疗效果，并在
PRS、*JPRAS*、*JOMS*、*IJOMS*、*APS* 等口腔颌面
外科及整形美容外科核心期刊发表了系列研
究论文。参编《正颌外科》、《中华口腔科
学》、《下颌骨重建的基础与临床》等专著 5
部。作为课题负责人获得多项国家自然科学
基金项目资助，中国博士后科学研究基金、四
川省杰出青年基金项目资助。作为子课题负
责人参与多项"973"、"863"和国家自然科学
基金重点项目等项目的研究，并获得教育部
科技进步奖一等奖、四川省科学技术进步奖
二等奖和三等奖，获已授权专利 2 项。指导
硕士研究生 8 名、博士研究生 1 名。

（四川大学华西口腔医学院供稿）

邵龙泉

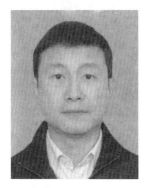

邵龙泉,男,1971年12月生,辽宁沈阳人。1995 年本科毕业于第四军医大学口腔医学系,随后在该校攻读硕士、博士学位,2003 年获得第四军医大学口腔医学博士学位。2003 年 9 月至 2007 年 4 月在解放军总医院博士后科研流动站进行研究。历任南方医科大学副主任医师、教授、主任医师,博士研究生导师,南方医科大学南方医院口腔修复科主任和口腔医学院修复学教研室主任。兼任中华口腔医学会口腔修复学专业委员会和口腔材料学专业委员会常委,中国整形美容协会口腔整形美容分会常委,中国医师协会美容与整形医师分会委员,中国硅酸盐学会特种陶瓷分会理事,广东省口腔医学会第三届理事会理事,广东省全科口腔医学专业委员会副主任委员,广东省口腔医学会口腔修复学专业委员会常委,国家科学技术奖和广东省科学技术奖评审专家,国家自然科学基金、浙江省自然科学基金和广东省自然科学基金的同行评议专家。《中国口腔医学继续教育杂志》、《口腔颌面修复学杂志》、《广东牙病防治》和《医学研究生学报》等期刊编委。

擅长美学修复技术,颌面部组织缺损赝复等。长期担任南方医科大学口腔修复学和口腔材料学的本科和研究生的教学工作。科研方向主要为齿科材料及美学修复等领域。已发表学术论文 150 余篇,其中 SCI 或 EI 收录文章 45 篇,发表专业译文 38 篇。主编专著 7 部,副主编专著 2 部,主译专著 1 部。建设校级精品课程 1 项。主持或参与科研课题36 项,其中国家自然科学基金面上项目和重点项目共 6 项,省部级基金 19 项。获得军队医疗成果三等奖 2 项,申请国家发明专利 3项。指导博士研究生 4 名、硕士研究生 14 名。为广东省高校"千百十工程"省级培养对象。

(南方医科大学南方医院供稿)

陈文霞

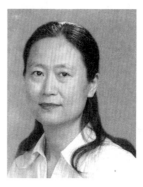

陈文霞,女,1962年12月生,安徽凤阳人。1984 年本科毕业于广西医学院口腔医学系,1996 年 9 月至 2002 年 6 月在武汉大学口腔医学院攻读研究生,并获得医学硕士和博士学位。2006 至 2007 年在美国天普大学牙学院接受牙髓病学专科医师培训。历任广西医科大学口腔内科学教研室副主任,口腔医学院和附属口腔医院副院长。现任广西医科大学口腔医学院和附属口腔医院常务副院长,口腔内科学教研室和牙体牙髓科主任,主任医师,博士研究生导师。兼任中华口腔医学会牙体牙髓病学专业委员会常务委员,广西口腔医学会副会长,广西医师协会女医师工作委员会副主任委员,广西卫生厅疾病预防控制专家委员会口腔疾病防治分会副主任委员等职。

长期从事口腔医学临床、教学和科研工作,研究方向为根管感染控制和牙髓组织再生。在读研究生期间参与了免疫防龋研究,参与开展显微根管治疗技术,对牙髓治疗新材料 MTA 应用于根尖倒充填的作用机制和临床应用进行了研究,在国内外专业期刊发表论文 30 余篇。目前主持国家自然科学基金项目、广西科技攻关项目和广西科技厅重点项目等研究项目,2011 和 2012 年分别获得广西医药卫生适宜技术推广一等奖和广西科技进步奖三等奖。

(广西医科大学口腔医学院供稿)

陈新明

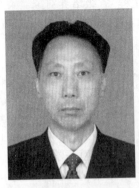

陈新明,男,1952年5月出生,湖北蕲春人。1974年毕业于湖北医学院口腔医学系,留校任教。1978年于该校基础部学习,1979年在北京医科大学口腔病理高师班学习。历任武汉大学(原湖北医科大学)口腔医学院助教、住院医师、讲师、主治医师、副教授、副主任医师,硕士研究生导师。现任武汉大学口腔医学院博士研究生导师,主任医师。兼任中华口腔医学会口腔病理学专业委员会副主任委员,中华医学会湖北省医学会病理专业委员会委员,全国口腔执业医师资格考试命题委员会专家,《口腔医学研究》杂志编委。

从事口腔病理学医疗、教学和科研工作,在口腔、涎腺与颌骨疑难疾病诊断方面有丰富的经验。研究方向为口腔颌面部肿瘤病理,主要侧重于口腔癌与癌前病变、口腔癌浸润前沿分子病理及口腔癌肿瘤血管生成。此外,在髁突软骨结构生物学方面有一定的研究。发表论文百余篇(以第一作者及通讯作者80余篇),其中SCI收录25篇。获湖北省政府科技进步三等奖1项、二等奖1项,合著和参编著作5部。承担或参加国家自然科学基金课题研究3项,获湖北省和武汉市自然科学基金项目多项。培养硕士研究生18名。

(武汉大学口腔医学院供稿)

祝颂松

祝颂松,男,1977年11月出生于浙江上虞。2001年毕业于浙江大学口腔医学院,2006年获四川大学口腔医学博士学位。毕业后留校工作,历任四川大学华西口腔医(学)院讲师、主治医师,硕士研究生导师。现任四

川大学华西口腔医学院副教授,博士研究生导师,正颌与关节外科教研室副主任。兼任中华口腔医学会会员,中华口腔医学会颞下颌关节与牙合学专业委员会青年委员,中华口腔医学会

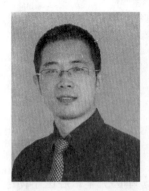

口腔颌面外科专业委员会睡眠呼吸障碍诊疗协作组成员,四川省口腔医学会口腔颌面外科专业委员会常务委员,国家自然科学基金、教育部博士点基金等评审专家,*Tissue Engineering*、*Cell Transplantation* 等杂志审稿人。

从事口腔颌面外科医疗、教学、科研工作,主要研究方向为颌面部畸形缺损整复、颞下颌关节外科等领域的基础与临床研究。在国内外知名学术期刊发表学术论文60余篇,其中35篇被SCI收录,以第一或通讯作者发表SCI论文18篇,参编专著3部。主持国家自然科学基金项目3项、省部级项目3项;获得教育部科技进步奖一等奖1项,获实用新型专利2项。2011年入选四川省科技厅青年人才培养项目,2012年入选教育部"新世纪优秀人才计划"。培养和指导博士及硕士研究生12人。

(四川大学华西口腔医学院供稿)

赵　今

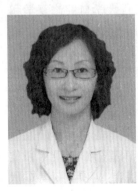

赵今,女,1968年9月出生,云南大理人。1991年毕业于上海第二医科大学口腔医学院,获医学学士学位,1996年获新疆医科大学口腔医学硕士学位,2006年毕业于四川大学华西口

腔医学院并获口腔医学博士学位。2007 年 9 月进入新疆医科大学临床医学博士后科研流动站从事龋病研究工作,2010 年出站。历任新疆医科大学口腔医学系副主任,第一附属医院牙体牙髓及牙周黏膜科科主任。现任新疆医科大学口腔医学院副院长、口腔医学中心主任、口腔内科及内科学教研室主任,教授、主任医师,博士研究生导师,新疆维吾尔自治区口腔医学研究所所长。兼任国际牙医师学院中国区院士,中华口腔医学会第四届理事会理事,中华口腔医学会牙体牙髓病学专业委员会委员,中华口腔医学会第三届口腔医学教育专业委员会委员,新疆口腔医学会常务副会长。担任《现代口腔医学杂志》常务副主编,《华西口腔医学杂志》、《新疆医科大学学报》、《新疆医学杂志》编委。

从事口腔内科学教学、临床和科研工作,主要研究方向为牙体牙髓病的病因、发病机制及防治的研究。在国家医学核心期刊发表相关论文 60 余篇,其中 SCI 收录 2 篇,CSCD 收录 40 篇,出版著作 4 部。主持国家及自治区级科研项目 5 项,获新疆维吾尔自治区科技进步奖二等奖 2 项,新疆医学科技奖二等奖 1 项,中华医学科技奖二等奖 1 项,新疆维吾尔自治区自然科学优秀论文二等奖等。现为新疆医科大学学术带头人,新疆医科大学第一附属医院学术带头人,自治区天山英才第二梯队专家,入选自治区高层次人才培养计划,自治区优秀博士后特别资助人才。

（新疆医科大学口腔医学院供稿）

赵望泓

赵望泓,女,1966 年 11 月生,河北省魏县人。1990 年毕业于西安医科大学口腔医学院,2006 年毕业于兰州大学生命科学学院发育生物学专业,获理学博士学位。2004 至 2006 年赴德国弗赖堡大学细胞生物研究所留学,从事基因功能研究。2008 至 2010 年在北京大学口腔医学院从事博士后研究。2007 和

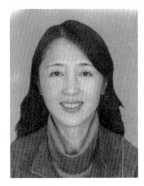

2010 年,受德意志学术交流中心（DAAD）资助,赴德国弗赖堡大学医学院、德国波鸿大学医学院进行合作研究。历任兰州大学口腔医学院讲师、副教授,硕士研究生导师,口腔内科主任。

2010 年至今在南方医科大学口腔医学院工作,现任该院口腔预防科主任,教授、主任医师,博士研究生导师。兼任中华口腔医学会预防口腔医学专业委员会委员、口腔医学教育专业委员会委员,广东省口腔医学会预防口腔医学专业委员会副主任委员。

主要从事口腔预防及牙体牙髓病学医疗、教学和科研工作,研究方向为口腔发育生物学、龋病病因及防治研究。近年主要开展变异链球菌蛋白晶体结构和基于结构的药物研究、腭裂血清比较蛋白质组学研究。发表学术论文 40 余篇,其中 SCI 收录 6 篇;参编医学和生物学专业著作 3 部。先后承担国家自然科学基金项目、教育部科学技术重点项目、中国博士后科学基金项目、省科技支撑项目、广东省高等学校人才引进资助项目等。指导培养硕士研究生 12 名。

（南方医科大学口腔医学院供稿）

徐　琼

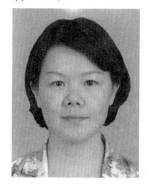

徐琼,女,1970 年 3 月出生于湖北武汉。1993 年毕业于湖北医科大学口腔医学系,1993 年至 1996 年就读于湖北医科大学生物化学系,获硕士学位,1997 年至 2000 年在武汉大学附属中南医院工作,2003 年毕业于武汉大学

口腔医学院,获口腔医学博士学位。历任武汉大学附属中南医院医师,中山大学光华口腔医学院副教授,硕士研究生导师。现为中山大学光华口腔医学院牙体牙髓病学主任医师,博士研究生导师,VIP 综合科副主任,科研科副科长。兼任中华口腔医学会牙体牙髓病学专业委员会委员,广东省口腔医学会牙体牙髓病学专业委员会常委,《中华口腔医学研究杂志(电子版)》特邀编委,为广东省"千百十工程"第四批培养对象。

　　长期从事牙体牙髓病学临床、教学及科研工作,擅长各类复杂病例的临床诊治。主要研究方向为牙髓干细胞生物学、牙髓根尖周病疑难病例的治疗。在 SCI 和国内核心期刊发表第一作者及通讯作者论文 51 篇。主持国家自然科学基金及省部级科研项目 6 项,参与项目获部省级二等科学技术奖 3 项,研究成果"牙体牙髓疑难病例临床治疗的系列研究"获 2010 年广东省科学技术奖二等奖。

　　　　　　　(中山大学光华口腔医学院供稿)

蒋　滔

　　蒋滔,男,1974 年 7 月生,河南新野人。1996 年毕业于湖北医科大学口腔医学院(现武汉大学口腔医学院)。2002年获得该校医

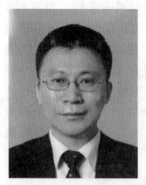

学博士学位。2005 至 2007 年在武汉大学化学与分子科学学院博士后科研流动站从事博士后研究。2012 年 2 月至 2013 年 2 月赴德国弗赖堡大学牙学院做访问学者。历任武汉大学口腔医学院主治医师、讲师、副主任医师、副教授、主任医师、教授,硕士研究生导师。现任武汉大学口腔医学院教授、主任医师,博士研究生导师,口腔修复科副主任。兼任中华口腔医学会口腔修复学专业委员会委员,国际牙科研究学会(IADR)会员。

　　从事口腔修复专业医疗、教学和科研工作,擅长口腔美学修复、固定修复和种植修复等。主要研究方向为口腔种植修复及牙体硬组织结构研究。在国内外期刊上发表论文 60 余篇,其中在 *Journal of Dental Research*, *Biomaterials*, *Journal of Material Chemistry* 等期刊发表 SCI 论文 30 余篇,获国家发明专利 1 项。作为课题负责人先后主持国家自然科学基金项目 3 项,获湖北省科学技术进步奖二等奖 1 项。

　　　　　　　(武汉大学口腔医学院供稿)

法律法规

教育部关于印发《国家教育事业发展第十二个五年规划》的通知

教发〔2012〕9 号

各省、自治区、直辖市教育厅（教委），各计划单列市教育局，新疆生产建设兵团教育局，部属各高等学校：

　　为贯彻落实《国家中长期教育改革和发展规划纲要（2010—2020 年）》和《中华人民共和国国民经济和社会发展第十二个五年规划纲要》，现将《国家教育事业发展第十二个五年规划》印发给你们，请结合实际情况认真贯彻执行。

　　附件：国家教育事业发展第十二个五年规划

中华人民共和国教育部
二〇一二年六月十四日

国家教育事业发展第十二个五年规划

　　为全面实施《国家中长期教育改革和发展规划纲要（2010—2020 年）》（以下简称《教育规划纲要》）和《国家中长期人才发展规划纲要（2010—2020 年）》，依据《中华人民共和国国民经济和社会发展第十二个五年规划纲要》（以下简称《国家"十二五"规划纲要》），特制定本规划。

一、发展环境

　　"十一五"以来，我国教育改革发展成就显著，教育事业发展主要目标全面实现，有力支撑了国家战略目标的实现，为"十二五"时期教育改革发展奠定了坚实基础。教育普及水平显著提高，免费九年义务教育全面普及，职业教育发展实现重大突破，高中阶段教育毛入学率超过 80%，高等教育毛入学率达到 26.5%，高等教育大众化水平和人才培养质量进一步提升，继续教育进一步发展。高等学校科技创新与服务能力进一步增强，国家科技三大奖中一半出自高等学校，人文社会科学领域三分之二成果由高等学校完成。教育公平迈出重大步伐，民族地区教育快速发展，城乡和区域教育差距缩小，国家助学制度进一步完善，进城务工人员随迁子女、农村留守儿童、残疾学生受教育权益得到更好保障。教育发展的基础更加坚实，教育投入明显增加，教师队伍建设取得新进展，一大批学校面貌焕然一新。语言文字工作得到进一步加强。教育改革开放呈现新格局，素质教育不断推进，义务教育经费保障机制不断完善，义务教育教师绩效工资制度开始实施，教育国际合作交流全面推进。教育事业发展推动我国人力资源开发水平迈上新台阶，职业教育和高等教育输送了近 6 000 万名毕业生，15 岁以上人口平均受教育年限达到 9 年左右，有知识有文化的年轻一代成为新增劳动力的主体。我国教育实现了从人口大国向人力资源大国的转变，迈上由大到强的历史新征程。

专栏 1　教育事业"十一五"时期主要成就

	2005 年	2010 年	比 2005 年提高
学前教育阶段：			
学前三年毛入园率(%)	41.4	56.6	15.2
义务教育阶段：			
小学毕业生升学率(%)	98.4	98.7	0.3
初中毛入学率(%)	95.0	100.1	5.1
初中三年巩固率(%)	92.8	93.8	1
初中毕业生升学率(%)	69.7	87.5	17.8
高中阶段：			
毛入学率(%)	52.7	82.5	29.8
在校生(万人)	4 031	4 671	640
其中:普通高中	2 409	2 427	18
中等职业教育	1 600	2 232	632
高等教育：			
毛入学率(%)	21	26.5	5.5
在学总规模(万人)	2 300	3 105	805
其中:普通本专科	1 562	2 232	670
研究生	98	154	56
成人本专科	436	536	100
高等学校科技创新			
普通高等学校获得授权的专利数(项)	7 399	43 153	35 754
高等学校科技成果获国家奖数(项)	143	198	55
15 岁以上人口平均受教育年限(年)	8.5	9.0	0.5
新增劳动力平均受教育年限(年)	10.9	12.7	1.8

　　2010 年,党中央、国务院召开了新世纪第一次全国教育工作会议,发布了《教育规划纲要》,指明了教育事业科学发展的方向,描绘了教育改革发展的宏伟蓝图。全国上下积极贯彻《教育规划纲要》,相继启动实施一系列国家教育体制改革试点和重大教育工程项目,完善了公共教育投入的保障机制,出台了若干重大教育政策,各级党委政府更加重视教育,社会各界更加关心支持教育,广大教职员工以更加饱满的热情投身于教育事业,开启了教育改革发展全新的历史篇章。

　　"十二五"时期是全面建设小康社会的关键时期,是深化改革开放、加快转变经济发展方式的攻坚时期,也是贯彻落实《教育规划纲要》的关键五年。教育改革与发展面临着前所未有的机遇和挑战。

从现代化建设的要求看,经济社会发展对教育和人才的需求发生了深刻的变化。以加快转变经济发展方式为主线,推进经济结构战略性调整、建立现代产业体系,推进资源节约型、环境友好型社会建设,迫切需要进一步提高劳动者素质,调整人才培养结构,增加应用型、技能型、复合型人才的供给。面对当今世界的大发展大调整大变革和科技创新的新突破,迎接日益加剧的全球人才、科技和教育竞争,迫切需要全面提高教育质量,加快拔尖创新人才的培养,提高高等学校的自主创新能力,推动"中国制造"向"中国创造"转变。把保障和改善民生作为加快转变经济发展方式的根本出发点和落脚点,全面加强社会建设,迫切需要进一步完善基本公共教育服务体系,更加有力地推进教育公平。深化文化体制改革,推动社会主义文化大发展大繁荣,加强社会主义核心价值体系建设,迫切需要全面加强青少年思想道德教育,充分发挥教育的文化传承创新作用,增强我国文化软实力和中华文化影响力。总之,推进社会主义现代化,科技是关键,人才是核心,教育是基础。

从教育发展看,我国已进入了加快建设教育强国和人力资源强国的历史新阶段。到2020 年要基本实现教育现代化,基本形成学习型社会,进入人力资源强国行列,必须在"十二五"时期奠定坚实的制度基础、人才基础和条件基础。教育要发展,根本靠改革。推进教育科学发展迫切要求把重大教育制度的改革创新作为着力点,改变一切不利于教育科学发展的观念和体制机制,积极引领教育的变革和转型。教育要发展,关键在人才。提高教育现代化水平迫切要求把加强教师队伍建设摆在教育工作全局的突出位置,切实加强教师专业化建设,培养和造就一批杰出的教育家。教育要发展,条件是基础。办一

流教育、出一流人才迫切需要加大对关键领域和薄弱环节的投入,不断提高各级各类学校信息化、现代化水平,增强教育的发展实力,为建设教育强国奠定坚实的物质基础。

人力资本投资是回报率最高的投资,往往能改变一个人、一个家庭的命运,也是促进就业、增加收入的根本所在,事关人民福祉。教育投入是支撑国家长远发展的基础性、战略性投资,必将加倍回报于经济社会发展。教育关系国计民生,关系民族未来。"十二五"时期,必须坚定不移地实施科教兴国战略和人才强国战略,克服当前教育存在的突出问题和困难,推动教育优先发展、科学发展,使教育更加符合建设中国特色社会主义对人才培养的需要,更加符合广大人民群众对教育的殷切期望,更加符合时代发展的潮流。

二、指导思想、主要目标和基本思路

(一)指导思想

高举中国特色社会主义伟大旗帜,以邓小平理论和"三个代表"重要思想为指导,深入贯彻落实科学发展观,贯彻落实党的十七届五中、六中全会和全国教育工作会议精神,贯彻落实国家教育、人才和科技规划纲要,全面贯彻党的教育方针,以科学发展为主题,以适应加快转变经济发展方式要求、创新和完善中国特色社会主义教育发展道路为主线,大力实施科教兴国战略和人才强国战略,加快建设人力资源强国,为全面完成《国家"十二五"规划纲要》目标任务服务,为全面实现《教育规划纲要》提出的宏伟目标奠定具有决定性意义的基础。

按照"优先发展、育人为本、改革创新、促进公平、提高质量"的工作方针,把育人为本作为根本要求,把促进公平和提高质量作为重点任务,以改革创新为动力,以优先发展为保障,以重大发展项目和改革试点为抓手,坚持尊重规律、科学发展和依法治教的原则,正确把握和处理好优先发展与服务全局、促进

公平与注重效率、扩大规模与提高质量、整体推进与分类指导、立足国情与面向世界、改革发展与维护稳定等重要关系，力争在关键领域、薄弱环节和社会关注的热点难点问题上取得突破，推动教育事业在新的起点上实现科学发展，更好地服务于加快转变经济发展方式和人的全面发展。

（二）主要目标

"十二五"时期教育改革发展的总体目标是：全面提高教育服务现代化建设和人的全面发展的能力，为到 2020 年基本实现教育现代化，基本形成学习型社会，进入人力资源强国行列奠定坚实基础。

主要目标是：

1.教育事业发展目标　基本普及学前一年教育，农村学前一年毛入园率达到 80% 左右，城镇和经济发达地区农村基本普及学前三年教育，基本解决"入园难"问题。义务教育巩固率达到 93%，农村义务教育阶段学校标准化率达到 50% 以上，基本实现远程教育班班通，实现县（市）域内义务教育初步均衡。基本普及高中阶段教育，毛入学率达到 87%。职业教育和普通教育协调发展，职业学校专业实训基地达标率达到 80%。高等教育毛入学率达到 36%，毕业生就业率进一步提高，一批学科进入世界前列。义务教育阶段新增教师具备高一级学历的比例达到 85% 以上。完成新一轮教师全员培训，全面提高现有教师的专业能力。

2.教育体系和制度建设目标　初步建成体现终身教育理念，以政府办学为主体，公办教育和民办教育共同发展，基本适应建设现代产业体系和加强社会建设需要的中国特色社会主义现代教育体系。覆盖城乡的基本公共教育服务体系基本建立，现代职业教育体系基本形成，高等教育和继续教育体系更加完善。教育体制更富活力，教育体制改革试点取得阶段性成果，教育制度创新取得重要突破，人才培养的体制机制更加适应社会主义市场经济的要求。建立起较为完善的保障教育优先发展的投入体制，2012 年财政性教育经费占国内生产总值的比例达到 4%，并保持稳定增长。教育法制更加完善。学校和教师的积极性、创造性得到进一步调动和发挥，形成全社会理解、支持和参与教育改革发展的氛围。

3.教育支撑经济发展和科技创新目标　人力资源开发对经济发展的促进作用显著增强。人才培养结构调整取得重大进展，应用型、技能型、复合型人才的培养比重明显提高，初步建成与现代产业体系相适应的技术技能人才培养强国。新增劳动力平均受教育年限达到 13.3 年左右，主要劳动年龄人口中受过高等教育的比例达到 15% 以上。进城务工人员通过多种方式受到基本职业技能培训。从业人员的继续教育参与率达到 40% 左右。高等学校若干领域的科学研究水平达到或接近世界先进水平，取得一系列重大理论和科技创新成果，解决国家重大科技问题的能力显著提高，发明专利授权数大幅增加。高等学校成为国家知识创新、技术创新、国防科技创新、区域创新的重要基地。

4.教育服务社会和文化建设目标　城乡之间和东中西部之间教育发展差距显著缩小，义务教育择校问题明显改善，人民群众对教育公平的满意度显著提高。进城务工人员随迁子女在公办学校接受免费义务教育的比例达到 85% 以上。形成覆盖城乡的职业教育培训体系，在促进就业和改善民生方面发挥更大作用。教育资助和保障体系基本覆盖到所有困难群体，保障水平不断提升。青少年健康素质不断提高，贫困地区儿童营养状况有较大改善。基本构建起大、中、小和幼有效衔接，学校教育、家庭教育和社会教育有机结合的德育体系，社会主义核心价值体系教育不断深入，为实现社会主义文化强国的战略目标作出新贡献。

专栏 2　我国教育事业发展和人力资源开发"十二五"主要目标

	2010 年	2015 年
学前教育：		
幼儿在园人数（万人）	2 977	3 700
学前一年毛入园率（%）	81.7	90.0
学前两年毛入园率（%）	70.9	75.0
学前三年毛入园率（%）	56.6	65.0
九年义务教育：		
在校生（万人）	15 220	16 100
巩固率（%）	89.7	93.0
高中阶段教育：		
在校生（万人）	4 671	4 500
其中：中等职业教育	2 232	2 250
毛入学率（%）	82.5	87.0
高等教育：		
在学总规模（万人）	3 105	3 350
在校生（万人）	2 922	3 080
其中：研究生（万人）	154	170
毛入学率（%）	26.5	36.0
继续教育：		
从业人员继续教育（万人次）	18 500	29 000
人力资源开发：		
新增劳动力平均受教育年限（年）	12.7	13.3
其中：受过高中阶段及以上教育的比例（%）	67.0	87.0
主要劳动年龄人口平均受教育年限（年）	9.6	10.5
其中：受过高等教育的比例（%）	10.5	15.0
具有高等教育文化程度的人口数（万人）	11 964	15 000

（三）基本思路

"十二五"时期教育改革发展的基本思路是：更新教育观念，坚持改革创新，抓好工作落实，提升基础能力，促进协调发展，服务国家战略。

更新教育观念。树立全面发展的观念和人人成才的观念，面向全体学生，促进学生成长成才；树立多样化人才观念，不拘一格培养人才；树立终身学习观念，为学生的全面发展奠定基础；树立系统培养观念，推进各级教育有效衔接,教学、科研、实践紧密结合,学校、家庭、社会密切配合;树立科学的质量观,尊重教育规律和学生身心发展规律,坚持德育为先,能力为重,全面实施素质教育,培养德智体美全面发展的社会主义建设者和接班人。

坚持改革创新。适应经济社会发展对人才培养的需求,以人才培养体制改革为核心,着力推进国家教育体制改革试点,完善现代教育体系和国家基本教育制度,系统推进管理体制、办学体制、学校制度、招生考试制度、投入保障机制改革,实施教育对外开放战略,为《教育规划纲要》的实施提供坚实有力的制度保障。

抓好工作落实。推进目标落实,将长期目标落实到今后五年的目标,将总体目标落实到分领域的目标,将全国目标落实到不同区域的目标。推进投入落实,完善教育经费保障制度,落实增加教育经费的各项政策,提高经费使用效益。推进项目落实,稳步推进各项重大发展项目和改革试点项目,确保取得成效。推进政策落实,优先解决人民群众当前最关心、社会反映最强烈的问题,办好让人民满意的教育。

提升基础能力。完善公共教育财政体制,实施重大工程项目,加强教育基础能力建设、教师队伍建设、教育科研能力建设,加快建设服务全民学习、终身学习的教育公共服务平台,形成支撑教育现代化、服务国家现代化的人才和物质基础。

促进协调发展。按照建设现代国民教育体系和终身教育体系的要求,积极发展学前教育,巩固提高义务教育,加快普及高中阶段教育,大力发展职业教育,全面提高高等教育质量,加快发展继续教育,支持民族教育、特殊教育发展。特别是加大对中西部地区、农村地区、边远贫困地区和民族地区教育的支持力度,加强学前教育和职业教育等薄弱环节,努力实现区域城乡和各级各类教育的协调发展。

服务国家战略。将服务加快转变经济发展方式的要求和理念贯穿到教育工作全局。进一步发挥教育人才培养、科学研究、社会服务和文化传承创新的作用,大力调整人才培养结构,扩大紧缺人才特别是技能型、应用型、复合型人才培养规模,着力提升人才培养质量。提升高等学校基础研究和高技术领域创新的能力。推进区域教育发展与国家区域发展、城镇化战略的紧密结合。发挥国民教育在文化传承创新中的基础性作用,让学校成为优秀文化传承的重要阵地和思想文化创新的重要源泉。

三、构建更加完善的教育体系

围绕经济社会发展需要,加强关键和薄弱环节,着重健全基本公共教育服务体系,建立现代职业教育体系,完善高等教育体系,推进继续教育体系建设。到 2015 年,形成更加完善的中国特色社会主义现代教育体系。

(一)健全基本公共教育服务体系

完善基本公共教育服务。按照基本公共服务普及普惠的要求,巩固城乡免费九年义务教育,促进义务教育均衡发展;基本普及高中阶段教育,重点加强中等职业教育;基本建立"广覆盖、保基本、多形式、有质量"的学前教育体系,重点发展农村学前教育。完善进城务工人员随迁子女、家庭经济困难学生和残疾学生的教育保障政策体系。基本建成服务全民的教育信息与资源共享平台。推广和规范使用国家通用语言文字,提升语言文字应用能力,推进语言文字规范标准和信息化建设。根据经济发展和教育发展水平、群众意愿,不断提高基本公共教育服务的总供给水平。探索多样化提供形式,积极引入竞争机制,完善基本公共教育服务的供给体制。

建立基本公共教育服务体系评价机制。研究制定基本公共教育服务体系监测与评价指标体系。以九年义务教育巩固率和高中阶段教育毛入学率为重点,开展对地方落实国家"十二五"规划纲要目标、推进基本公共教育服务体系建设情况的监测评价,引导地方加快完善基本公共教育服务体系,不断提高服务水平。

促进基本公共教育服务均等化。推动各级政府将基本公共教育服务均等化作为全社会基本公共服务均等化评价的核心指标。探索建立地方政府基本公共教育服务均等化能力评价体系,研究建立以基本公共教育服务均等化为导向的公共教育财政体制和分配方式。政府一般性转移支付向基本公共教育服务倾斜,重点扶持薄弱地区、薄弱学校、困难群体,努力让广大人民群众共同享有更加均等化的基本公共教育服务。

(二)建立现代职业教育体系

完善职业教育体系结构。编制《现代职业教育体系建设规划》,按照遵循规律、服务需求、明确定位、系统思考、整体设计、分类指导、分步实施的原则,完善职业教育的层次、布局和结构,健全制度、创新机制、完善政策,加快形成服务需求、开放融合、有机衔接、多元立交,具有中国特色、世界水准的现代职业教育体系框架,系统培养初级、中级和高级技术技能人才。

加强职业教育内部的有机衔接。遵循技术技能人才成长规律,打通和拓宽技术技能人才成长、成才通道。坚持面向人人,面向社会,实行学校职业教育、企业职业教育和社会化职业教育并举、学历职业教育与非学历职业教育并重、全日制职业教育与非全日制职业教育共同发展,促进职业教育办学类型和学习形式的多样化。完善中等和高等职业学校的布局结构,明确中等和高等职业学校定位,在各自层面上办出特色、提高质量。中等职业教育重点培养现代农业、工业、服务业和民族传统工艺振兴需要的一线技术技能人才;高等职业教育重点培养产业转型升级和企业技术创新需要的发展型、复合型和创新型的技术技能人才。完善高等职业教育层

次,建立高级技术技能人才和专家级技术技能人才培养制度。积极推进中等和高等职业教育在人才培养目标、专业结构布局、课程体系和教材、教育教学过程、信息技术应用、人才成长途径、教师培养培训、行业指导作用、校企深度合作和教育评价改革等方面的衔接。统筹职业预备教育、职业教育和职业继续教育。建立开放沟通的职业教育学历、学位和职业资格证书制度,以工学结合、学分认证为基础,创新学习方式,积极推进学历证书和职业资格证书"双证融通"。鼓励有条件的地方和行业开展现代学徒制试点,企业根据用工需求与职业学校实行联合招生(招工)和培养。

促进职业教育与经济社会发展有机结合。着力推进政府主导、行业指导、企业参与的办学机制建设,落实各方主体责任;大力推行校企合作、工学结合、顶岗实习的人才培养模式,创新职业教育人才培养体制;完善政产学研的协作对话机制,推进行业企业全过程参与职业教育;积极探索多元主体合作共赢的集团化办学机制。充分发挥劳动力市场对人才培养的引导作用,根据产业需求优化专业结构,促进职业教育与劳动力市场的开放衔接,推动职业院校面向市场自主办学。加强行业指导能力建设,有效发挥行业在建立健全行业人才需求预测机制、行业人才规格标准和行业职业教育专业设置改革机制等方面的指导作用。鼓励各地、各行业从自身实际出发,实行多种形式的产教结合和校企合作,促进职业院校的专业设置与产业布局对接、课程内容与职业标准对接、教学过程与生产过程对接、学历证书与资格证书对接、职业教育与终身学习对接。建立职业教育与产业体系建设同步协调制度,实现职业教育体系与现代产业体系、公共服务体系的融合发展。

加强职业教育与普通教育、继续教育的相互沟通。建立学分银行,完善学分互认、累积制度,探索同一层次普通学校和职业学校之间的课程互设、学分互认、学生互转的机

制,推动应用型本科课程进入职业院校。鼓励开放实训基地、示范专业、名师名课、精品课程等职业教育资源,为各类学生提供职业教育课程和技能培训。适度扩大高等职业学校单独招生试点规模,扩大应用型普通本科学校招收中等职业教育毕业生规模。建立社区和职业教育联动机制,鼓励职业院校探索社区化办学模式,满足社区群众多方面、多层次的教育需求。有效整合多种教育资源,统筹城乡、区域职业教育协调发展。切实加强面向农村的职业教育,推进职业教育、基础教育和成人教育三教统筹、农科教结合。

专栏 3　改革职业教育办学模式和构建现代职业教育体系试点

建立健全政府主导、行业指导、企业参与的办学体制机制,创新政府、行业及社会各方分担职业教育基础能力建设机制,推进校企合作制度化。开展中等职业学校专业规范化建设,加强"双师型"教师队伍建设,探索职业教育集团化办学模式。开展民族地区中等职业教育"9＋3"免费试点,改革边疆民族地区职业教育办学模式和人才培养体制,加快民族地区、经济欠发达地区中等职业教育发展。开展地方政府促进高等职业教育发展综合改革试点。探索建立职业教育人才成长"立交桥",构建现代职业教育体系。

(三)完善高等教育体系

优化高等教育宏观布局结构。将高等教育作为科技第一生产力和人才第一资源的重要结合点,加快建设一流大学和一流学科。以重点学科建设为基础,继续实施"985 工程"和优势学科创新平台建设,继续实施"211工程"和特色重点学科项目。按照国民经济布局和城镇化体系建设要求,完善中央部属高等学校和重点建设高等学校的战略布局,加强区域高等教育中心建设,形成与国家生产力布局和社会发展需要相衔接的高等学校布局结构。

推进高等学校有特色、高水平发展。坚持稳定规模、优化结构、强化特色,走以质量提升为核心的内涵式发展道路。探索建立科学的高等学校分类体系,推进普通高等学校设置暂行条例的修订工作,研究制订核定普通高等学校规模暂行规定。调整和完善高等教育宏观政策,引导高等学校合理定位,办出特色。为高等学校创造开放、公平、有序竞争的发展环境,使各类高等教育都能涌现出一批有特色的一流学校。

支持地方高等教育发展。制订实施"十二五"高等学校设置规划,根据地方经济社会发展需要与支撑能力,优化地方高等学校布局结构。推动地方各级政府加大对高等教育的投入,促进区域内高等学校与企业、科研院所、社区的紧密结合,中央各项工程计划加大对办学有特色的地方高等学校的支持。进一步落实对地方所属行业特色高等学校的支持政策。

改进研究生培养体系。有序推进学科设置权下放,取消对研究生院设置的行政审批,优化研究生培养的布局结构。积极发展专业硕士研究生教育,开展专业硕士培养模式改革试点,探索科教结合、产教结合的培养模式;面向重大科技专项需求,开展工程博士培养试点,逐步形成学术学位和专业学位均衡发展的研究生培养体系。

加强高等学校创新服务体系。加强高等学校重点学科、科研创新重点基地、重大科技基础设施建设和创新团队建设,实现科技创新和人才培养能力的跃升。建设一批综合性国际联合研究中心、前沿技术实验室和区域创新中心。按照"需求导向、全面开放、深度融合、创新引领"的原则,实施高等学校创新能力提升计划,组建一批国家协同创新中心,探索协同创新长效机制。深入实施高等学校哲学社会科学繁荣计划,启动哲学社会科学基础研究中长期重大专项,加强人文社会科学重点研究基地建设。以重大现实问题为主攻方向,组织开展对全局性、战略性、前瞻性问题研究。实施高等学校"数字人文"建设计划,加快哲学社会科学领域的学科体系、理论和方法创新。鼓励高等学校开展战略决策咨询研究，瞄准国家经济社会发展重大问题，建设服务政府决策的智库。深化高等学校科研体制改革，推进重点学科基础研究改革试点，加快科研组织创新，促进科技教育资源共享，完善以科研成果质量和贡献为评价导向的激励机制。

发挥高等学校文化传承创新作用。创新文化人才培养模式，实施高端紧缺文化人才培养计划。将中华优秀文化和世界优秀文明成果融合到教学和学术创新活动中。建设一批高等学校文化创新平台。实施学术文化工程，加强对优秀传统文化思想价值的挖掘和阐发，积极研究吸收世界优秀文化，推出一批对文化传承创新具有重大影响的标志性成果。

专栏 4　高等学校创新能力提升计划

按照国家急需、世界一流的原则，充分发挥高等学校多学科、多功能的优势，以学科为基础，以改革为重点，以创新能力提升为突破口，建立一批相对独立、集人才培养和解决重大问题为一体的协同创新平台，构建多元、融合、动态、持续的协同创新模式与机制，推动知识创新、技术创新、区域创新的战略融合，培养一批拔尖创新人才，形成一批具有国际重大影响的学术高地、行业产业共性技术研发基地、区域创新发展的引领阵地和国家创新团队的主力阵营。

专栏 5　适应经济社会发展需求，改革高等学校办学模式试点

推进高等学校与地方、行业、企业合作共建，探索中央高等学校与地方高等学校合作发展机制，建设高等教育优质资源共享平台，构建高等学校产学研联盟长效机制。发挥行业优势，完善体制机制，促进行业高等学校特色发展，培养高水平专门人才。完善来华留学生培养体制机制，扩大留学生招生规模。探索高水平中外合作办学模式，培养国家紧缺的国际化创新人才，建立具有区域特色的国际教育合作与交流平台，完善中外合作办学质量保障机制，提高中外合作办学水平。加强内地高等学校与港澳知名高等学校合作办学，探索闽台高等学校教育合作交流新模式。

（四）推进继续教育体系建设

把发展继续教育作为建设学习型社会的重要战略举措。在全社会树立终身学习的理念，在终身学习框架内推动各级各类学校教育教学改革，加强对学习者学习兴趣和自主学习能力的培养。统筹学历、非学历的继续教育，大力发展面向社区、农村、中西部和民族地区的继续教育，加强经济社会发展重点领域紧缺专门人才的继续教育，形成"广覆盖、宽领域、多层次"的继续教育体系。

充分发挥现代信息技术在继续教育中的作用。以卫星电视、互联网为载体，联合高等学校、行业企业和社会组织，整合继续教育资源，建设开放、共享的继续教育服务平台，充分发挥大众传媒继续教育功能，努力为全体社会成员提供各种不受时间和空间限制、高质量的教育和学习服务。

发展多样化的继续教育机构。继续办好学校继续教育机构，发展社会化职业培训机构，以广播电视大学为基础建设开放大学，大力建设社区教育中心，完善自学考试制度，办好老年教育机构，形成覆盖城乡的继续教育网络。以企事业单位、政府机关、专业组织为重点推进学习型组织建设，建成一批示范性学习型组织。

制定和完善继续教育发展政策。推动各级政府成立跨部门继续教育协调机构。研究起草推进终身学习的法律法规。制订各领域继续教育发展规划。推动各级政府、行业和企事业单位加大对继续教育的投入。建立继续学习成果认证、学分积累和转换制度，促进不同类型教育之间的衔接和沟通，搭建通过各种学习途径成才的"立交桥"。

四、创新国家教育制度

以人才培养体制改革为核心，以教育体制改革试点为突破口，以制度建设为导向，积极推动教育优先发展、教育公平和教育与经济社会结合制度化，推进教育宏观管理体制、

专栏 6　用终身学习理念构建继续教育体系

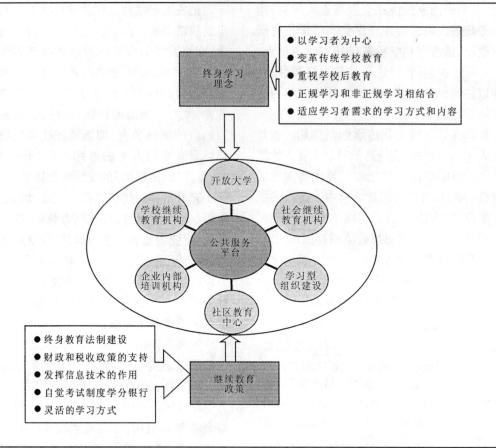

办学体制和学校制度改革,着力完善教育标准、绩效和招生考试制度,强化教育督导制度,基本建立起科学的教育资源配置体制、管理运行体制和质量保障体制。

(一)落实教育"三个优先"的保障制度

推进教育"三个优先"的制度化建设。把优先发展教育作为党和国家全局工作中长期坚持的重大方针,形成保障教育优先发展的领导体制、决策机制和制度规范。把教育"三个优先"(经济社会发展规划优先安排教育发展,财政资金优先保障教育投入,公共资源优先满足教育和人力资源开发需要)落实到政府的规划编制、年度计划、财政预算、公共资源配置、政绩考核等各项工作中。加强区域教育发展规划与经济社会发展规划、城镇化规划、国土开发利用规划、产业振兴规划、科技规划和财政支持政策的有机衔接。

推动全社会更加重视人力资源开发投资。强化人力资本投资优先于物力资本投资的导向,研究人力资源积累和人力资本投资核算方法,促进全社会改变重物力资本投入、轻人力资本投入的倾向,加快国家人才储备、知识积累,充分发挥人力资源开发促进经济自主发展、科技自主创新、扩大中等收入者比重的作用。

建立教育优先发展的监督机制。建立教育优先发展问责制度。对各地区教育发展水平、各级政府优先发展教育的努力程度进行年度评价,纳入各级政府的政绩考核体系。完善政府及有关部门向人大、政协及其专门委员会定期报告教育工作的制度。

(二)完善教育公平制度

建立保障教育公平的制度体系。健全法制保障。把依法保障公民享有平等受教育的权利作为制定和修改教育法律法规的重要原则，清理有关行政规章和管理制度，完善教育行政执法制度和权利救济制度。完善资源配置制度。以义务教育均衡发展为重点，建立区域、城乡和校际差距评价指标体系，促进教育资源向重点领域、关键环节、困难地区和薄弱学校倾斜。以扶持困难群体为重点，建立全面覆盖困难群体的资助政策体系和帮扶制度。

健全保障教育公平的规则程序。各级政府和教育行政部门在实施重大教育政策及改革举措前，要制定实施程序、规则。对涉及学生切身利益的政策调整、规则变更必须广泛听取各方面意见。各级各类学校要公开办学条件、招生章程、规章制度。继续推进高等学校招生"阳光工程"，促进招生考试制度更加完善。规范高考加分政策和特殊类型招生工作并向社会公开。

（三）完善教育与经济社会结合的制度

促进教育与经济社会各领域融合发展。推动各级政府统筹区域发展和教育发展、产业发展和人才培养、科技创新和创新人才培养、公共服务体系和公共教育体系建设、城乡建设和城乡教育发展。建立地方特色优势产业和特色优势学科对接机制，促进人才培养链、科技创新链和产业价值链紧密结合。推动教育与经济社会协调发展示范区建设。

完善产学研合作机制。通过体制机制创新和政策项目引导，推动高等学校与企业、高等学校与科研院所、高等学校与地方政府、高等学校与高新区和开发区开展多种形式的产学研合作。充分发挥高等学校重点学科、重大科技创新平台的作用，办好大学科技园，探索高等学校科技成果转化和产业化有效机制，促进创新型中小型企业的孵化和发展壮大。支持高等学校与企事业单位共建实习和科研基地。鼓励各级政府出台引导高等学校开展科技创新、社会服务和发展文化创意产

业的优惠政策。

推进职业教育产教合作、工学结合制度化。建立职业教育行业指导委员会。发挥国有大型企业在产教结合中的示范作用。推进职业教育法的修订工作，出台促进校企合作办法。企业支付给职业教育学生的实训实习工资支出，符合条件的可以在企业所得税前扣除。健全职业院校学生实习责任保险制度。发展以骨干职业院校为龙头、行业和大中型企业紧密参与的职业教育集团，探索职业教育集团的有效组织方式和运行模式。积极推进对生产教学过程一体化、校企一体化、职教基地和产业集聚区一体化的探索，把车间办到学校，把学校办到企业。

强化实践育人制度。制定中小学生校外实践办法和高等学校实践育人办法，增加实践教学比重，把学生走进科研院所、走进社区、走进企业、走进农田开展不同形式的实践活动列入教学安排。推动建立党政机关、城市社区、农村乡镇、企事业单位和社会服务机构接收学生实践的制度，推动各级政府出台进一步扩大实施公共文化、教育、体育设施向学生免费开放或优惠的政策。把企业家、科学家、工程师等各类人才请进学校，增强学生的科技意识、创业意识和创新精神。

（四）完善民办教育制度

落实促进民办教育发展的政策。依法落实民办学校、学生、教师与公办学校、学生、教师平等的法律地位。推动各级政府履行发展民办教育的职责，建立健全民办教育综合管理与服务体系，加快解决影响民办教育健康发展的法人性质、产权属性、教师权益、会计制度、社会监管等重点和难点问题。制定和完善支持民办教育发展的财政、税收、金融、收费、土地等政策。完善民办学校教师参加社会保险的办法，探索民办学校教师职业年金制度。对具备学士、硕士和博士学位授予单位条件的民办高等学校，按规定程序予以审批。推动县级以上人民政府设立专项资金

用于资助民办学校。国家对发展民办教育作出突出贡献的组织、学校和个人给予奖励和表彰。

逐步建立民办学校分类管理制度。按照"学校自愿选择、政府分类管理"原则，开展营利性和非营利性民办学校分类管理试点，逐步建立分类管理制度和监管机制。新建民办学校必须符合法人条件，完善法人治理结构，落实法人财产权。重点完善民办学校章程建设、理（董）事会制度建设。完善独立学院管理和运行机制。建立健全民办学校财务、会计和资产管理制度，强化财务监管、风险监控和财务公开制度，完善民办学校学费收入监管制度。建立民办学校变更和退出机制。加大对非营利性民办学校支持力度，将非营利性民办教育纳入公共教育体系。政府采取购买服务、资金奖补、教师培训等办法，支持非营利性民办教育加快发展。

鼓励和规范社会化教育服务。发挥市场机制的作用，鼓励发展职业技能培训、专业资格教育、网络教育、早期教育服务。培育教育评估、监测、考试、管理等教育中介服务组织。有序开放和规范教具、教材等相关市场，完善产品和服务标准。

专栏 7　改善民办教育发展环境，深化办学体制改革试点

探索营利性和非营利性民办学校分类管理办法。清理并纠正对民办教育的各类歧视政策，保障民办学校办学自主权。完善支持民办教育发展的政策措施，探索公共财政资助民办教育的具体政策，支持民办学校创新体制机制和育人模式，办好一批高水平民办学校。改革民办高等学校内部管理体制，完善法人治理结构，建立健全民办学校财务、会计和资产管理制度。

（五）建设现代学校制度

健全学校管理的法律规章制度。开展《学校法》的调研起草工作，依法理顺政府和学校的关系，探索建立具有中国特色的学校制度。以公办学校财政拨款制度、人事管理制度改革为重点，扩大学校办学自主权，保障教师和学生的民主管理权。发布实施高等学校章程制定办法，加强高等学校章程建设，明确学校的基本定位、服务面向、治理结构、基本管理制度，保障高等学校依法自主办学。到 2015 年，高等学校完成"一校一章程"的目标。

完善各类学校治理结构。制定"坚持和完善普通高等学校党委领导下的校长负责制实施意见"，健全重大问题学校党委集体决策制度。积极探索建立高等学校理（董）事会制度，健全社会支持和监督学校发展的制度。建立民主选举产生的学术委员会，探索教授治学的有效途径。健全高等学校的管理制度、议事规则与决策程序，推进高等学校科学民主决策机制建设，克服学校内部治理上的行政化倾向。加强中小学校管理能力建设，推动中小学全面设立家长委员会，并使家长委员会有重大事项知情权、参与决策权、评价权、质询权、监督权。探索行业企业参与的职业院校治理结构，积极探索实行理（董）事会决策议事制度和监督制度。

提高各类学校的服务管理能力。把育人为本的理念贯穿到学校工作的各个环节，以服务学生、服务家长、服务教师为导向，改进学校各项管理制度。加强学校常规管理、教学管理和安全管理。推进校务公开，贯彻落实《高等学校信息公开办法》和《关于推进中小学信息公开工作的意见》，研究制定信息公开的考核指标体系，畅通群众反映问题、表达合理诉求的渠道，充分发挥广大群众的监督作用。

（六）创新教育家办学制度

坚持教育家办学。培养造就一批热爱教育、熟悉教育规律、拥有系统教育理论和丰富实践经验的教育家。制订各级各类学校校长的任职资格标准。改进高等学校主要领导选拔任用与管理、培训制度，努力使其成为社会主义政治家、教育家。探索建立中小学校长和幼儿园园长资格制度。中小学校长和幼儿园园长要具备丰富的教学(保教)经验,一般从教学一线选拔任用。鼓励从具有企业管理经验的人员中聘任职业院校领导干部。

专栏8　改革高等教育管理方式,建设现代大学制度试点

探索高等学校分类指导、分类管理的办法,落实高等学校办学自主权。推动建立健全大学章程,完善高等学校内部治理结构。建立健全符合高等学校特点的岗位设置管理制度,推进高等学校人事制度改革,改革高等学校基层学术组织形式及其运行机制。建立高等学校总会计师制度,完善高等学校内部财务和审计制度。改革学科建设绩效评估方式,完善以质量和创新为导向的学术评价机制。构建高等学校学术不端行为监督查处机制,健全高等学校廉政风险防范机制。

改革校长选任制度。推动各地制订实施办法,开展面向全社会公开招聘和校内民主选拔各类学校校长试点,取得经验后加以推广。扩大中等职业学校和高等学校校长选任范围。

创造教育家成长的环境。健全校长考核评价制度,引导校长潜心办学。实施中小学校长国家级培训计划和校长、骨干教师海外研修计划,有针对性地开展校长任职培训、提高培训、高级研修和专题培训。实施中小学教学名师培养计划,修订《特级教师评选规定》。教育科研经费向实践性教学研究倾斜,鼓励教学科研工作者和优秀教师在教学一线长期开展基础性、持续性的教学实验。提高教学成果奖励中基层教学实验成果所占的比例,为教师成长创造良好的环境。

(七)完善教育行政管理制度

明确各级政府教育管理责任。以转变政府职能和简政放权为重点,深化教育管理体制改革,基本形成政事分开、权责明确、统筹协调、规范有序的教育管理体制。完善高等教育以省级政府为主的管理体制,充分发挥中心城市支持高等教育发展的作用。完善义务教育以县为主的管理体制,探索经济较发达地区乡镇政府支持义务教育、学前教育的有效机制。

转变政府管理教育的方式。减少和规范政府对学校的行政审批,培育专业教育服务机构,积极发挥行业协会、专业学会、教育基金会等各类社会组织在教育公共治理中的作用,提高各级教育行政部门综合运用立法、拨款、规划、信息服务、政策指导和必要的行政措施进行管理的能力。推进政校分开、管办分离。完善中国特色教育法律法规体系,大力推进依法治教、依法治校。落实教育行政执法责任制,做好申诉和行政复议工作,依法维护学校、学生、教师等法律关系主体的合法权益。

提高教育决策的科学化、民主化水平。完善教育决策咨询制度,充分发挥国家教育咨询委员会和各类教育决策咨询机构的重要作用。建立重大教育决策出台前充分论证和公开征求意见的制度。依托高等学校和科研机构建立一批教育科学决策研究基地,加强教育发展战略和政策研究。

(八)健全省级政府教育统筹制度

明确省级政府教育统筹的职责。省级政府统筹区域内各级各类教育改革发展,根据本地的实际情况,明确省以下各级政府的教育职责。明确省级政府促进基本公共教育服务均等化、统筹规划职业教育的责任。积极推动中央部委院校的省部共建,推动部属院校为地方经济社会发展服务。实施省级政府教育统筹综合改革试点,推动中央各有关部门向省级政府下放审批权。进一步明确教育部、其他中央部委和省级政府管理高等学校的职责和权限。研究制订省级政府依法审批设立专科学历高等学校的具体办法。

加强重大教育改革试点的省级统筹。按照"统筹规划、分步实施、试点先行、动态调整"的原则,国家分期分批选择部分地区和学校开展重大改革试点。省级政府加强试点工作领导,建立改革试点指导、监测、评估、交流

机制,及时推广改革试点取得的重大成果。

建立省级政府教育统筹的考核评价体系。科学评估省级政府发展教育的努力程度和教育改革取得的成效,着重考察人民群众对教育的满意度、教育体制改革试点的推进和重大教育工程的实施。建立省域教育现代化评价体系。

(九)建立健全教育标准和绩效评价制度

建立国家教育标准体系。建立标准修订机制,定期对相关教育标准适用性进行审查。设立国家教育标准中心,加强教育标准的研究和制定,到 2015 年初步形成国家教育标准体系。

专栏 9　重点领域和省级政府教育统筹综合改革试点

在一些地方开展基础教育、职业教育、高等教育、民办教育等重点教育领域和省级政府教育统筹综合改革试点,通过加强地方政府统筹和系统配套改革,探索解决制约教育发展特别是一些重点领域深层次矛盾的途径和方法,推动教育科学发展。

完善标准实施和检验制度。开展教育标准的宣传、培训。落实教育行政部门实施标准的责任。鼓励教育中介组织积极参与标准的研究制定和实施检验。通过实施标准,推动学校达标建设,完善教育质量保障机制,推进教育评估科学化,促进学校管理规范化。

建立教育绩效评价制度。以服务经济社会发展和人的全面发展为导向,以人才培养质量为核心,制定科学评价政府、学校和教师的教育绩效评价指标体系。鼓励社会、家长、用人单位和第三方机构通过多种方式参与教育绩效评价。将校长、幼儿园园长和教师的绩效评价同绩效工资挂钩,并作为业绩奖励、职务(职称)晋升等的主要依据。将高等学校和职业院校的绩效同政府对学校的奖励性、竞争性教育拨款挂钩。加快科研评价制度改革,完善以创新和质量为核心的科研评价机制,切实减少行政对学术评价的干预。

专栏 10　完善国家教育标准体系

建立健全具有国际视野、适合中国国情、涵盖各级各类教育的国家教育标准体系,具体包括六大类别:

一是各级各类学校建设标准。包括教学、生活、体育设施、劳动和实习实训场所以及仪器设备、图书资料等国家配备标准。

二是学科专业和课程体系标准。包括学科、专业、课程、教材等标准。

三是教师队伍建设标准。包括校(园)长、教师的编制标准、资格标准、考核标准、教师职业道德和教师教育标准。

四是学校运行和管理标准。包括学校生均拨款标准,学校行政、教学、服务行为的标准。

五是教育质量标准,包括德智体美等各方面的人才培养质量标准。

六是国家语言文字标准。

(十)健全教育督导制度

加强教育督导工作。推进教育督导条例的制订与实施工作。建立义务教育均衡发展、中小学教育质量和学前教育、职业教育等督导评估制度。建立和完善督学责任区制度,推行督学巡视、督学报告制度,实行定期督导制度和督导结果报告公报制度。

推进督导机构建设。推动建立相对独立的教育督导机构,独立行使督导职能。建立督学资格认定制度,优化督学队伍结构,建设一支专兼职结合、专业化的督学队伍。

建立教育督导问责制度。坚持督学与督政相结合,加强对地方各级政府履行教育职责,学校规范办学行为、实施素质教育的督导检查。健全教育督导监测机制,强化限期整改制度,建立与督导检查结果相结合的奖励和问责制度,将督导检查结果作为考察干部和评价学校的重要依据。

(十一)改革考试招生制度

推进高等学校考试招生制度改革。成立国家教育考试指导委员会,对考试招生制度改革进行整体设计和评估论证,指导考试改革试点。开展高等学校分类入学考试改革,实行择优录取、自主录取、推荐录取、定向录取、破格录取等多种方式。有条件地区可对部分科目开展一年多次考试和社会化考试的试点。加强专业考试机构能力建设。推进国家考试题库建设。将高中学业水平考试和综合素质评价有机纳入高等学校招生选拔工作。支持各地推进高等职业院校招生改革。由省级政府确定成人高等教育招生办法。开展具有高中学历的复转军人免费接受成人高等教育和高等职业教育的单独招生试点。健全研究生招生考试制度，非全日制研究生试行一年多次资格考试、培养单位自主录取的制度。

深化中等学校考试招生制度改革。省级政府制定改革方案和时间表并公开征求社会意见。完善中等学校学业水平考试，建立综合素质评价体系，推行优质普通高中和中等职业学校招生名额合理分配到区域内初中的办法，将初中毕业生有序输送到普通高中、中等职业学校和综合高中。

五、调整人才培养与供给结构

按照服务需求、调整供给、完善机制的要求，大力推进人才培养结构的战略性调整，着力加强应用型、复合型、技能型人才培养。到2015 年使我国人才资源总量增加 4 250 万人，其中高技能人才总量达到 3 400 万人，农村实用型人才总量达到 1 300 万人，对现代产业体系和公共服务体系的支撑能力明显增强。

（一）加快培养经济社会发展重点领域急需紧缺人才

加快培养战略性新兴产业急需人才。根据国家战略性新兴产业的规划和布局，鼓励高等学校参与国家产业创新发展工程，自主设立战略性新兴产业相关学科专业。国家支持在高等学校建立一批服务战略性新兴产业的创新人才培养和科技创新基地。加大高等学校基本科研业务费的投入力度，超前部署基础学科、前沿学科、交叉学科发展，缩小与发达国家科技创新的差距。

专栏 11　战略性新兴产业发展与新兴学科建设

战略性新兴产业：新一代信息技术产业、节能环保产业、新能源产业、生物产业、高端装备制造产业、新材料产业、新能源汽车	重点学科和创新平台建设向战略性新兴产业倾斜 培养战略性新兴产业科技创新领军人才 鼓励高水平大学参与国家重大科技专项和战略性新兴产业创新发展工程 鼓励学校自主设置相关学科 加快基础学科、前沿学科、交叉学科发展 加强高等学校科技情报系统建设

加快培养先进制造业和现代服务业急需人才。推动各地根据国家和区域重点产业结构调整规划，制定高等学校特色优势学科建设规划。加大对地方高等学校和行业特色高等学校工程、技术教育的扶持力度。加大对能源、交通水利建设、循环经济和生态保护等基础产业相关院校、学科的支持力度。加强装备工业和生产性服务业高技能人才培养。

加快培养面向"三农"的急需人才。加强农林水利高等学校和职业院校建设，培养适应现代农业发展和社会主义新农村建设的科技人才、技术人才、经营管理人才和农村实用人才。面向重点产粮区、蔬菜生产区、畜牧区、林区和渔业区，重点支持一批以设施农业、农业机械化、农产品加工、现代林业、现代牧业、远洋渔业等领域现代农业技术技能人才培养培训为特色的职业院校。联合职业院校和行业企业建设一批农民工文化补偿教育和职业技能培训基地。

加快培养文化、社会建设和公共服务急需人才。支持高等学校面向基层和社区加快培养公共管理、教育卫生、社会保障、城镇规划、文化创意、文化遗产保护、社区管理、健康服务、防灾减灾、心理咨询等各类公共服务与社会工作急需人才;推动职业院校面向县镇农村,有计划地培养提供公共服务、社区服务、家庭服务和养老服务的技术技能人才。

加快培养应对国际竞争的经济、管理、金融、法律和国际关系人才。通过产教结合、中外合作,吸引一流人才,学习和借鉴国外先进课程体系和教学方法,建设一批具有世界水平的商学院、公共管理学院、金融学院、法学院。

重视培养国防人才。推动高等学校学科建设和国防人才培养、国防科技紧密结合。加强高等学校国防科研基地建设,鼓励高等学校积极参与军民结合产业发展重大科研项目,构建军民结合产学研合作创新平台,推动军地两用科技创新。积极参与国防重大科研项目。落实补偿学费和代偿国家助学贷款、退役后入学等优惠政策,鼓励高等学校应届毕业生应征入伍服义务兵役。加强国防生培养基地建设,探索高等学校与部队紧密结合、接力育人的有效机制,逐步推行国防生"3.5 + 0.5"培养模式,提高国防生军政素质。

专栏 12　重点产业发展与急需人才培养

改造提升制造业	改造提升高等学校理工学科,培养基础工艺、基础材料、基础元器件等研发和系统集成高端人才。实施卓越工程师教育培养计划。加快培养支撑装备制造业等先进制造业的高技能人才。
推动服务业大发展	加快培养金融、现代物流、高技术服务和商务服务等生产性服务业急需人才,加快培养商贸、旅游、家庭服务、养老护理等生活性服务业急需人才,开展服务业从业人员技能培训。
加快发展现代农业	加强农林院校和涉农专业学科建设,建设农业科技创新和农业科技人才、经营人才和管理人才培养基地。加快设施农业、农业技术推广、农业机械化等农村实用人才培养培训。
加快水利体系建设	加强水利院校和相关学科建设,加快培养水旱灾害应急管理、水资源管理与水生态保护、泥沙治理、水土保持监测和治理、农村供水、节水灌溉、水利信息化等急需紧缺人才。
推动能源生产和利用方式变革	加强能源开发利用学科的建设,特别是加强新能源学科建设,加快培养石油、煤炭、核能、风能、太阳能、生物质能、地热能等开发利用的高端人才、复合型人才和一线技术技能人才。
构建综合交通运输体系	加快推进高校交通运输学科改革,加快培养公路、铁路、航运、水运、管道运输等专业技术人才和高技能人才。
全面提高信息化水平	培养新一代移动通信、下一代互联网、软件开发、集成电路、网络安全等信息技术拔尖创新人才。加快培养电子商务、电子政务等经济社会各领域信息化应用型人才。培养软件外包和电子信息设备生产技术技能人才。加强各级各类学校信息技术教育。
推进海洋经济发展	加强海洋高等院校、涉海职业院校及学科专业建设,加快海洋能源、环境、渔业、生物、海洋运输、滨海旅游、国际海洋事务等海洋经济专门人才培养。
大力发展循环经济	大力发展环境保护、污染防治、生态治理、循环经济等相关学科。开展资源节约、环境保护和可持续发展教育。

(二)扩大应用型复合型技能型人才培养规模

扩大应用型、技能型人才培养比例。保持普通高中和中等职业学校招生规模大体相当,高等职业教育招生占普通高等教育招生规模的一半左右。地方高等学校以培养应用型、技能型人才为主。调整和优化研究生培养类型结构,加快发展专业学位研究生教育。

加强应用型、技能型人才学科专业建设。明确应用型、技能型学科专业的培养目标、课程标准和学位授予标准。普通本科学校要调整课程结构,增加应用性、实践性的课程,加强学生基本功训练。职业院校要完善专业教室、实训基地和企业实习相结合的技术技能训练流程。优化师资结构，鼓励从企业和科研院所聘请专兼职教师。改进招生办法，社会经验和实际技能要求比较强的学科专业，逐步增加面向基层和一线工作者招生的比例。

加强复合型人才培养。鼓励学校加强学科专业整合，逐步提高高等学校按学科专业大类招生的比例。将结构性过剩学科专业改造为适应经济社会发展需要的复合型、交叉型人才培养学科专业，促进多学科交叉融合。进一步完善学分制、主辅修制、双专业制和双学位制，拓展复合型人才培养渠道。

专栏 13　社会发展重点领域与急需人才培养

政法	完善政法人才培养体系，在高等学校建设高质量的法律学科，加快培养法院系统、检察院系统、公安系统、司法行政系统、律师等急需的政法人才。
宣传思想文化	加快培养马克思主义理论研究与宣传人才、经济社会发展急需的哲学社会科学人才、新闻传播和文化艺术人才。加快培养数字出版、游戏动漫、网络信息服务等创意策划、技术研发应用及管理服务人才。培养一大批有艺术造诣、熟悉市场、掌握文化产业运作规律的文化产业经营管理人才和公共文化服务管理人才。
医药卫生	培养临床医学、基础医学、公共卫生、中医药、药品医疗器械监督等领域高层次专业人才。加快培养卫生监督执法、卫生应急、精神卫生等社会急需人才。加快基层医疗服务机构急需的全科医生、基层公共卫生人员、乡村医生等人才培养。
防灾减灾公共管理	加快灾害预报与预警、防灾减灾工程设计管理、政策分析、损失与风险评估人才培养。加强基层社区管理人才培养培训，加强大学生村官队伍建设，重视培养基层社区服务人才。

（三）建立人才培养与供给结构调整机制

完善人才需求预测与发布机制。整合政府部门和劳动力市场的信息资源，充分发挥行业企业作用，建立人才需求的预测和预警机制。建立分区域、分类别、分学科专业毕业生就业状况统计监测体系。完善人才需求调查和信息发布制度。加强高等学校和职业院校就业信息服务和指导机构建设，实施高等学校毕业生就业服务体系建设计划，进一步完善毕业生就业服务体系。

加强学科专业结构的宏观调控。完善以目录指导、规划引领、分类评估、计划调控、拨款引导为主要手段的调整机制。研究制定普通高等学校本科专业设置管理规定，下放研究生学科目录二级学科设置权，建立和完善新增学位授予单位服务特殊需求的学位授权项目审批制度。省级政府根据当地经济社会发展制定学科专业布局和建设规划。建立分学科、分专业的评估体系，引导学校调整学科专业设置和培养规模。对培养规模供过于求、就业水平持续过低或市场需求萎缩、就业面狭窄的学科和专业，实行招生计划调控，减少招生规模直至暂停招生。教育经费向培养急需紧缺人才以及艰苦行业人才的学科专业倾斜。

促进学校积极主动调整学科专业结构。推动高等学校和职业院校从学校的实际出发，以特色优势学科建设为引领，制定学科专业建设规划。调整结构性过剩学科专业，整合专业面过窄的学科专业，改造落伍陈旧学科专业。加强新设专业的师资队伍、办学条件建设。对不适应学科调整的教师进行转岗培训。

六、扩大和保障公平受教育机会

把促进公平作为国家基本教育政策，着力促进教育机会公平。积极推进农村义务教育学校师资、教学仪器设备、图书、体育场地达到国家基本标准,有效缓解城镇学校大班额问题,县(市)域内初步实现义务教育均衡发展;学前教育、中等职业教育和特殊教育等薄弱环节显著加强;教育资助制度全面覆盖各级各类学校的困难群体。

(一)加快发展学前教育

落实各级政府发展学前教育责任。推进《学前教育法》起草工作。明确地方政府作为发展学前教育责任主体。省级政府制定本区域学前教育发展规划,完善发展学前教育政策,加强学前教育师资队伍建设,建立学前教育的经费保障制度。以县(区)为单位编制并实施学前教育三年行动计划,合理规划学前教育机构布局和建设,并纳入土地利用总体规划、城镇建设和新农村建设规划。中央财政重点支持中西部地区和东部困难地区发展农村学前教育。加强对学前教育机构、早期教育指导机构的监管和教育教学的指导。

专栏 14　高等学校毕业生就业服务体系建设计划

建立促进高等学校毕业生就业的政策制度体系,进一步统筹毕业生到基层就业、自主创业的优惠政策。开辟和拓宽高等学校毕业生到城市社区、社会组织、农村基层等就业的渠道,完善服务期满有序流动的相关政策。建立完善学生职业发展和就业指导课程体系。构建科学、规范的就业统计工作体系和就业状况反馈机制。建设全国高等学校毕业生就业信息服务网络和监测服务体系,实现就业状况实时监测以及就业手续办理自动化。建立就业困难毕业生帮扶体系,实行实名动态援助机制。重点建设 500 个高等学校毕业生就业指导服务机构,培养一支高素质、专业化就业指导教师队伍。建立高等学校毕业生就业工作督导检查机制。

多种形式扩大学前教育资源。大力发展公办幼儿园。通过改造中小学闲置校舍和新建幼儿园相结合,重点加强乡镇和人口较集中的村幼儿园建设,边远山区和人口分散地区积极发展半日制、计时制、周末班、季节班、巡回指导、送教上门等多种形式的学前教育。落实城镇小区配套建设幼儿园政策,完善建设、移交、管理机制。城镇新区、开发区和大规模旧城改造时,同步建设好配套幼儿园。积极扶持民办幼儿园,采取政府购买服务、减免租金、以奖代补、派驻公办教师等方式引导和支持民办园提供普惠性服务。中央财政安排扶持民办幼儿园发展奖补资金,支持普惠性、低收费民办幼儿园。探索营利性和非营利性民办幼儿园实行分类管理。扶持和资助企事业单位办园、街道办园和农村集体办园。

多种途径加强幼儿教师队伍建设。各地根据国家要求合理确定生师比,核定公办幼儿园教职工编制,逐步配齐幼儿园教职工。实施幼儿教师、园长资格标准和准入(任)制度。切实落实幼儿园教职工的工资待遇、职务(职称)评聘、社会保险、专业发展等方面的政策。将中西部地区农村幼儿教师培训纳入"中小学教师国家级培训计划";三年内对 1 万名幼儿园园长和骨干教师进行国家培训。各地五年内对幼儿园园长和教师进行一轮全员专业培训。

提高学前教育保教质量。修订《幼儿园工作规程》和《幼儿园教育质量评估指南》,发布《3～6 岁儿童学习与发展指南》。规范幼儿园保教工作,坚持以游戏为基本活动,坚决纠正和防止"小学化",促进儿童健康快乐成长。加强学前教育科学研究,推动学前教育和家庭教育相结合,依托幼儿园,利用多种渠道,积极开展公益性 0～3 岁婴幼儿早期教育指导服务。

专栏 15　建立健全体制机制,加快学前教育
**　　　　发展改革试点**

明确政府职责,完善学前教育体制机制,构建学前教育公共服务体系。探索政府举办和鼓励社会力量办园的措施和制度,多种形式扩大学前教育资源。改革农村学前教育投入和管理体制,探索贫困地区发展学前教育途径,改进民族地区学前双语教育模式。加强幼儿教师培养培训。

(二)推动义务教育均衡发展

推进义务教育学校标准化建设。制订各

地区义务教育学校标准化建设的实施规划。重点支持革命老区、边境地区、民族地区、集中连片贫困地区和留守儿童较多地区的义务教育学校标准化建设。着力解决县镇学校大班额,农村学校多人一铺和校外住宿以及留守儿童较多地区寄宿设施不足等问题。加强学校体育卫生设施、食堂、厕所等配套设施建设,提高学校教学仪器、图书、实验条件达标率。通过学区化管理、集团化办学、结对帮扶等模式,扩大优质教育资源。

专栏 16　农村学前教育推进工程

支持中西部农村地区和东部困难地区新建和改扩建乡镇中心幼儿园以及村幼儿园,配备教育教学和卫生保健设备设施。办好中等幼儿师范学校、高等师范院校学前教育专业,建设一批幼儿师范专科学校,提高幼儿师资培养能力。

均衡合理配置教师资源。县级教育行政部门统筹管理义务教育阶段校长和教师,建立合理的校长、教师流动和交流制度,完善鼓励优秀教师和校长到薄弱学校工作的政策措施。新增优秀师资向农村边远贫困地区和薄弱学校倾斜。

建立县(市)域义务教育均衡发展评价机制。教育部和各省、自治区、直辖市以签订义务教育均衡发展备忘录等形式,推动各地明确县(市)域内促进义务教育均衡发展的时间表和路线图。制定义务教育均衡发展和学校标准化建设的监测和评价体系,开展对义务教育均衡发展的专项督导检查,对基本实现义务教育均衡发展的县(市)予以表彰。国家和省级政府定期发布各地县(市)域义务教育均衡发展评估报告和督导报告。

(三)大力发展中等职业教育

落实政府发展中等职业教育的责任。推动各级政府把办好中等职业教育作为促进就业、改善民生、保障社会稳定和促进经济增长的重要基础,将主要面向未成年人的中等职业教育作为基础性普惠性教育服务纳入基本公共教育服务范围。逐步完善中等职业教育公共财政保障制度,逐步实行中等职业教育免费制度,完善国家助学制度。

专栏 17　推进义务教育均衡发展,多种途径解决择校问题改革试点

推进义务教育学校标准化建设,探索城乡教育一体化发展的有效途径。创新体制机制,实施县域内义务教育学校教师校际交流制度,实行优质高中招生名额分配到区域内初中学校的办法,多种途径推进义务教育均衡发展。完善进城务工人员子女接受义务教育体制机制,探索非本地户籍常住人口随迁子女非义务教育阶段教育保障制度。完善寄宿制学校管理体制与机制,探索民族地区、经济欠发达地区义务教育均衡发展模式。建立健全义务教育均衡发展督导、考核和评估制度。

专栏 18　义务教育学校标准化建设工程

完善城乡义务教育经费保障机制,提高保障水平。继续实施中小学校舍安全工程,中央财政重点支持中西部七度及以上地震高烈度且人口稠密地区校舍安全建设。继续实施中西部地区农村初中校舍改造工程,实施农村义务教育薄弱学校改造计划。重点支持革命老区、边境县、国贫县、民族自治县、留守儿童较多的县和县镇学校大班额问题突出的中西部县。

探索中等职业教育公益性的多种实现形式。创新中等职业教育办学机制,建立健全政府主导、行业指导、企业参与的办学机制。政府通过专项经费、补贴和购买服务等财政政策支持中等职业教育发展。鼓励各地统筹利用财政资金和企业职工教育培训经费,推动校企合作。探索政府、行业、企业、社会团体等通过合作、参股、租赁、托管等多种形式实行联合办学。

完善中等职业教育布局规划。以地市州或主体功能区为单位,按照本地区特色优势产业和公共服务需求,整合各类中等职业教育资源,优化布局,形成分工合理、特色明显、规模适当、竞争有序的职业教育网络。制定并实施中等职业学校建设标准。加快中等职业教育改革发展示范校、优质特色学校建设,

加强特色优势专业平台和实训基地建设,完善中等职业学校教学生活设施。

(四)提高特殊教育的保障水平

扩大残疾人受教育机会。推动残疾人教育条例的修订工作。继续推进特殊教育学校建设,完善配套设施。推动各地加强各级各类学校建筑的无障碍设施改造,积极创造条件接受残疾人入学,扩大随班就读和普通学校特教班规模,提高残疾儿童少年九年义务教育和高中阶段教育普及程度。发展残疾儿童学前康复教育。扩大"医教结合"试点。积极开展针对自闭症儿童的早期干预教育。开展多种形式残疾人职业教育,使残疾学生最终都能掌握一项生存技能。推动出台和落实普通高等学校接收残疾人就学的鼓励政策,保障残疾人平等接受高等教育的机会。

提升特殊教育质量。加强特殊教育师资队伍建设,逐步提高特殊教育教师待遇,并在职务(职称)评聘、优秀教师表彰奖励等方面予以倾斜。制定特殊教育学校教师编制标准。推动各地制定明显高于普通教育的特殊教育公用经费标准。完善盲文、手语规范标准。完善盲文、聋哑、培智教科书政府采购和扶持政策。加强对特殊教育的教育教学改革的指导和督导检查,推动特殊教育学校不断提高教育质量。

专栏 19　特殊教育学校建设工程

继续实施特殊教育学校建设工程,基本实现中西部市(地)和 30 万人口以上、残疾儿童较多的县(市),有 1 所独立设置的特殊教育学校。积极支持特殊教育师资培养基地、承担特殊教育任务的职业学校、高等学校和自闭症儿童特殊教育学校的建设。为现有特殊教育学校添置必要的教学、生活和康复训练设施,使之达到国家规定的特殊教育学校建设标准。

(五)切实保障进城务工人员子女就学

保障进城务工人员随迁子女享受基本公共教育服务权利。健全输入地政府负责的进城务工人员随迁子女义务教育公共财政保障机制,将进城务工人员随迁子女教育需求纳入各地教育发展规划。加快建立覆盖本地进城务工人员随迁子女的义务教育信息服务与监管网络。鼓励各地采取发放培训券等灵活多样的形式,使新生代农民工都能在当地免费接受基本的职业教育与培训。推动各地制定非户籍常住人口在流入地接受高中阶段教育,省内流动人口就地参加高考升学以及省外常住非户籍人口在居住地参加高考升学的办法。

重视解决留守儿童教育问题。加快中西部留守儿童大县农村寄宿制学校建设,配齐配好生活和心理教师及必要的管理人员,研究解决寄宿制学校建成后出现的新情况、新问题。建立政府主导、社会参与的农村留守儿童关爱服务体系和动态监测机制,保障留守儿童入学和健康成长。

(六)完善学生资助政策

扩大资助覆盖面、加大资助力度。建立奖助学金标准动态调整机制。逐步提高中西部地区农村家庭经济困难寄宿生生活补助标准。各地结合实际建立学前教育资助制度,对家庭经济困难儿童、孤儿和残疾儿童入园给予资助,中央财政根据各地工作情况给予奖补。落实和完善普通高中家庭经济困难学生资助政策,完善研究生国家助学制度。完善中等职业教育家庭经济困难学生、涉农专业学生免学费、补生活费制度。国家资助符合条件的退伍、转业军人免费接受职业教育。建立家庭经济困难学生信息库,提高资助工作规范化管理水平。

完善高等学校助学贷款制度。探索由财政出资或由国家资助管理机构向中央银行统借统还,国家和省级资助管理机构直接面向学生发放和回收助学贷款的办法。大力推进生源地信用助学贷款工作。完善国家代偿机制,逐步扩大代偿范围。

提高农村家庭经济困难中小学生营养水平。建立中小学生营养监测机制,鼓励各地采取多种形式实施农村中小学生营养餐计划,中央财政予以奖励和支持。

七、提高人才培养质量

把提高质量作为教育改革发展的核心任务,为全体学生提供更加丰富的优质教育。改革人才培养模式,将文化知识学习和思想品德修养、全面发展和个性发展、创新思维和社会实践紧密结合,到 2015 年基本建立科学的质量评价体系和有效的质量保障体系,青少年学生身心健康水平进一步提高,学习能力、实践能力、创新能力显著增强。

(一)建立教育质量评价体系

树立科学的教育质量观。坚持把促进学生健康成长作为学校一切工作的出发点和落脚点,在全社会宣传和推广素质教育的理念,形成尊重教育规律的环境和氛围。把促进人的全面发展、适应社会需要作为衡量教育质量的根本标准。坚持德育为先,能力为重,全面发展,把学生身心健康摆在首要位置。

形成科学的教育质量评价办法。开发体现德智体美全面发展、反映不同层次和不同类型人才培养要求的评价指标。强化学校质量主体意识,加强自我评价,完善质量内控机制,推动学校教学基本数据信息库建设。中、高等学校要充分发挥教师、学生在教育质量评估中的重要作用。探索学校评估、专业评估、国际评估等多种形式结合的教育教学质量评价办法。

加强质量评估机构和队伍建设。依托高等学校和教育科研机构,分门别类建设一批教育教学质量监测评估专门机构。鼓励社会中介组织对教育教学质量进行评估。加强各级教育行政部门和各级各类学校教育教学质量评估人员的培训,提升教育教学质量评估队伍素质。

减轻中小学生课业负担。建立中小学生课业负担监测和公告制度,加大对违反中小学办学行为规范行为的惩处力度。建立落实

国家课程方案和标准的责任制度。建立各种教辅材料和课外补习班的管理制度,鼓励家长、社区和新闻媒体进行监督。到 2015 年,基本实现中小学生全面减负的目标。

专栏20　国家教育质量标准体系

研究制定适应不同类型教育特点和规律、体现德智体美全面发展要求、可衡量、有针对性的教育质量标准体系。包括学前教育质量标准,义务教育质量标准,普通高中教育质量标准,中等职业教育质量标准,高等职业教育质量标准,本科教育质量标准,研究生教育质量标准;普通高等教育和职业教育学科专业质量标准;成人和网络本专科高等教育质量标准;语言文字教育质量标准;科研质量评价标准;教育质量评价标准等。

"十二五"期间,重点完成义务教育质量标准、学前教育质量标准和中等职业教育质量标准,以及高等教育和职业教育主要学科门类质量标准的研制工作。

专栏21　推进素质教育,切实减轻中小学生课业负担改革试点

规范中小学办学行为,改进教育教学方法,改进考试评价制度,探索减轻中小学生过重课业负担的途径和方法。深化基础教育课程、教材和教学方法改革。整体规划大中小学德育课程,推进中小学德育内容、方法和机制创新,建设民族团结教育课程体系,探索建立"阳光体育运动"的长效机制。开展普通高中多样化、特色化发展试验,建立创新人才培养基地,探索西部欠发达地区普及高中阶段教育的措施和办法。研究制定义务教育质量督导评价办法,改革义务教育教学质量综合评价办法,建立中小学教育质量监测机制,探索地方政府履行推进素质教育职责的评价办法。

(二)加强和改进德育工作

构建大中小幼有效衔接的德育体系。根据不同年龄阶段学生的身心特点,规划德育目标、内容和课程体系,修订中小幼德育规程。以社会主义核心价值体系建设为核心,把理想信念教育、爱国主义教育、公民道德教育和基本素质教育贯穿始终并融入教育教学全过程。充分发挥德育课程、学科教学、社会

实践和校园文化建设的协同作用。加强形势政策教育、民族团结教育、革命传统教育、改革开放教育、国防爱军教育,广泛开展民族精神教育、时代精神教育;注重培育学生热爱劳动、尊重实践、崇尚科学、追求真理的思想观念。办好家长学校,探索学校、家庭和社会协同育人的机制,营造有利于学生健康成长的社会环境。

创新学校德育方式方法。坚持教书育人、环境育人、实践育人、文化育人。开展德育内容、方式、方法以及课程、教材、评估监测指标体系的系统研究。实施大学生思想政治教育质量工程,开展大学生思想政治教育工作测评。加强班主任、辅导员和党团干部队伍建设。深入推进大学生素质拓展计划,完善大学生社会实践和志愿服务长效机制。

加强校园文化建设。建设优良的教风、学风、校风。加强学生党团组织、少先队和学生会建设,积极发展学生社团和兴趣小组。开展丰富多彩的具有时代特色的校园文化活动。优化、美化、绿化校园环境。引导高校凝练和培育大学精神。在高等学校加强崇尚诚信、科学、创新、贡献的学术文化建设,在职业院校推动现代工业文明进校园、企业文化进课堂。

(三)落实教学改革重大举措

深化基础教育课程改革。总结和推广基础教育课程改革成果,完善基础教育课程教材体系。深化语文、数学和科学课程改革,精选对学生终身发展有重要价值的课程内容,强化课程教材与社会发展、科技进步和学生经验的联系。实行基础教育课程专家咨询制度和公开征求公众意见的制度,完善基础教育课程教材管理制度。鼓励普通高中开设丰富多彩的选修课程。加强国家通用语言文字教学特别是听说读写训练。探索普通高中分层教学、走班制、学分制等教学管理制度改革。

加快职业教育教学改革。实施中等职业教育改革创新行动计划。根据社会经济发展需要,更新职业教育专业目录,加强专业课程、教材体系建设,变革教学内容、方法、过程和技术手段。制定职业教育人才培养标准,推动课堂教学、实践教学的改革。推动建设技能教室、标准化厂房、开放式实习基地和虚拟仿真实训系统。办好全国和地方、行业、学校各个层次的职业技能大赛,并把职业技能大赛成绩作为高一级学校招生的重要依据。

切实提高高等学校教学水平。牢固确立人才培养在高等学校工作中的中心地位。实施"本科教学工程",加大教学投入。切实落实教授为低年级学生授课和优秀教师为本科一年级上课的制度。加强图书馆、实验室、实践教学基地、工程实训中心、计算中心和课程教材等基本建设。加强社会实践、毕业设计、岗位实习和学生参与科学研究等关键环节。启动实施"十二五"教材修编规划。出台普通高等学校本科教学评估工作意见,按照新的目标和标准,改进方式方法,实施新一轮高等学校教学评估。

切实加强体育、卫生和艺术教育工作。推动各级各类学校配齐音体美教师,配足器材设备,开好国家规定的音体美课程。广泛深入开展全国亿万学生阳光体育运动,全面实施《国家学生体质健康标准》,保证中小学生每天一小时校园体育活动。组织好全国大中小学生运动会、艺术展演活动和高雅艺术进校园活动。组织实施体育艺术"2 + 1"项目,使中小学生在校学习期间至少学会两项体育技能和一项艺术特长。加强学生用眼卫生教育,改善教室采光条件,落实教室照明标准,完善中小学生近视防控责任制度,有效降低学生近视率。多种形式加强学生心理健康教育。建立健全学校公共卫生工作网络,加强校医和保健医师队伍建设,提高学校防控突发公共卫生事件能力。加大学校饮用水、食堂、厕所等生活与卫生设施改造力度,加强食品安全与传染病防控工作。进一步完善学生体质健康监测制度。

(四)加强创新人才培养

加强创新意识和能力培养。把激发学生的学习兴趣、保护学生的好奇心作为教学改革重要标准,努力营造鼓励独立思考、自由探索、勇于创新的良好环境。注重学思结合,知行统一,因材施教,推广启发式、探究式、讨论式、参与式教学方法。加强动手实践教学,增加学生参加生产劳动、社会实践和创新活动的机会。开展优异学生培养方式试验。

专栏 22　中等职业教育改革创新行动计划(2010—2012 年)

用三年时间实施十大计划,33 个子项目。

十大计划是:提升中等职业教育支撑产业建设能力计划。教产合作与校企一体化办学推进计划。中等职业教育资源整合与东西合作推进计划。中等职业教育支撑现代农业及新农村建设能力提升计划。中等职业学校科学管理能力、校长能力建设计划。“双师型”教师队伍建设计划。创新中等职业学校专业与课程体系计划。中等职业教育信息化能力提升计划。完善中等职业教育宏观政策与制度建设计划。成人职业教育培训推进计划。

专栏 23　改革人才培养模式,提高高等教育人才培养质量试点

完善教学质量标准,探索通识教育新模式,建立开放式、立体化的实践教学体系,加强创新创业教育。设立试点学院,开展创新人才培养试验。实施基础学科拔尖学生培养试验计划。改革研究生培养模式,深化专业学位教育改革,探索和完善科研院所与高等学校联合培养研究生的体制机制。探索开放大学建设模式,建立学习成果认证和“学分银行”制度,完善高等教育自学考试、成人高等教育招生考试制度,探索构建人才成长“立交桥”。推进学习型城市建设。

拓宽创新型人才的成长途径。按照培养造就新知识的创造者、新技术的发明者、新学科的创建者的要求,深入研究拔尖创新人才的特征和成长规律,有效识别具有创新潜质的学生。开好普通高中各种选修课,研究开发大学先修课程,探索建立高中学生大学先修制度,鼓励有条件的高中阶段学校和高等

学校、科研院所、企业联合培养拔尖创新人才。支持部分高等学校探索建立科学基础、实践能力和人文素养融合发展的人才培养模式。推进高水平大学基础学科拔尖学生培养试验。实施卓越工程师、医师、农林和法律等人才教育培养计划。

加快研究生培养机制改革。全面创新研究生培养模式,完善以科学研究和实践创新为主导的导师负责制,推动高等学校与科研机构的联合培养,着重提高学术学位研究生综合素质和创新能力,强化专业学位研究生培养与行业的结合。推进研究生招生选拔制度改革。健全分类指导、自律为主、多元监控的质量保证监督制度。结合高等学校创新能力提升计划搭建协同创新平台,加强重点建设,加快政府管理方式改革和培养单位管理制度建设。

(五)完善教育质量保障机制

加强教育质量保障机构与制度建设。推动建立具有独立法人资格的专业认证机构,加强与国际高等教育评估及专业认证机构的联系和交流,在工程教育、医学教育等领域按照国际惯例开展专业认证工作。鼓励高等学校和职业院校参加国际质量管理认证。建立教育质量年度报告发布制度。

加大对提高教育质量各环节的投入。引导各级政府和学校把教育资源配置和学校工作重点集中到强化教学环节、提高教育质量上来。实施教育重大工程项目要与人才培养模式改革紧密结合。

专栏 24　职业教育基础能力建设工程

支持中等职业教育改革发展示范校和优质特色学校、示范性高等职业院校建设。支持适应区域经济产业发展要求的职业教育实训基地建设。实施职业学校教师素质提高计划,培训中、高等职业学校骨干教师,设立特聘兼职教师资助岗位。

八、促进区域、城乡教育协调发展

服务国家区域发展战略,推动区域城乡

教育协调发展。建立分区规划、分类指导的有效机制,到 2015 年,区域、城乡教育发展差距明显缩小,民族地区教育加快发展,东部地区基本实现教育现代化,教育对区域经济社会发展的支撑能力明显增强,内地(大陆)与港澳台教育交流与合作更加紧密。

专栏 25　提升高等教育质量工程

继续实施"985 工程"和优势学科创新平台建设,继续实施"211 工程"和特色重点学科项目。继续推进研究生教育创新计划。实施中西部高等学校基础能力建设工程,支持中西部地方高等学校加强实验室、图书馆建设。继续实施高等学校高层次创新人才计划和海外人才引进计划,培养造就一批学科领军人才和一大批青年学术骨干。继续实施高等学校本科教学质量与教学改革工程和高等学校哲学社会科学繁荣计划。逐步化解高等学校债务。

(一)服务国家区域发展总体战略

提高对区域经济社会发展的支撑能力。贯彻落实国家关于推进新一轮西部大开发、全面振兴东北地区等老工业基地、大力促进中部地区崛起和积极支持东部沿海地区率先发展等区域发展总体战略,围绕区域发展的重点产业和特色优势产业,科学规划区域教育发展,调整区域教育布局结构、层次结构和人才培养结构。支持各经济区建立教育联动合作平台,更好服务区域经济社会发展。

对主体功能区实行差别化的教育政策。在优化开发和重点开发的城市化地区,加快发展高等教育和职业教育,提升为产业经济发展服务与贡献能力。加大对限制开发的重点生态功能区和农产品主产区财政转移支付力度,提供均等化的基本公共教育服务。在禁止开发的重点生态功能区探索实行财政全额承担基本公共教育服务的机制,大力发展职业教育与劳动力转移培训。在连片特困地区实施教育扶贫工程。

提升高等教育支撑区域发展的能力。推动高等学校全面融入区域经济社会发展战略和科技创新体系建设。支持环渤海、长三角、珠三角、哈长等区域建设高水平大学群,支持成渝、西安、武汉、长沙等地区建设中西部高等教育高地。支持沿海海洋高等学校建设和高等学校涉海专业发展。支持具有重要战略地位的西部边疆高等学校建设。

专栏 26　教育扶贫工程

在中国农村扶贫开发纲要所确定的连片特困扶贫攻坚地区实施教育扶贫工程,加快连片特困地区教育事业发展,将新生劳动力和富余劳动力转化为高素质劳动者,有效缓解自然环境承载压力,根本改变贫困落后面貌。推进中等职业教育免费政策,开展区域、城乡中等职业学校对口招生,加强片区内中等职业学校特色优势专业建设。面向生态保护区实施教育移民,提高连片特困地区家庭经济困难学生资助标准和扩大覆盖面。鼓励教师在边远艰苦地区长期从教。率先实施农村义务教育营养改善计划。实施面向贫困地区定向招生专项计划,面向集中连片特困地区生源,每年专门安排一万名左右专项高等学校招生计划,实行定向招生。加大现有国家教育发展项目对贫困地区的倾斜力度。

(二)加快缩小区域教育发展差距

加大对中西部教育发展支持力度。公共教育资源继续向中西部地区倾斜。加大东部发达地区支持中西部地区教育发展的力度,鼓励东部高等学校和职业院校扩大在中西部地区招生规模。继续实施支援中西部地区招生协作计划。支持中央部委属高等学校和东部地区高等学校对口支援西部地区高等学校。启动实施中西部高等教育振兴计划。

鼓励东部地区率先基本实现教育现代化。率先普及高中阶段教育和学前教育,加快推进教育信息化、现代化,积极推进义务教育阶段小班化,基本实现城乡教育一体化,加快提升高等学校科技创新与服务能力,在更高层次参与国际教育交流与合作,推进学习型社会建设,在完善教育体系,深化教育体制机制改革,调整教育结构等方面为全国教育现代化起引领示范作用。将解决进城务工人员子女就学问题作为衡量教育现代化水平的重要标准。

（三）推动民族教育加快发展

优先支持民族地区教育发展。提高义务教育普及巩固水平,2015 年义务教育巩固率达到 90%,少数民族人口青壮年文盲率下降到 5% 以下。加快民族地区学前教育发展,学前三年毛入园率达到 55%,双语地区学前两年教育基本覆盖。以中等职业教育为重点,加快民族地区高中阶段教育普及,在教育基础薄弱民族地区改扩建、新建一批中等职业学校和普通高中,接收初中毕业未升入普通高中就学的学生进入中等职业学校学习。支持人口较少民族的教育发展。完善对口支援机制,指导和协调各省市加强对口支援西藏、新疆、青海教育工作。

积极稳妥推进双语教育。在双语地区建立学前教育和中小学教育相衔接,国家课程为主体、地方课程为补充,师资和教学资源配套,教学模式适应学生学习能力的双语教育体系。加强双语幼儿园、义务教育寄宿学校、双语普通高中建设,根据实际推进各民族学生合校和混班教学。开发双语教育教材、课外读物、多媒体等教学资源,开展教学方法研究。建设一批双语教师培养培训基地,推进民族地区教师教育向培养双语、双师型教师转变。通过增加编制、定向培养、"特岗计划"、对口支援、加强培训等措施加强民族地区双语师资队伍建设,并在绩效工资发放、职务(职称)评聘等方面向双语教师岗位倾斜。建立双语教学质量评价与督导机制,完善与双语教学配套的升学考试、就业等政策措施。

加快民族地区人才培养。根据民族地区特点和实际,推广"9+3"中等职业教育模式,在部分地区实行"二一分段"或"3+1"初中职业教育。联合文化、旅游等部门重点支持一批以保护传承民族文化艺术、民间工艺特别是非物质文化遗产为特色的职业院校和特色专业。扩大高等学校和职业院校面向民族地区招生规模,到 2015 年普通本专科少数民族学生占全国在校生的比例达到 8%。进一步完善内地民族班办学和管理体制,办好内地西藏、新疆班,提高民族预科班办学质量。启动实施少数民族高端人才培养计划,继续实施少数民族高层次骨干人才培养计划。积极支持民族地区高等学校和民族院校特色专业建设,培养民族地区留得住、用得上的各类人才。

加强民族团结教育。在各级各类学校广泛深入开展民族团结教育。深入开展形式多样的民族团结主题活动,鼓励内地学校与民族学校开展"结对子"、"手拉手"活动。组织修订适合各学段特点的民族团结教育教材。在基础教育和中等职业教育课程中,将基本的民族常识和民族政策作为重要内容,因地制宜地将民族文化和民族团结活动纳入地方课程和综合实践活动中。在高等学校思想政治理论课中,加强马克思主义民族观教育,在民族院校和部分民族地区高等学校开设马克思主义民族理论与政策课程。

专栏 27　民族教育发展工程

落实中央要求,继续加大对西藏、新疆及四省藏区教育事业的支持力度。支持民族地区高中阶段教育基础薄弱县改扩建或新建普通高中学校。加大对边境地区学校建设和发展的支持力度。

（四）统筹城乡教育发展

制定城乡学校布局规划。按照常住人口规划学校布局。统筹考虑人口变化和城镇化趋势,科学推进中小学布局结构调整。加强新兴城市(区)和县镇的学校建设,引导学龄人口有序流动。合理规划农村学校布局,保留和办好必要的村小学和教学点。建立布局调整规划论证、听证制度,中小学校撤销与合并要公开征求意见,严禁强行撤并。

统筹规划城镇建设和学校布局。实行城市开发建设和学校建设同步规划,新农村建设和农村学校建设同步规划。鼓励优质教育资源向中小城市和城乡结合部延伸。探索高等学校和职业院校与高新技术开发区和产业聚集区配套建设,形成城市建设、产业发展、人才培养协调发展的产业生态系统。

探索城乡教育一体化发展机制。逐步统一城乡教育规划、建设标准、经费投入、师资配备和管理体制,探索城乡教育联动发展新模式,逐步实现城乡一体化。

合理规划学校的服务半径和办学规模。综合考虑人口、地理资源、环境、交通、经济等多重因素以及中小学、幼儿园的办学特点布局学校,确定学校服务半径,防止学生因上学距离过远而失学。鼓励采取开通校车等多种形式解决学生就学的交通问题。严格控制新建学校在校生规模,不搞超大规模学校。

(五)加强内地与港澳台地区的教育交流与合作

进一步提高内地(大陆)与港澳台地区教育交流与合作的实效。鼓励和支持港澳台地区教育机构到内地(大陆)合作办学、科研合作、互派教师授课、共同举办学术会议及建立产学研基地。进一步改进和完善内地(大陆)高等学校招收和培养港澳台地区学生的相关政策和办法,扩大招生规模。积极推动岛内全面承认大陆高等教育学历。

促进海峡两岸、内地与港澳地区的教育交流与合作进一步深化。搭建海峡西岸经济区与台湾、珠三角与港澳的教育交流合作平台,建设教育交流合作基地。支持珠海横琴新区和平潭综合实验区教育发展。鼓励和支持海峡两岸、内地与港澳地区相关机构建立合作关系,密切相互间的校际交流、学术交流和人员交流。

九、实施教育对外开放战略

坚持以开放促改革、促发展,提高我国教育的国际化水平。到 2015 年,我国教育体系更加开放,国际合作、区域合作、校际合作呈现新的格局,教育的国际、区域影响力和竞争力大幅度增强,初步建成亚洲最大的留学目的地国和有影响的国际教育、培训中心。

(一)开展多层次、宽领域的教育交流与合作

推动教育双边、多边和区域教育交流合作。扩大政府间学历学位互认,积极推进我国与周边国家以及联合国相关机构、欧盟、上海合作组织、东盟、非盟、阿盟、美洲国家组织等全球性和区域性组织的教育合作。培养、选派高级别专家进入相关国际组织,参与国际教育政策、规则和标准的研究和制定。完善涉外教育监管体系。

积极引进优质教育资源。鼓励各级各类学校和教育机构开展多种形式的国际交流与合作。重点支持一批示范性中外合作教育机构或项目。积极探索中外合作办学新模式。完善中外合作办学质量保障、办学评估、财务监控、信息披露和学生投诉等机制。有计划地引进世界一流的专家学者和学术团队,引进境外优秀教材。研究制定外籍教师聘任和管理办法,支持高等学校聘任外籍教师。

(二)提高我国教育的国际影响力

实施留学中国计划。到 2015 年全年来华留学人员达到 36 万人次,逐步扩大政府来华奖学金规模,重点资助发展中国家优秀学生。

积极参与国际学术交流。支持高等学校积极参与和举办具有国际影响的高水平学术会议,加大资助优秀学者参加国际学术会议的力度。逐步将中外大学校长论坛办成具有品牌影响力的国际论坛。

积极参与文化走出去工程。支持国际汉语教育。完善孔子学院发展机制,加强国际汉语师资队伍建设,探索建立高等学校毕业生海外志愿者服务机制,推动汉语国际地位提升。组织对外翻译优秀学术成果和文化精品,建立面向外国青年的文化交流机制。向世界宣传我国教育改革发展的成就和经验。

(三)提高服务国家对外开放能力

服务对外贸易、对外投资和对外援助。强化对外贸易特别是转变外贸方式急需人才的培养。紧密跟踪我国企业境外投资合作对

各类人才的需求,努力实现投资、商品和人才同步"走出去"。加大对我国主要对外援助国急需人才的培养、培训,更好地支持受援国经济社会发展。

加强国际问题研究。与有关部门共同研究制定区域和国别研究行动计划,组织高等学校对国家安全和世界各国的政治、经济、文化进行长期跟踪研究。加强高水平国际问题研究人才队伍建设,培养一批政治素质高、外语好、业务精、善于对外沟通并开展国际合作的专家学者。加强对非通用语人才和对发展中国家及中小国家研究人才的培养。建立一批区域和国别研究中心,为国家外交战略和参与经济全球化提供咨询服务。

加强边境学校建设。优先支持边境学校改善办学条件,引进优秀教师,提高办学水平。支持地处边疆、海疆的高等学校充分发挥服务国家外交、促进国际合作交流的作用,扩大招收相邻国家留学生规模,加大对外汉语教学,建立对外学术交流基地。

积极开展教育国际援助。配合国家外交战略,有计划地开展对发展中国家的教育援助,为发展中国家培养、培训专门人才。把培养教师、医生、管理人员等受援国急需人才作为重点援助项目。鼓励高水平教育机构海外办学。

专栏 28　教育国际交流合作工程

支持、引导办好一批高水平中外合作办学机构和国际联合实验室。实施大学校长和骨干教师海外研修培训计划。实施出国留学资助计划,到2015年,国家公派出国留学规模达到 2.5 万人。实施留学中国计划,充分调动各方积极性逐步扩大来华留学规模,其中中国政府奖学金留学生规模 2015 年达到 5 万人,使我国成为亚洲最大的留学目的地国。继续支持孔子学院和孔子课堂建设,提高汉语的国际地位。

十、建设高素质专业化教师队伍

完善教师管理制度,建立中国特色教师教育体系,提高师德水平和教师专业能力,显著提高农村教师整体素质。到 2015 年,初步形成一支师德高尚、业务精湛、结构合理、充满活力的高素质专业化教师队伍,造就一批教学名师和学科领军人才。

(一)加强和改革教师教育

优化教师教育结构。调整优化教师教育布局结构,构建以师范院校为主体、综合大学积极参与、开放灵活的现代教师教育体系。根据教育事业发展,科学预测教师需求,合理规划师范教育规模、结构。提高师范生培养层次,根据培养质量和就业情况,调控师范院校、专业的招生规模。调整师范教育的宏观结构,加大学前教育、特殊教育、职业教育师资的培养力度。规划建设一批幼儿高等师范专科学校,加强学前教育学科专业建设。开展初中毕业起点五年制学前教育专科学历教师培养试点。

改革师范生招生制度。师范生实行提前批次招生录取,加强录取过程中的面试环节,探索开展教师职业性向测试,将测试结果作为录取的重要参考依据,录取乐教、适教优秀学生攻读师范专业。

完善师范生免费教育制度。建立免费师范生进入、退出和奖励机制,改进就业办法,确保免费师范毕业生到中小学任教。采取多种形式支持到农村任教的免费师范毕业生的专业成长和长远发展。鼓励地方发展师范生免费教育,采取提前招生、公费培养、定向就业等办法,吸引优秀学生攻读师范专业,为农村学校特别是农村边远地区学校培养大批下得去、留得住、干得好的骨干教师。

创新教师教育培养模式。加强师范生师德和文化素质教育,注重通过文化熏陶培养教师气质。加强师范生教学基本功训练。提高新增教师国家通用语言文字应用能力。调整师范教育类专业设置和培养方案,推动学科专业教育与教师专业教育相结合,探索"4+1"、"4+2"中学教师培养模式。强化教学实践环节,落实师范生普遍到中小学和幼儿园教育实习一学期制度。建设一批教师教育改革实验区。积极推进教育硕士培养改革试点。

建立教师教育质量保障制度。制订实施中小学、幼儿园和职业学校教师专业标准、教师教育机构资质认证标准、教师教育质量评估标准、教师教育课程标准,实施师范教育类专业评估,探索教师教育机构资质认证,形成教师教育标准体系和质量保障制度。

(二)深化教师管理制度改革

加强师德师风建设。把师德表现作为教师资格认定和定期注册、绩效考核、职务(职称)聘任和评优奖励的首要依据,实行"师德"一票否决制。把师德教育渗透到职业培养、教师准入、职后培训和管理的全过程。切实贯彻落实《中小学教师职业道德规范》,制订实施中等职业学校教师职业道德规范、高等学校教师职业道德规范。每年组织推选全国教书育人楷模,大力宣传模范教师的先进事迹。修订教师和教育工作者奖励规定,完善国家教师表彰制度,对作出突出贡献的教师和教育工作者进行表彰奖励。

完善教师考核评价制度。建立以能力和业绩为导向、以社会和业内认可为核心、覆盖各类中小学教师的评价机制。完善中小学教师专业技术水平评价标准,国家制订基本评价标准,各地区制订具体评价标准。探索建立以同行专家评审为基础的中小学教师业内评价机制,健全工作程序和评审规则,建立评审专家责任制,推行评价结果公示制度。严禁简单用升学率和考试成绩评价中小学教师。加大教学工作在高等学校教师考核评价中的比重,探索实行学校、学生、教师和社会各界多元评价办法。

改革学校人事管理制度。制订高等学校教师编制标准和幼儿园教师配备标准。逐步实行城乡统一的中小学编制标准,对农村边远地区实行倾斜政策。鼓励地方政府在国家标准的基础上提高编制标准。按照"总量控

制、统筹城乡、结构调整、有增有减"的原则,探索更加科学的编制管理办法。推动《教师资格条例》的修订工作,完善教师资格制度。制订中小学校长和教师专业发展标准,实施中小学教师资格考试改革和定期注册试点,建立"国标、省考、县聘、校用"的中小学教师职业准入和管理制度。建立五年为一周期的教师资格定期注册制度。扩大中小学教师职称制度改革试点,建立与事业单位岗位聘用制度相衔接、符合中小学教师职业特点的职务(职称)制度。制订中小学教师、高等学校教师和职业院校教师聘任制办法。建立健全招聘录用、考核评价、培训和退出等各级各类教师管理机制。全面实行聘任制度和岗位管理制度,实行新进人员公开招聘制度。推进管理人员职员制度建设。探索建立教师退出机制,不适应教学岗位需要的教师实行离岗培训,培训后仍然不能适应教师岗位要求的,可以实行调岗或另行安排工作;不符合教师资格标准要求的人员依法调整出教师队伍。

专栏 29　健全教师管理制度,加强教师队伍建设改革试点

制定优秀教师到农村地区从教的具体办法,探索建立农村教师专业发展支持服务体系,创新农村义务教育阶段教师全员培训模式,多种措施加强农村中小学教师队伍建设。完善师范生免费教育政策,扩大实施范围。创新教师教育体系和培养模式,探索中小学教师和校长培训新模式,构建区域协作的教师继续教育新机制,建设支撑教师专业化发展的教学资源平台。完善民族地区双语教师培养培训模式。开展教师资格考试改革和教师资格定期注册试点,建立中小学新任教师公开招聘制度和办法,探索建立教师退出机制。探索中小学校长职级制,深化中小学教师职称制度改革。

(三)鼓励优秀人才长期从教、终身从教

提高教师的地位待遇。推进《教师法》的修订工作,依法保证教师平均工资水平不低于或者高于国家公务员的平均工资水平,并逐步提高。保障教师合法权益。全面落实义

务教育学校教师绩效工资,稳步推进非义务教育学校教师绩效工资实施工作。对长期在农村和艰苦边远地区工作的教师,在工资、职务(职称)等方面实行倾斜政策,完善津贴补贴标准,逐步缩小城乡教师收入待遇差距。推动面向教师的社会保障房建设。落实和完善教师医疗、养老等社会保障制度。

创新农村教师补充机制。完善农村义务教育阶段学校教师特设岗位计划。积极推动地方采取到岗学费返还、补偿、代偿等措施吸引高等学校毕业生到农村任教。扩大实施农村学校教育硕士师资培养计划。坚持高年级师范生到农村学校教育实习一学期制度,健全城镇教师支援农村教师制度,完善鼓励支持新任公务员和大学生志愿者到农村学校支教的政策。

加强高等学校和职业院校教师队伍建设。鼓励各级政府设立专项资金,支持学校聘用拔尖创新人才,建设中青年创新团队,引进优秀外籍教师。继续实施海外高层次人才引进计划、长江学者奖励计划和国家杰出青年科学基金等人才项目。完善职业院校兼职教师制度,允许职业院校自主聘用专业技术人才、高技能人才担任专兼职教师,在职称、待遇上打破学历限制。创新薪酬分配方式,探索协议工资制等灵活多样的分配办法。

专栏30　义务教育教师队伍建设工程

继续实施农村义务教育阶段学校教师特设岗位计划。实施农村学校薄弱学科教师培养计划,通过国家和地方各级政府实施的培训计划,五年内对全国义务教育、学前教育、特殊教育教师以及义务教育校长和农村幼儿园园长实施一轮全员培训。实施边远艰苦地区农村义务教育学校教师周转宿舍建设工程。

(四)实行教师全员培训制度

实施五年一周期的教师全员培训。各地制订教师培训规划,以农村教师为重点,开展分层分类分岗培训。中央财政支持实施教师国家级培训计划,主要支持农村教师培训,到

2015 年对 550 万名中西部农村教师普遍开展一次培训。扩大音乐、体育、美术、外语、科学等学科紧缺薄弱教师培训的规模,加强幼儿教师、特教教师和班主任培训。继续实施中小学教师教育技术能力建设计划,加强县级农村教师培训机构基础能力建设,整合资源,形成区域性农村教师学习与资源中心。落实学校公用经费 5% 用于教师培训的规定。中央和地方各级政府设立教师培训专项经费并纳入财政预算。

改进教师培训体制机制。完善教师培训项目管理制度和质量评估制度,建立健全教师培训项目招投标机制。创新教师培训模式,采取短期集中培训、带薪脱产研修、远程教育、学术交流、海外研修和校本研修等多种方式开展教师培训。建立教师培训与教师考核、教师资格再注册和职务聘任等相挂钩的机制。制定校本研修计划和管理制度。将学校业务骨干所承担的培训工作计入本人工作量,并在工资待遇、考核评定中予以充分的体现。

加强教师专业实践。依托大型企业和高等学校建设一批职业教育教师培训基地,培训一批"双师型"骨干教师。落实职业院校教师企业实践制度,资助职业院校教师到企业参加实践,并纳入教师培训计划。依托高水平大学建立一批高等学校教师培训基地。推动高等学校与企业合作,加强工科专业教师的实践研修。

十一、加强教育条件保障

完善教育投入保障、使用和管理机制,实施教育重大工程项目,加强学校基础能力建设,加强学校运行保障,提高学校信息化和现代化水平,形成支撑国家"十二五"发展目标的保障体系和教育强国的物质基础。

(一)全面落实教育投入政策

切实加大财政性教育经费投入。健全政府投入为主,多渠道筹集经费的体制,增加教

育投入。优化财政支出结构,把教育作为财政支出重点领域予以优先保障。严格按照教育法律法规规定,年预算和执行中的超收收入分配要体现法定增长要求,保障教育财政拨款增长明显高于财政经常性收入增长。推动新增财力向教育倾斜,提高财政教育支出占财政支出的比重,提高预算内基本建设投资用于教育的比重。统一内外资企业和个人教育费附加制度,全面开征地方教育附加,落实从土地出让收益中按比例计算教育资金的政策,拓宽财政性教育经费来源渠道。

拓展社会投资渠道。推动完善财政、税收、金融和土地等优惠政策,鼓励和引导社会力量捐资、出资办学,推动有关部门出台教育捐赠便利性措施,落实公益性捐赠所得税前扣除政策。支持设立各种形式公益性教育基金会和学校基金会,拓宽社会教育捐赠的渠道。完善教育捐赠经费的监督管理制度。

完善非义务教育培养成本分担机制。制订非义务教育阶段收费标准调整的程序和办法。各级学校收费标准在基本稳定的基础上,依据经济发展状况、培养成本和群众承受能力逐步加以调整。

专栏 31　完善教育投入机制,提高教育保障水平改革试点

探索政府收入统筹用于优先发展教育的办法,完善保障教育优先发展的投入体制。探索高等学校多渠道筹集办学经费的机制。根据办学条件基本标准和教育教学基本需要,研究制定各级学校生均经费基本标准。

(二)切实提高教育投入效益

加强教育规划与经费安排的衔接。坚持以规划引领投入、引领建设,通过科学规划提高教育投入的宏观效益。认真研究各级各类教育经费的宏观结构,通过科学安排增量,优化教育投入结构。制定并严格执行教育重大工程项目规划制度,严格按照规划安排教育项目,避免重复建设和浪费现象。

明确新增教育投入重点。新增教育投入主要用于促进教育公平和提高教育质量,集中力量解决制约教育改革发展中的瓶颈问题和事关人民群众切身利益的教育问题。中央财政继续加大对中西部地区的支持力度,中央安排的教育建设项目对西部地区和集中连片困难地区取消县级配套资金。省级财政重点支持本省农村和欠发达地区的教育事业发展。

全面推进教育经费科学化、精细化管理。加强学校预算管理,提高学校经费管理水平。健全民主理财制度,对重大财务支出实行领导班子集体决策。稳步推行高等学校总会计师制度。加强经费监管,完善监督制度,对虚报数据、套取资金等违法违纪行为加大查处力度。严格教育经费审计制度,重点完善各级学校校长特别是高等学校领导干部经济责任审计制度。健全财务公开制度,制定各级各类学校定期公开财务收支的细则,确保各级政府和学校用好教育经费,发挥最大效益。

(三)加强学校基础设施建设

完善学校基本建设制度。政府保障公办义务教育阶段学校建设投入,公办幼儿园、中等职业学校、普通高中和高等学校基本建设以政府投资为主,多渠道筹措经费。推动地方各级政府统筹学校布局规划,完善"十二五"学校基本建设规划,科学安排教育基本建设投资,并纳入基本建设规划、土地利用规划和城乡建设规划。建立中央预算内投资教育项目绩效评价制度。鼓励各级政府出台对各级各类学校基本建设规费的优惠政策。

化解学校建设债务风险。全面完成义务教育债务化解工作。基本化解中央部属高等学校债务风险。统筹研究解决农村普通高中学校债务。通过中央财政予以奖补等措施,推动地方各级政府化解学校债务风险。防止公办义务教育学校出现新的负债建设。

落实学校建设标准。继续完善各级各类学校建设标准,加强学校建设的专业指导和技术服务。推动高等学校和职业院校制定和完善校园建设规划。加强学校建设项目的规划设计和建设标准落实情况的监督检查,保证校舍安全、适用,防止追求建设豪华学校。

改进学校基本建设管理。积极探索"代建制",鼓励各级政府探索学校基本建设融资机制。加强建设项目管理,严格项目资金管理,健全项目实施程序,做到程序公开透明,使所有教育项目可操作、可监控、可评估。

(四)提高学校运行保障能力

完善农村义务教育经费保障机制,建立义务教育学生公用经费标准动态调整机制。推动各地政府制订公办幼儿园、普通高中、职业院校和地方高等学校生均拨款标准和公用经费标准。创新学校拨款体制机制,促进教育财政政策和教育发展政策有机结合。在完善经费监管制度的基础上,扩大学校经费使用自主权。设立高等教育拨款咨询委员会,完善高等学校财政支出绩效评价体系,构建以绩效为导向的资源配置机制。

(五)加快实施教育信息化战略

超前部署教育信息网络。发布实施《教育信息化十年发展规划》,把教育信息化纳入国家信息化发展战略。加快中国教育和科研计算机网、中国教育卫星宽带传输网升级换代,全面推进下一代互联网建设与应用,建设先进的教育信息化基础设施。坚持标准先行,建立健全教育信息化标准体系。探索数字校园、智能教室建设,建立沟通学校、家庭、社区的学习网络。到 2015 年,教育信息化基础设施更加完善,农村中小学现代远程教育基本实现班班通,数字化校园覆盖率达到50%以上。

推动优质资源的开发、集成与共享。出台国家精品开放课程建设的实施意见,加快数字教育资源开发,启动建设国家优质教育资源中心。支持、引导、激励各级各类学校和社会机构开发优质教育资源,建立覆盖各级各类教育所有课程的教育资源库和公共服务平台。推进中国语言资源有声数据库建设,保护中华语言文化资源。

提高、发展教师的信息化技能。强化教师教育资源库建设,探索建设"未来教室",作为教师教育和实践创新的重要平台。开展教师信息技术应用全员培训,组建多种类型的教师网络学习共同体。到 2015 年,85%以上的教师基本具备运用信息技术开展教育教学的技能。推动信息化和教育教学改革有机结合,鼓励各地大胆应用信息技术开展教学改革试验。

提高学生的信息化学习与生存能力。加强各级各类学校信息技术教学,使学生学会运用信息技术自主学习。大力营造良好网络环境,强化校园网络的管理与规范,加强大学生思想政治教育网络平台建设。

建设全国教育管理信息系统。完善教育统计和基础信息系统。建立国家教育基础信息库,开发教育管理应用系统、决策支持系统、监测分析系统和面向社会的教育信息服务系统。在建设和应用中小学校舍安全工程信息化管理系统的基础上,建立教育基本建设信息化管理系统。

专栏32　教育信息化建设工程

提高农村中小学多媒体远程教学水平,为农村中小学 75%的班级配备多媒体远程教学设备。中西部农村地区有计算机教室的中小学达到 50%以上。积极推进数字化校园建设。整合、开发和引进各类优质教育资源,建设涵盖各级各类教育的国家优质教育资源库和共享服务平台。基本建成较完备的国家级和省级教育基础信息库以及教育质量、学生流动、资源配置和毕业生就业状况等监测分析系统。通过教育信息化带动教育现代化,推动教育内容、方法和手段深刻变革。

十二、组织实施

(一)加强组织领导

加强教育规划实施的领导。把优先发展教育作为长期坚持的重大方针,并将落实"三个优先"的情况、实施《教育规划纲要》和本规划情况,作为各级教育行政部门贯彻落实科学发展观政绩考核的重要内容。健全规划实施的中期评估和年度监测制度,完善考核机制和问责制度。将各级党政领导班子成员定点联系的学校、联系责任和工作情况向社会公布。

加强和改进教育系统党的建设。加强党对学校工作的领导,坚持社会主义办学方向,牢牢把握党对学校意识形态工作的主导权。扎实推进教育系统创先争优活动和学习型党组织建设,提高教育系统各级党组织贯彻落实党的教育方针的能力。进一步加强民办学校党的建设,积极探索党组织发挥作用的途径和方法。健全各级各类学校党的组织,扩大覆盖面。加强在优秀青年教师、学生中发展党员工作,重视并加强学校共青团、少先队工作。进一步加强和改进大学生思想政治教育,创新高等学校网络思想政治教育。进一步加强学校领导班子和领导干部队伍的建设,进一步完善领导班子和领导干部考核评价办法。加强教育行政管理干部培训,提升教育管理能力。开展一轮面向各省市教育行政部门负责人和校长的公共管理等方面的培训,提升与媒体和社会沟通及处置公共事件的能力。

加强教育系统党风廉政和行风建设。严格执行党风廉政建设责任制,加大教育、监督、改革、制度创新力度,基本形成体现教育系统特点的惩治和预防腐败体系。坚决惩治腐败和治理行业不正之风,深入开展专项治理,规范学校收费行为,树立和维护教育系统的良好形象。加强职业道德和学术道德建设,对严重违反职业道德和学术道德的行为加大惩处力度。

(二)加强对规划实施的监督检查

落实责任分工。对规划提出的目标任务进行分解,明确责任分工,制订实施方案。对改革和发展的重点任务,制订时间表、路线图并向社会公布。加强国家和地方教育规划、教育总体规划和分项规划的衔接。

加强监测评估。组织对规划实施情况的中期评估和跟踪监测。教育行政部门定期发布教育改革发展动态,收集编辑教育改革发展案例,及时总结各地在实施规划中的经验教训,积极推广先进经验。

加强社会监督。及时向社会公布规划实施进展状况,主动接受家长、社会、媒体参与规划实施的监督。将社会各界对规划的意见和建议作为规划调整的重要依据。

(三)加强对教育改革与发展的宣传

构建立体化宣传网络。加强和改善对教育宣传工作的领导,推动各地各高等学校指定专门的通讯员、观察员、评论员和新闻发言人,通过培训、组织开展宣传活动等多种形式,提升教育新闻舆论引导能力。发挥教育电视台、报刊社作用,建立教育系统新闻宣传联络协调沟通机制,按照中央关于教育工作、关于宣传工作的要求,形成横向和各类媒体密切联系,纵向与各级教育部门、各级各类学校有效对接的立体化宣传网络。

做好宣传工作。提升各级教育宣传部门的组织策划能力,组织各级教育宣传部门深入挖掘、大力宣传教育战线的感人事迹,大力宣传各级党委政府重视教育的成功做法,大力宣传社会各界关心支持教育的先进典型,以典型人物、典型经验来推动教育工作。制订教育系统"六五"普法规划,大力开展普法教育。

切实保障人民群众对教育工作的知情权、参与权和监督权。加大权威信息发布力度,大力宣传各地、各部门、各单位贯彻落实《教育规划纲要》和本规划的思路、举措、方案,及时了解人民群众的所思、所盼、所忧,积极回应人民群众的教育需求。加大对重大教育政策的宣传与引导,支持媒体对教育事件的全面准确报道,形成共同促进教育事业科学发展的良好舆论氛围。

(四)确保校园稳定安全和谐

深入开展平安校园、文明校园、绿色校

园、和谐校园创建活动。完善学校突发事件应急管理机制，加强教育系统应对自然灾害能力建设。加强教育系统稳定风险评估和监测，建立高等学校安全稳定工作部、省、校三级联动研判制度。继续推进高等学校后勤改革，建立学生食堂运行长效机制。在各级各类学校建立健全有效的利益协调机制、诉求表达机制、矛盾调处机制、权益保障机制。

加强学校安全管理。研究制定学校安全的行政法规。完善学校内部安全管理制度，确保学校食品安全、人身安全、设施安全和活动安全。建立多部门合作的校园安全责任制，建立校园安全预防、监测和处置机制，建立数字化校园安全监管系统，有效防范校园恶性安全事件。会同相关部门开展校园周边治安综合治理。配合交通安全和管理部门，加强高等学校校园交通管理，加强中小学校车安全工作。

国务院关于印发卫生事业发展"十二五"规划的通知
国发［2012］57 号

各省、自治区、直辖市人民政府，国务院各部委、各直属机构：

现将《卫生事业发展"十二五"规划》印发给你们，请认真贯彻执行。

国务院

二〇一二年十月八日

卫生事业发展"十二五"规划

为适应人民群众不断增长的健康需求和经济社会发展对卫生事业发展的新要求，根据《中华人民共和国国民经济和社会发展第十二个五年规划纲要》、《中共中央国务院关于深化医药卫生体制改革的意见》（中发［2009］6 号）和《国务院关于印发"十二五"期间深化医药卫生体制改革规划暨实施方案的通知》（国发［2012］11 号），编制本规划。

一、规划背景

（一）"十一五"期间卫生事业发展取得的成就

"十一五"期间，各项卫生工作取得重大进展，卫生事业发展"十一五"规划纲要确定的主要目标和任务全面完成，人民群众健康水平明显提高。2010 年，人均预期寿命提高到 74.83 岁，孕产妇死亡率下降到 30.0/10万，婴儿死亡率下降到 13.1‰，5 岁以下儿童死亡率下降到 16.4‰，主要健康指标总体位居发展中国家前列。

深化医药卫生体制改革工作开局良好。2009 年，中共中央、国务院印发了《关于深化医药卫生体制改革的意见》，国务院印发了《医药卫生体制改革近期重点实施方案（2009—2011 年）》，全面启动医改工作。按照"保基本、强基层、建机制"的要求，统筹推进五项重点改革，取得了重大阶段性的成效，为卫生事业科学发展提供了有力的体制机制保障。

疾病预防控制工作取得明显成效，全国甲乙类传染病发病率总体平稳，未发生重大传染病大规模流行。艾滋病病毒感染人数累计报告 379 348 例，有效治疗传染性肺结核病患者 246 万人，全人群乙肝表面抗原携带率控制在 7% 以内，血吸虫病防治达到疫情控制标准，97.94% 的县（市、区）实现消除碘缺乏病的目标。爱国卫生运动深入开展，城乡环境卫生面貌持续改善，农村卫生厕所普及率达到 67.43%。影响妇女儿童健康的重点问题逐步得到解决，妇女儿童健康水平不断提高，农村孕产妇住院分娩率达到 97.8%，5 岁以下儿童中重度营养不良患病率比 2000 年下降 49.8%，新生儿疾病筛查覆盖率达到 57%。

基本医疗保障制度不断完善。截至 2010 年底，城乡基本医保参保人数达到 12.6 亿人。职工医保和城镇居民医保参保人数分别达到 2.37 亿人和 1.95 亿人。新农合制度实现全面覆盖，参合率达到 96%，人均筹资水平从"十五"末的 30 元提高到 156 元，保障水平明显提高。医疗卫生服务体系建设步伐明显加快，中央累计安排专项资金 603.7 亿元支持近 5 万个医疗卫生机构项目建设，基层医疗卫生机构服务能力全面提升。国家基本公共卫生服务项目和重大公共卫生服务专项全面实施，基本公共卫生服务均等化水平进一步提高。国家基本药物制度稳步推进，公立医院改革取得积极进展。居民卫生服务利用状况显著改善，个人卫生支出占卫生总费用的比重从 52.2% 下降到 35.3%，个人卫生支出过快增长的趋势得到遏制，群众看病就医困难问题有所缓解。

食品安全与卫生监督工作取得积极进展，食品安全形势总体稳定。医疗监管力度继续加大，医疗服务行为进一步规范。卫生法制建设不断加强，相关法律法规制度进一步完善。药品监管能力逐步提高，药品安全状况明显改善。中医药工作取得明显进展，中医药服务体系不断完善，服务能力显著增强，在基本医疗卫生制度建设中发挥了积极作用。

卫生工作在促进社会和谐稳定方面发挥重要作用。圆满完成北京奥运会、新中国成立 60 周年庆祝活动、上海世博会等重大活动的医疗卫生保障任务。全面实现汶川地震、玉树地震及舟曲山洪泥石流等重大自然灾害"大灾之后无大疫"的目标。科学防控甲型 H1N1 流感疫情，最大限度地减轻了疫情对人民群众健康的危害和对经济社会发展的不利影响。

（二）"十二五"期间卫生事业发展面临的形势

1. 卫生事业在国民经济和社会发展中的作用进一步显现，面临重要发展机遇。卫生事业在扩大内需、增加就业、促进经济社会发展等方面的作用越来越突出。国家把保障和改善民生作为加快转变经济发展方式的根本出发点和落脚点，持续增长的综合国力为卫生事业发展提供了坚实基础。各地更加重视加快卫生事业发展，社会各界、国际社会对卫生工作给予高度关注和支持，人民群众对卫生服务提出了更高的要求，卫生事业面临难得的发展机遇。

2. 经济社会发展新阶段带来多重健康问题挑战，卫生工作任务更加艰巨。我国正处于工业化、城市化快速发展时期，人口老龄化进程加快，面临的健康问题日趋复杂。一方面，重大传染病流行形势依然严峻，慢性非传染性疾病和精神疾病对人民群众的健康威胁日益加大，新发传染病以及传统烈性传染病的潜在威胁不容忽视。另一方面，生态环境、生产生活方式变化以及食品药品安全、职业伤害、饮用水安全和环境问题等对人民群众健康的影响更加突出。不断发生的自然灾害、事故灾害及社会安全事件也对医疗卫生保障提出更高的要求。医疗卫生服务供给与需求之间的矛盾日趋突出，服务理念、服务模式等亟须作出相应调整。

3. 制约卫生事业发展的体制机制问题日益凸显，医改进入攻坚阶段。卫生事业发展中不平衡、不协调、不可持续的问题依然存在。卫生资源配置、卫生服务利用、居民健康水平在城乡、地区和人群方面存在显著差异，群众大病医疗费用负担仍然较重。随着医改的推进，深层次的体制矛盾、复杂的利益调整等难点问题进一步显现，改革已进入"深水区"。医疗保障制度建设有待进一步加强,基本药物制度还需巩固完善,公立医院改革需要深化拓展,推进社会力量办医仍需加大力度,人才队伍总量和结构性矛盾依然突出。解决这些问题必须持续不断地推进改革。

二、指导思想、基本原则和主要目标

(一)指导思想

以邓小平理论和"三个代表"重要思想为指导,深入贯彻落实科学发展观,以维护人民健康为中心,以深化医药卫生体制改革为动力,坚持卫生事业的公益性,坚持预防为主、以农村和基层为重点、中西医并重、依靠科技与人才,保基本、强基层、建机制,转变卫生发展方式,把基本医疗卫生制度作为公共产品向全民提供,促进卫生事业与经济社会协调发展,不断提高人民群众的健康水平。

(二)基本原则

坚持统筹兼顾。统筹公共卫生、医疗服务、医疗保障、药品供应保障四个体系,加快推进基本医疗卫生制度建设;统筹城乡、区域卫生事业发展,不断缩小人群之间卫生服务利用和健康水平差异。坚持中西医并重,充分发挥中医药特色优势。

坚持科学发展。平衡局部利益与整体利益、当前利益与长远利益,推动卫生发展方式从注重疾病治疗向注重健康促进转变,从注重个体服务向注重家庭和社会群体服务转变;优化资源配置,重点发展公共卫生、基层卫生等薄弱领域及医学模式转变要求的新领域,实现医疗卫生工作关口前移和重心下沉。

坚持政府主导、全社会参与。强化政府保障基本医疗卫生服务的主导地位,加大投入力度;广泛动员社会力量参与,加快形成多元化办医格局;切实调动医务人员的积极性,

充分发挥其改革主力军作用;通过健康教育等多种方式积极引导广大群众形成健康的生活方式,促进健康产业发展。

坚持强化能力建设。以医药卫生人才队伍和信息化建设为战略重点,强化人才资源是第一资源的理念,加快实施人才强卫战略,改革人才培养和使用体制机制,优先培育高素质卫生人才;大力加强信息化建设,提升医疗卫生服务能力和管理水平。

(三)发展目标

到 2015 年,初步建立覆盖城乡居民的基本医疗卫生制度,使全体居民人人享有基本医疗保障,人人享有基本公共卫生服务,医疗卫生服务可及性、服务质量、服务效率和群众满意度显著提高,个人就医费用负担明显减轻,地区间卫生资源配置和人群间健康状况差异不断缩小,基本实现全体人民病有所医,人均预期寿命在 2010 年基础上提高 1 岁。

分工明确、信息互通、资源共享、协调互动的公共卫生服务体系基本建立,促进城乡居民享有均等化的基本公共卫生服务。

规范有序、结构合理、覆盖城乡的医疗服务体系基本建立,为群众提供安全、有效、方便、价廉的基本医疗服务。

以基本医疗保障为主体、其他多种形式补充医疗保险和商业健康保险为补充、覆盖城乡居民的多层次医疗保障体系基本建立,个人医药费用负担进一步减轻。

以国家基本药物制度为基础的药品器械供应保障体系进一步规范,确保基本药物安全有效、公平可及、合理使用。

支撑卫生事业全面、协调、可持续发展的各项体制机制更加健全,有效保障医药卫生体系规范运转。

专栏 1 "十二五"时期卫生事业发展指标

类别	指标	2015 年
	主要指标	
健康状况	人均预期寿命(岁)	在 2010 年基础上提高 1 岁
	婴儿死亡率(‰)	≤12
	5 岁以下儿童死亡率(‰)	≤14
	孕产妇死亡率(/10 万)	≤22
	工作指标	
疾病预防控制	法定传染病报告率(%)	≥95
	存活的艾滋病病毒感染者和病人数(人)	120 万左右
	全人群乙型肝炎表面抗原携带率(%)	≤6.5
	以乡(镇)为单位适龄儿童免疫规划疫苗接种率(%)	≥90
	重点慢性病防治核心信息人群知晓率(%)	≥50
	高血压和糖尿病患者规范化管理率(%)	≥40
妇幼卫生	3 岁以下儿童系统管理率(%)	≥80
	孕产妇系统管理率(%)	≥85
	孕产妇住院分娩率(%)	≥98
卫生监督	日供水 1 000 立方米以上的集中式供水单位卫生监督覆盖率(%)	≥90
医疗保障	城乡三项基本医疗保险参保率(%)	在 2010 年基础上提高 3 个百分点
	政策范围内住院费用医保基金支付比例(%)	75 左右
卫生资源	每千人口执业(助理)医师数(人)	1.88
	每千人口注册护士数(人)	2.07
	每千人口医疗机构床位数(张)	4
医疗	服务二级以上综合医院平均住院日(天)	≤9
	入出院诊断符合率(%)	≥95
卫生费用	个人卫生支出占卫生总费用的比重(%)	≤30
	人均基本公共卫生服务经费标准(元)	≥40

三、加快医药卫生体系建设

(一)加强公共卫生服务体系建设

1.加强重大疾病防控体系建设　开展重点疾病监测,加强传染病网络直报系统建设和管理,完善疾病监测系统和信息管理制度。建立覆盖城乡的慢性病防控体系。建立健全覆盖城乡、功能完善的重性精神疾病管理治疗网络。加强疾病防控实验室检测网络系统建设。建立传染病实验室质量管理体系。落实疾病预防控制机构人员编制,优化人员和设备配置,重点支持中西部地区提高工作能力。

2.完善卫生监督体系　加强基层卫生监督网络建设。加强卫生监督监测能力建设,完善监测网络直报系统。建立健全食品安全风险监测评估预警、食品安全标准和事故应急处置与调查处理体系。充分利用现有资源,建立比较完整的职业病防治体系,提高防治能力。加强环境卫生、放射卫生、学校卫生、传染病防治、医疗执法等卫生监督能力的建设。

3.加强妇幼卫生和健康教育能力建设　加强市、县级妇幼保健机构能力建设。建立健全省、市、县三级健康教育工作网络,重点加强省、市级健康教育能力建设，提升乡镇卫生院、社区卫生服务中心健康教育能力，完善健康素养监测体系。

4.加快突发公共事件卫生应急体系建设　完善突发公共卫生事件综合监测预警制度，建立风险评估机制。加强国家级、省级紧急医学救援和实验室应急检测能力建设，支持中西部地区加强卫生应急队伍建设，到2015年，形成指挥统一、布局合理、反应灵敏、运转高效、保障有力的突发公共事件卫生应急体系。加强院前急救体系建设，重点提高农村地区急救医疗服务能力。

5.加强采供血服务能力建设　完善无偿献血服务体系，加强血站血液安全保障能力建设，积极推进血站核酸检测工作，提高血站实验室检测能力。到2015年，血液筛查核酸检测基本覆盖全国。

建立专业公共卫生机构、城乡基层医疗卫生机构和医院之间分工协作的工作机制，确保信息互通和资源共享，实现防治结合。加强专业公共卫生机构对医院和基层医疗卫生机构开展公共卫生服务的指导、培训和监管。通过多种措施，增强医院公共卫生服务能力，提高公共卫生机构的医疗技术水平。

（二）加强医疗服务体系建设

1.优化配置医疗资源　坚持非营利性医疗机构为主体、营利性医疗机构为补充，公立医疗机构为主导、非公立医疗机构共同发展，以群众实际需求为导向编制区域卫生规划和医疗机构设置规划，按人口分布和流动趋势调整医疗资源布局与结构，合理确定公立医院功能、数量、规模、结构和布局。遏制公立医院盲目扩张，每千常住人口医疗卫生机构床位数达到4张的，原则上不再扩大公立医院规模。切实保障边远地区、新区、郊区、卫星城区等区域的医疗资源需求，重点加强儿科、妇产、精神卫生、肿瘤、传染病、老年护理、康复医疗、中医等领域的医疗服务能力建设，新增医疗卫生资源重点投向农村和城市社区

等薄弱环节，保证基本医疗服务的可及性。大力发展康复医院、护理院（站）等延续性医疗机构，提高康复医学服务能力和护理水平，到2015年，初步实现急慢分治。加强妇幼医疗服务体系建设，提高妇女儿童医疗服务水平。严格控制大型医疗设备配置，鼓励共建共享，提高医疗卫生资源利用效率。引导患者合理就医，保障群众就近获得高质量的医疗服务。

专栏2　公共卫生服务体系建设重点工程

重大疾病防控体系建设：一是针对严重威胁群众健康的传染病、地方病等重大疾病，加强防控能力建设，支持承担重大疾病防控任务的各级公共卫生机构建设；二是重点加强国家级鼠疫菌毒种保藏中心建设。

卫生监督体系建设：支持基层卫生监督机构业务用房建设和基本设备购置。完善饮用水卫生监测网络。

农村急救体系建设：改扩建县级急救机构业务用房，配置必要的急救设备和救护车。进一步完善突发公共卫生事件应急救治网络。

食品安全风险监测体系建设：为省级、地市级疾病预防控制机构配置实验室检验检测设备。

2.大力发展非公立医疗机构　在区域卫生规划和医疗机构设置规划中，为非公立医疗机构留出足够空间。需要调整和新增医疗卫生资源时，在符合准入标准的条件下，优先考虑社会资本。放宽社会资本举办医疗机构的准入范围，鼓励有实力的企业、慈善机构、基金会、商业保险机构等社会力量及境外投资者举办医疗机构，鼓励具有资质的人员（包括港、澳、台地区人员）依法开办私人诊所。公立医院资源丰富的城市，可引导社会资本以多种方式参与包括国有企业所办医院在内的部分公立医院改制重组，积极稳妥地把部分公立医院转制为非公立医疗机构，适度降低公立医院的比重，促进公立医院合理布局，形成多元化办医格局。到2015年，非公立医疗机构床位数和服务量均达到医疗机构总数的20%左右。

3. 加强农村三级卫生服务网络建设　优先建设发展县级医院，提高服务能力和水平，使 90% 的常见病、多发病、危急重症和部分疑难复杂疾病的诊治、康复能够在县域内基本解决。继续加强乡镇卫生院和村卫生室建设。积极推进乡镇卫生院和村卫生室一体化管理。到 2015 年，基本实现每个乡镇有 1 所政府举办的卫生院，每个行政村有村卫生室，提高乡、村卫生机构设备配备水平。

4. 完善以社区卫生服务为基础的城市医疗卫生服务体系　进一步健全社区卫生服务体系，充分利用社区综合服务设施，继续加强社区卫生服务中心（站）能力建设，完善社区卫生服务功能，逐步建立社区首诊、分级诊疗和双向转诊制度。到 2015 年，努力建成机构设置合理、服务功能健全、人员素质较高、运行机制科学、监督管理规范的社区卫生服务体系，原则上每个街道办事处或 3 万 ~ 10 万居民设置 1 所社区卫生服务中心；建立起社区卫生服务机构与大医院、专业公共卫生服务机构上下联动、分工明确、协作密切的城市医疗卫生服务体系。

5. 加强区域医学中心和临床重点专科能力建设　充分利用现有资源，在中央和省级可以设置少量承担医学科研、教学功能的医学中心或区域医疗中心。加强业务用房短缺、基础设施较差的地市级综合医院建设。加强临床重点专科建设，支持薄弱和急需医学学科发展，提升医疗技术水平和临床服务辐射能力。

6. 加强城乡医院对口支援　继续实施以"万名医师支援农村卫生工程"为主要形式的城乡医院对口支援。组织协调东西部地区医院省际对口支援。巩固完善城市三级医院与县级医院间的对口支援和协作关系。开展二级以上医疗机构对口支援乡镇卫生院工作，建立城市医院支农的长效机制。落实城市医院医生晋升中高级职称前到农村服务 1 年以上的政策。加强对口支援的管理和考核评估，调动支援医院和受援医院双方的积极性，建立合作双赢的运行机制。

（三）健全医疗保障体系

加快建立和完善覆盖城乡居民的多层次医疗保障体系。逐步提高政府对新农合和城镇居民医保的补助标准，到 2015 年，达到每人每年 360 元以上，个人缴费水平相应提高。逐步提高基本医疗保险最高支付限额和费用支付比例。做好职工医保、城镇居民医保和新农合待遇水平的衔接，三项基本医保政策范围内住院费用支付比例均达到 75% 左右，明显缩小与实际支付比例的差距。普遍开展城镇居民医保、新农合门诊医疗费用统筹，支付比例提高到 50% 以上，稳步推进职工医保门诊统筹。坚持城乡统筹，逐步提高统筹层次，缩小城乡、地区间保障水平差距，落实医疗保险关系转移接续办法，有条件的地区探索建立城乡统筹的居民基本医保制度。

专栏 3　医疗服务体系建设重点工程

地市级综合医院建设：支持业务用房短缺、基础设施较差的地市级综合医院业务用房建设和设备配置。

临床重点专科建设：支持国家级、省级和地市级临床重点专科建设。

儿童医疗服务体系建设：加强省级妇儿专科医院建设。支持省、地市级医院儿科（专科医院）以及县级医院妇儿科建设。

完善基层医疗卫生服务体系：一是支持县级医院、乡镇卫生院改善基础设施条件；二是为边远贫困地区配置流动医疗服务车，并装备基本医疗、急救设施设备等。

继续巩固发展新农合制度，参合率保持在 95% 以上，建立长期稳定的筹资增长机制，不断提高新农合筹资水平，逐步缩小城乡医保筹资水平和保障水平的差距，为实现城乡统一的医疗保障制度奠定基础。逐步扩大保障范围，到 2015 年，实现普通门诊统筹全覆盖。扩大大额门诊慢性病、特殊病种补偿的病种范围。继续开展重大疾病保障工作，在全国全面推开提高儿童白血病和先天性心脏病、尿毒症等大病医疗保障水平工作,将肺癌等大病纳入保障和救助试点范围,并适当扩大病种,提高补偿水平。

进一步完善职工医保和城镇居民医保制度,巩固扩大覆盖面,逐步提高保障水平。进一步完善城乡医疗救助制度,全面提高医疗救助水平,对救助对象参保及其难以负担的医疗费用提供补助,筑牢医疗保障底线。

探索建立重特大疾病保障机制,切实解决重特大疾病患者的因病致贫问题。积极开展城乡居民大病保险工作,利用基本医保基金向商业保险机构购买大病保险,减轻参保(合)人的高额医疗费用负担。发挥基本医保、大病保险、医疗救助、多种形式补充保险和公益慈善的协同互补作用,统筹协调基本医保、大病保险和商业健康保险政策,有效提高保障水平。

加强基本医保基金监管,健全管理经办机构。规范基金管理,控制基金累计结余率,提高基金使用效果,确保基金安全。建立医疗费用全国异地协查机制,全面实现统筹区域内和省内医疗费用异地即时结算,初步实现跨省医疗费用异地即时结算。积极探索委托具有资质的商业保险机构经办各类医疗保障管理服务。

全面推进支付方式改革,结合基金收支预算管理和疾病临床路径管理,在全国范围内积极推行按病种付费、按人头付费、总额预付等多种支付方式。鼓励优先使用基本医保药品目录内药品,建立医保对医疗费用增长的制约机制,控制医药费用不合理增长。

积极发展商业健康保险,完善补充医疗保险制度。完善商业健康保险产业政策,鼓励商业保险机构发展基本医保之外的健康保险产品,满足多样化的健康需求。鼓励企业、个人参加商业健康保险及多种形式的补充保险。

(四)建立健全药品供应保障体系

贯彻落实《国家药品安全“十二五”规划》,提高药品安全水平。按照“地方政府负总责,监管部门各负其责,企业是第一责任人”的要求,全面落实药品安全责任。强化药品研制、生产、流通和使用全过程质量监管,严厉打击制售假冒伪劣药品行为。实施国家药品标准提高行动计划,全面提高仿制药质量。健全药品检验检测体系,提高检验检测能力。加强基层药品不良反应监测,强化对药品不良反应和医疗器械不良事件的评价和预警。完善药品安全应急处置体系,提高应急处置能力和水平。加强技术审评、检查认证、监测预警等基础设施建设,配置快速检验设备,加快推进药品快速检验技术在基层应用。推进国家药品电子监管体系建设,完善覆盖全品种、全过程、可追溯的药品电子监管体系。推动执业药师队伍发展,加大执业药师配备使用力度,到2015 年,所有零售药店和医院药房营业时有执业药师指导合理用药。规范药品流通秩序,完善以政府为主导的省级网上药品集中采购办法,加强集中采购和配送工作监督管理,进一步规范采购行为,将高值医用器械、耗材纳入集中采购范围。

制定和完善基本药物制度相关配套政策,提高基本药物供应保障能力。巩固政府办基层医疗卫生机构实施基本药物制度的成果,有序推进村卫生室实施基本药物制度,对非政府办基层医疗卫生机构可采取政府购买服务的方式将其纳入基本药物制度实施范围,鼓励公立医院和其他医疗机构优先使用基本药物。健全国家基本药物目录遴选调整机制。规范基本药物采购机制。强化医疗机构基本药物使用管理,建立和完善基本药物临床综合评价体系。加大对医务人员临床应用国家基本药物的培训力度。完善基本药物价格形成和调整机制。建立基本药物制度运行监测评价信息系统。

四、做好各项重点工作

(一)加强公共卫生服务工作

实施国家基本公共卫生服务项目,扩大

项目内容和覆盖面。实施国民健康行动计划,重点做好食品安全(包括餐饮、饮用水卫生)、职业卫生、精神卫生、血液安全、慢性病防控、卫生应急等工作。

1. 做好重大疾病防控工作　继续开展重大传染病、寄生虫病、地方病防治。继续落实艾滋病“四免一关怀”政策,扩大艾滋病防治宣传教育、监测检测、预防母婴传播、综合干预、抗病毒治疗的覆盖面,加强血液管理、医疗保障、关怀救助、权益保护、组织领导和防治队伍建设。继续落实现代结核病控制策略和措施,发现并治疗肺结核患者 400 万人,扩展耐多药肺结核规范化诊治管理工作,以市(地)为单位开展耐多药肺结核诊治工作覆盖率达到 50%。提高免疫规划疫苗常规接种率和流动人口预防接种管理质量。恢复并维持无脊髓灰质炎状态,努力实现消除麻疹的目标。加强重点人群乙肝疫苗接种工作。实施以传染源控制和阻断传播途径为主的血吸虫病综合防治措施,所有血吸虫病流行县(市、区)达到传播控制标准,已达到传播控制标准的县(市、区)力争达到传播阻断标准。加强疟疾、黑热病等虫媒传染病防控,落实包虫病综合防治措施。完善重点地方病监测体系,落实防治措施,基本消除重点地方病危害。坚持以食盐加碘为主的碘缺乏病综合防治措施,到 2015 年,总体保持消除碘缺乏病状态的县(市、区)比例达到 95%。全面落实地方性氟、砷中毒病区的改水和改炉改灶工作。实施以传染源控制为主的狂犬病、布病等人畜共患病综合治理策略,降低狂犬病死亡率,遏制布病疫情的上升趋势。加强手足口病综合防控。加强流感监测和防治工作。

大力加强慢性病防治和精神卫生、口腔卫生等工作。全面实施慢性病综合防控策略,加强慢性病高危人群发现和预防性干预工作,开展高血压、糖尿病等基层综合防控,在各级医疗机构推行 35 岁以上首诊患者测量血压制度,在 80% 以上的社区、乡镇医疗卫生机构开展血糖测定服务。支持贫困地区高血压患者和糖尿病患者免费药物治疗。大力开展“全民健康生活方式”行动,创建慢性病综合防控示范区,实施高危人群健康管理、生活方式指导和干预,老年居民健康管理率达到 60%。加强脑卒中、冠心病等心脑血管疾病的筛查和防治工作。在癌症高发区开展重点癌症筛查和早诊早治工作。加强伤害监测,开展以儿童为重点的伤害干预工作。建立重性精神疾病病例报告制度,加强管理治疗,使贫困重性精神疾病患者得到抗精神病药物治疗和紧急救助。到 2015 年,发现的重性精神疾病患者管理率达到 70%,治疗率达到 60%。逐步完善社会心理支持和心理卫生服务体系,加强制度化和规范化管理。加强龋病和牙周病防治,扩大儿童口腔疾病综合干预覆盖面。采取有效措施防治常见致盲性眼病,继续开展白内障患者复明工程。

专栏 4　国民健康行动计划

防控重大疾病:重点传染病防控(艾滋病、结核病、乙型肝炎、血吸虫病等),扩大国家免疫规划,人畜共患病防治,重点地方病防控,重大慢性病防控,精神疾病防治。

保障重点人群健康:母婴平安(农村孕产妇住院分娩补助、降低孕产妇死亡率和消除新生儿破伤风项目、出生缺陷综合防控),农村妇女宫颈癌和乳腺癌检查,农村地区儿童健康改善,农民工健康关爱,职业健康,白内障患者复明,健康学校。

控制健康危险因素:突发事件卫生应急,饮用水安全与环境卫生(农村改水改厕、饮用水卫生监测),医疗质量和安全,食品安全保障(标准制定与跟踪评价,风险监测和评估,事故调查处置能力建设),全民健康生活方式及健康素养促进,血液供应和安全。

2. 深入开展爱国卫生运动　全面启动健康城镇建设活动,继续开展国家卫生城(镇)创建活动。扎实推进“全国城乡环境卫生整洁行动”和以改水改厕为重点的农村环境卫生整治活动。加强农村饮用水水质卫生监测,建立农村环境健康危害因素评价体系,到

2015 年,集中式供水工程水质卫生监测覆盖率力争达到 60%。加强病媒生物防控标准制定和监测工作。

3. 做好妇幼卫生工作　做好以宫颈癌和乳腺癌筛查为重点的农村常见妇女病防治工作,2015 年农村适龄应检妇女常见病检查率达到 70%。加强孕产期保健服务,继续实施农村孕产妇住院分娩补助政策。建立危重孕产妇和新生儿急救中心及绿色通道,提高产科、儿科服务质量。继续做好降低孕产妇死亡率和消除新生儿破伤风工作。加大出生缺陷干预力度,开展出生缺陷三级综合防治,加强婚前孕前保健宣传教育、产前筛查和产前诊断、新生儿疾病筛查管理,降低严重多发致残的出生缺陷发生率。到 2015 年,新生儿遗传代谢性疾病筛查覆盖率达到 70%。加强地中海贫血防控。加强儿童保健服务和管理,着力改善儿童健康状况。加强爱婴医院管理,提高母乳喂养率,促进婴幼儿科学喂养。推广儿童疾病综合管理等适宜技术,重点提高农村医疗卫生机构的儿童常见病诊治、现场急救、危急重症患儿处理和转诊能力。降低儿童营养不良和贫血患病率。到 2015 年,5 岁以下儿童生长迟缓率控制在 10% 以下,贫血患病率控制在 20% 以下。

4. 广泛开展健康教育　发挥健康教育体系和健康教育基地的作用,针对重点疾病、重点人群、重点场所和重大公共卫生问题开展群众喜闻乐见的健康教育活动,继续推进全民健康素养促进行动,普及基本卫生知识,倡导健康文明生活方式。到 2015 年,城乡居民健康素养水平提高到 10%。加强控烟宣传,建立免费戒烟热线,全面推行公共场所禁烟,积极创建无烟医疗卫生机构、无烟学校、无烟单位,建立完整的烟草流行监测体系,认真履行《烟草控制框架公约》。到 2015 年,15 岁及以上人群吸烟率在 2010 年基础上下降 2-3 个百分点。

5. 做好卫生应急工作　继续做好鼠疫、流感大流行、重大输入性传染病或新发现传染病疫情等重特大突发公共卫生事件的防范和应对工作。完善信息报送、风险评估和监测预警制度,加强突发公共卫生事件早期预警和预防控制工作。以灾害事故现场医疗卫生救援、突发中毒事件和核辐射事件卫生应急、突发事件应急心理援助为重点,全面做好各类重大突发公共事件的卫生应急工作,积极开展重大灾害事故紧急医学救援,做好重大活动卫生保障工作。加强鼠疫检测、监测及预警工作,提高偏远地区和基层医疗机构的鼠疫诊断水平和救治能力。

6. 做好流动人口公共卫生服务工作　提高进城务工人员及其子女基本医疗卫生服务可及性,使随迁儿童享有与流入地户籍儿童同等的基本医疗卫生服务。强化流动人口的公共卫生服务和重大传染病防控工作,促进农民工与城镇居民享受均等化的公共卫生服务。

(二)强化食品安全和卫生监督工作

1. 加强食品安全工作　贯彻落实《国家食品安全监管体系“十二五”规划》,进一步加强食品安全监管工作。推进食品安全法配套法规制度建设,进一步完善食品安全工作机制。强化食品安全风险监测网络建设,整合监测资源,建立统一的国家食品安全风险监测体系,健全食品安全风险交流制度。加强食品安全标准制修订工作,尽快完成现行食品安全标准清理整合工作,加强重点品种、领域的标准制修订工作,充实完善食品安全国家标准体系。建立健全食品安全事故信息报告和流行病学调查机制,提高各级疾病预防控制机构食源性疾病监测和事故应急能力。继续发布违法添加非食用物质“黑名单”。加强食品安全法律、法规、标准和相关知识宣传教育。加强餐饮食品安全监管。

2. 加大职业病防治力度　加强对尘肺、职业中毒、职业性肿瘤等重点职业病的监测。逐步扩大职业健康检查覆盖面,开展职业健康风险评估。不断完善职业病防治法律法规和标准体系,规范职业病诊断与鉴定程序。加强职业病防治宣传教育和职业健康促进,加强专业人员培训,提高职业病防治能力和水平。

3. 大力推进卫生监督工作　加强城乡集中式供水、二次供水和学校饮用水卫生监测工作,提高水质检验能力,形成全国饮用水卫生监测网络。推进公共场所卫生监督量化分级管理工作。继续实施消毒产品及涉及饮用水卫生安全产品的专项监督抽检。以医疗机构放射性危害控制为重点,加强放射卫生监督管理。推进环境污染对健康影响的监测、评估工作,提高重金属污染健康危害监测、诊疗服务水平。以农村等薄弱地区为重点,全面推进学校卫生监督工作。加强传染病防治监督检查。加大打击非法行医和非法采供血工作力度。加强卫生监督队伍管理,深入开展监督稽查,规范执法行为。

(三)全面加强医疗服务管理

1. 加强医疗质量管理　进一步完善国家、省级医疗质量管理与控制体系,在医疗机构深入开展"服务好、质量好、医德好、群众满意"活动和"医疗质量万里行"活动。完善医疗机构、医务人员、医疗技术等医疗服务要素准入管理制度,加强医疗服务要素准入和退出管理。在三级医院和80%的二级医院全面开展临床路径管理和单病种质量控制工作。加强医疗机构药事管理,基本建立临床药师制度,促进以抗菌药物为重点的临床合理用药。提高临床护理服务能力和水平,全面推行责任制整体护理的服务模式,推广优质护理服务。完善医院感染预防和控制体系,降低医院感染发生率。大力推动无偿献血,到2015 年,献血率达到 10/千人口。规范临床用血管理,提高医疗机构合理用血水平,保障血液安全。进一步加强戒毒医疗服务工作。

2. 强化医疗服务监管　建立健全医疗服务监管体系,完善医疗服务监管法规制度,加强医疗服务行为、质量安全和机构运行的监测监管。加强平安医院建设,完善投诉管理,推进医疗纠纷人民调解,健全医疗责任风险分担机制。完善医院等级评审评价制度,建立社会监督与评价的长效机制,加强日常质量控制评价工作,到 2015 年,基本形成比较健全的医院评审评价体系。加强对人体器官移植的监管。严格医疗广告的审批和监管。全面推进医师定期考核,规范医疗执业行为。

3. 推行惠民便民措施　改进群众就医服务,三级医院和有条件的二级医院普遍开展预约诊疗、"先诊疗、后结算"、志愿者和医院社会工作者服务,优化医疗机构门急诊环境和流程,广泛开展便民门诊服务。推行基本医疗保障费用直接结算,实施成本核算与控制。基本实现同级医疗机构检查结果互认。

4. 控制医疗费用不合理增长　加强对医疗费用的监管,将次均费用和总费用增长率、住院床日以及药占比等控制管理目标纳入公立医院目标管理责任制并作为绩效考核的重要指标,及时查处为追求经济利益的不合理用药、用材和检查及重复检查等行为。加强对费用增长速度较快疾病诊疗行为的重点监控,控制公立医院提供非基本医疗服务。

5. 推进公立医院改革　按照"四个分开"的要求,全面推进县级公立医院改革,深化城市公立医院改革。坚持公立医院公益性质,落实政府办医责任。完善公立医院补偿机制,落实政府投入政策,以破除"以药补医"机制为关键环节,推进医药分开,理顺医疗服务价格。各级卫生行政部门负责人不得兼任公立医院领导职务,逐步取消公立医院行政级别。建立统一、高效、权责一致的公立医院管理体制,强化卫生行政部门规划、准入、监管等全行业管理职能,落实公立医院自主经营管理权,推进管办分开。完善公立医院治理机制,探索建立理事会等多种形式的法人治理结构。加强对公立医院的绩效考核,建立院长选拔、任用、奖惩考核等激励约束制度。推进现代医院管理服务创新,促进院长队伍的职业化、专业化建设,提高公立医院的精细化、专业化、科学化管理水平。推进以聘用制度和岗位管理制度为主要内容的人事制度改革,完善医务人员职称评定制度。建立合理的分配激励机制,提高医务人员待遇。推进注册医师多点执业,充分调动医务人员积极性。

明确公立医院和基层医疗卫生机构的功能定位,深化基层医疗卫生机构综合改革,优先发展基层医疗卫生机构。加强公立医院对基层医疗卫生机构的支持指导,提高分工协作水平,逐步形成基层首诊、分级医疗、上下联动、双向转诊的诊疗模式。

(四)积极发展中医药事业

进一步完善中医医疗服务体系,加强县级中医医院建设。开展重大疾病的中医药防治与研究。积极发展中医医疗和预防保健服务,充分发挥中医药在基本公共卫生服务中的优势与作用。大力提升基层中医药服务能力和推广中医药适宜技术,鼓励零售药店提供中医坐堂诊疗服务。加强中医药资源保护、研究开发和合理利用,提升中药产业发展水平。培养一批高质量中医药人才,造就一批中医药大师。加强中医药继承与创新,基本建成中医药继承与创新体系。加强民族医药传承与发展,促进中西医结合。积极推进中医药法制化、信息化和标准化建设。繁荣发展中医药文化,推动中医药走向世界。研究制定鼓励中医药服务的医疗保障和基本药物政策,完善中医药发展的保障机制。

(五)加强医药卫生人才队伍建设和医学科技发展

加快实施人才强卫战略,大力推进医药卫生人才制度完善和机制创新。加强以全科医生为重点的基层医疗卫生队伍建设,建立以临床培养基地和基层实践基地为主体、以规范与提升临床诊疗能力和公共卫生服务能力为重点的培训网络。到 2015 年,通过转岗培训、在岗培训和规范化培养等多种途径培养 15 万名全科医生,使每万名城市居民拥有

2 名以上全科医生,每个乡镇卫生院均有全科医生。加快建立住院医师规范化培养制度。加强农村卫生人才队伍建设,为农村定向免费培养医学生,为县级医院培养骨干医生,大力开展基层医疗卫生人员继续教育和实用技能培训。制定优惠政策,鼓励和引导医务人员到基层工作。加强村级卫生人员培养培训,逐步推进乡村医生向执业(助理)医师转变。研究实施基层医疗卫生机构全科医生及县级医院急需高层次人才特设岗位计划。加强公共卫生人才队伍建设,完善专业公共卫生机构岗位管理制度,吸引和鼓励优秀人才从事公共卫生工作。建立健全公共卫生医师规范化培训制度。大力培养护理、药师、卫生应急、卫生监督、精神卫生、儿科医师等急需紧缺专门人才。加强高层次医药卫生人才队伍建设,分类制订医药卫生杰出骨干人才推进计划。建立卫生管理人员职业化制度,全面提升卫生管理专业化和职业化水平。创新医药卫生人才培养、使用评价、流动配置和激励保障机制,大力改善医药卫生人才发展政策环境。

加快推动医药卫生科技进步,大力推进医药卫生科技创新体系建设,以科技重大专项等科研计划项目为依托,集成全国医药卫生科技资源,探索建立以国家需求与任务为导向、联合开放与资源集成的新型国家医学科技创新体系。强化医学科研基地建设,进一步规划和建设卫生部重点实验室。加快组织实施并充分发挥“艾滋病和病毒性肝炎等重大传染病防治”和“重大新药创制”科技重大专项的引领作用,提升传染病防控综合能力和新药创制水平。大力开展重大慢性病防治和重大公共卫生问题防控的技术创新、转化医学研究与技术推广应用,促进健康和生物医药产业发展。建立健全面向基层的适宜卫生技术推广机制,完善卫生技术评估和伦理审查制度,积极开展医学科普工作。加强实验室生物安全能力建设。

专栏 5　卫生人才与科技基础设施重点工程

　　重大专项:基层医疗卫生人才支持计划,医学杰出骨干人才推进计划,紧缺专门人才开发工程,中医药传承与创新人才工程,医师规范化培训工程。

　　重点工程:全科医生临床培养基地建设。

　　医学科研基地建设:加强卫生部重点实验室能力建设。

(六)推进医药卫生信息化建设

　　加强区域信息平台建设,推动医疗卫生信息资源共享,逐步实现医疗服务、公共卫生、医疗保障、药品供应保障和综合管理等应用系统信息互联互通。提高城乡居民规范化电子健康档案建档率,2015 年建档率达到 75% 以上。向群众提供连续的预防、保健、医疗、康复等系列服务,方便居民参与个人健康管理。加快基层医疗卫生机构信息化建设,以省为单位建立涵盖基本药物供应使用、居民健康管理、基本医疗服务、绩效考核等功能的基层医疗卫生信息系统。加强医院信息化建设,建立医院诊疗行为管理和医务人员绩效考核信息系统,规范医疗服务行为,提高资源使用效率。发展面向农村及边远地区的远程诊疗系统,提高基层尤其是边远地区的医疗卫生服务水平和公平性。加快建立全国统一的医药卫生信息化标准体系。积极推进区域统一预约挂号平台建设,普遍实行预约诊疗,实现电子病历跨区域医疗机构的共享。统筹管理卫生统计、疫情报告、卫生监督、医疗救治、医疗服务监管等信息工作,由单项管理逐步转变为实时监督、综合管理。引导并推进社会化医药卫生信息服务。

专栏 6　医药卫生信息化建设重点工程

　　推进基层医疗卫生信息化建设。建设三级医院与县级医院远程医疗系统,加强公立医院信息化建设。

(七)加快健康产业发展

　　建立完善有利于健康服务业发展的体制和政策。鼓励社会资本大力发展健康服务业,推动老年护理、心理咨询、营养咨询、口腔保健、康复、临终关怀、健康体检与管理等服务业的开展,满足群众多层次需求。鼓励零售药店发展,发挥药品流通行业在药品供应保障和服务百姓健康方面的作用。加强健康管理教育和培训,建设医疗技术产品研发平台。制定标准与规范,推动健康体检行业的规模化与产业化进程。大力发展中医医疗保健服务业。

　　完善鼓励和促进非公立医疗机构发展的政策措施,进一步改善执业环境,落实价格、医保定点、土地、重点学科建设、职称评定、大型设备配置等方面政策,对各类社会资本举办非营利医疗机构给予优先支持。落实非营利性医疗机构税收优惠政策,完善营利性医疗机构税收政策。政府可通过购买服务的方式,鼓励非公立医疗机构提供公共卫生服务和承担政府指定任务。加强医疗机构分类管理,引导非公立医疗机构规范执业。提高非公立医疗机构的技术水平和管理水平,鼓励非公立医疗机构向高水平、规模化的大型医疗集团发展。

　　大力发展生物医药,改造提升传统医药。完善医药产业政策,鼓励医药企业兼并重组,提高产业集中度,支持企业加快技术改造,增强产业核心竞争力和可持续发展能力。加强自主创新,全面提升生物医药企业的创新能力和产品质量管理能力,推动生物技术药物、化学药物、中药、生物医学工程等新产品和新工艺的开发、产业化和推广应用,积极推动生物医药产业做大做强。大力发展中医药相关健康产业,鼓励和支持产学研结合和建立产业技术联盟,提高我国中药产业的国际竞争能力。

五、保障措施

(一)加强组织领导

　　各地要将本规划确定的主要目标和指标纳入当地国民经济和社会发展年度计划,对主要指标设置年度目标,明确职责,合理配置公共资源,认真组织落实,有序推进各项重点工作。各有关部门要各负其责,密切配合,形成工作合力。

(二)完善体制机制

建立协调统一的医药卫生管理体制,整合卫生管理职能,加强统筹协调,提高行政效率。强化政府在提供公共卫生和基本医疗服务中的主导地位。完善政府卫生投入机制,政府卫生投入增长幅度要高于经常性财政支出增长幅度,逐步提高政府卫生投入占经常性财政支出的比重。合理划分中央和地方各级政府卫生投入责任。健全医疗卫生机构补偿机制,坚持投入与改革并重,大力推进医疗卫生机构综合改革。

(三)营造良好发展环境

进一步完善卫生法律体系和卫生标准体系。推进依法行政,严格规范行政执法,切实提高各级政府运用法律手段发展和管理医药卫生事业的能力。实施卫生系统"六五"普法规划,深入开展卫生法制宣传教育,增强医务工作者、广大人民群众的卫生法制观念,创造良好的法制环境。加强医德医风建设,开展重大政策风险评估,全面推进政务公开,深入开展新闻宣传,树立卫生行业良好形象,为卫生事业改革发展营造良好舆论氛围。

(四)推进合作交流

以实现联合国千年发展目标为重点,加强全球卫生和医药科研等领域的合作,积极引进卫生改革与发展相关智力、技术资源。创新工作模式,提升卫生援外工作层次和影响力。继续深化与港澳台地区的医疗卫生合作交流。

(五)加强规划监测评估

建立实施规划的监测评估机制。加强监测评估能力建设,定期评估规划的实施情况,监督重大项目的执行情况。规范监测和评估程序,完善评价体系和评价办法,提高监测评估的科学性、公开性与透明度。开展年度考核,建立规划中期和末期评估制度,对规划实施进度和实施效果开展全面评估,及时发现问题,研究解决对策。

中华人民共和国国务院令

第 624 号

《教育督导条例》已经 2012 年 8 月 29 日国务院第 215 次常务会议通过,现予公布,自 2012 年 10 月 1 日起施行。

总理　温家宝
2012 年 9 月 9 日

教育督导条例

第一章　总　　则

第一条　为了保证教育法律、法规、规章和国家教育方针、政策的贯彻执行,实施素质教育,提高教育质量,促进教育公平,推动教育事业科学发展,制定本条例。

第二条　对法律、法规规定范围的各级各类教育实施教育督导,适用本条例。

教育督导包括以下内容:

(一)县级以上人民政府对下级人民政府

落实教育法律、法规、规章和国家教育方针、政策的督导；

（二）县级以上地方人民政府对本行政区域内的学校和其他教育机构（以下统称学校）教育教学工作的督导。

第三条　实施教育督导应当坚持以下原则：

（一）以提高教育教学质量为中心；

（二）遵循教育规律；

（三）遵守教育法律、法规、规章和国家教育方针、政策的规定；

（四）对政府履行教育工作相关职责的督导与对学校教育教学工作的督导并重，监督与指导并重；

（五）实事求是，客观公正。

第四条　国务院教育督导机构承担全国的教育督导实施工作，制定教育督导的基本准则，指导地方教育督导工作。

县级以上地方人民政府负责教育督导的机构承担本行政区域的教育督导实施工作。

国务院教育督导机构和县级以上地方人民政府负责教育督导的机构（以下统称教育督导机构）在本级人民政府领导下独立行使督导职能。

第五条　县级以上人民政府应当将教育督导经费列入财政预算。

第二章　督　　学

第六条　国家实行督学制度。

县级以上人民政府根据教育督导工作需要，为教育督导机构配备专职督学。教育督导机构可以根据教育督导工作需要聘任兼职督学。

兼职督学的任期为 3 年，可以连续任职，连续任职不得超过 3 个任期。

第七条　督学应当符合下列条件：

（一）坚持党的基本路线，热爱社会主义教育事业；

（二）熟悉教育法律、法规、规章和国家教育方针、政策，具有相应的专业知识和业务能力；

（三）坚持原则，办事公道，品行端正，廉洁自律；

（四）具有大学本科以上学历，从事教育管理、教学或者教育研究工作 10 年以上，工作实绩突出；

（五）具有较强的组织协调能力和表达能力；

（六）身体健康，能胜任教育督导工作。

符合前款规定条件的人员经教育督导机构考核合格，可以由县级以上人民政府任命为督学，或者由教育督导机构聘任为督学。

第八条　督学受教育督导机构的指派实施教育督导。

教育督导机构应当加强对督学实施教育督导活动的管理，对其履行督学职责的情况进行考核。

第九条　督学实施教育督导，应当客观公正地反映实际情况，不得隐瞒或者虚构事实。

第十条　实施督导的督学是被督导单位主要负责人的近亲属或者有其他可能影响客观公正实施教育督导情形的，应当回避。

第三章　督导的实施

第十一条　教育督导机构对下列事项实施教育督导：

（一）学校实施素质教育的情况，教育教学水平、教育教学管理等教育教学工作情况；

（二）校长队伍建设情况，教师资格、职务、聘任等管理制度建设和执行情况，招生、学籍等管理情况和教育质量，学校的安全、卫生制度建设和执行情况，校舍的安全情况，教学和生活设施、设备的配备和使用等教育条件的保障情况，教育投入的管理和使用情况；

（三）义务教育普及水平和均衡发展情况，各级各类教育的规划布局、协调发展等情况；

（四）法律、法规、规章和国家教育政策规定的其他事项。

第十二条　教育督导机构实施教育督导，可以行使下列职权：

（一）查阅、复制财务账目和与督导事项有关的其他文件、资料；

（二）要求被督导单位就督导事项有关问题作出说明；

（三）就督导事项有关问题开展调查；

（四）向有关人民政府或者主管部门提出对被督导单位或者其相关负责人给予奖惩的建议。

被督导单位及其工作人员对教育督导机构依法实施的教育督导应当积极配合，不得拒绝和阻挠。

第十三条　县级人民政府负责教育督导的机构应当根据本行政区域内的学校布局设立教育督导责任区，指派督学对责任区内学校的教育教学工作实施经常性督导。

教育督导机构根据教育发展需要或者本级人民政府的要求，可以就本条例第十一条规定的一项或者几项事项对被督导单位实施专项督导，也可以就本条例第十一条规定的所有事项对被督导单位实施综合督导。

第十四条　督学对责任区内学校实施经常性督导每学期不得少于 2 次。

县级以上人民政府对下一级人民政府应当每 5 年至少实施一次专项督导或者综合督导；县级人民政府负责教育督导的机构对本行政区域内的学校，应当每 3 至 5 年实施一次综合督导。

第十五条　经常性督导结束，督学应当向教育督导机构提交报告；发现违法违规办学行为或者危及师生生命安全的隐患，应当及时督促学校和相关部门处理。

第十六条　教育督导机构实施专项督导或者综合督导，应当事先确定督导事项，成立督导小组。督导小组由 3 名以上督学组成。

教育督导机构可以根据需要联合有关部门实施专项督导或者综合督导，也可以聘请相关专业人员参加专项督导或者综合督导活动。

第十七条　教育督导机构实施专项督导或者综合督导，应当事先向被督导单位发出书面督导通知。

第十八条　教育督导机构可以要求被督导单位组织自评。被督导单位应当按照要求进行自评，并将自评报告报送教育督导机构。督导小组应当审核被督导单位的自评报告。

督导小组应当对被督导单位进行现场考察。

第十九条　教育督导机构实施专项督导或者综合督导，应当征求公众对被督导单位的意见，并采取召开座谈会或者其他形式专门听取学生及其家长和教师的意见。

第二十条　督导小组应当对被督导单位的自评报告、现场考察情况和公众的意见进行评议，形成初步督导意见。

督导小组应当向被督导单位反馈初步督导意见；被督导单位可以进行申辩。

第二十一条　教育督导机构应当根据督导小组的初步督导意见，综合分析被督导单位的申辩意见，向被督导单位发出督导意见书。

督导意见书应当就督导事项对被督导单位作出客观公正的评价；对存在的问题，应当提出限期整改要求和建议。

第二十二条　被督导单位应当根据督导意见书进行整改，并将整改情况报告教育督导机构。

教育督导机构应当对被督导单位的整改情况进行核查。

第二十三条　专项督导或者综合督导结束，教育督导机构应当向本级人民政府提交督导报告；县级以上地方人民政府负责教育督导的机构还应当将督导报告报上一级人民政府教育督导机构备案。

督导报告应当向社会公布。

第二十四条　县级以上人民政府或者有关主管部门应当将督导报告作为对被督导单位及其主要负责人进行考核、奖惩的重要依据。

第四章　法律责任

第二十五条　被督导单位及其工作人员有下列情形之一的,由教育督导机构通报批评并责令其改正;拒不改正或者情节严重的,对直接负责的主管人员和其他责任人员,由教育督导机构向有关人民政府或者主管部门提出给予处分的建议:

(一)拒绝、阻挠教育督导机构或者督学依法实施教育督导的;

(二)隐瞒实情、弄虚作假,欺骗教育督导机构或者督学的;

(三)未根据督导意见书进行整改并将整改情况报告教育督导机构的;

(四)打击报复督学的;

(五)有其他严重妨碍教育督导机构或者督学依法履行职责情形的。

第二十六条　督学或者教育督导机构工作人员有下列情形之一的,由教育督导机构给予批评教育;情节严重的,依法给予处分,对督学还应当取消任命或者聘任;构成犯罪的,依法追究刑事责任:

(一)玩忽职守,贻误督导工作的;

(二)弄虚作假,徇私舞弊,影响督导结果公正的;

(三)滥用职权,干扰被督导单位正常工作的。

督学违反本条例第十条规定,应当回避而未回避的,由教育督导机构给予批评教育。

督学违反本条例第十五条规定,发现违法违规办学行为或者危及师生生命安全隐患而未及时督促学校和相关部门处理的,由教育督导机构给予批评教育;情节严重的,依法给予处分,取消任命或者聘任;构成犯罪的,依法追究刑事责任。

第五章　附　　则

第二十七条　本条例自 2012 年 10 月 1 日起施行。

索　引